Mezzi di contrasto in ecografia

Applicazioni addominali

Emilio Quaia

Mezzi di contrasto in ecografia

Applicazioni addominali

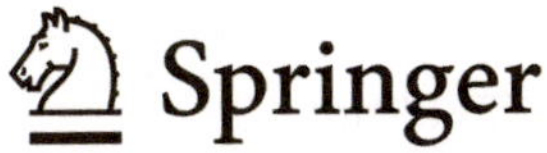

Springer

A cura di

Emilio Quaia
Unità Clinica Operativa di Radiologia
Dipartimento di Scienze Cliniche
Morfologiche e Tecnologiche
Università degli Studi di Trieste
Ospedale di Cattinara
Trieste

ISBN 978-88-470-0616-4
ISBN 978-88-470-0617-1 (eBook)

Springer fa parte di Springer Science+Business Media
springer.com

Progetto grafico della copertina: Simona Colombo, Milano
Progetto grafico e impaginazione: Graficando snc, Milano
Stampa: Arti Grafiche Nidasio, Assago (Milano)

Springer-Verlag Italia S.r.l., Via Decembrio 28, I-20137 Milano

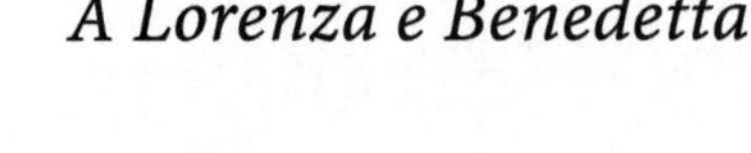

A Lorenza e Benedetta

Presentazione

Questo libro nasce da una profonda conoscenza dell'ecografia in tutte le sue applicazioni e, in particolar modo, in quelle più avanzate. L'ecografia nel nostro paese è sempre stata all'avanguardia, soprattutto l'ecografia "radiologica". Ciò è stato ed è merito di un gruppo di radiologi che ha creduto fermamente in questa tecnica, facendo in modo che crescesse nell'ambito dell'ecografia una cultura che consente oggi alla radiologia italiana di essere presente con autorevolezza nello scenario internazionale.

Il libro nasce su queste basi e in particolare sull'esperienza, sulla competenza, e, per chi lo conosce bene, sull'impegno costante e sulla passione del Dott. Emilio Quaia, giovane ma allo stesso tempo affermato radiologo che si è fatto apprezzare nel mondo dell'ecografia in campo nazionale, ma ancor più in quello internazionale.

Il Dott. Emilio Quaia ha seguito con grande attenzione lo sviluppo dei mezzi di contrasto in ecografia, avendo la possibilità di frequentare a lungo, nel periodo della sua iniziale formazione, un importante centro internazionale di ricerca e applicazione clinica avanzata. Tale esperienza gli ha consentito di maturare una profonda conoscenza degli aspetti chimici, fisici nonché applicativi dei vari mezzi di contrasto ecografici.

Nel presente libro ha avuto, inoltre, il merito di coinvolgere un gruppo di colleghi sempre estremamente attivi in questo settore, che condividono con lui lo stesso entusiasmo per questo tema emergente.

Il volume è dedicato ad una applicazione che si è affermata negli ultimi anni e che oggi fa parte della nostra attività clinica quotidiana. L'ecografia con mezzo di contrasto non ha avuto peraltro una vita facile, in quanto ha dovuto fronteggiare da un lato tecnologie molto avanzate quali la tomografia computerizzata e la risonanza magnetica, dall'altro problematiche organizzative legate al prolungamento dell'esame ecografico o, ancora, a problemi economici. Va anche tenuta in considerazione una certa diffidenza da parte dei radiologi per questo tipo di esame che viene a complicare un esame "semplice" quale l'ecografia. Tuttavia il merito del Dott. Emilio Quaia e degli Autori dei vari capitoli consiste nell'aver fermamente creduto in questa nuova metodica e di averla sviluppata fino a raggiungere dei risultati clinici di assoluto rilievo in distretti come il fegato. Oggi altre applicazioni si stanno definendo, quali quelle a livello splenico, pancreatico, renale. Il lettore potrà trovare, in questo libro, un'ampia descrizione sullo stato dell'arte di tutte le applicazioni addominali dei mezzi di contrasto ecografici.

Il libro si avvale inoltre di un'iconografia particolarmente valida, ottenuta con le più moderne apparecchiature ecografiche oggi presenti sul mercato e con le tecniche e i software più aggiornati. Il libro presenta infine una veste editoriale e una cura nei particolari che completano brillantemente l'opera e la rendono di riferimento nella nostra disciplina.

11 maggio, 2007

Prof. Roberto Pozzi Mucelli
Istituto di Radiologia
Policlinico G.B. Rossi
Verona

Prof.ssa Maria Assunta Cova
Unità Clinica Operativa di Radiologia
Ospedale di Cattinara
Università degli Studi di Trieste
Trieste

Indice

Capitolo 1. **Classificazione dei mezzi di contrasto a base di microbolle** 1

E. Quaia, A. Rossi

1.1 Introduzione ... 1
1.2 Composizione chimica e classificazione dei mezzi di contrasto a base di microbolle ... 2
1.2.1 Microbolle a base di aria ... 3
1.2.2 MIcrobolle a base di perfluorocarburi ... 4
1.2.3 Microbolle a base di esafluoruro di zolfo ... 4
1.3 Farmacocinetica dei mezzi di contrasto a base di microbolle ... 5
1.4 Effetti collaterali ... 5
Bibliografia ... 6

Capitolo 2. **Principi fisici e tecniche contrasto-specifiche** 7

E. Quaia

2.1 Introduzione ... 7
2.2 Basi fisiche ... 7
2.2.1 Frequenza di risonanza - Frequenza fondamentale (o caratteristica) ... 7
2.2.2 *Scattering cross section* - Ecogenicità delle microbolle ... 8
2.2.3 Rapporto frazionario tra *scattering* ed attenuazione ... 9
2.2.4 Potenza acustica di insonazione ... 9
2.3 Tecniche contrasto-specifiche ... 10
2.3.1 Tecniche pseudo-Doppler ... 10
2.3.2 Tecniche armoniche ... 12
2.3.3 Tecniche a codici ... 14
2.3.4 Tecniche a modulazione di fase ... 15
2.3.5 Tecnica a modulazione di ampiezza - Power modulation ... 18
2.3.6 Tecnica a modulazione di fase e di ampiezza ... 18
2.4 Artefatti determinati dalle microbolle ... 19
2.4.1 Artefatti al Doppler ... 19
2.4.2 Artefatti con tecniche contrasto-specifiche ... 20
Bibliografia ... 20

Capitolo 3. **Caratterizzazione di lesioni focali epatiche** 21

E. Quaia, M. D'Onofrio, P. Cabassa, A. Rossi, L. Azzali, M. Doddi, R. Pizzolato

3.1 Introduzione ... 21
3.2 Tecnica di esame ... 21
3.2.1 Fasi dinamiche a livello epatico dopo somministrazione delle microbolle ... 23
3.2.2 Patterns di enhancement ... 23

3.3 Lesioni focali epatiche benigne su fegato sano ... 24
3.3.1 Angioma ... 24
3.3.2 Iperplasia nodulare focale ... 28
3.3.3 Adenoma ... 30
3.3.4 Steatosi focale ed aree focali indenni da steatosi (steatosi macrovescicolare) ... 31
3.3.5 Altre lesioni benigne ... 32
3.4 Lesioni focali epatiche maligne su fegato sano ... 33
3.4.1 Metastasi ... 33
3.4.2 Colangiocarcinoma ... 35
3.4.3 Altri istotipi maligni ... 35
3.5 Lesioni focali epatiche maligne su fegato cirrotico ... 36
3.5.1 Terminologia e diagnosi ... 36
3.5.2 Noduli rigenerativi e displastici ... 36
3.5.3 Altri istotipi benigni e pseudo-noduli ... 38
3.5.4 Epatocarcinoma ... 40
3.6 Indicazioni della ecografia con mezzo di contrasto ... 43
Bibliografia ... 43

Capitolo 4. Applicazione dei mezzi di contrasto ecografici nelle lesioni focali del fegato steatosico, nelle lesioni epatiche rare e nelle pseudolesioni del fegato 45

T.V. Bartolotta, A. Taibbi, E. Quaia, M. Midiri

4.1 Introduzione ... 45
4.2 Nota tecnica ... 45
4.3 Lesioni focali epatiche benigne ... 46
4.4 Lesioni focali epatiche maligne ... 51
4.5 Pseudolesioni epatiche ... 54
4.6 Altre lesioni epatiche rare ... 56
4.7 Conclusioni ... 60
Bibliografia ... 61

Capitolo 5. Identificazione delle metastasi epatiche 63

E. Quaia

5.1 Introduzione ... 63
5.2 Tecnica di esame e parametri di regolazione ... 64
5.3 Confronto dell'accuratezza diagnostica dell'ecografia con mezzo di contrasto rispetto alle altre tecniche di maging (ecografia di base, TC, RM) ... 65
5.3.1 Ecografia di base ... 65
5.3.2 Tomografia computerizzata ... 68
5.3.3 Risonanza magnetica con mezzo di contrasto epatospecifico ... 70
5.3.4 Limiti dell'ecografia con mezzo di contrasto ... 71
5.4 Indicazioni all'ecografia con mezzo di contrasto ... 71
Bibliografia ... 74

Capitolo 6. **Ecografia intraoperatoria con contrasto nell'identificazione delle metastasi epatiche** 75

G. Torzilli, D. Del Fabbro, F. Botea, M. Marconi

6.1 Introduzione 75
6.2 Razionale dell'impiego del mezzo di contrasto in ecografia intraoperatoria 76
6.2.1 Modalità di esecuzione della CEIOUS 77
6.3 Metastasi da CRC 78
6.4 Metastasi di altra origine 80
6.5 Complicanze 80
6.6 Conclusioni 80
Bibliografia 81

Capitolo 7. **Sistema vascolare epatico** 83

G. Ghittoni, F. Torello Viera, L. Rosa, V. Ravetta, S. Rossi

7.1 Cenni di anatomia e fisiologia 83
7.2 Tecnica di studio ecografico del sistema vascolare epatico 83
7.3 *Shunt* vascolari intra-parenchimali epatici 84
7.4 Trombosi dei sistemi venosi epatici 86
Bibliografia 92

Capitolo 8. **Valutazione della risposta al trattamento medico antitumorale delle metastasi epatiche** 93

E. Quaia

Bibliografia 94

Capitolo 9. **Guida alla terapia ablativa percutanea nei tumori epatici** 95

L. Solbiati, T. Ierace, L. Cova, S. Zaid

9.1 Introduzione 95
9.2 Identificazione delle lesioni e selezione dei pazienti 95
9.3 Localizzazione spaziale delle lesioni e guida al trattamento ablativo mediante radiofrequenza 97
9.4 Valutazione del trattamento 97
9.5 Follow-up 103
Bibliografia 103

Capitolo 10. **Linee guida europee nell'impiego dei mezzi di contrasto ecografici a livello epatico** 105

E. Quaia

10.1 Introduzione 105
10.2 Caratterizzazione delle lesioni focali epatiche incidentali 105
10.3 Caratterizzazione delle lesioni focali epatiche nel fegato cirrotico e nel paziente oncologico 106
10.4 Identificazione delle metastasi epatiche 106
10.5 Guida e valutazione dell'efficacia del trattamento radioterapico 107
Bibliografia 108

Capitolo 11. Applicazioni dei mezzi di contrasto ecografici a livello della milza 109

O. Catalano, A. Siani

11.1 Introduzione 109
11.2 Metodologia d'esame 109
11.3 Anatomia della milza all'ecocontrasto 109
11.4 Indicazioni allo studio con ecocontrastografia 110
11.5 Anomalie congenite 111
11.6 Patologia diffusa (splenomegalia) 111
11.7 Infarti 111
11.8 Ascessi 114
11.9 Lesioni focali 115
11.10 Traumi 117
11.11 Limiti dello studio ecocontrastografico 118
11.12 *Pitfalls* 118
Bibliografia 118

Capitolo 12. Tumori renali 121

E. Quaia

12.1 Introduzione 121
12.2 Ecografia con mezzo di contrasto - Tecnica di scansione 121
12.3 Fasi dinamiche a livello renale dopo somministrazione di mezzo di contrasto ecografico 122
12.4 Tumori renali solidi 122
12.4.1 Tumori renali solidi benigni 123
12.4.2 Tumori renali solidi maligni 124
12.5 Tumori renali cistici 125
12.5.1 Tumori renali cistici benigni 127
12.5.2 Tumori renali cistici maligni 129
12.6 Indicazioni all'ecografia con mezzo di contrasto 131
Bibliografia 131

Capitolo 13. Valutazione della perfusione renale 133

E. Quaia, A. Rossi

13.1 Quantizzazione della perfusione renale mediante ecografia con mezzo di contrasto 133
13.1.1 Principio della quantizzazione del segnale 133
13.1.2 Modelli matematici 134
13.1.3 Applicazioni cliniche 136
13.2 Deficit di perfusione renale 136
13.2.1 Infarto renale segmentario 136
13.2.2 Necrosi corticale acuta 139
13.2.3 Pielonefrite acuta focale ed ascesso renale 139
Bibliografia 141

Capitolo 14. Applicazioni dell'ecografia con mezzo di contrasto nel rene trapiantato 143

F.M. Drudi, V. Cantisani, G. Alfano, U. D'Ambrosio, L. Sabato

14.1 Introduzione ... 143
14.2 Valutazione diagnostica ... 143
14.2.1 Imaging integrato ... 143
14.2.2 Ecografia con mezzo di contrasto ... 144
14.2.3 Tecnica di esecuzione dell'esame ... 146
14.3 Conclusioni ... 146
Bibliografia ... 146

Capitolo 15. Valutazione della terapia ablativa dei tumori renali 147

M.F. Meloni, F. Calliada, C.G. Alberzoni, A. Abate, F. Franzoso

15.1 Introduzione ... 147
15.2 Radiofrequenza ... 147
15.2.1 Tecnica ... 147
15.2.2 RF nel trattamento del tumore renale ... 148
15.3 Ruolo della CEUS nel management del paziente con tumore renale sottoposto a RF ... 149
15.3.1 Follow-up a breve termine ... 150
15.3.2 Follow-up a lungo termine ... 151
15.4 Conclusioni ... 152
Bibliografia ... 152

Capitolo 16. Traumi dell'addome 155

O. Catalano, R. Lobianco

16.1 Introduzione ... 155
16.2 Metodologia d'esame ... 157
16.3 Indicazioni allo studio con ecocontrastografia ... 157
16.4 Lesioni traumatiche parenchimali ... 158
16.4.1 Segni indiretti ... 161
16.5 Limiti dello studio ecocontrastografico ... 163
Bibliografia ... 164

Capitolo 17. Patologia pancreatica 167

M. D'Onofrio, G. Zamboni, E. Martone, R. Pozzi Mucelli

17.1 Introduzione ... 167
17.2 Perfusione pancreatica ... 167
17.3 Applicazioni cliniche pancreatiche ... 167
17.4 Lesioni solide del pancreas ... 169
17.4.1 Tumori esocrini ... 169
17.4.2 Tumori endocrini ... 170
17.4.3 Metastasi ... 171
17.4.4 Lesioni pancreatiche cistiche ... 171
Bibliografia ... 174

Capitolo 18. Ecografia con mezzo di contrasto nelle patologie gastroenteriche 177

G. Maconi, C. Bezzio, G. Bianchi Porro

18.1 Introduzione ... 177
18.2 Malattie infiammatorie dell'intestino ... 177
18.2.1 Malattie di Crohn ... 177
18.2.2 Appendicite ... 180
18.3 Ischemia intestinale ... 181
18.4 Malattie neoplastiche ... 181
18.4.1 Cancro gastrico ... 181
18.4.2 Carcinoma colon-rettale ... 182
18.4.3 Tumori stromali gastroenterici ... 182
18.5 Conclusioni ... 184
Bibliografia ... 184

Capitolo 19. Vasi addominali 185

O. Catalano, A. Siani

19.1 Introduzione ... 185
19.2 Metodologia d'esame ... 185
19.3 Anatomia ecocontrastografica ... 186
19.4 Indicazioni allo studio con ecocontrastografia ... 186
19.5 Stenostruzioni vasali ... 187
19.6 Gli endoleak nelle protesi aortiche ... 189
19.7 Aneurismi e rottura aneurismatica ... 192
19.8 Emorragie attive ... 196
19.9 Limiti dello studio ecocontrastografico ... 197
19.10 *Pitfalls* ... 197
Bibliografia ... 198

Capitolo 20. Reflusso vescico-ureterale 201

A.L. Valentini, R. Vitale

20.1 Introduzione ... 201
20.2 Eziopatogenesi ... 201
20.3 Complicanze ... 203
20.4 Metodiche di imaging tradizionali ... 205
20.5 Ecografia ... 206
20.6 Cistosonografia ... 206
Bibliografia ... 212

Capitolo 21. Analisi economica 215

L. Romanini, M. Passamonti, L. Grazioli, F. Calliada, L. Aiani, A. Martegani

Bibliografia ... 219

Glossario 221

Indice analitico 223

Elenco degli Autori

ANNA ABATE
Scuola di Specializzazione in Radiodiagnostica
Università degli Studi di Milano-Bicocca
Milano

LUCA AIANI
Unità Operativa di Diagnostica per Immagini
Ospedale Valduce
Como

CHIARA GIOVANNA ALBERZONI
Dipartimento di Radiologia Diagnostica
Ospedale "S. Gerardo"
Università degli Studi di Milano-Bicocca
Monza

CHIARA GIULIA ALBERZONI
Servizio di Radiologia
Ospedale Civile di Vimercate
Vimercate (Milano)

GUIDO ALFANO
Dipartimento ad Attività Integrata
Diagnostica per Immagini e Radioterapia
Azienda Policlinico "Umberto I"
Università degli Studi "La Sapienza"
Roma

LORENZA AZZALI
Unità Clinica Operativa di Oncoematologia
Istituto per l'infanzia
Ospedale "Burlo Garofolo" IRCCS
Trieste

TOMMASO VINCENZO BARTOLOTTA
Diagnostica per Immagini e Radioterapia
Università degli Studi di Palermo
Palermo

CRISTINA BEZZIO
Dipartimento di Scienze Cliniche
Ospedale – Polo Universitario "L. Sacco"
Università degli Studi di Milano
Milano

GABRIELE BIANCHI PORRO
Dipartimento di Scienze Cliniche
Ospedale – Polo Universitario "L. Sacco"
Università degli Studi di Milano
Milano

FLORIN BOTEA
Unità di Chirurgia Epatica
Divisione di Chirurgia Generale 3
Facoltà di Medicina e Chirurgia
Università degli Studi di Milano
Istituto Clinico Humanitas IRCCS
Rozzano (Milano)

PAOLO CABASSA
Dipartimento di Diagnostica
per Immagini 1^ Sezione
Spedali Civili di Brescia
Brescia

FABRIZIO CALLIADA
Istituto di Radiologia
Università degli Studi di Pavia
Pavia

VITO CANTISANI
Dipartimento ad Attività Integrata
Diagnostica per Immagini e Radioterapia
Azienda Policlinico "Umberto I"
Università degli Studi "La Sapienza"
Roma

ORLANDO CATALANO
Unità Operativa Complessa di Radiodiagnostica
Istituto Nazionale Tumori IRCCS
Fondazione "G. Pascale"
Napoli

LUCA COVA
Dipartimento di Diagnostica per Immagini
Ospedale di Busto Arsizio
Busto Arsizio (Varese)

Ugo D'Ambrosio
Dipartimento ad Attività Integrata Diagnostica
per Immagini e Radioterapia
Azienda Policlinico "Umberto I"
Università degli Studi "La Sapienza"
Roma

Daniele Del Fabbro
Unità di Chirurgia Epatica
Divisione di Chirurgia Generale 3
Facoltà di Medicina e Chirurgia
Università degli Studi di Milano
Istituto Clinico Humanitas IRCCS
Rozzano (Milano)

Marco Doddi
Unità Clinica Operativa di Radiologia
Dipartimento di Scienze Cliniche
Morfologiche e Tecnologiche
Università di Trieste
Ospedale di Cattinara
Trieste

Mirko D'Onofrio
Istituto di Radiologia
Policlinico Universitario "G.B. Rossi"
Verona

Francesco Maria Drudi
Dipartimento ad Attività Integrata
Diagnostica per Immagini e Radioterapia
Azienda Policlinico "Umberto I"
Università degli Studi "La Sapienza"
Roma

Francesco Franzoso
Dipartimento di Urologia
Azienda Ospedaliera Ospedale Civile di Vimercate
Vimercate (Milano)

Giorgia Ghittoni
Unità Operativa di Medicina VI
ed Ecografia Interventistica
Fondazione IRCCS Policlinico "San Matteo"
Pavia

Luigi Grazioli
Dipartimento di Diagnostica
per Immagini 1^ Sezione
Spedali Civili di Brescia
Brescia

Tiziana Ierace
Dipartimento di Diagnostica per Immagini
Ospedale di Busto Arsizio
Busto Arsizio (Varese)

Roberto Lobianco
Dipartimento di Diagnostica
per Immagini e Radiologia Interventistica
ASL Na2 - Ospedale "S.Maria delle Grazie"
Pozzuoli (Napoli)

Giovanni Maconi
Ospedale – Polo Universitario "L. Sacco"
Università degli Studi di Milano
Milano

Matteo Marconi
Unità di Chirurgia Epatica
Divisione di Chirurgia Generale 3
Facoltà di Medicina e Chirurgia
Università degli Studi di Milano
Istituto Clinico Humanitas IRCCS
Rozzano (Milano)

Alberto Martegani
Unità Operativa di Diagnostica per Immagini
Ospedale Valduce
Como

Enrico Martone
Istituto di Radiologia
Policlinico Universitario "G.B. Rossi"
Verona

Maria Franca Meloni
Servizio di Radiologia
Azienda Ospedaliera Ospedale Civile di Vimercate
Vimercate (Milano)

Massimo Midiri
Diagnostica per Immagini e Radioterapia
Università degli Studi di Palermo
Palermo

Matteo Passamonti
Servizio di Radiologia
Azienda Ospedaliera della Provincia di Lodi
Lodi

Riccardo Pizzolato
Unità Clinica Operativa di Radiologia
Dipartimento di Scienze Cliniche
Morfologiche e Tecnologiche
Università di Trieste
Ospedale di Cattinara
Trieste

Roberto Pozzi Mucelli
Istituto di Radiologia
Policlinico Universitario "G.B. Rossi"
Verona

Emilio Quaia
Unità Clinica Operativa di Radiologia
Dipartimento di Scienze Cliniche
Morfologiche e Tecnologiche
Università di Trieste
Ospedale di Cattinara
Trieste

Valentina Ravetta
Unità Operativa di Medicina VI
ed Ecografia Interventistica
Fondazione IRCCS Policlinico "San Matteo"
Pavia

Laura Romanini
Dipartimento di Diagnostica per Immagini
I Servizio di Radiologia
Spedali Civili di Brescia
Brescia

Laura Rosa
Unità Operativa di Medicina VI
ed Ecografia Interventistica
Fondazione IRCCS Policlinico "San Matteo"
Pavia

Alexia Rossi
Unità Clinica Operativa di Radiologia
Dipartimento di Scienze Cliniche
Morfologiche e Tecnologiche
Università degli Studi di Trieste
Ospedale di Cattinara
Trieste

Sandro Rossi
Unità Operativa di Medicina VI
ed Ecografia Interventistica
Fondazione IRCCS Policlinico "San Matteo"
Pavia

Lucia Sabato
Dipartimento ad Attività Integrata
Diagnostica per Immagini e Radioterapia
Azienda Policlinico "Umberto I"
Università degli Studi "La Sapienza"
Roma

Alfredo Siani
Unità Operativa Complessa di Radiodiagnostica
Istituto Nazionale Tumori IRCCS
Fondazione "G. Pascale"
Napoli

Luigi Solbiati
Dipartimento di Diagnostica per Immagini
Ospedale di Busto Arsizio
Busto Arsizio (Varese)

Adele Taibbi
Diagnostica per Immagini e Radioterapia
Università degli Studi di Palermo
Palermo

Massimo Tonolini
Istituto di Radiologia
Ospedale di Busto Arsizio
Busto Arsizio (Varese)

Francesca Torello Viera
Unità Operativa di Medicina VI
ed Ecografia Interventistica
Fondazione IRCCS Policlinico "San Matteo"
Pavia

Guido Torzilli
Unità di Chirurgia Epatica
Divisione di Chirurgia Generale 3
Facoltà di Medicina e Chirurgia
Università degli Studi di Milano
Istituto Clinico Humanitas IRCCS
Rozzano (Milano)

Anna Lia Valentini
Dipartimento di Bioimmagini
e Scienze Radiologiche
Istituto di Radiologia
Università Cattolica del Sacro Cuore
Policlinico Universitario "A. Gemelli"
Roma

Renata Vitale
Dipartimento di Bioimmagini
e Scienze Radiologiche
Istituto di Radiologia
Università Cattolica del Sacro Cuore
Policlinico Universitario "A. Gemelli"
Roma

Soraya Zaid
Dipartimento di Diagnostica per Immagini
Ospedale di Busto Arsizio
Busto Arsizio (Varese)

Giulia Zamboni
Istituto di Radiologia
Policlinico Universitario "G.B. Rossi"
Verona

1 Classificazione dei mezzi di contrasto a base di microbolle

Emilio Quaia, Alexia Rossi

1.1 Introduzione

La prima applicazione delle microbolle come mezzi di contrasto per ecografia, e quindi come ecoamplificatori del segnale proveniente dal sangue, fu per la prima volta descritta nel 1968 quando fu osservato un transitorio aumento della ecogenicità del sangue a livello dell'aorta toracica durante la somministrazione di soluzione fisiologica salina in corso di cateterismo cardiaco [1]. Questo aumento transitorio della ecogenicità del sangue è determinato dalla produzione di microbolle di aria in seguito al rapido aumento della pressione locale durante la somministrazione della soluzione salina attraverso il catetere per un fenomeno fisico denominato cavitazione. Da allora sono stati condotti numerosi studi chimico-fisici e sono stati realizzati cospicui investimenti economici da parte delle ditte multinazionali produttrici di mezzi di contrasto per lo sviluppo di mezzi di contrasto ecografici a base di microbolle che potessero presentare una possibile applicazione in campo clinico.

Il principale problema da affrontare è stato la ridotta stabilità e persistenza delle microbolle prodotte a livello del circolo periferico e nel contesto del cuore, data l'alta pressione presente a livello del ventricolo sinistro. Tuttavia l'introduzione di microbolle molto stabili, grazie alla presenza di una capsula periferica a base di fosfolipidi, ha risolto questo problema. Le microbolle di nuova generazione sono infatti in grado di persistere all'interno del circolo periferico per oltre 10 minuti. Il secondo problema è stato il superamento del filtro polmonare da parte delle microbolle in seguito alla somministrazione per via endovenosa che richiedeva un diametro delle microbolle inferiore ad almeno 8 µm.

Recentemente, i mezzi di contrasto a base di microbolle hanno raggiunto un livello di stabilità elevato unitamente ad un elevato profilo di sicurezza ed efficacia diagnostica. I mezzi di contrasto ecografici vengono iniettati principalmente per via endovenosa ed attraversano agevolmente il filtro polmonare capillare dato che il loro diametro è inferiore a quello dei globuli rossi (Fig. 1.1). Le micro-

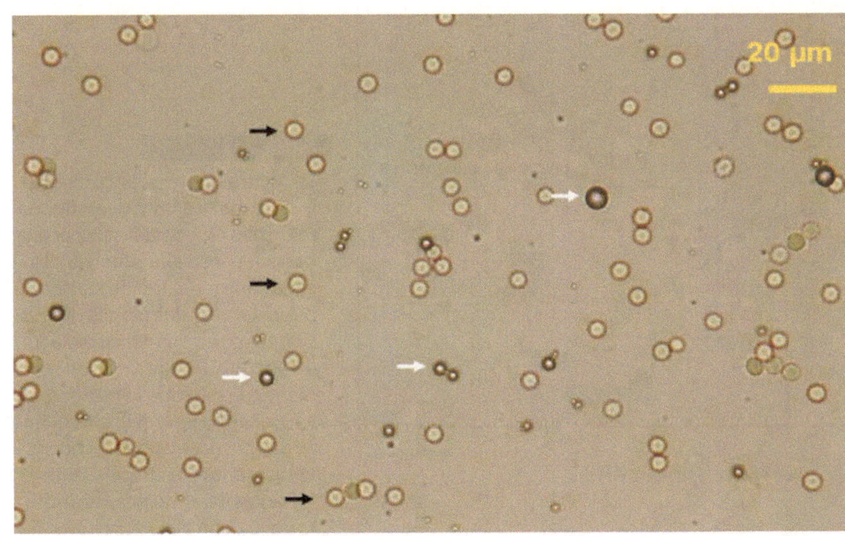

Fig. 1.1
Foto al microscopio ottico di microbolle di SonoVue (*frecce bianche*) contrapposte a globuli rossi (*frecce nere*). Il diametro è comparabile. Riprodotta da [3], con autorizzazione

bolle persistono all'interno dei vasi sanguigni (effetto *blood-pool*) e determinano un aumento della reflettività del sangue, che attualmente è pari a molti minuti (10-15 minuti) con i mezzi di contrasto di nuova generazione. Questo aumento persistente della reflettività del sangue consente di avere a disposizione una finestra temporale sufficiente per eseguire uno studio completo dei grandi vasi addominali oppure dei parenchimi addominali [2].

1.2 Composizione chimica e classificazione dei mezzi di contrasto a base di microbolle

I mezzi di contrasto a base di microbolle presentano un diametro compreso tra 3 e 10 µm (Fig. 1.1) e sono rivestiti da una capsula periferica a base di materiale biocompatibile composto da proteine, galattosio, lipidi oppure biopolimeri sintetici. Il mezzo di contrasto ecografico ideale dovrebbe essere inerte, iniettabile per via endovenosa con modalità a bolo (3-4 mL/sec) oppure per iniezione lenta (0,5-1 mL/sec), essere stabile durante il passaggio attraverso le camere cardiache ed il circolo polmonare, persistere all'interno del circolo sanguigno periferico e presentare una specificità tissutale preferenzialmente a livello epatico [2, 3]. Tale mezzo di contrasto dovrebbe inoltre fornire un prolungato aumento della reflettività del sangue pari almeno al tempo di durata dell'esame, un ristretto range dimensionale delle microbolle prodotte e dovrebbe presentare una definita risposta non-lineare armonica in seguito alla insonazione (Fig. 1.2).

Attualmente solo quattro mezzi di contrasto a base di microbolle sono approvati in ambito clinico in Europa e corrispondono al Levovist (Schering, Berlino, Germania), SonoVue (Bracco, Milano, Italia), Optison (Mallinckrodt, USA) e Definity (Bristol-Myers Squibb, USA). Tre mezzi di contrasto sono approvati dalla Food and Drug Administration (FDA) americana per l'uso in ambito ecocardiografico al fine di ottenere l'opacizzazione del ventricolo sinistro, e corrispondono all'Optison, al Definity ed all'Imagent (Alliance Pharmaceutical Corporation, USA) [3].

Sono stati sviluppati due diversi approcci per aumentare la stabilità e la persistenza delle microbolle nel circolo periferico. La prima strategia è consistita nella produzione di una capsula esterna stabilizzata. Per aumentare la loro emivita a livello del circolo periferico le microbolle vengono rivestite da una capsula periferica rigida costituita da materiale biocompatibile, oppure flessibile, e composta prevalentemente da fosfolipidi ed il cui spessore può variare tra 10 e 200 nm.

La seconda strategia è consistita nell'utilizzo di un gas all'interno della microbolla caratterizzato da un basso coefficiente di diffusione nel sangue al fine di condizionarne la persistenza all'interno della microbolla. Mentre infatti l'aria presenta un'elevata solubilità nel sangue, alcuni gas a bassa solubilità e bassa diffusibilità, come il perfluorocarburo e l'esafluoruro di zolfo, aumentano notevol-

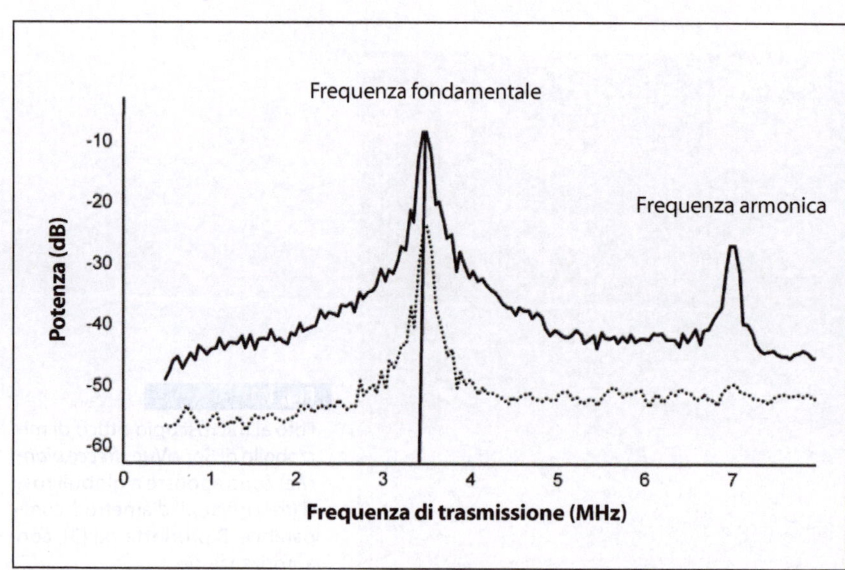

Fig. 1.2 Lo spettro di intensità acustica delle microbolle a base di esafluoruro di zolfo rispettivamente per una bassa (- - -) ed alta potenza di insonazione (—). I tessuti stazionari presentano un unico picco di emissione in corrispondenza della frequenza fondamentale (risonanza) mentre le microbolle presentano anche l'emissione di una frequenza doppia rispetto alla frequenza fondamentale corrispondente alla frequenza armonica. Riprodotta da [3], con autorizzazione

Tabella 1. Mezzi di contrasto a base di microbolle - Classificazione in base al gas

Aria (Azoto)	Perfluorocarburi	Esafluoruro di zolfo
Albunex (Mallinckrodt) *	BR14 (Bracco)	SonoVue (Bracco)
Echovist (Schering) ◊	Definity (Bristol – Myers Squibb Medical Imaging)	
Levovist (Schering) ◊	Echogen (Sonus Pharmaceuticals)	
Myomap (Quadrant) *	Imagent – Imavist (Alliance)	
Quantison (Quadrant) *	Optison (GE Healthcare)*	
Sonavist (Schering) ‡	Sonazoid (GE Healthcare)	

Note: tutti i mezzi di contrasto presentano una capsula di fosfolipidi tranne: ◊, capsula di galattosio; *, capsula di albumina; ‡, capsula di cianoacrilato. Echovist, Levovist, Optison, e SonoVue sono approvati in Europa. Definity, Imagent, and Optison sono approvati in USA per uso cardiologico

mente la persistenza in circolo delle microbolle [3]. La bassa solubilità nel sangue, infatti, determina un'alta concentrazione di gas all'interno della microbolla in rapporto al sangue circostante e determina un gradiente osmotico che si oppone alla diffusione del gas all'esterno della microbolla ed anche alla combinazione tra la forza di tensione di superficie e la pressione del sangue arterioso che tendono a far collassare la microbolla.

La Tabella 1 propone la classificazione dei mezzi di contrasto ecografici in base al gas presente nella microbolla. I vari mezzi di contrasto vengono preparati in modo diverso a seconda delle loro diversa composizione chimico-fisica.

1.2.1 Microbolle a base di aria

A) Capsula di Galattosio

Levovist (SHU 508 A; Schering AG, Berlin, Germany). Il Levovist è formato da microbolle di aria che presentano un diametro inferiore a 7 μm e sono ricoperte da una capsula di galattosio ed acido palmitico [3]. Il Levovist è disponibile in fiale contenenti dei microgranuli di galattosio in formulazioni da 2,5 g oppure da 4 g di cui 1 g risulta composto da 999 mg di galattosio e 1 mg di acido palmitico. Le microbolle possono essere preparate in concentrazione di 200, 300 e 400 mg/dL in relazione alla quantità di soluzione fisiologica aggiunta ai microgranuli. La concentrazione di 200 mg/dL viene impiegata per gli studi Doppler contrastografici transcranici, mentre le concentrazioni di 300 e 400 mg/dL vengono generalmente impiegate per le applicazioni addominali e per la valutazione cardiaca. Quando la matrice di zucchero si scioglie nel plasma, le microbolle di aria precedentemente intrappolate nelle maglie del galattosio vengono liberate nella soluzione e risultano ricoperte da un sottile strato di acido palmitico. Le microbolle sono abbastanza stabili da passare attraverso il letto capillare e produrre un'amplificazione del segnale Doppler per un tempo compreso tra 1 e 5 minuti. Dopo l'eliminazione dal circolo sanguigno periferico il Levovist presenta una fase parenchimale epato e spleno-specifica tardiva da 2 a 5 minuti dopo la somministrazione determinata dall'accumulo delle microbolle a livello del sistema reticolo-endoteliale oppure dall'adesione a livello delle pareti dei sinusoidi epatici [4-7].

B) Capsula di Albumina

Quantison (Quadrant Ltd., Nottingham, UK). Il Quantison è composto da microbolle a base di aria e rivestite da una sottile (200-300 nm) e rigida capsula di albumina ricombinata. Il fegato è l'organo che presenta il più alto uptake con un accumulo di circa il 40% della dose somministrata dopo un'ora dalla somministrazione.

Myomap (AIP 201, Quadrant Ltd., Nottingham, UK). Il Myomap è costituito da microbolle ripiene d'aria rivestite da una capsula di albumina ricombinata che presenta uno spessore (600-1000 nm) tre volte minore rispetto a quello del Quantison. Il diametro medio delle microbolle è di circa 10 mm (range 1,46-23,5 μm).

C) Capsula di Cianoacrilato

Sonavist (SHU 563A, Schering AG, Berlin, Germany). Il Sonavist è composto da microsfere ripiene d'aria con un diametro medio di 2 μm e con una capsula formata da un sottile strato di 100 nm di un polimero biodegradabile di n-butil-2-cianoacrilato. Come il Levovist presenta una fase epato e spleno-specifica in fase tardiva.

1.2.2 Microbolle a base di perfluorocarburi

Perflubron (Alliance Pharmaceutical Corporation, San Diego, USA). I perfluorocarburi sono gas inerti che presentano una bassa tensione di superficie e possono essere somministrati per via endovenosa solo se in emulsione. Il Perflubron (*Perfluoroctyl bromide*) è un'emulsione liquida di perfluoracarburi formata da particelle il cui diametro varia da 0,06 a 0,25 μm. Il Perflubron ha un'emivita di alcune ore a livello del circolo sanguigno periferico, si accumula all'interno delle cellule del sistema reticolo-endoteliale e successivamente diffonde, caso unico tra i mezzi di contrasto ecografici, anche a livello dello spazio interstiziale circostante.

Capsula di fosfolipidi
Definity (MRX 115, Bristol-Myers Squibb Medical Imaging, North Billerica, MA, USA). Il Definity è costituito da microbolle riempite con octofluoropropano (perflutren) e rivestite da un singolo strato di fosfolipidi con un diametro medio di circa 2,5 μm. Le microbolle si formano dopo aver scosso energicamente la soluzione per 45 secondi e poi può essere iniettato. La fiala contiene un liquido chiaro, non colorato, sterile, non pirogenico ed ipertonico che dopo la sua attivazione diventa una sospensione omogenea ed iniettabile di microsfere di perflutren lipidico.
Imavist or *Imagent* (AFO - 150; Imcor Pharmaceutical, San Diego, CA, USA). L'Imagent è formato da microbolle che presentano una capsula periferica a base di fosfolipidi e che contengono il gas perfluoroesano. Il perfluoroesano possiede una solubilità molto bassa nel sangue e questo aumenta la stabilità delle microbolle nel circolo periferico. L'Imavist, come il Levovist, il Sonavist e il Sonazoid, presenta una fase epatospecifica a 3-5 minuti dall'iniezione e ciò suggerisce un'adesione a livello dei sinusoidi epatici al pari degli altri mezzi di contrasto con fase epatospecifica.
Sonazoid (NC100100, Amersham Health, Oslo, Norway). Il Sonazoid è costituito da microbolle costituite da una capsula lipidica periferica, dal gas perfluorobutano [8] e da un diametro complessivo di circa 3-5 μm. Il Sonazoid presenta una fase tardiva epatospecifica con persistente accumulo delle microbolle a livello epatico.

Capsula di Albumina
Optison (FS069; sviluppato da Molecular Biosystems Inc., San Diego, CA, USA; distribuito da Mallinckrodt, St Louis, MO, USA). L'Optison è formato da microbolle contenenti perfluorobutano (perflutren), rivestite da un sottile strato di 15 nm di albumina umana e preparate direttamente in soluzione. Il diametro medio delle microbolle varia tra 1,0 e 2,25 μm. L'Optison è stato recentemente approvato in Europa, in Canada e negli Stati Uniti per uso cardiologico.

Microbolle con cambio di fase (Phase shift)
EchoGen (QW3600; prodotto da Sonus Pharmaceuticals, Bothell, WA, USA). Il fenomeno definito cambio di fase (*Phase shift*) si verifica quando si assiste ad un cambiamento dello stato fisico del mezzo di contrasto da liquido a gas. L'EchoGen è un'emulsione liquida che contiene dodecafluoropentano liquido che si converte alla forma gassosa alla temperatura corporea determinando la formazione di microbolle di 3-8 mm di diametro. La transazione dalla fase liquida alla fase gassosa viene ottenuta immediatamente prima della somministrazione, producendo una pressione negativa in aspirazione all'interno della siringa seguita da un intensa pressione positiva. Il dodecafluoropentano fa parte dei gas perfluorocarburi e possiede un basso punto di ebollizione (28,5 °C), una bassa diffusibilità e una bassa solubilità nel plasma, consentendo una prolungata persistenza delle microbolle nel circolo periferico.

1.2.3 Microbolle a base di esafluoruro di zolfo

SonoVue (BR1, Bracco Imaging, Milano, Italia). Il SonoVue è un mezzo di contrasto a base di microbolle contenenti esafluoruro di zolfo e rivestite da una capsula di fosfolipidi preparati sottoforma di liofilizzato [9, 10]. Una sospensione di microbolle viene ottenuta aggiungendo alla polvere di liofilizzato (25 mg), immersa in una atmosfera di esafluoruro di zolfo, 5 mL di soluzione salina (0,9% di cloruro di sodio) ed agitando quindi la soluzione. La densità delle microbolle così ottenute è di $2x10^8$ microbolle / mL mentre il diametro medio delle microbolle è di 3 μm. Le microbolle vengono stabilizzate utilizzando, a livello della capsula periferica, alcuni surfattanti, come il glicol-polietilenico, i fosfolipidi e l'acido palmitico, e rimangono stabili all'interno della fiala per alcune ore (generalmente meno di 6 ore) durante le quali è possibile la loro somministrazione per via endovenosa. Dopo la somministrazione, il tempo di emivita delle microbolle a livello del circolo periferico è di circa 6 minuti, mentre più dell'80% del composto viene eliminato attraverso i polmoni in circa 11 minuti. La presenza di esafluoruro di zolfo all'interno delle microbolle offre numerosi vantaggi tra cui l'elevata e prolungata stabilità all'interno del circolo periferico, grazie alla bassa solubilità del gas ed alla stabilità della capsula periferica di fosfolipidi, e l'uniformità di diametro delle microbolle che migliora la risposta armonica all'insonazione.

1.3 Farmacocinetica dei mezzi di contrasto a base di microbolle

Successivamente alla preparazione della sospensione di microbolle è sempre consigliabile eseguire l'iniezione endovenosa attraverso una cannula endovenosa di calibro sufficiente e generalmente pari almeno a 18 Gauge [3, 11]. Ciò per evitare la presenza dell'effetto Venturi, determinato dal ridotto calibro degli aghi, che determina la distruzione delle microbolle per la turbolenza creata all'estremità di uscita dell'ago. Successivamente alla somministrazione delle microbolle si devono somministrare 5-10 mL di soluzione fisiologica per il lavaggio della cannula dalle microbolle che vi rimangono dopo la somministrazione. L'uso di un raccordo a tre vie è raccomandato per eseguire la somministrazione della soluzione fisiologica subito dopo le microbolle. Le microbolle possono essere iniettate a bolo (2-4 mL/sec) oppure mediante iniezione lenta (0,5-1 mL/sec).

L'iniezione a bolo è facile da eseguire, ma l'aumento della reflettività del sangue è breve. La curva tempo-intensità mostra una prima parte ripida seguita da una seconda parte che indica una lenta eliminazione. L'aumento della reflettività dimostra una relazione lineare con la dose. Il principale limite di questa modalità di somministrazione è la possibilità di creare artefatti durante la concentrazione di picco delle microbolle. Nella modalità di somministrazione mediante iniezione lenta l'enhancement è stabile e nella curva tempo-intensità si osserva un plateau a 1-2 minuti dall'inizio della somministrazione. L'iniezione lenta può anche essere eseguita utilizzando un iniettore automatico dedicato ed è preferibile negli studi di quantizzazione della perfusione parenchimale per mantenere livelli stazionari ematici di microbolle.

Dopo l'iniezione endovenosa il mezzo di contrasto a base di microbolle può presentare una distribuzione puramente intravascolare come un agente *blood pool* oppure una fase epato e splenospecifica [4-7] dopo la preliminare fase vascolare determinata dal *pooling* selettivo delle microbolle a livello dei sinusoidi epatici oppure dalla fagocitosi da parte delle cellule del sistema reticolo-endoteliale nel fegato e nella milza.

Il contenuto gassoso delle microbolle viene comunemente eliminato attraverso i polmoni mediante la respirazione mentre i componenti utilizzati come stabilizzatori vengono filtrati attraverso i reni oppure metabolizzati dal fegato. I perfluorocarburi e l'esafluoruro di zolfo sono gas inerti che non vengono metabolizzati dall'organismo e vengono eliminati dopo pochi minuti attraverso i polmoni con la medesima modalità dell'aria. Il 40-50% del volume dell'esafluoruro di zolfo viene eliminato dopo due minuti dall'iniezione mentre l'80-90% del volume viene eliminato dopo circa 11 minuti.

I fosfolipidi che compongono la capsula esterna entrano nel normale metabolismo fosfolipidico. Il galattosio invece entra nel metabolismo del glucosio, oppure può essere immagazzinato all'interno del fegato dopo essere stato trasformato in galattosio-1-fosfato, o ancora può essere metabolizzato e degradato in CO_2 dopo isomerizzazione in glucosio-1-fosfato. Se i livelli plasmatici del galattosio superano i 50 mg/100 mL, e quindi la capacità di eliminazione da parte del fegato, il galattosio viene eliminato dai reni. La quota di eliminazione del galattosio nei pazienti affetti da patologie epatiche è circa un terzo di quella di pazienti sani nei quali i livelli di galattosio diminuiscono del 10% ogni minuto. Il galattosio ha un tempo di emivita di circa 10-11 minuti negli adulti e di circa 7-9 minuti nei bambini.

1.4 Effetti collaterali

Negli uomini le microbolle hanno dimostrato un eccellente profilo di sicurezza senza tossicità a carico dei reni, del fegato e dell'encefalo. Le reazioni avverse sono rare e quando si verificano sono transitorie e di media intensità. Nelle strette vicinanze del sito di iniezione, o lungo il decorso della vena utilizzata per l'iniezione, durante o immediatamente dopo l'iniezione stessa, si può manifestare un transitorio senso di dolore, calore o freddo, o irritazione tissutale. Si può inoltre manifestare una transitoria ed aspecifica irritazione dell'endotelio delle vene a causa dell'iperosmolarità delle microbolle.

Sono stati inoltre descritti casi isolati di dispnea, dolore toracico, ipo o ipertensione, nausea e vomito, alterazione del gusto, cefalea, vertigini, sensazione di calore facciale, arrossamento generale ed eruzioni cutanee. Sono stati inoltre riportati sensazioni di ronzio, più o meno prolungata, torpore, alterazione del gusto e vertigini. Non sono invece state descritte reazioni di ipersensibilità al mezzo di contrasto a base di microbolle. Anche se l'insufficienza cardio-respiratoria non è considerata una controindicazione per la somministrazione delle microbolle, bisogna attentamente valutare il rapporto rischio-beneficio nell'insufficienza cardiovascolare severa.

Recentemente la *European Agency for the Evaluation of Medicinal Products* (EMEA) ha predisposto delle precauzioni nell'utilizzo delle microbolle di esafluoruro di zolfo nei pazienti con patologie cardiovascolari, in particolare in pazienti con patologia coronarica nota, infarto acuto del miocardio, angina instabile, scompenso cardiaco acuto o cronico di classe III e IV, aritmie severe, endocarditi acute, protesi vascolari cardiache [2, 12]. Ciò è stato determinato da un limitato numero di reazioni allergiche, in pazienti sottoposti ad ecocardiografia, che possono causare dei problemi cardiovascolari secondari come l'ipotensione severa, la bradicardia e lo shock anafilattico oppure l'exitus. Da una recente analisi [12] l'incidenza delle reazioni avverse dopo la somministrazione di SonoVue è risultata essere pari a circa 0,009% e quindi molto inferiore alle percentuali riportate per i mezzi di contrasto iodati ionici (0,09-0,22%), non ionici (0,02-0,1%) e a base di gadolinio (0,1-0,2%).

Il fenomeno della cavitazione inerziale, consistente nella rapida formazione, crescita e collasso di una bolla di gas all'interno di un liquido, come risultato di un'esposizione al fascio ultrasonoro, viene tradizionalmente considerato la causa dei principali effetti avversi dei mezzi di contrasto a base di microbolle sugli animali, quali l'emolisi, l'aggregazione piastrinica ed il danno delle cellule endoteliali. Anche se questi effetti sono stati osservati sia in vitro che in vivo, non sono state riportate prove di effetti biologici conseguenti all'esposizione agli ultrasuoni ed ai mezzi di contrasto ecografici in ambito clinico. Effetti biologici significativi sono stati ottenuti sperimentalmente utilizzando condizioni di insonazione estreme con elevata dose di microbolle, prolungata esposizione alle onde ultrasonore oppure un elevato indice meccanico. I criteri protezionistici consigliano di impiegare il più basso indice meccanico possibile, il più basso tempo di esposizione possibile, la più bassa dose di mezzo di contrasto possibile e la più alta frequenza possibile, il tutto compatibilmente con l'ottenimento di adeguate informazioni diagnostiche.

Bibliografia

1. Gramiak R, Shah PM (1968) Echocardiography of the aortic root. Invest Radiol 3:356-366
2. Quaia E (2007) Microbubble Ultrasound Contrast Agents: An Update. Eur Radiol, In press
3. Quaia E (2005) Classification and safety of microbubble-based contrast agents. In: Quaia E (ed) Contrast media in Ultrasonography: basic principles and clinical applications. Springer, Berlin Heidelberg New York, pp 2-14
4. Blomley MJK, Albrecht T, Cosgrove DO et al (1998) Stimulated acoustic emission in liver parenchyma with Levovist. Lancet 351:568-569
5. Bauer A, Blomley MJK, Leen E et el (1999) Liver-specific imaging with SHU 563 A: diagnostic potential of a new class of ultrasound contrast media. Eur Radiol 9[Suppl 3]:S349-S352
6. Quaia E, Blomley MJK, Patel S et al (2002) Initial observations on the effect of irradiation on the liver-specific uptake of Levovist. Eur J Radiol 41:192-199
7. Kono Y, Steinbach GC, Peterson T et al (2002) Mechanism of parenchymal enhancement of the liver with a microbubble-based US contrast medium: an intravital microscopy study in rats. Radiology 224:253-257
8. Marelli C (1999) Preliminary experience with NC100100, a new ultrasound contrast agent for intravenous injection. Eur Radiol 9[Suppl 3]:S343-S346
9. Schneider M, Arditi M, Barrau MB et al (1995) BR1 a new ultrasonographic contrast agent based on sulphur hexafluoride-filled microbubbles. Invest Radiol 30:451-457
10. Morel DR, Schwieger I, Hohn L et al (2000) Human pharmacokinetics and safety evaluation of SonoVue™, a new contrast agent for ultrasound imaging. Invest Radiol 35:80-85
11. Correas JM, Bridal L, Lesavre A et al (2001) Ultrasound contrast agents: properties, principles of action, tolerance, and artifacts. Eur Radiol 11:1316-1328
12. Piscaglia F, Bolondi L (2006) The safety of SonoVue in abdominal applications: retrospective analysis of 23188 investigations. Ultrasound Med Biol 32:1369-1375

2 Principi fisici e tecniche contrasto-specifiche

Emilio Quaia

2.1 Introduzione

I mezzi di contrasto ecografici sono costituiti da microbolle (diametro compreso nel range 2-6 μm) contenenti aria oppure gas, caratterizzati da una bassa solubilità nel sangue (perfluorocarburi oppure esafluoruro di zolfo) e da una capsula periferica di varia composizione (galattosio, albumina, oppure fosfolipidi). Le microbolle non presentano una fase tissutale interstiziale, permanendo sempre all'interno dei vasi e comportandosi quindi come dei mezzi di contrasto *blood-pool*. Le proprietà fisiche delle microbolle sono strettamente correlate al tipo di gas contenuto ed alla composizione della capsula periferica, alla frequenza di insonazione, alla frequenza di ripetizione dell'impulso ultrasonoro ed alla potenza di insonazione acustica [1].

I mezzi di contrasto ecografici attualmente presentano una prolungata persistenza nel circolo periferico grazie alla presenza di una stabile capsula periferica ed un forte comportamento armonico con emissione caratteristica di segnali non-lineari. Il principio di funzionamento fondamentale dei mezzi di contrasto ecografici è rappresentato dall'aumento della riflettività del sangue (enhancement) che viene determinato da tre fenomeni fondamentali. Nei capitoli successivi verranno descritti dettagliatamente i principi fisici di funzionamento dei mezzi di contrasto a base di microbolle.

2.2 Basi fisiche

2.2.1 Frequenza di risonanza - Frequenza fondamentale (o caratteristica)

La presenza di una capsula periferica crea resistenza alla oscillazione delle microbolle nel mezzo, determinata dal suo effetto visco-elastico [1]. Per produrre un efficace aumento della riflettività del sangue, le microbolle devono essere insonate alla loro frequenza di risonanza caratteristica (f_0). Ad una bassa potenza acustica di insonazione compresa tra 10 e 20 Kilo Pascal (KPa), le microbolle presentano un comportamento lineare (Fig. 2.1a) e producono un segnale ecografico generato dalla riflessione omnidirezionale (*scattering*) della frequenza fondamentale determinato dalla natura di riflettori puntiformi delle microbolle e dalla marcata differenza di impedenza acustica tra le microbolle ed il sangue circostante. Se vengono invece insonate dalla frequenza fondamentale, utilizzando una potenza acustica attorno ai 40-50 KPa, le microbolle presentano un grado di espansione, durante la rarefazione del mezzo, molto superiore al grado di riduzione del diametro durante la fase di compressione del mezzo (Fig. 2.1b). Tale comportamento asimmetrico (non-lineare) determina l'emissione di frequenze armoniche multiple ($2\ f_0$, $4\ f_0$, etc). della frequenza di risonanza (f_0). Aumentando la potenza di insonazione, le microbolle presentano un comportamento non lineare e generano frequenze armoniche multiple della frequenza di risonanza ($2f_0$, $3f_0$, $4f_0$, ecc.) e frequenze sub-armoniche ($f_0/2$, $f_0/3$, ecc.). Aumentando ulteriormente la potenza di insonazione fino ad 1 mega Pascal (MPa) l'espansione eccessiva del raggio della microbolla determina la rottura della capsula e l'esplosione della microbolla con l'emissione di un segnale non lineare ad ampia banda.

Secondo un modello fisico che descrive la riflettività di una microbolla a base di aria e con capsula periferica elastica, e considerando la forza elastica inerziale di ritorno al raggio iniziale, la frequenza di risonanza (f_0) è inversamente correlata con il diametro della microbolla secondo la relazione:

$$f_0 \approx \frac{1}{2\pi R}\sqrt{\frac{3\gamma p_0}{\rho_0}}$$

dove R indica il diametro della microbolla, p_0 la pressione del fluido, ρ_0 la densità del mezzo circostante, γ la costante adiabatica dei gas. In questa

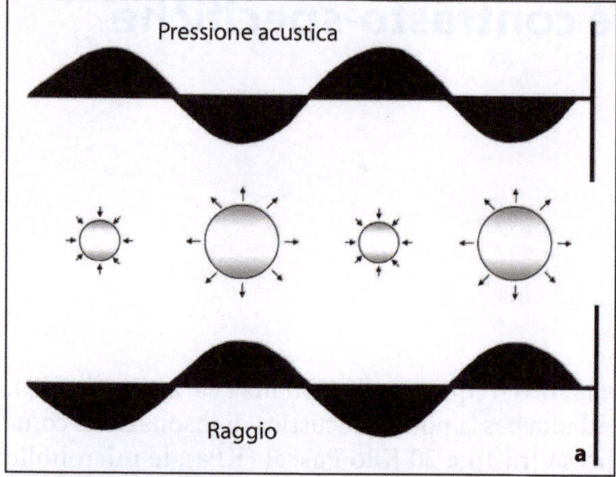

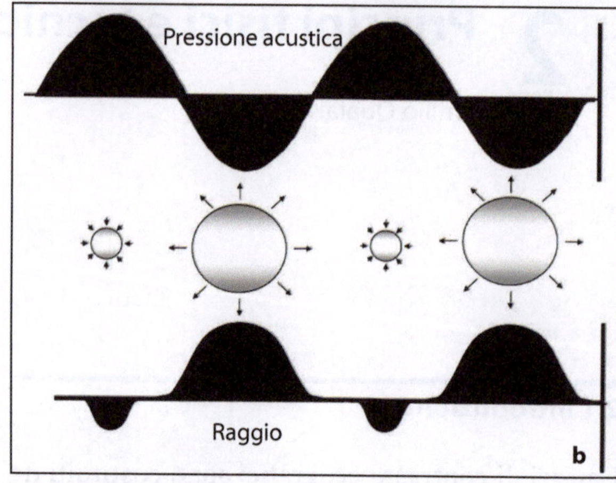

Fig. 2.1 a, b

a Le microbolle presentano un comportamento fisico lineare a bassa potenza d'insonazione ed alla frequenza di risonanza. Il raggio delle microbolle presenta un grado di compressione durante la fase positiva dell'impulso ultrasonoro uguale al grado di espansione durante la fase negativa. **b** Le microbolle dimostrano invece un comportamento fisico non lineare se la potenza d'insonazione viene progressivamente aumentata mantenendo la frequenza di risonanza. Nel comportamento fisico non lineare le microbolle presentano un grado di espansione maggiore di quanto avvenga nella fase di compressione. Questo comportamento non lineare determina la produzione di frequenze armoniche (Da [1], con autorizzazione)

equazione la resistenza determinata dal mezzo circostante sulla superficie della microbolla è considerata trascurabile.

E ancora:

$$f_0 \approx \frac{1}{2\pi R}\sqrt{\frac{3\gamma}{\rho}\left(P_0 + \frac{\pi}{3\gamma}\frac{S_e}{r}\right)}$$

ove S_e, il parametro che descrive la elasticità della capsula periferica, è definito come:

$$S_e = 8\,\pi\frac{R_0 - Ri}{1-\nu}E$$

ove E rappresenta il modulo elastico di Young che descrive la rigidità della capsula della microbolla, R_i e R_o il diametro interno ed esterno della microbolla (e la differenza $R_o - R_i$ è uguale allo spessore della capsula), ν il rapporto di Poisson, definito come il rapporto tra il grado di contrazione in direzione perpendicolare alla forza di contrazione applicata ed il grado di espansione relativa nella direzione della forza applicata (pari a 0,5 per un materiale incompressibile).

2.2.2 *Scattering cross section* - Ecogenicità delle microbolle

La superficie di *scattering* (*scattering cross section*), σ, viene usata come parametro per descrivere il comportamento acustico delle microbolle e corrisponde al rapporto tra la potenza acustica riflessa in tutte le direzioni e l'intensità acustica di insonazione, ove la potenza (intensità) riflessa I_s è una funzione dell'intensità acustica di insonazione, la distanza tra il trasduttore e il punto di riflessione (*scatterer*) z, e la *scattering cross section* (σ) secondo l'equazione:

$$I_s = \frac{I_0\sigma}{4\pi z^2}$$

La *scattering cross section* (σ) è direttamente correlata con la potenza acustica riflessa ed il diametro della microbolla ed è inversamente correlata con la potenza acustica di insonazione.

L'espressione generale per la *scattering cross section* nel dominio della frequenza è:

$$\sigma(\omega,R) = 4\pi R_0^{\,2}\frac{\Omega^4}{(1-\Omega)^2 + (\Omega\delta)^2}$$

ove $\Omega = \omega/f_0$, con ω che rappresenta la frequenza di insonazione, f_0 la frequenza di risonanza, δ la costante di *damping* (frizione) e R il diametro della microbolla. E nella sua variante semplifcata:

$$\sigma = R_0^6\, f_0^4\ [\approx Z]$$

ove R_0 è il diametro iniziale della microbolla, f_0 è la frequenza di risonanza e Z è la differenza in impedenza acustica tra il mezzo circostante e la microbolla.

La presenza di una capsula periferica riduce l'influenza della frequenza di risonanza sulla *scattering cross section* dato che minore è l'elasticità della capsula più alta è la frequenza di risonanza. Dato che la *scattering cross section* è anche inversamente correlata alla costante *damping*, la presenza della capsula periferica rigida e spessa produce una riduzione della *scattering cross section* anche a causa delle proprietà viscoelastiche della capsula stessa.

2.2.3 Rapporto frazionario tra scattering ed attenuazione

Il rapporto tra *scattering* ed attenuazione (STAR) è una misura dell'efficacia acustica di un mezzo di contrasto. STAR è definito come:

$$\text{STAR}(\omega) = \frac{\mu_s(\omega)}{\mu_a(\omega) + \mu_s(\omega)}$$

ove $\mu_s(\omega)$ rappresenta la parte di energia riflessa omodirezionalmente dalla microbolla, e $\mu_a(\omega)$ rappresenta la parte della energia assorbita dalla microbolla. Quindi minore è l'assorbimento da parte della microbolle della potenza di insonazione, maggiore è il parametro STAR che raggiunge il massimo valore di 1 quando l'assorbimento è pari a 0. Il parametro STAR è valido solo per basse potenze di insonazione, dato che ad alta potenza di insonazione appare un effetto non-lineare di breve durata.

2.2.4 Potenza acustica di insonazione

Per ottenere un segnale armonico, utile per la costruzione dell'immagine, le microbolle devono essere insonate mediante la loro specifica frequenza fondamentale, detta anche di risonanza, che fortunatamente si trova nel range di frequenze usualmente impiegate per l'ecografia dell'addome, da 3 a 3,7 MHz [1]. La potenza acustica a cui le microbolle vengono insonate viene di solito espressa da un parametro definito indice meccanico (IM). La formula che lo rappresenta è la seguente:

$$\text{IM} = \frac{p-}{\sqrt{fc}}$$

dove $p-$ indica il picco massimo di pressione negativa (rarefazione) che l'impulso trasmesso potrebbe potenzialmente raggiungere in un mezzo che possiede uno specifico indice di attenuazione, mentre *fc* rappresenta la frequenza centrale della banda impiegata. IM, in realtà, è un indice protezionistico e rappresenta la probabilità che si verifichino effetti biologici non determinati dall'energia termica durante l'insonazione ed ha inoltre lo svantaggio di presentare una scarsa riproducibilità tra le varie apparecchiature ecografiche. Un indice maggiormente riproducibile è invece rappresentato dalla potenza acustica espressa in MPa che viene riportata sul monitor operativo di alcuni ecografi.

Le varie tecniche ecografiche contrasto-specifiche si basano sulle proprietà non lineari delle microbolle [2, 3] registrando selettivamente il segnale da loro prodotto durante l'insonazione. Esistono due diverse tecniche di insonazione delle microbolle. La prima è rappresentata dall'insonazione ad alta potenza acustica (circa 1 MPa) che produce la distruzione delle microbolle con la conseguente emissione di un segnale non-lineare irregolare ad ampia banda, simile ad uno scoppio, definito anche emissione acustica stimolata (*Stimulated Acoustic Emission*, SAE) ovvero anche perdita di correlazione (*Loss of Correlation*, LOC). La soglia per raggiungere la distruzione delle microbolle è variabile e dipende da numerosi fattori, quali il diametro della microbolla, la composizione chimica della capsula periferica e del gas contenuto all'interno della microbolla, nonchè dal grado di attenuazione del fascio ultrasonoro prodotto dai tessuti circostanti. Queste tecniche vengono generalmente impiegate per insonare le microbolle a base di aria con una capsula poco resistente e con scarso comportamento armonico, e sono limitate dalla scarsa persistenza del segnale prodotto che appare rilevabile solo per 2-3 *frame* alla produzione normale di 10-12 *frame* al secondo. Questo limite può essere in parte risolto impiegando una insonazione di tipo intermittente a basso *frame rate* (una immagine prodotta ogni 2-3 secondi) in modo da limitare la distruzione delle microbolle da parte del fascio ultrasonoro.

La seconda tecnica è l'insonazione a bassa potenza ed è quella attualmente impiegata nell'ecografia con mezzo di contrasto grazie alla disponibilità di microbolle ad elevato comportamento armonico, come le microbolle a base di perfluorocarburi oppure esafluoruro di zolfo e con capsula periferica a base di fosfolipidi, che consentono l'esecuzione di una scasione ecografica in tempo reale data la persistenza del segnale prodotto. L'insonazione delle microbolle viene realizzata mantenendo costantemente il fascio ultrasonoro a bassa potenza acustica (30-70 kPa). Con questa tecnica si riduce la probabilità di rottura delle microbolle, si minimizza la produzione di frequenze armoniche da parte dei tessuti stazionari che presentano comportamento armonico se viene impiegata una elevata potenza di insonazione e viene sfruttata la produzione di frequenze armoniche elettivamente da parte delle microbolle. Insonando le microbolle alla loro specifica frequenza fondamentale (di risonanza) ed impiegando una bassa potenza di insonazione, le microbolle presentano quindi un comportamento non lineare, determinato dalla presenza di un grado di compressione molto minore rispetto al loro grado di espansione. Ciò determina la presenza di una oscillazione asimmetrica che determina l'emissione di frequenze uguali alla frequenza fondamentale, ma anche di frequenze armoniche multiple della frequenza fondamentale.

2.3 Tecniche contrasto-specifiche

In base al loro principio di funzionamento, le tecniche ecografiche contrasto-specifiche [2, 3] si possono distinguere in tecniche pseudo-Doppler, armoniche, a modulazione di fase, a modulazione di ampiezza ed a modulazione di ampiezza e di fase.

2.3.1 Tecniche pseudo-Doppler

Consistono in tecniche di insonazione multi-impulso e ad alta potenza acustica. Le tecniche pseudo-Doppler sfruttano il fenomeno della SAE corrispondente all'emissione di un segnale armonico ad ampia banda quando le microbolle vengono distrutte. Queste tecniche sono limitate dalla forte presenza di artefatti e dalla scarsa persistenza del segnale.

Emissione acustica stimolata - Stimulated Acoustic Emission (SAE). In questa tecnica il segnale prodotto dall'insonazione delle microbolle appare come un mosaico di colori che si estende ad una profondità limitata e che è maggiormente evidente in prossimità del punto di massima focalizzazione [5]. Questa tecnica porta anche il nome di perdita di correlazione (*Loss of Correlation*, LOC). Il suo principio si basa infatti sull'iniziale identificazione delle microbolle da parte del primo impulso e sulla loro immediata scomparsa determi-

Tabella 1. Tecniche contrasto-specifiche

Pseudo-Doppler	Imaging armonico	Imaging a codici	Modulazione di fase	Modulazione di ampiezza	Modulazione di fase e di ampiezza
- Stimulated Acoustic Emission (*SAE*) - Cadence Agent Detection Imaging (*ADI*) - Advanced Dynamic Flow (*ADF*) (ePHD) - Tissue Signature Imaging (*TSI*)	**1) Tecniche in scala di grigi:** - Second harmonic imaging - cCube - Flash echo imaging - Extended pure harmonic detection - Contrast Tuned Imaging (*CnTI*) - Ultra-armonic imaging - Sub-harmonic imaging - 1.5 harmonic imaging **2) Tecniche Doppler:** - Harmonic power doppler	- Coded harmonic angio - Chirp excitation*	**1) Tecniche in scala di grigi:** - Pulse inversion - Microflow imaging - Contrast Tissue discriminator (*CTD*)# - Coherent Contrast Imaging (*CCI*) **2) Tecniche Doppler:** - Power pulse inversion - Vascular Recognition Imaging (*VRI*) - Low MI color flow contrast	- Power modulation	- Cadence Contrast Pulse Sequencing (*CPS*)

Note. Classificazione delle tecniche ecografiche contrasto-specifiche secondo la tecnica di trasmissione dell'impulso e di elaborazione del segnale. * Rappresenta una tecnica in cui gli impulsi presentano una morfologia simile ad una curva aussiana (*chirps*) ed il codice dell'impulso corrisponde ad una progressiva variazione dell'ampiezza e della fase con cui viene confrontato l'impulso ricevuto. # *Contrast tissue discriminator* presenta un principio simile alla *pulse inversion*

nata dalla loro distruzione con conseguente mancata identificazione delle microbolle da parte degli impulsi successivi ad elevata potenza. Il fenomeno di perdita di correlazione viene interpretato come movimento da parte del sistema ecografico e quindi codificato in colore. L'effetto scompare rapidamente dopo alcuni *frame* a causa della distruzione massiva delle microbolle.

Cadence Agent Detection Imaging (ADI). Questa tecnica si basa sulla trasmissione di due impulsi di uguale ampiezza, sulla registrazione temporanea dei due echi prodotti e sulla successiva sottrazione del secondo dal primo eco. I due echi prodotti dai tessuti stazionari presentano la medesima ampiezza e se sottratti si annullano. La distruzione delle microbolle produce invece due echi diversi, dato che il primo impulso determina una significativa distruzione delle microbolle e, conseguentemente, il secondo impulso riscontra un numero minore di microbolle e produce un segnale di diversa intensità e morfologia. Ciò determina la formazione di un segnale complesso quando i due echi vengono sottratti che viene usato per rappresentare la distribuzione delle microbolle in ambito parenchimale per mezzo di una mappa colore. L'operatore può scegliere di visualizzare l'immagine ottenuta solo con la sottrazione dei due echi (esclusivo segnale delle microbolle), con i soli echi derivanti dal secondo impulso trasmesso (esclusivo segnale dei tessuti), oppure una combinazione dei due con l'immagine prodotta dalle microbolle, rappresentata come mappa colore sovrapposta all'immagine dei tessuti in B-mode.

Advanced dynamic flow. È una tecnica che impiega una larga banda di frequenze in trasmissione, una minore potenza di insonazione ed un minor numero di impulsi (da 2 a 4) per ogni linea di vista rispetto alle precedenti tecniche pseudo-Doppler. In questo modo viene ridotta la percentuale di distruzione delle microbolle, permettendo quindi un imaging in tempo reale anche se con un numero di *frame* ridotto (4-5 *frame*/secondo) rispetto all'imaging ecografico convenzionale. Grazie alla larga banda di frequenze impiegata, e quindi alla brevità degli impulsi, tale tecnica produce una maggiore risoluzione spaziale assiale rispetto alle tecniche precedenti. L'effetto SAE viene quindi rappresentato come segnale colore ad elevata risoluzione spaziale sovrapposto all'immagine B-mode di base. Le informazioni ottenute dai tessuti stazionari e dal mezzo di contrasto possono essere visualizzate separatamente oppure simultaneamente (Fig. 2.2). Un sistema elettronico di discriminazione basato sulla potenza Doppler presente in ciascun pixel determina la rappresentazione del pixel come pixel colore (mappa power Doppler) ove il segnale Doppler superi un valore soglia (priorità), mentre se inferiore determina la rappresentazione del pixel in scala di grigi la cui intensità è determinata dall'ampiezza del segnale B-mode. Questo valore soglia viene facilmente superato dopo la somministrazione delle microbolle e produce la presenza di artefatti quali il *blooming* (presenza di segnale Doppler non reale) ed il *clutter* (segnale Doppler a bassa frequenza prodotto dai tessuti stazionari che si sovrappone al segnale Doppler reale). Per limitare il *blooming* ed il *clutter*, le intensità del segnale B-mode e Doppler

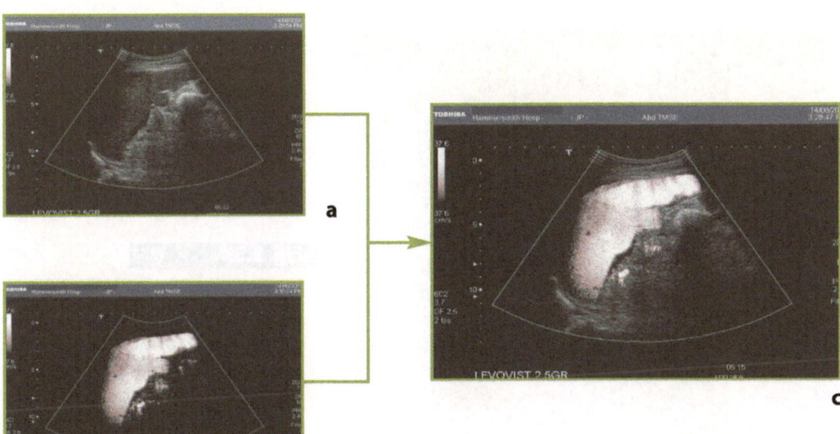

Fig. 2.2 a-c
Advanced dynamic flow. **a**, **b** Il contributo dei tessuti stazionari e del mezzo di contrasto possono essere visualizzati separatamente, oppure (**c**) simultaneamente mediante la sovrapposizione della mappa colore all'immagine B-mode. Riprodotta da [4], con autorizzazione

vengono paragonate in ogni pixel ed il segnale a maggiore intensità viene impiegato come riferimento per regolare il livello della scala dei grigi. Questo sistema evita la presenza del *blooming* e del *clutter* dato che un pixel non potrà, per principio, dimostrare un segnale power Doppler se il segnale B-mode per quel pixel è molto intenso, mentre i pixel con forte presenza di clutter saranno soppressi dai pixel vicini con forte segnale B-mode proveniente dai tessuti stazionari.

Tissue signature imaging. Rappresenta una tecnica che utilizza il medesimo principio dell'*advanced dynamic flow*, rappresentando però il segnale power Doppler come scala di grigi. Tale tecnica rappresenta quindi in scala di grigi sia le frequenze armoniche prodotte dalla esplosione delle microbolle che i segnali fondamentali provenienti dai tessuti.

2.3.2 Tecniche armoniche

Consistono in tecniche di insonazione multi-impulso che utilizzano le proprietà fisiche non lineari delle microbolle per sopprimere il segnale prodotto dai tessuti stazionari. Queste tecniche utilizzano un'alta, oppure bassa, potenza d'insonazione. La seconda armonica (frequenza doppia rispetto alla frequenza fondamentale) è quella di maggior importanza per l'imaging contrasto-specifico dato che possiede la maggiore ampiezza tra le frequenze armoniche prodotte, anche se il suo segnale può essere persistente oppure transitorio in relazione alla potenza acustica impiegata. Inoltre queste tecniche sono limitate dal comportamento armonico non lineare dei tessuti stazionari, che risulta presente se viene impiegata un'alta potenza di insonazione, con conseguente produzione di frequenze armoniche e riduzione della risoluzione di contrasto della tecnica.

Imaging armonico in scala di grigi - Imaging armonico a banda stretta. In questa tecnica vengono selettivamente registrati gli echi di seconda armonica prodotti dalle microbolle, con frequenza quindi doppia rispetto alla frequenza fondamentale, attraverso un filtro passa-alto (Fig. 2.3). Questa tecnica presenta però molti limiti. Sebbene questo sistema di filtraggio permetta di eliminare gli echi che provengono dai tessuti stazionari che presentano prevalentemente un comportamento lineare, il sistema determina necessariamente una riduzione dell'ampiezza della banda di frequenze utilizzata, determinando quindi una bassa risoluzione spaziale assiale. Inoltre, ove la banda di frequenza del segnale trasmesso (centrata sulla frequenza fondamentale f_o) si sovrapponga a quella del segnale in ricezione (centrata su $2f_o$), si riduce la differenza del segnale prodotto dalle microbolle e dai tessuti stazionari con una riduzione della risoluzione di contrasto della tecnica.

Flash echo imaging. Questa tecnica utilizza in modo intermittente un'alta potenza di insonazione per distruggere le microbolle e, aumentando progressivamente il ritardo tra una insonazione e l'altra, determina un progressivo accumulo delle microbolle nel piano di scansione. Più lungo è il ritardo tra le singole scansioni e maggiore è l'accumulo delle microbolle, più elevata è l'intensità del segnale prodotto.

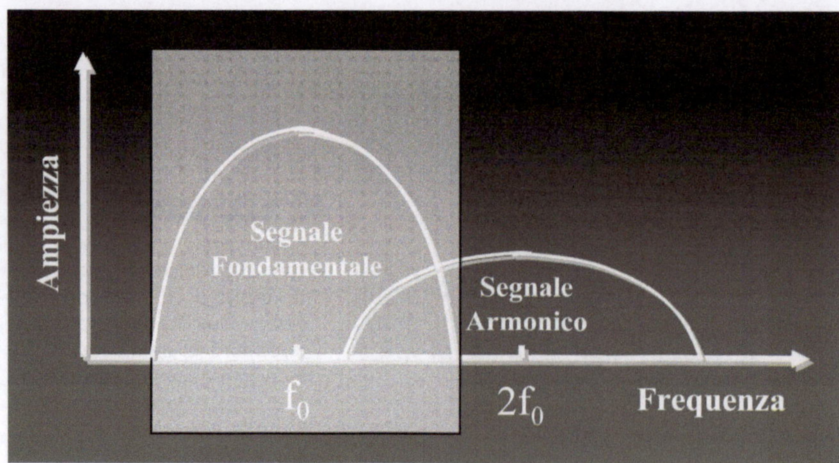

Fig. 2.3
Principio dell'imaging armonico. Le frequenze doppie rispetto alla frequenza fondamentale vengono selettivamente registrate per mezzo di un filtro passa-alto (*rettangolo*) che elimina le frequenze fondamentali. Riprodotta da [4], con autorizzazione

Power Doppler armonico. Questa tecnica è anche conosciuta come power Doppler armonico con filtraggio passa-alto del segnale. Il Doppler è un metodo efficace per separare gli echi che provengono dalle microbolle in movimento nel sangue dagli echi che provengono dai tessuti. I tessuti con movimento lento possono produrre un segnale Doppler a bassa frequenza (*clutter*) che può sovrapporsi al segnale Doppler reale. L'utilizzo di un filtro passa-alto consente di cancellare il segnale prodotto dai tessuti e di registrare selettivamente il segnale Doppler prodotto dalle microbolle.

Contrast Tuned Imaging (CnTI). Questa tecnica è basata sulla trasmissione della specifica frequenza di risonanza che caratterizza le microbolle a base di esafluoruro di zolfo e sulla selettiva registrazione del segnale armonico prodotto. Questo permette una notevole riduzione della potenza acustica d'insonazione con una conseguente riduzione del comportamento armonico non lineare dei tessuti stazionari ed una selettiva produzione di frequenze armoniche da parte delle microbolle.

C-cube. È una tecnica armonica intermittente ad alta potenza di insonazione che si basa sulla trasmissione di due impulsi identici lungo ogni linea di vista e sul confronto dei relativi echi. Questo rende possibile l'individuazione della risposta non lineare armonica delle microbolle che producono una differenza di intensità tra i due echi determinata dalla distruzione delle microbolle da parte del primo impulso.

Extended Pure Harmonic Detection (ePHD). Questa tecnica consiste nella trasmissione di un impulso a bassa potenza acustica caratterizzato da una frequenza corrispondente alla frequenza fondamentale delle microbolle e che risulta inoltre privo di distorsioni e di qualsiasi componente armonica. In questo modo solo le reali frequenze armoniche generate dai fenomeni di risonanza delle microbolle sono utilizzate per costruire l'immagine. Questa tecnica utilizza inoltre un'analisi della fase del segnale ricevuto per migliorare ulteriormente la selettiva registrazione del segnale prodotto dalle microbolle. L'insonazione delle microbolle alla frequenza di risonanza determina la generazione di una variazione di fase nel segnale riflesso rispetto a quello trasmesso che caratterizza univocamente il segnale armonico generato dalle microbolle rispetto a quello generato dai tessuti stazionari. Questa tecnica consente una scansione caratterizzata da una potenza di insonazione estremamente bassa, mantenendo un'alta sensibilità per il segnale armonico prodotto dalle microbolle (Fig. 2.4) e permettendo quindi una precisa rappresentazione del tessuto perfuso dal mezzo di contrasto ecografico.

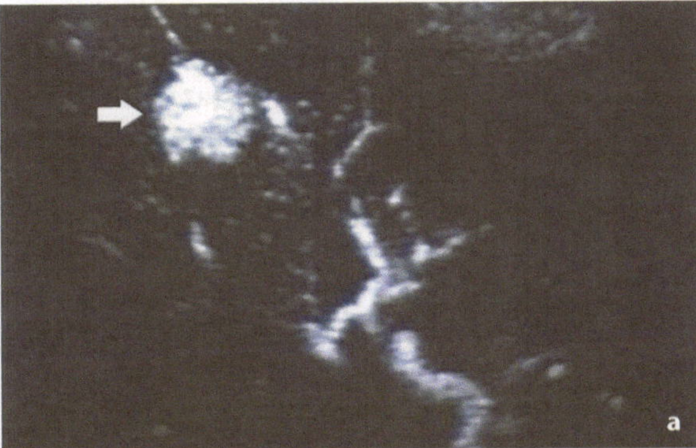

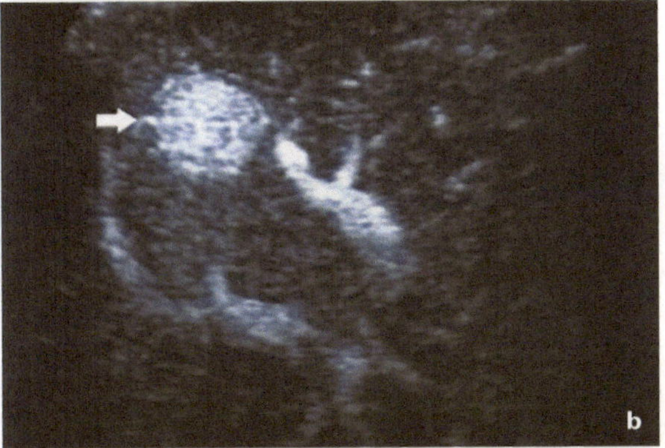

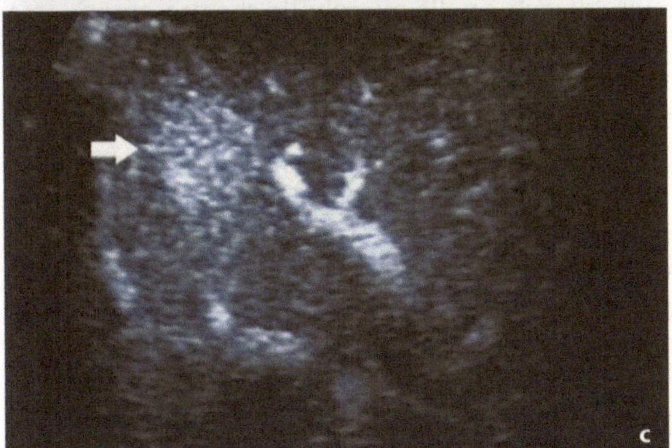

Fig. 2.4 a-c

ePHD. Adenoma epatico (*freccia*) valutato mediante scansioni eseguite in fase arteriosa (**a**), portale (**b**) e tardiva (**c**) dopo la somministrazione delle microbolle. La chiara cospicuità della lesione rispetto al background determinato dai tessuti stazionari è evidente nella fase arteriosa ed è determinata dalla notevole risoluzione di contrasto della tecnica. Riprodotta da [4], con autorizzazione

Ultra-harmonic imaging. È una tecnica che utilizza trasduttori ad ampia banda di frequenza in trasmissione. Le frequenze ultra-armoniche ($3f_o/2$, $5f_o/2$, $7f_o/2$,...) rappresentano frequenze comprese tra le singole frequenze armoniche ($2f_o$, $3f_o$, $4f_o$,...). Le frequenze ultra-armoniche originano in minima parte dalla trasmissione non lineare degli ultrasuoni attraverso i tessuti stazionari, mentre esse vengono prodotte efficacemente dalle microbolle mediante insonazione a bassa oppure alta potenza. Una combinazione di filtri passa-alto e passa-basso viene impiegata per rappresentare selettivamente le frequenze ultra-armoniche che producono un rapporto segnale-rumore più elevato rispetto alle frequenze armoniche tradizionali.

Subharmonic imaging. Quando le microbolle vengono insonate vengono prodotti anche alcuni echi che presentano una frequenza che è la metà della frequenza di insonazione, unitamente ad echi con una frequenza pari alla frequenza di insonazione oppure alla seconda e terza armonica, o anche a frequenze armoniche di ordine superiore. Sono state identificate due possibili cause che determinano la generazione di un segnale sub-armonico. La prima è certamente rappresentata dalla risposta non lineare delle microbolle ad un impulso di insonazione. La seconda causa è invece rappresentata dalle oscillazioni continue delle microbolle dopo il termine dell'insonazione. L'intensità della frequenza sub-armonica è inoltre maggiore quando gli impulsi trasmessi contengono un elevato numero di cicli, e nelle microbolle che presentano una capsula meno rigida. L'intensità delle frequenze subarmoniche prodotte è maggiore di quella posseduta dalle frequenze seconde armoniche [6]. Questo elemento, unitamente al fatto che la propagazione non lineare degli ultrasuoni nei tessuti non genera delle frequenze subarmoniche, suggerisce che il rilevamento delle frequenze subarmoniche rappresenta una tecnica in grado, potenzialmente, di produrre una maggiore risoluzione di contrasto tra gli echi provenienti dalle microbolle e quelli provenienti dai tessuti. Inoltre, le frequenze subarmoniche possiedono una minore frequenza e quindi sono gravati da una minore attenuazione tissutale. Lo svantaggio di questa tecnica è rappresentato dal fatto che l'impulso ultrasonoro, contenendo molti cicli, presenta una lunghezza complessiva maggiore ed una conseguente ridotta risoluzione spaziale assiale rispetto agli impulsi utilizzati dalle altre tecniche.

1.5 harmonic imaging. Questa tecnica utilizza un'ampiezza di banda di frequenze in trasmissione intermedia tra la frequenza fondamentale e la frequenza seconda armonica [7]. In particolare la banda di frequenza utilizzata presenta una frequenza centrale pari a 3/2 della frequenza fondamentale, e produce selettivamente echi dalle microbolle e non dai tessuti stazionari. Questa tecnica riduce la componente corrispondente agli echi prodotti dai tessuti stazionari senza generare artefatti da movimento come invece avviene nelle tecniche pseudo-Doppler. Il contrasto tra i tessuti stazionari e le microbolle è quindi aumentato di oltre 20 dB se paragonato a quello generato dall'imaging armonico in scala di grigi.

2.3.3 Tecniche a codici

La *coded harmonic angio* combina la tecnica *pulse inversion* con la tecnica di trasmissione degli impulsi a codici con il fine di aumentare la sensibilità per il segnale prodotto dalle microbolle e sopprimere il segnale proveniente dai tessuti stazionari. Essa consiste nella trasmissione di una serie di impulsi codificati e nella loro decodificazione in fase di ricezione. Un codice consiste in una serie di variazioni predefinite della frequenza e della fase all'interno di un impulso ultrasonoro. Questo codice è presente negli echi, utili per la formazione dell'immagine, ma non nel rumore, e quindi questa tecnica determina anche un miglioramento del rapporto segnale/rumore. Vengono trasmessi impulsi base disposti in serie e gli echi corrispondenti vengono misurati e confrontati con un codice digitale di riferimento (uguale al codice trasmesso). Quando un eco codificato corrisponde perfettamente con quello di riferimento i segnali elettrici del circuito in uscita sono alti. Una discordanza nella posizione di una sola cifra produce invece un segnale elettrico di bassa intensità.

È possibile sopprimere selettivamente tutti gli echi che presentano un codice uguale al codice di trasmissione, e quindi il segnale delle frequenze fondamentali prodotte dai tessuti stazionari. Vengono quindi utilizzate delle sequenze di trasmissione in codici in cui uno o più impulsi base presentano una variazione di fase pari ad un quarto di ciclo. In un eco che presenti la frequenza seconda armonica, lo spostamento di fase pari ad un quarto di ciclo che si riscontra nella frequenza fondamentale corrisponde ad uno spostamento di fase pari a metà ciclo per la frequenza seconda armonica. Il codice della frequenza seconda armonica sarà quindi diverso rispetto all'impulso trasmesso, mentre la frequenza fondamentale manterrà lo stesso codice dell'impulso trasmesso. Con un'attenta scelta dei codici di trasmissione e dei filtri è possibile identificare in modo selettivo la frequenza seconda armonica sulla base della variazione dei codici registrati, mentre i codici che non risultino modificati rispetto ai codici di riferimento vengono attribuiti alla frequenza fondamentale e vengono quindi cancellati.

2.3.4 Tecniche a modulazione di fase

Attualmente le tecniche contrasto-specifiche a bassa potenza di insonazione sono quelle maggiormente impiegate. Le tecniche più recenti sono in particolare caratterizzate dalla trasmissione di multipli impulsi per ogni linea di vista e dalla successiva elaborazione dei segnali ricevuti secondo ogni linea di vista. Lo scopo delle tecniche a modulazione di fase è di differenziare il segnale lineare prodotto dai tessuti stazionari da quello non lineare prodotto dalle microbolle con il fine di aumentare la risoluzione di contrasto ed il rapporto segnale/rumore. Queste tecniche impiegano una bassa potenza acustica di insonazione e consentono una lunga persistenza del segnale prodotto dalle microbolle con la possibilità di eseguire le scansione in modo continuo ed in tempo reale.

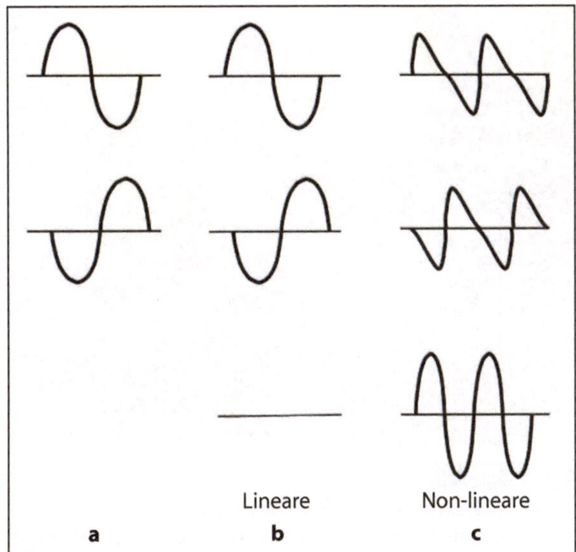

Fig. 2.5 a-c

Principio della *pulse inversion*. **a** Due impulsi di fase opposta vengono inviati in successione a livello dei tessuti, e gli echi rispettivi vengono sommati. **b** Per un mezzo lineare, gli echi risultanti sono copie invertite l'uno dell'altro e la somma risultante è zero. **c** Per un mezzo non lineare come le microbolle, gli echi risultanti non sono copie invertite l'uno dell'altro e la loro somma produce un risultato diverso da zero

Pulse inversion harmonic imaging (pulse inversion a due impulsi). Questa tecnica è stata introdotta per superare due importanti limiti dell'imaging armonico: fornire una migliore discriminazione tra i tessuti stazionari e le microbolle e superare il vincolo imposto dall'uso di una stretta banda di frequenze con conseguente riduzione della risoluzione spaziale assiale. Nella tecnica *pulse inversion* due impulsi ultrasonori sequenziali, di uguale ampiezza ma di fase opposta, vengono trasmessi all'interno del tessuto e gli echi relativi vengono sommati [2]. In un mezzo lineare la risposta all'insonazione fornisce una coppia simmetrica di echi la cui somma è pari a zero. Per un mezzo come le microbolle la risposta non lineare produce una coppia di echi asimmetrici la cui somma è diversa da zero (Fig. 2.5). Ove venga utilizzata un'elevata potenza di insonazione le armoniche tissutali non vengono eliminate, dato che anche i tessuti stazionari posseggono un comportamento non lineare se insonati ad alta potenza, causando una sovrapposizione tra le frequenze armoniche provenienti dai tessuti e le frequenza provenienti dalle microbolle.

Il vantaggio della tecnica *pulse inversion*, rispetto alla tecniche di imaging armonico, è costituito dal fatto che la sovrapposizione tra la frequenza fondamentale e la seconda armonica non costituisce un problema, e non è quindi necessario ridurre la banda di frequenze in trasmissione. Può quindi essere impiegata una ampia banda di frequenze, e quindi impulsi brevi che determinano un aumento della risoluzione spaziale assiale (Fig. 2.6). Lo svantaggio di questa tecnica è rappresentata dalla riduzione del frame rate causato dalla necessità di dover trasmettere lungo ogni linea di vista due impulsi in successione. L'effetto viene limitato se i tessuti stazionari si muovono nello spazio temporale compreso tra i due impulsi in opposizione di fase, in quanto ciò determina una variazione delle interfacce tissutali che producono il primo ed il secondo eco e quindi una imperfetta eliminazione del segnale lineare.

MicroFlow (microvascular) imaging. Questa tecnica si basa sulla somma di multipli frames con-

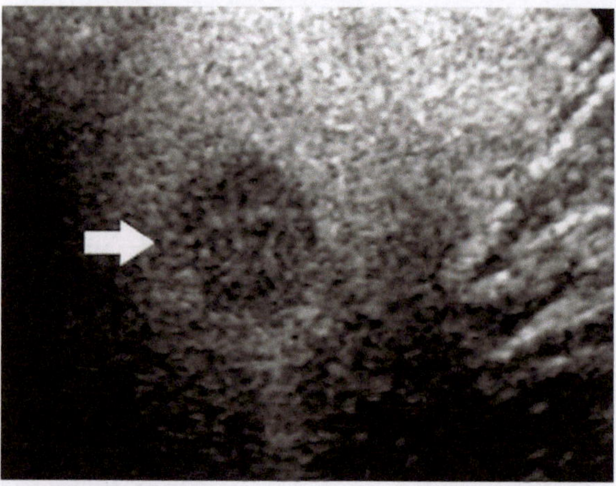

Fig. 2.6

Pulse inversion. Metastasti epatica (*freccia*) valutata mediante scansione eseguita in fase tardiva dopo la somministrazione delle microbolle (120 secondi). La lesione diventa evidente grazie alla forte risoluzione di contrasto della tecnica ed i margini della lesione sono ben delineati data la buona risoluzione spaziale. Riprodotta da [4], con autorizzazione

secutivi, e rappresenta una applicazione dell'algoritmo *multiple intensity projection* ai dati acquisiti con tecnica *pulse inversion*. Questa tecnica consente di migliorare la visualizzazione dei piccoli vasi che contengono poche microbolle attraverso una precisa visualizzazione del percorso seguito dalle singole microbolle. Una discriminazione ulteriore delle microbolle rispetto ai tessuti stazionari viene ottenuta paragonando pixel per pixel i singoli *frame* ravvicinati. Ove il contenuto di un pixel non cambi tra due *frame* successivi esso viene escluso al fine di includere unicamente gli echi prodotti dalle microbolle in movimento. Inoltre, al fine di dare continuità alla linea del vaso, viene aumentata la persistenza del segnale sullo schermo.

Contrast tissue discriminator. Questa tecnica contrasto-specifica utilizza una bassa potenza di insonazione e si basa sul principio della tecnica *pulse inversion*, consistente nella sottrazione degli echi utilizzando la modulazione della fase. Gli echi che provengono dai tessuti stazionari vengono cancellati, mentre gli echi che derivano dalle microbolle vengono selettivamente rappresentati.

Coherent contrast imaging. È una tecnica a modulazione di fase ad alto frame rate. La riduzione del frame rate, che rappresenta uno dei limiti della *pulse inversion*, può essere superata trasmettendo un singolo impulso per linea, ma invertendo la fase degli impulsi a linee di vista alterne. I tessuti vengono quindi insonati da impulsi di fase alternativamente opposta [2]. Viene calcolata la media del contributo di ciascuna linea di vista ed il risultato produce un'ulteriore linea di vista in posizione intermedia tra le due linee di vista precedenti. La sommazione della sequenza degli echi derivanti da linee di vista adiacenti cancella le interfacce a comportamento lineare, come avviene nelle tecniche a due impulsi in opposizione di fase in successione. Tutto ciò avviene a spese di una imperfetta cancellazione delle frequenze fondamentali, dato che due punti adiacenti sono sottoposti a due versioni coerenti, ma invertite, della stesso impulso ultrasonoro.

Power pulse inversion (pulse inversion a tre impulsi). La *power pulse inversion* è una tecnica in cui una serie di impulsi ultrasonori (≥ 3) di fase invertita l'uno rispetto all'altro vengono trasmessi con un'alta frequenza di ripetizione e ad intervalli regolari lungo ogni linea di vista [8]. Inviando lungo ogni linea di vista tre impulsi successivi e di fase invertita si ottiene una riduzione dell'effetto derivante dal movimento dei tessuti stazionari tra 2 impulsi successivi, che rappresenta uno dei limiti principali della tecnica *pulse inversion*. Ogni impulso trasmesso è rappresentato da una copia di uguale ampiezza ma di fase invertita rispetto all'impulso precedente. Viene calcolata una media del primo e del terzo eco (sommandoli e dividendoli per due), e tale media viene quindi sommata al secondo eco della serie. Se la velocità del movimento tissutale non è troppo elevata, la differenza di fase tra gli echi che derivano dal primo e del terzo impulso (inferiore a un ms) sarà ridotta ($< 30°$), e la media tra il primo ed il terzo eco rappresenterà quindi un'approssimazione molto vicina a metà della variazione di fase, corrispondendo alla riflessione che si sarebbe ottenuta se un ipotetico impulso fosse stato trasmesso al centro della finestra temporale compresa tra il primo ed il terzo impulso. Come per la tecnica *pulse inversion* a due impulsi, aggiungendo la media degli echi ottenuta dal primo e dal terzo impulso al secondo impulso, che presenta fase opposta rispetto al primo ed al terzo, si ottiene la cancellazione degli echi prodotti dai tessuti stazionari, ma non degli echi prodotti dall'insonazione delle microbolle.

L'utilizzo di multipli impulsi riduce quindi gli artefatti da movimento ed allo stesso tempo mantiene il contrasto tra i tessuti stazionari e le microbolle. L'ulteriore analisi Doppler del segnale consente di separare in due distinti spettri Doppler gli echi prodotti dai riflettori lineari da quelli non lineari. Lo spettro delle intensità degli echi viene rappresentato similmente a quanto avviene nel power Doppler armonico. Lo svantaggio di questa tecnica è l'aumento della percentuale di distruzione delle microbolle a causa dei multipli impulsi di insonazione.

Vascular recognition imaging. Questa tecnica unisce la capacità di registrare gli echi prodotti dal comportamento non lineare delle microbolle con la capacità di discriminare la direzione del movimento tipico del color e power Doppler. Essa è l'unica tecnica contrasto-specifica che permette di discriminare le microbolle stazionare da quelle in movimento. Questa tecnica consiste nella trasmissione di quattro impulsi, di fase alternativamente opposta, lungo ogni linea di vista. Gli echi derivanti dai primi tre impulsi vengono sommati in modo ponderato (1, 2, 1) per produrre un segnale privo della frequenza fondamentale, e similmente gli echi che provengono dagli ultimi tre impulsi vengono sommati in modo ponderato per produrre un secondo segnale privo della frequenza fondamentale. La differenza di fase tra i due segnali armonici principali così calcolati fornisce una stima della velocità delle microbolle, mentre la radice quadrata della loro ampiezza fornisce una stima della quantità di microbolle presenti. Le microbolle stazionarie vengono rappresentate in verde mentre le microbolle in movimento vengono rappresentate in rosso o in blu a seconda della direzione del flusso (Fig. 2.7). Il fatto che

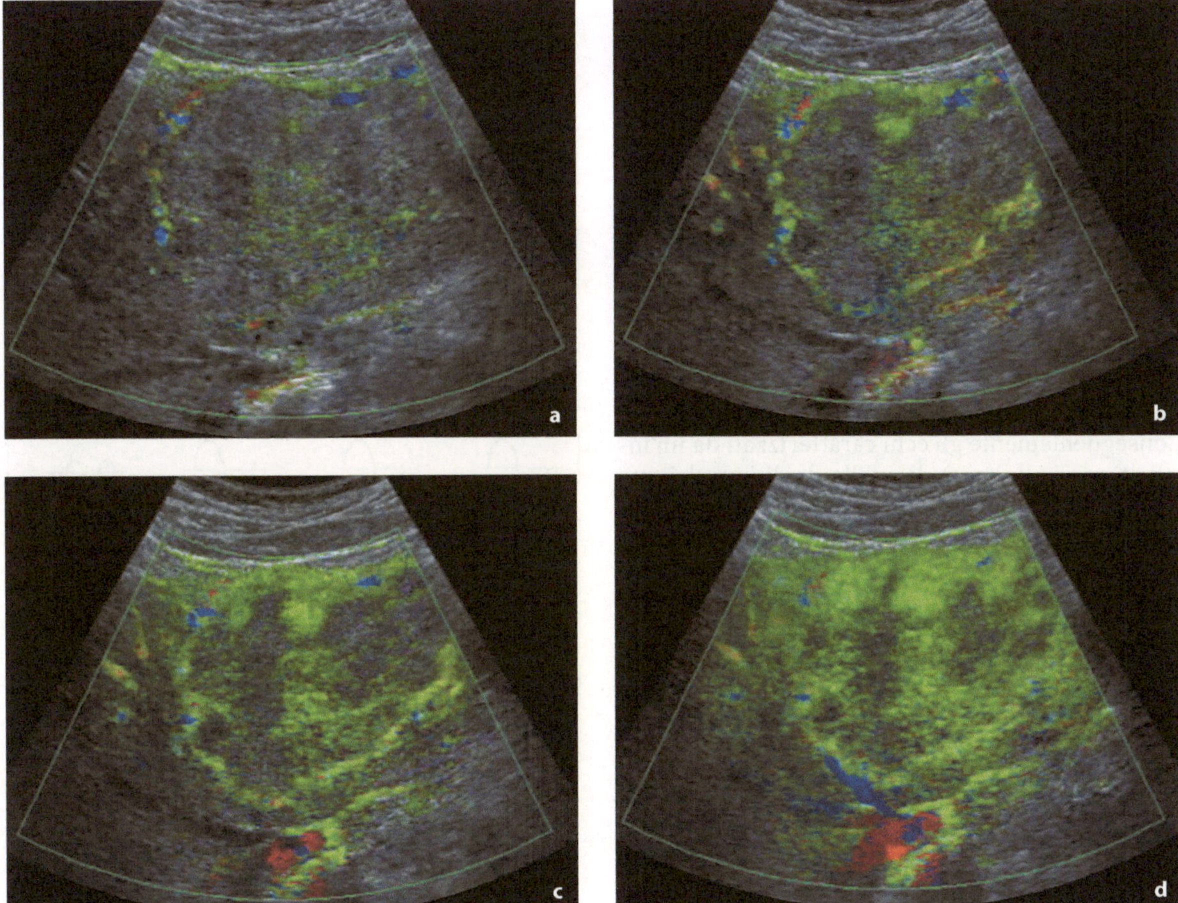

Fig. 2.7 a-d

Lesione focale epatica, angioma cavernoso, studiata con tecnica *Vascular recognition imaging*. Si assiste al progressivo riempimento della lesione dalla periferia verso il centro, nelle scansioni eseguite in fase arteriosa (**a**), portale (**b**, **c**), e portale tardiva (**d**). Le microbolle con un flusso diretto vero il trasduttore vengono rappresentate in rosso, in blu se presentano un flusso in allontanamento, ed in verde se sono stazionarie a livello dei sinusoidi epatici

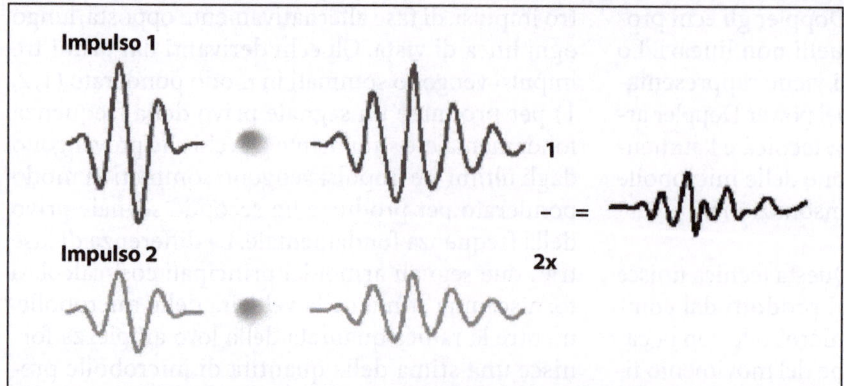

Fig. 2.8

Principio della modulazione di ampiezza. Si utilizzano due impulsi consecutivi generati ad ampiezze molto differenti. La somma dei rispettivi echi consente di cancellare il segnale lineare dei tessuti ed esaltare il segnale non-lineare prodotto dalle microbolle (Per gentile concessione di Philips-ATL)

vengano utilizzati un minor numero di impulsi, rispetto alle tecniche color e power Doppler tradizionali, determina la presenza di un'accuratezza minore nella misurazione del segnale Doppler.

2.3.5 Tecnica a modulazione di ampiezza - Power modulation

A basse energie acustiche di insonazione il segnale tissutale può anche essere soppresso alternando la potenza acustica di insonazione piuttosto che la fase; viene cioè trasmesso un treno di impulsi ultrasonori a bassa potenza acustica per ogni linea di vista (Fig. 2.8). Gli impulsi ultrasonori vengono trasmessi a due livelli di energia generando una riflessione non lineare da parte delle microbolle. Conseguentemente gli echi caratterizzati da un'intensità pari alla metà di quella degli impulsi trasmessi vengono sottratti dagli echi di ampiezza regolare, con il risultato di rimuovere il contributo dei tessuti stazionari. Le microbolle rispondono in modo non lineare agli impulsi e questo determina che il segnale che proviene dalle microbolle permanga anche dopo la sottrazione.

2.3.6 Tecnica a modulazione di fase e di ampiezza

Cadence Contrast Pulse Sequencing (CPS). La tecnica CPS funziona trasmettendo multipli impulsi dotati di ampiezza e fase variabile lungo ogni linea di vista. Vengono impiegati tre impulsi con una sequenza tipo ($^1/_2$, -1, $^1/_2$), che significa che ciascuna linea è interrogata tre volte con il primo e l'ultimo impulso di trasmissione che possiedono la metà dell'ampiezza dell'impulso centrale che, a sua volta, presenta una fase invertita rispetto agli altri impulsi ultrasonori (Fig. 2.9). Gli echi che derivano da ciascuna trasmissione vengono amplificati di uno specifico fattore (per esempio x

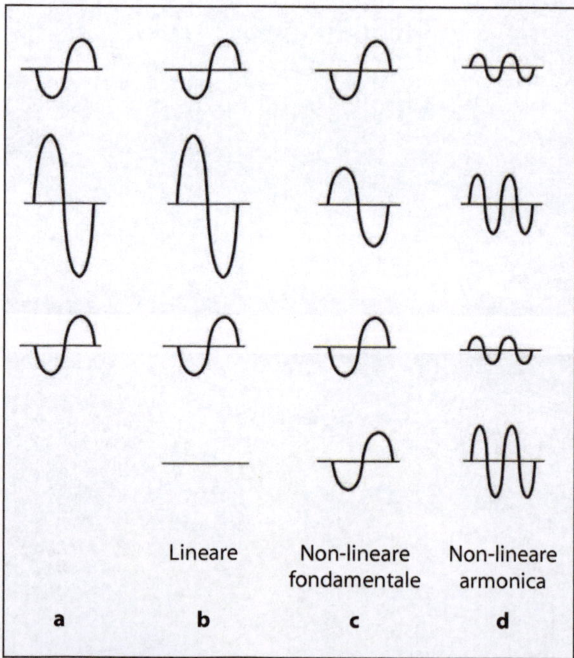

Fig. 2.9 a-d

Principio della cadence contrast pulse sequencing. Tre impulsi in successione vengono inviati in ogni linea di vista, il primo e l'ultimo impulso possiedono la metà dell'ampiezza del secondo impulso che presenta fase invertita rispetto agli altri (**a**) e gli echi rispettivi vengono sommati. **b** Per un mezzo lineare la somma risultante è zero. Per un mezzo non lineare come le microbolle la somma produce un risulato diverso da zero, sia per le frequenza non lineari fondamentali (**c**) che per le frequenze non lineari armoniche (**d**)

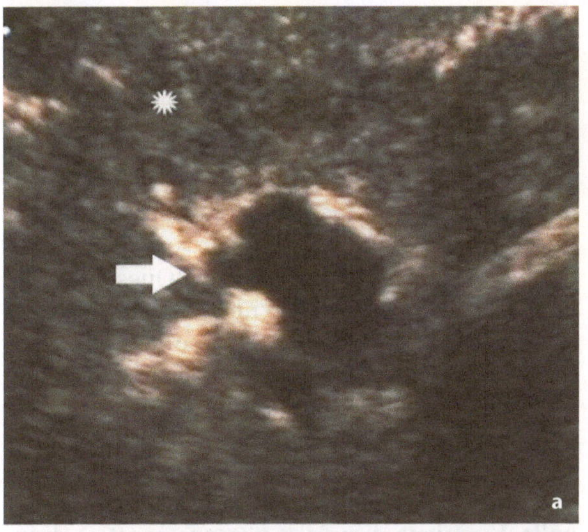

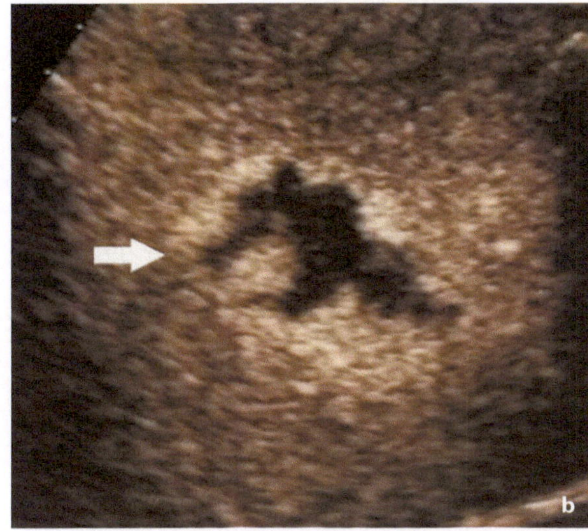

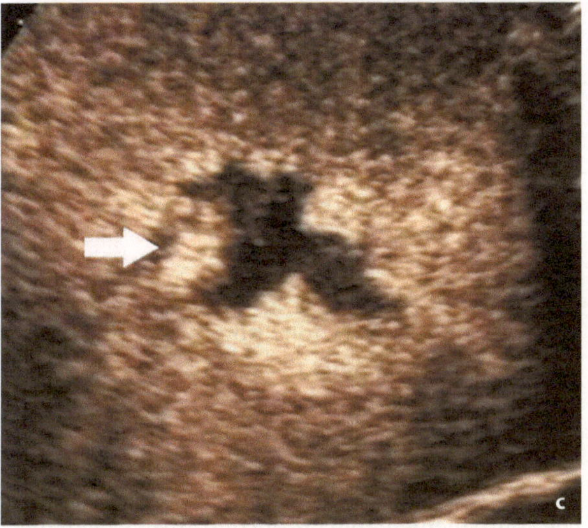

Fig. 2.10 a-c

Cadence contrast pulse sequecing. Angioma epatico (*freccia*) valutato mediante scansioni eseguite in fase arteriosa (**a**), portale (**b**) e tardiva (**c**) dopo la somministrazione delle microbolle. Nella fase arteriosa è evidente la forte soppressione del segnale prodotto dai tessuti stazionari (*asterisco*). Riprodotta da [4], con autorizzazione

2 or x -1) e quindi sommati. Sia le frequenze armoniche che le frequenze fondamentali non lineari prodotte dalle microbolle vengono registrate e rappresentate utilizzando una mappa in scala di grigio oppure a colori. Con una appropriata scelta di trasmissione degli impulsi e del fattore di moltiplicazione impiegato è possibile sopprimere le componenti fondamentali lineari provenienti dai tessuti stazionari.

Le tecniche contrasto-specifiche a modulazione di fase e di ampiezza producono un'elevata sensibilità per il segnale armonico non lineare generato dalle microbolle ed un'ottimale soppressione del segnale lineare prodotto dai tessuti stazionari (Fig. 2.10), una migliore omogeneità dell'enhancement ed una migliore risoluzione di contrasto, se paragonata alla tecniche di inversione di fase, nonché una forte riduzione degli artefatti da movimento e del *clutter*.

2.4 Artefatti determinati dalle microbolle

2.4.1 Artefatti al Doppler

Pseudoaccelerazione del picco di velocità sistolica. Un aumento del picco di velocità sistolica fino al 50% può essere identificato al picco dell'enhancement. Questo artefatto è probabilmente il risultato di segnali troppo deboli per essere identificati prima della somministrazione delle microbolle e che possono essere cancellati riducendo il guadagno

Doppler oppure impiegando una lenta somministrazione delle microbolle. L'aumento del picco sistolico può determinare errori nella valutazione del grado della stenosi.

Clutter. Rappresenta forti echi di disturbo prodotti dai tessuti stazionari o caratterizzati da movimento lento, generalmente del tessuto muscolare e delle pareti vasali. Il *clutter* può essere più intenso dei segnali vascolari anche dopo la somministrazione delle microbolle e può essere ridotto utilizzando filtri come nel power Doppler armonico.

Blooming. L'impiego dei mezzi di contrasto a base di microbolle con i moduli color e power Doppler può creare importanti artefatti di *blooming* che consistono nella diffusa presenza di segnale colore al di fuori dei vasi. Il *blooming* è probabilmente determinato dal forte segnale prodotto e dalle multiple riflessioni tra microbolle adiacenti. Questo artefatto può essere ridotto abbassando l'amplificazione e la persistenza del segnale colore, la potenza di insonazione, oppure aumentando il filtro di parete con conseguente riduzione della sensibilità del sistema. Un altro metodo per ridurre il *blooming* è quello di ridurre la velocità di somministrazione delle microbolle. L'impiego delle tecniche contrasto-specifiche ha eliminato l'artefatto di *blooming.*

Jail bar. L'artefatto *jail bar* viene di solito osservato impiegando il modulo power Doppler con i mezzi di contrasto ecografici. È determinato da un errore dell'apparecchiatura nella interpolazione delle linee di vista quando il segnale prodotto dalle microbolle raggiunge il limite massimo di intensità registrabile dal sistema. La saturazione del segnale determina la presenza di mancanza di segnale colore lungo la linea di interpolazione delle linee di vista.

2.4.2 Artefatti con tecniche contrasto-specifiche

Artefatti da insonazione multipla. Questo artefatto consiste nell'evidenza di un'area di fegato priva di microbolle derivante dalle insonazioni precedenti eseguite su piani ortogonali rispetto al piano d'insonazione. Viene generalmente osservato quando è impiegata un'alta potenza di insonazione [1].

Artefatti da distruzione disomogenea delle microbolle. L'impiego di un'alta potenza acustica di insonazione può determinare una disomogenea rottura delle microbolle nel piano di scansione che può causare la presenza di enhancement disomogeneo a livello parenchimale, specie nei piani profondi. Tale artefatto può anche osservarsi impiegando una tecnica contrasto-specifica a bassa potenza di insonazione ove la rottura delle microbolle non sia trascurabile [1].

Arteffatti da macroaggregati di bolle. La presenza di macroaggregati di bolle può determinare un'anomala impregnazione del parenchima epatico in fase tardiva [9]. Questo particolare artefatto è determinato dalla presenza di macroaggregati di bolle a livello sinusoidale che presentano differenti proprietà d'insonazione rispetto alle microbolle singole e che conseguentemente producono aree focali di iperecogenicità a livello epatico.

Bibliografia

1. Quaia E (2005) Physical basis and principles of action of microbubble-based contrast agents. In: Quaia E (ed) Contrast media in Ultrasonography: Basic principles and clinical applications. Springer, Berlin Heidelberg New York, pp 15-30
2. Whittingham T (2005) Contrast-specific imaging techniques: technical perspective. In: Quaia E (ed) Contrast media in Ultrasonography: Basic principles and clinical applications. Springer, Berlin Heidelberg New York, pp 43-70
3. Quaia E (2007) Tecniche ecografiche contrasto-specifiche. Rad Med, In Press
4. Quaia E (2007) Contrast specific ultrasound techniques. Rad Med DOI 10.1007/s11547-007-0157-1
5. Blomley MJK, Albrecht T, Cosgrove DO et al (1998) Stimulated acoustic emission in liver parenchyma with Levovist. Lancet 351:568-569
6. Shi WT, Forsberg F, Hall AL et al (1999) Subharmonic imaging with microbubble contrast agents: initial results. Ultrason Imaging 21:79-94
7. Tetsuya K (2002) Technical description of 1.5-harmonic imaging, an effective technique for contrast-enhanced ultrasound diagnosis. Med Rev 87:22-25
8. Powers J, Porter TR, Wilson S et al (2000) Ultrasound contrast imaging research. Medica Mundi 44:26-36. Philips Medical Systems
9. Okada M, Albrecht T, Blomley MJ et al (2002) Heterogeneous delayed enhancement of the liver after ultrasound contrast agent injection-a normal variant. Ultrasound Med Biol 28:1089-109

3 Caratterizzazione di lesioni focali epatiche

Emilio Quaia, Mirko D'Onofrio, Paolo Cabassa, Alexia Rossi,
Lorenza Azzali, Marco Doddi, Riccardo Pizzolato

3.1 Introduzione

Le lesioni focali epatiche possono essere di riscontro incidentale in pazienti che eseguono l'indagine ecografica per ragioni cliniche non correlate alla lesione focale poi identificata, oppure possono essere identificate nel corso della stadiazione, o del follow-up dopo un intervento di resezione di una neoplasia primitiva, oppure ancora per epatopatia cronica. Le lesioni focali epatiche incidentali in paziente asintomatico sono per la maggior parte di natura benigna e sono caratterizzabili mediante l'ecografia di base in scala di grigi e color Doppler in circa il 40-50% dei casi.

Le lesioni focali epatiche possono essere caratterizzate all'ecografia di base in scala di grigi in base al loro aspetto, come nel caso dell'angioma tipico, e dalle caratteristiche e dalla distribuzione dei vasi peri ed intra-tumorali al color/power Doppler, come nel caso della iperplasia nodulare focale che presenta un pattern a ruota di carro con un vaso arterioso centrale diramantesi con multipli rami verso la periferia. Anche se il color/power Doppler può migliorare la caratterizzazione delle lesioni focali epatiche incidentali, tale tecnica presenta importanti limiti dal momento che lesioni di natura benigna o maligna possono apparire simili sia all'ecografia in scala di grigi che al color/power Doppler. Inoltre, sia il color che il power Doppler presentano evidenti limiti nella registrazione dei flussi lenti intratumorali, legati alla presenza di un filtro passa-alto che, oltre ad eliminare il *clutter* dei tessuti stazionari, produce l'eliminazione anche dei segnali provenienti dai flussi lenti. Inoltre l'impiego di una stretta banda di frequenze in emissione e trasmissione limita la risoluzione spaziale del color/power Doppler. Questi limiti sono in parte limitati dall'impiego di tecniche moderne come il Dynamic Flow (Toshiba), il B-flow (GE), e l'e-Flow (Aloka) che consentono di migliorare la risoluzione spaziale e di aumentare la sensibilità per i flussi lenti. La visibilità dei vasi periferici ed intra-tumorali può essere migliorata al color/power Doppler dopo la somministrazione dei mezzi di contrasto a base di microbolle. Tuttavia l'impiego delle microbolle con il color/power Doppler è gravato da artefatti di *blooming*, da artefatti da movimento e dalla saturazione del segnale, nonchè dalla sostanziale mancanza di sensibilità per il flusso capillare e per il segnale prodotto dalle microbolle.

3.2 Tecnica di esame

Prima della somministrazione delle microbolle è opportuno eseguire una valutazione della lesione focale epatica mediante tecnica ecografica di base in scala di grigi (ecografia convenzionale) anche utilizzando le tecniche ecografiche di armonica tissutale e di *compound imaging* (Sono-CT) che consentono di aumentare il rapporto segnale/rumore e di ridurre gli echi di disturbo (*speckle*). Ogni lesione focale epatica deve quindi essere valutata con i moduli color e power Doppler, che consentono un'iniziale valutazione dei vasi intratumorali. Ove la lesione non risulti caratterizzabile mediante l'ecografia di base si passa all'esame ecografico con mezzo di contrasto.

Attualmente sono disponibile tecniche ecografiche contrasto-specifiche che consentono di ottimizzare la registrazione del segnale prodotto dalle microbolle e superare i limiti intrinseci al color ed al power Doppler. Esistono due fondamentali tecniche per insonare le microbolle. La prima tecnica consiste nella trasmissione intermittente di treni di impulsi ad elevata potenza acustica (~ 1 MPa) in grado di produrre la distruzione delle microbolle e l'emissione di un segnale non-lineare ad ampia banda. Questa tecnica viene impiegata per insonare le microbolle a base di aria che presentano una capsula poco rigida ed un basso comportamento armonico. La seconda tecnica consiste nella trasmissione continua di impulsi a bassa potenza di insonazione (200-300 KPa) che determina la risonanza delle microbolle e la produzione di segnali non-lineari di tipo armonico.

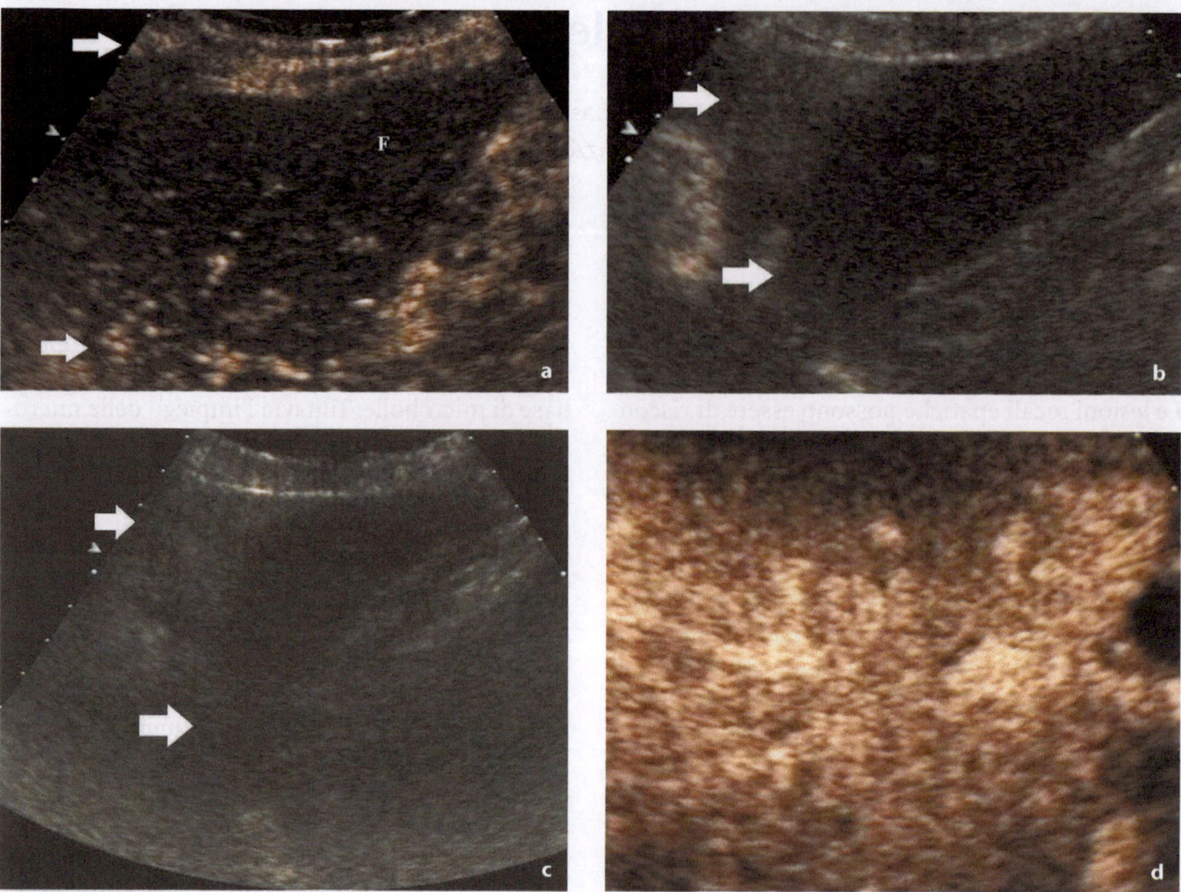

Fig. 3.1 a-d

Corretta amplificazione del segnale prima della somministrazione delle microbolle. Scansione longitudinale a livello del lobo epatico di sinistra (*F*). **a** Un'eccessiva amplificazione del segnale proveniente dai tessuti stazionari, sia a livello dei piani superficiali che dei piani profondi (*frecce*), preclude una corretta valutazione dell'enhancement dopo la somministrazione delle microbolle. La progressiva riduzione del segnale (**b**) fino alla sua corretta amplificazione (**c**) rende i tessuti stazionari dei piani superficiali e profondi uniformi rispetto al parenchima epatico (*frecce*). La corretta impostazione del guadagno consente di ottenere un enhancement ottimale a livello epatico (**d**)

La tecnica a bassa potenza di insonazione è la tecnica attualmente impiegata, dato che consente di insonare le microbolle di ultima generazione a base di perfluorocarburi o di esafluoruro di zolfo e poichè consente di valutare l'enhancement della lesione in tempo reale.

Esistono tre parametri fondamentali che devono essere regolati dopo aver attivato la tecnica contrasto-specifica e prima di procedere alla somministrazione del mezzo di contrasto e che corrispondono alla potenza di insonazione, all'amplificazione del segnale ed alla focalizzazione del fascio ultrasonoro (Fig. 3.1). Una scorretta regolazione di questi parametri prima della sommnistrazione delle microbolle può essere solo parzialmente compensata da regolazioni successive alla loro somministrazione. Uno dei limiti dell'ecografia con mezzo di contrasto a livello epatico è che la scansione deve essere necessariamente mirata ad una lesione focale per volta, in quanto la diversa profondità e posizione delle lesioni nel contesto del fegato richiede necessariamente una diversa regolazione dei parametri fondamentali di scansione.

All'inizio della scansione occorre regolare la potenza di insonazione del fascio ultrasonoro, in modo da ottenere un rapporto segnale e percentuale di rottura delle microbolle. La maggior parte degli ecografi riporta automaticamente il fascio ultrasonoro ad un valore di indice meccanico di default, che è correlato al tipo di indagine che si intende eseguire ed al preset dell'ecografo che viene selezionato. Peraltro, l'indice meccanico ottimale non può essere definito in termini assoluti, data l'ampia variabilità di questo indice nelle varie apparecchiature ed alle caratteristiche peculiari del singolo paziente. In ogni caso, l'indice meccanico dovrebbe essere compreso in un range tra 0,08 e 0,21, con i limiti appena descritti. Ove l'apparecchiatura riporti la potenza di insonazione in Pascal (Pa), il range corretto è compreso tra 30 e 70 kPa. L'operatore può comunque ridurre la potenza di insonazione ove risulti evidente un'eccessiva rottura delle microbolle dopo la somministrazione del mezzo di contrasto (Fig. 3.1).

L'amplificazione del segnale rappresenta un ulteriore parametro critico, dato che l'impiego di un'eccessiva amplificazione del segnale prima della somministrazione delle microbolle potrebbe precludere l'identificazione di reperti importanti dopo l'arrivo delle microbolle nel piano di scansione. Dato che l'obbiettivo è di sopprimere al massimo il segnale dei tessuti stazionari e di esaltare il segnale proveniente dalle microbolle, l'amplificazione deve essere minima prima della somministrazione delle microbolle, in particolare a livello delle aree più superficiali. Molte apparecchiature presentano dei sistemi automatici (equalizzatori) di regolazione dell'amplificazione del segnale, ma l'operatore deve comunque eseguire una scrupolosa regolazione dell'amplificazione per ottenere una visibilità ottimale della lesione e dell'enhancement nei confronti del parenchima adiacente.

La zona di focalizzazione del fascio ultrasonoro deve essere posizionata immediatamente al di sotto della lesione epatica da valuatare, in modo da ottenere una corretta distribuzione della potenza di insonazione in tutto il parenchima e da ridurre la percentuale di distruzione delle microbolle.

3.2.1 Fasi dinamiche a livello epatico dopo somministrazione delle microbolle

Dopo la somministrazione delle microbolle possono essere identificate diverse fasi dell'enhancement a livello epatico. La fase arteriosa è definita da un range temporale compreso tra 10 e 35 secondi, la fase portale tra 40 e 120 secondi, mentre la fase tardiva inizia a circa 120 secondi dalla somministrazione delle microbolle e perdura fino alla scomparsa delle stesse dal circolo epatico. La fase arteriosa è necessaria per valutare la vascolarizzazione delle lesioni focali epatiche; la fase portale rappresenta una fase essenziale per la valutazione della peristenza delle microbolle a livello delle lesioni benigne e del *washout* delle microbolle a livello delle lesioni maligne; la fase portale tardiva, oppure tardiva, (detta anche sinusoidale) è la fase fondamentale per la caratterizzazione delle lesioni focali epatiche e presenta una netta differenza rispetto alla fase tardiva dei mezzi di contrasto iodati in TC ed a base di Gadolinio in RM, dato che le microbolle presentano una costante fase vascolare senza fase interstiziale. Per questo motivo non è corretto definire tale fase come tardiva, dato che questo termine comporta intrinsecamente il concetto di equilibrio mutuato dalla TC e dalla RM. È invece più appropriato parlare di fase portale prolungata (*extended portal phase*) per indicare che le microbolle persistono più o meno a lungo a seconda del mezzo di contrasto impiegato a livello del circolo portale, senza presentare una fase interstiziale.

Dopo la fase vascolare alcuni mezzi di contrasto, il Levovist (SHU 508 A, Schering AG, Berlin, Germany), il Sonavist (SHU 563 A, Schering AG, Berlin, Germany), oppure il Sonazoid (NC100100, Amersham Health, Oslo, Norway), dimostrano anche una fase tardiva post-vascolare con carattere epato e spleno-specifico ove le bolle sono stazionarie a livello dei sinusoidi epatici aderendo a livello della parete dei sinusoidi stessi oppure venendo internalizzate dalle cellule del sistema reticolo-endoteliale. Questa proprietà riveste importanza cardinale nella differenziazione delle lesioni benigne dalle lesioni maligne, che presentano assenza di enhancement e di captazione delle microbolle in fase tardiva.

3.2.2 Patterns di enhancement

Dopo la somministrazione delle microbolle, le lesioni focali epatiche presentano un pattern di enhancement variabile [1] a seconda della natura e dell'istotipo (Fig. 3.2, Tabella 3.1). In fase arteriosa le lesioni possono apparire ipervascolari, isovascolari, oppure ipovascolari nei confronti del parenchima epatico adiacente e possono presentare un enhancement assente (*a*), a spots (*b*), a rim periferico continuo (*c*), nodulare periferico continuo oppure discontinuo (*d*), centrale anche con morfologia a ruota di carro (*e*), oppure diffuso a carattere omogeneo (*f*) o ancora disomogeneo (*g*). In fase portale e tardiva il patterns può essere ipovascolare (*h*), iper oppure isovascolare con un'area centrale residua ipovascolare (*i*), omogeneo (*l*) oppure disomogeneo (*m*).

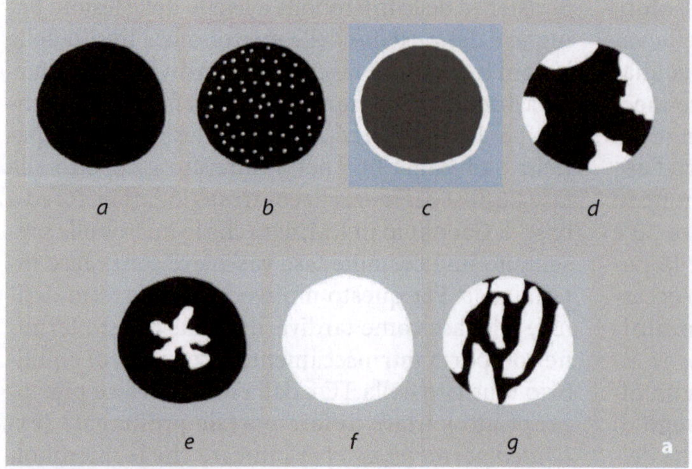

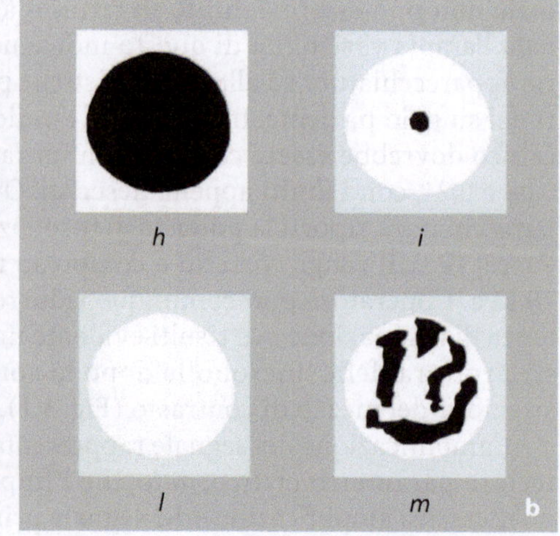

Fig. 3.2 a, b

a In fase arteriosa le lesioni possono apparire ipervascolari, isovascolari, oppure ipovascolari nei confronti del parenchima epatico adiacente e possono presentare un enhancement (*a*) assente, (*b*) a spots, (*c*) a rim periferico continuo, (*d*) nodulare periferico continuo oppure discontinuo, (*e*) centrale anche con morfologia a ruota di carro, o (*f*) diffuso a carattere omogeneo oppure (*g*) disomogeneo. In fase portale e tardiva (**b**) il patterns può essere (*h*) ipovascolare, (*i*) iper oppure isovascolare con un'area centrale residua ipovascolare, (*l*) omogeneo oppure (*m*) disomogeneo

3.3 Lesioni focali epatiche benigne su fegato sano

3.3.1 Angioma

L'angioma rappresenta la lesione focale epatica solida benigna di più frequente riscontro e presenta un'incidenza nella popolazione generale variabile tra il 7 ed il 20%. All'ecografia di base l'angioma epatico presenta tipicamente un aspetto iperecogeno omogeneo, oppure lievemente disomogeneo, e margini netti. Peraltro, l'angioma può spesso presentare un aspetto atipico all'ecografia di base ed apparire indistinguibile dalle altre lesioni focali.

Dopo la somministrazione di microbolle, l'angioma epatico presenta diversi patterns di enhancement [1, 2]. La maggior parte degli angiomi (circa il 70-80%) rivela un enhancement nodulare periferico in fase arteriosa con progressivo riempimento centripeto della lesione a 50-280 secondi dalla somministrazione del mezzo di contrasto (Fig. 3.3). In fase tardiva il riempimento è completo nel 70-80% dei casi caratterizzati da enhancement centripeto, mentre appare incompleto nei casi rimanenti a causa della presenza di aree trombotiche o fibrotiche (Fig. 3.4). Negli angiomi iperecogeni il riempimento può anche non dimostrare una progressione centripeta, ma può coinvolgere contemporaneamente la periferia ed il centro della lesione durante le varie fasi e dimostrare, infine, un aspetto iso od ipervascolare rispetto al fegato adiacente in fase tardiva. Negli angiomi iperecogeni l'enhancement può anche presentare aspetto a spots persistente con aspetto isovascolare in fase tardiva.

Gli angiomi a volte mostrano rapido riempimento e un aspetto ipervascolare in fase arteriosa con enhancement diffuso omogeneo in circa il 15% dei casi. Gli angiomi ipervascolari presentano prevalentemente un diametro ≤ 3 cm e corrispondono a circa il 16% di tutti gli angiomi, risultando di frequente identificazione nel fegato cirrotico. Gli angiomi raramente dimostrano un aspetto persistentemente ipovascolare, con o senza evidenza di un enhancement a rim periferico, se presentano un pattern istologico fibrotico oppure trombotico (Fig. 3.5).

Tabella 3.1 Lesioni epatiche benigne

Istotipo	**Ecografia con mezzo di contrasto**		
Ecografia e color Doppler di base	**Fase arteriosa**	**Fase portale**	**Fase tardiva (portale tardiva)**
Angioma tipico			
- Iperecogeno, omogeneo, margini netti, possibile enhancement posteriore - Frequente localizzazione sottocapsulare - Multipli nel 10% dei casi	- Enhancement nodulare periferico - Enhancement a spots	- Progressivo riempimento completo oppure incompleto con aspetto iso-ipervascolare	- Progressivo riempimento completo oppure incompleto con aspetto iso-ipervascolare
Angioma atipico			
- Ipoecogeno ± rim periferico iperecogeno - Disomogeneo con ampie aree ipoecogene da emorragia e trombosi	- Assenza di enhancement se trombosi - Enhancement diffuso con rapido riempimento in fase arteriosa ed aspetto ipervascolare - Enhancement nodulare periferico		- Enhancement incompleto oppure assente in caso di trombosi
Iperplasia nodulare focale			
- Ecogenicità variabile - Scar centrale ipoecogeno - Multiplo nel 20% dei casi - Aspetto a "ruota di carro" al color Doppler determinato da un vaso centrale diramantesi verso la periferica e da un vaso venoso di drenaggio periferico	- Enhancement centrale spesso a "ruota di carro" - Enhancement diffuso	- Iso-ipervascolare	- Iso-ipervascolare - Evidenza dello scar centrale come area centrale ipovascolare
Adenoma			
- Ecogenicità variabile (iso-, ipo-, oppure iperecogeno; disomogeneo nelle lesioni di grandi dimensioni a causa della presenza di necrosi, emorragia, e fibrosi) - Vasi periferici di tipo arterioso oppure venoso. Vasi venosi al centro della lesione	- Enhancement diffuso con evidenza di vasi sottocapsulari ed aspetto omogeneo oppure disomogeneo	- Aspetto omogeneo oppure disomogeeno con aree ipoecogene da necrosi oppure emorragia	- Aspetto omogeneo isovascolare - Aspetto disomogeneo ipovascolare
Noduli rigenerativi/displastici			
- Prevalentemente ipoecogeni, ma anche iper oppure isoecogeni	- Enhancement a spot - Enhancement diffuso	- Isovascolare	- Isovascolare
Steatosi focale			
- Spesso poligonale/triangolare a margini netti - Iperecogeno - Tipicamente localizzato vicino al legamento falciforme, regione antero-mediale del quarto segmento epatico, regione ilare del quarto segmento, regione anterolaterale del terzo segmento, ilo epatico	- Isovascolare	- Isovascolare	- Isovascolare
Area indenne da steatosi (steatosi macrovescicolare)			
- Spesso poligonale/triangolare a margini netti - Ipeoecogena in fegato steatosico - Tipicamente localizzata a livello dell'ilo epatico, in adiacenza alla colecisti, ed al quarto segmento	- Isovascolare	- Isovascolare	- Isovascolare

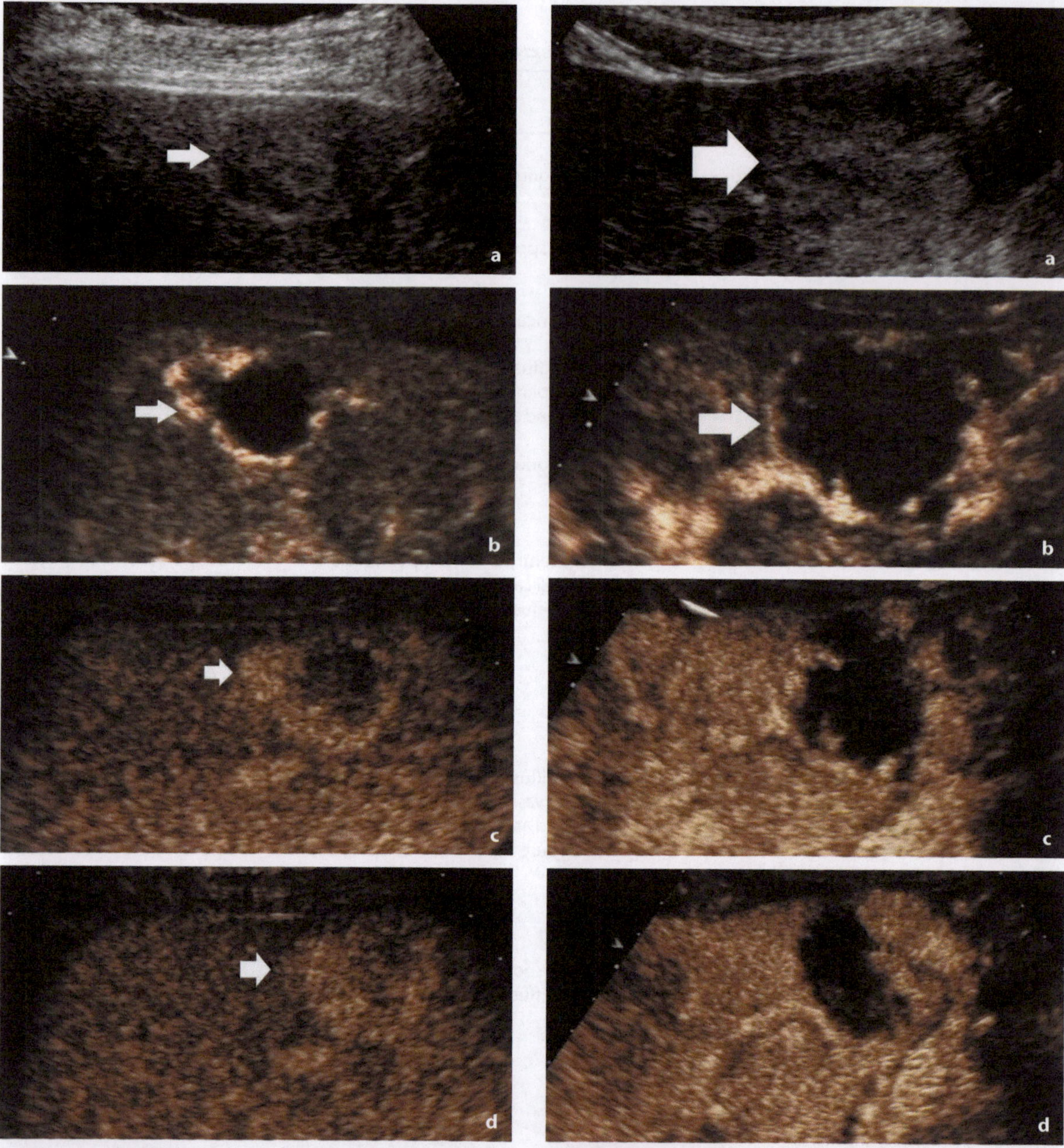

Fig. 3.3 a-d

Angioma epatico a riempimento completo dopo mezzo di contrasto ecografico. Riscontro incidentale di una lesione focale epatica a livello del margine libero del quinto segmento. **a** Scansione ecografica di base, piano longitudinale: la lesione (**a-d**, *frecce*) appare ipoecogena e circondata da un rim iperecogeno alla scansione ecografica di base. **b-d** Scansione dopo la somministrazione di mezzo di contrasto ecografico, tecnica contrasto-specifica *cadence contrast pulse sequencing*: dopo la somministrazione di microbolle a base di esafluoruro di zolfo, la lesione presenta un iniziale enhancement nodulare periferico (**b**) nei primi 30 secondi. **c, d** Si assiste quindi ad un progressivo riempimento centripeto completo della lesione nell'arco di 4 minuti dalla somministrazione delle microbolle

Fig. 3.4 a-d

Angioma epatico a riempimento incompleto dopo mezzo di contrasto ecografico. Scansione dopo la somministrazione di mezzo di contrasto ecografico, tecnica contrasto-specifica *cadence contrast pulse sequencing* (**b-d**). Riscontro incidentale di una lesione focale epatica a livello del margine libero del sesto segmento. **a** Scansione ecografica di base, piano longitudinale: la lesione (**a-d**, *frecce*) appare disomogenea e prevalentemente iperecogena. **b** Nelle scansioni eseguite in fase arteriosa la lesione presenta un enhancement periferico che assume carattere nodulare in fase portale (**c**) senza però determinare il completo riempimento della lesione anche nelle scansioni tardive eseguite a 5 minuti dalla somministrazione delle microbolle (**d**)

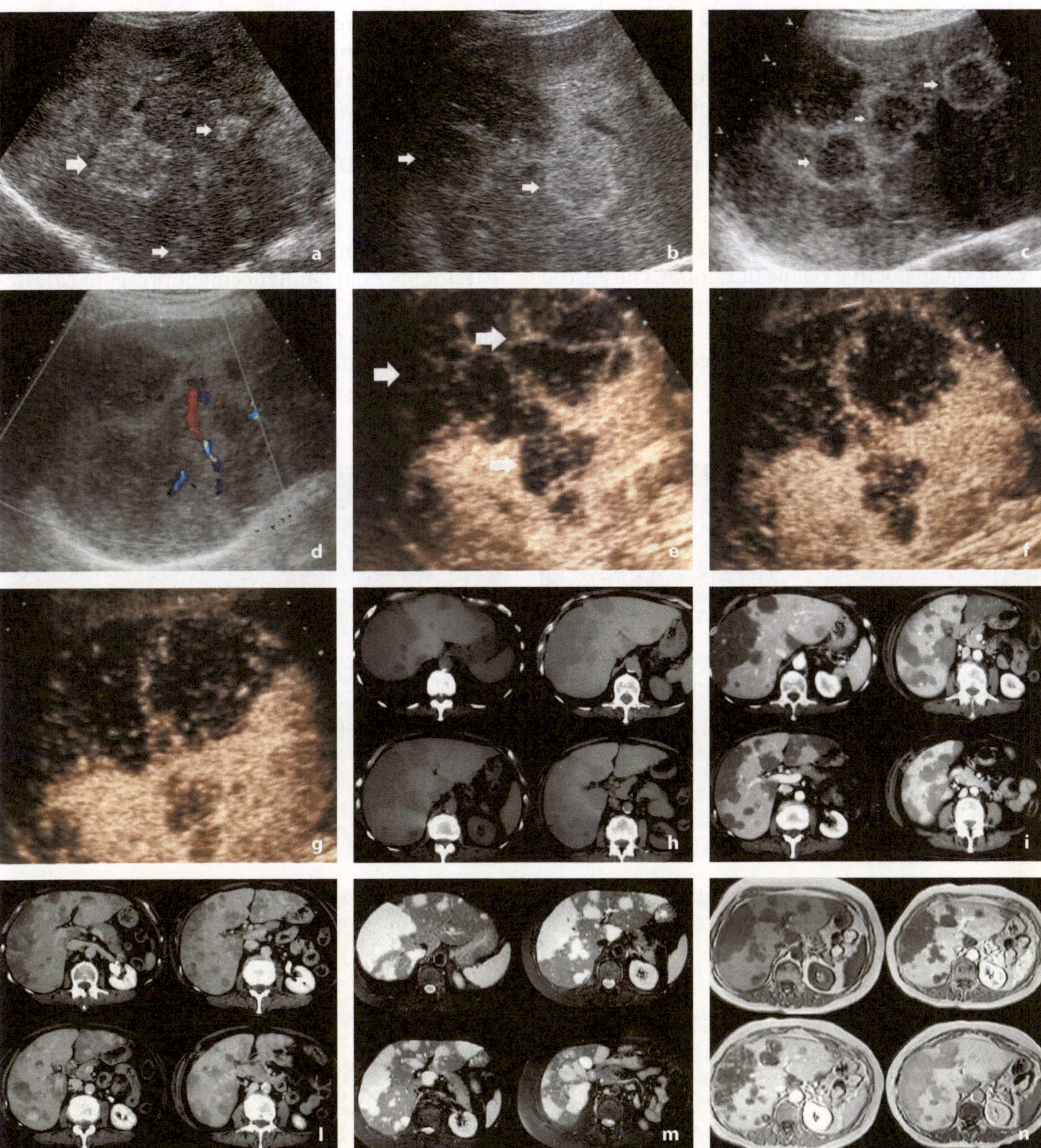

Fig. 3.5 a-n

Angiomatosi epatica multipla a carattere fibroso e trombotico (assenza di riempimento dopo somministrazione di mezzo di contrasto). Donna di 50 anni che si presenta per dolore in sede epigastrica. **a-c** All'ecografia di base il fegato presenta diffusa disomogeneità ecostrutturale legata alla presenza di multiple lesioni focali con rim periferico iperecogeno e centro ipoecogeno (*frecce*) e che non presentano significativi segnali vascolari nel loro contesto alla valuatazione mediante color Doppler (**d**). All'ecografia con mezzo di contrasto (*cadence contrast pulse sequencing*) dopo somministrazione di microbolle a base di esafluoruro di zolfo (**e-g**) alcune lesioni presentano rim ipervascolare (*frecce*) in fase arteriosa (**e**) mentre presentano aspetto persistentemente ipovascolare in fase portale (**f**) e tardiva (**g**). **h-l** La TC con mezzo di contrasto mediante scansioni eseguite in fase arteriosa (**l**), portale (**m**), e tardiva (**n**) conferma il quadro evidenziando multiple lesioni ipovascolari con qualche tendenza a presentare un enhancement periferico nodulare in fase arteriosa, ma con aspetto sempre ipovascolare in fase portale e tardiva. **m-n** La RM, eseguita mediante sequenze STIR (**m**) e con mezzo di contrasto epato-specifico Gd-BOPTA (**n**) documenta lesioni persistentemente ipovascolari. La biopsia mirata di una delle lesioni ha permesso la diagnosi di angiomatosi epatica multipla con angiomi atipici a carattere fibroso e trombotico-ialino

3.3.2 Iperplasia nodulare focale

Rappresenta la lesione focale epatica benigna di riscontro più frequente dopo l'angioma e viene riscontrata soprattutto tra la seconda e la quarta decade di vita. L'iperplasia nodulare focale costituisce una lesione non-caspulata, a margini netti, che presenta istologicamente una struttura simile al parenchima epatico normale e cioè caratterizzata da epatociti e cellule di Kupffer, che però si irradiano a travate a partire da una cicatrice centrale ove si riscontra la presenza di dotti biliari, vasi arteriosi e tessuto fibromixoide. L'iperplasia nodulare focale è caratterizzabile nel 70-80% dei casi al color Doppler grazie all'evidenza di un vaso arterioso centrale, diramantesi verso la periferia della lesione con aspetto a "ruota di carro", e di un vaso venoso periferico di drenaggio. Questo aspetto manca, oppure non è identificabile mediante il color Doppler, nelle lesioni ≤ 2 cm o nelle lesioni con struttura atipica (capsulate, con *scar* eccentrico ed a carattere teleangectasico).

Dopo la somministrazione di microbolle nelle lesioni > 2 cm l'enhancement presenta carattere diffuso (Fig. 3.6) oppure centrale, spesso con aspetto a ruota di carro (Fig. 3.7) durante i primi 10-15 secondi della fase arteriosa, con frequente evidenza di vasi venosi periferici di drenaggio a

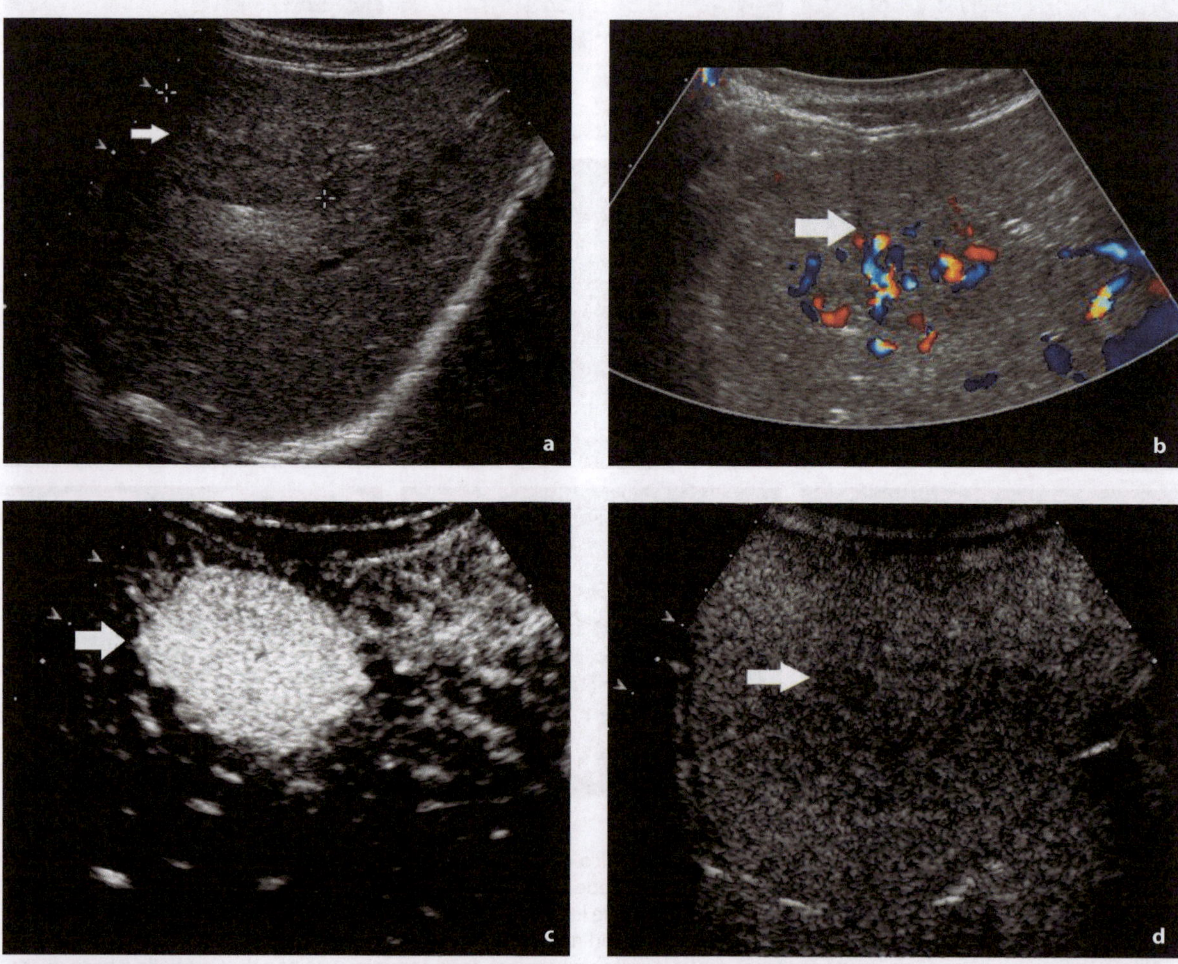

Fig. 3.6 a-d

Iperplasia nodulare focale. Riscontro incidentale di una lesione ipoecogena (**a-d**, *frecce*) a livello del lobo destro del fegato (**a**) che presenta alcuni vasi intranodulari alla valutazione color Doppler (**b**). Non essendo tipico il quadro alle scansioni di base si procede alla valutazione mediante ecografia con mezzo di contrasto. **c, d** Scansione dopo la somministrazione di mezzo di contrasto ecografico, tecnica contrasto-specifica *coherent contrast imaging*. Nelle scansioni eseguite in fase arteriosa la lesione presenta aspetto francamente ipervascolare (*freccia*) con enhancement diffuso. In fase portale (**d**; mappa in scala di grigi) la lesione presenta aspetto persistentemente isovascolare (*freccia*) al fegato adiacente

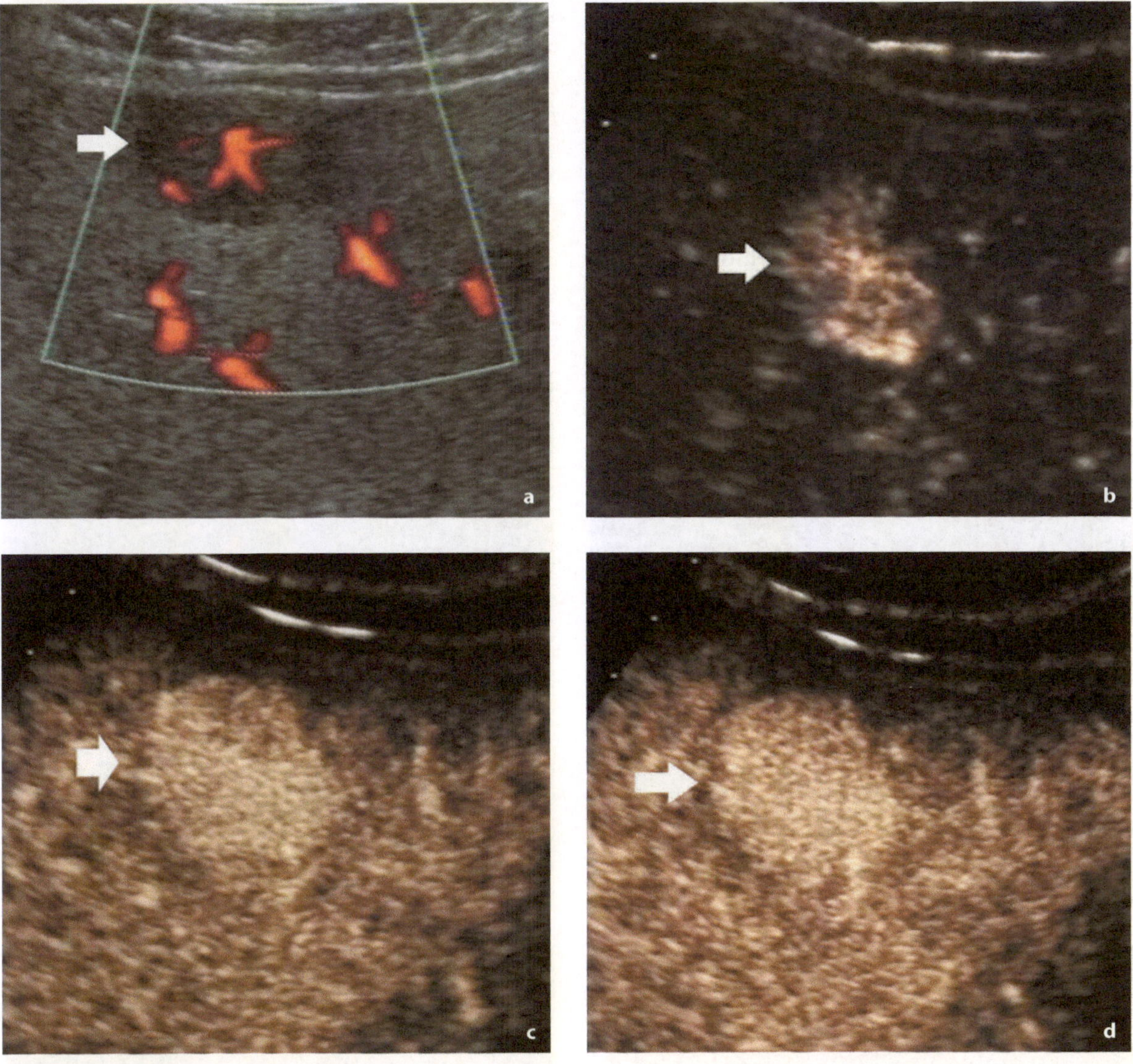

Fig. 3.7 a-d

Iperplasia nodulare focale. Riscontro incidentale di una lesione (*freccia*) tenuemente ipoecogena a livello del lobo destro del fegato che presenta un'architettura vascolare a "ruota di carro" alla valutazione power Doppler (**a**). Scansione dopo la somministrazione di mezzo di contrasto ecografico, tecnica contrasto-specifica *cadence contrast pulse sequencing* (**b-d**). **b** Nelle scansioni eseguite in fase arteriosa la lesione presenta enhancement centrale con aspetto "a ruota di carro" (*freccia*) che riproduce l'aspetto evidenziato al power Doppler. **c** In fase portale la lesione presenta aspetto ipervascolare (*freccia*) al fegato adiacente, e persiste tenuemente ipervascolare in fase tardiva (**d**)

decorso tortuoso. Tale enhancement centrale iniziale viene quasi immediatamente sostituito da un enhancement diffuso con aspetto spiccatamente ipervascolare in fase arteriosa. Nelle lesioni ≤ 2 cm l'aspetto ipervascolare in fase arteriosa, determinato dalla presenza di enhancement diffuso, è spesso l'unico pattern presente. In fase tardiva viene evidenziato un aspetto iso-ipervascolare rispetto al fegato adiacente, particolarmente evidente se vengono impiegati mezzi di contrasto con proprietà epato-specifica. In fase tardiva può essere evidenziato, nel 20-30% dei casi, un'area centrale ipovascolare che corrisponde allo *scar* centrale che non presenta enhancement, come in TC oppure in RM, dato che le microbolle non presentano una fase interstiziale.

3.3.3 Adenoma

L'adenoma rappresenta una lesione focale epatica rara e viene riscontrato soprattutto nelle donne che assumono contraccettivi orali. I pazienti portatori di glicogenosi, emocromatosi ed i pazienti di sesso maschile che assumono steroidi, presentano un rischio aumentato di riscontro di adenoma epatico. All'ecografia di base l'aspetto è molto variabile in relazione alla quantità della componente adiposa ed alla presenza di emorragia che può determinare un aspetto disomogeneo. Al color Doppler possono essere dimostrati larghi vasi periferici capsulari di tipo arterioso o venoso.

Dopo la somministrazione delle microbolle, l'adenoma epatico presenta enhancement diffuso con aspetto ipervascolare di tipo omogeneo (Fig. 3.8) o più frequentemente disomogeneo, in particolare se

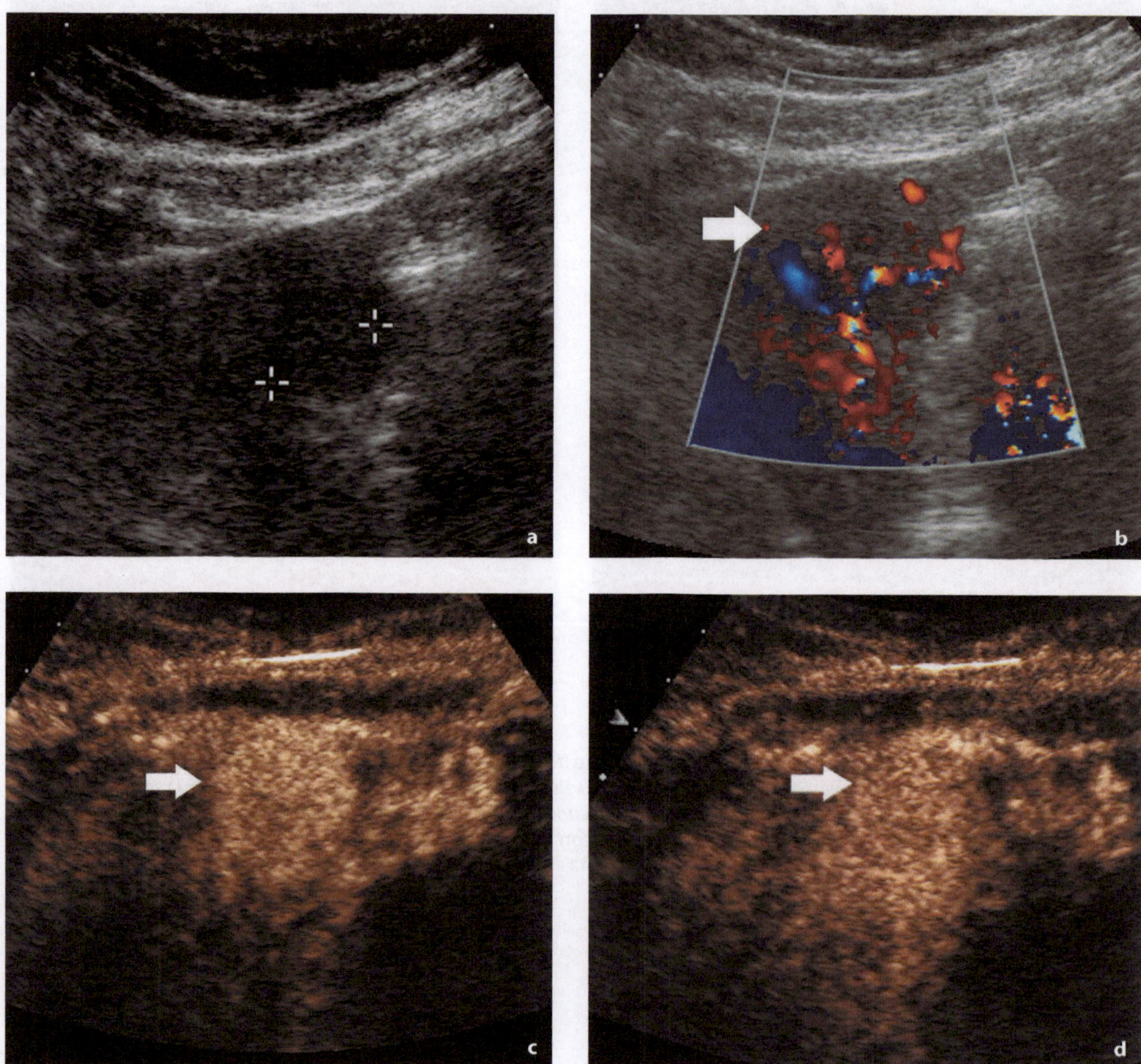

Fig. 3.8 a-d

Adenoma. Riscontro incidentale di una lesione tenuemente ipoecogena (*calibri*) a livello del lobo sinistro del fegato caratterizzato da diffuse note di steatosi (**a**), la quale presenta un'architettura vascolare aspecifica (*freccia*) alla valutazione color Doppler (**b**). Scansione dopo la somministrazione di mezzo di contrasto ecografico, tecnica contrasto-specifica *cadence contrast pulse sequencing* (**c**, **d**). Nelle scansioni eseguite in fase arteriosa (**c**) la lesione (*freccia*) presenta enhancement diffuso con aspetto ipervascolare. **d** In fase portale la lesione presenta aspetto isovascolare (*freccia*) al fegato adiacente

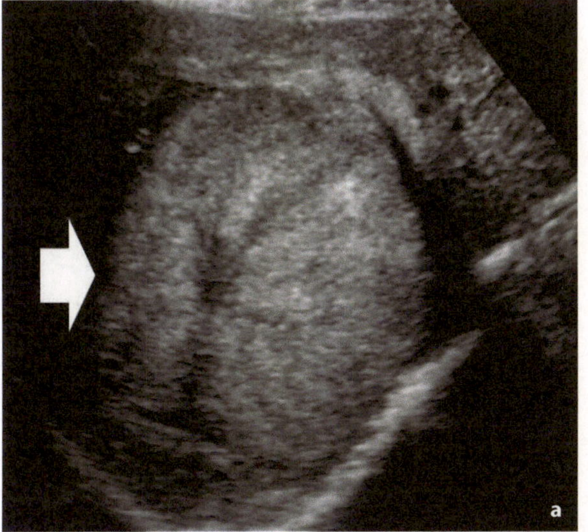

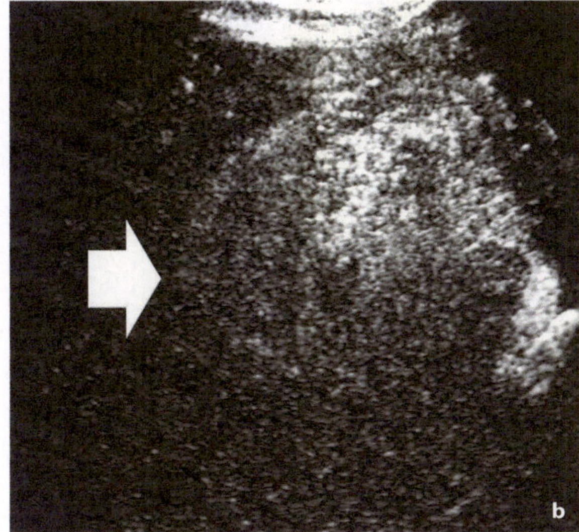

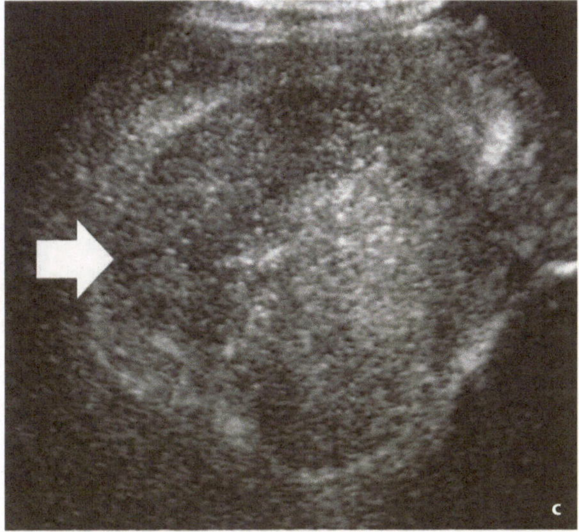

Fig. 3.9 a-c

Adenoma epatico di grandi dimensioni (diametro 9,2 cm). **a** La lesione (**a-c**, *frecce*) appare disomogenea e prevalentemente iperecogena nelle scansioni ecografiche di base. Dopo la somministrazione di mezzo di contrasto ecografico la lesione dimostra enhancement disomogeneo in fase arteriosa (**b**) con aspetto francamente ipovascolare in fase tardiva (**c**). Il caso documenta il frequente aspetto ipovascolare dell'adenoma in fase tardiva

presenta un diametro > 3 cm (Fig. 3.9). L'aspetto omogeneo o disomogeneo è legato alla frequente presenza di componente emorragica intra-tumorale. In fase tardiva l'adenoma presenta spesso aspetto isovascolare rispetto al fegato adiacente (Fig. 3.8), ma se presenta un diametro > 5 cm può apparire frequentemente ipovascolare (Fig. 3.9).

3.3.4 Steatosi focale ed aree focali indenni da steatosi (steatosi macrovescicolare)

Queste alterazioni focali dell'ecogenicità epatica sono spesso riscontrate in un fegato a carattere diffusamente steatosico e sono legate alla presenza di steatosi focale macrovescicolare, distinta dalla steatosi microvescicolare che interessa il resto del parenchima epatico. Queste aree non differiscono in termini di vascolarizzazione dal parenchima epatico circostante e presentano tipicamente un aspetto iperecogeno oppure ipoecogeno, spesso con morfologia triangolare ed a base capsulare. Questo aspetto riveste carattere diagnostico e non richiede ulteriori accertamenti. Quando invece queste lesioni assumono morfologia rotondeggiante, o sono in numero maggiore di una, possono simulare altri tipi di lesioni focali epatiche, specie nei pazienti con un'anamnesi positiva per neoplasia primitiva. Queste lesioni focali presentano un aspetto ipovascolare o isovascolare al fegato adia-

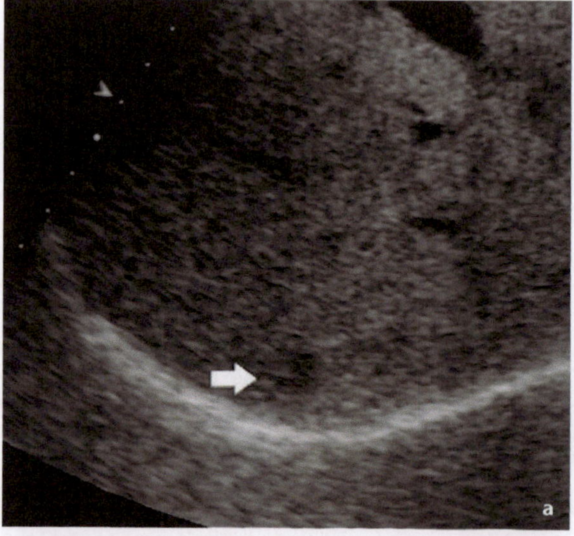

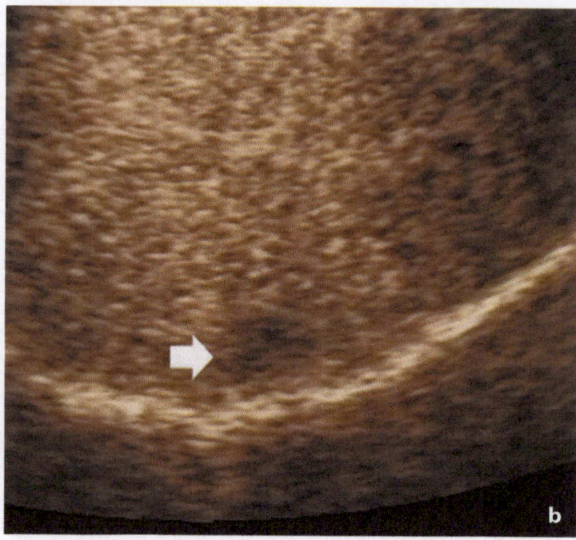

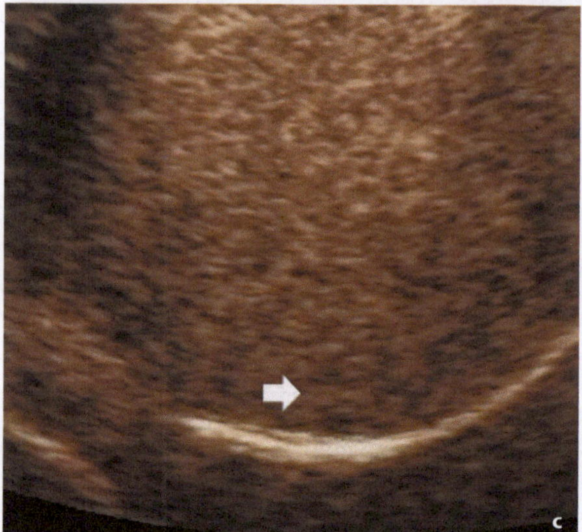

Fig. 3.10 a-c

Area focale indenne da steatosi (area di steatosi macrovescicolare). Riscontro incidentale di una lesione tenuemente ipoecogena (**a-c**, *frecce*) a livello dei settori profondi del settimo segmento epatico in fegato steatosico (**a**). **b, c** Scansione dopo la somministrazione di mezzo di contrasto ecografico, tecnica contrasto-specifica *cadence contrast pulse sequencing*. **b** Nelle scansioni eseguite in fase arteriosa la lesione presenta aspetto ipovascolare rispetto al fegato adiacente per diventare isovascolare in fase portale (**c**)

cente in fase arteriosa ed aspetto isovascolare in fase tardiva dopo la somministrazione del mezzo di contrasto (Fig. 3.10).

3.3.5 Altre lesioni benigne

Ascesso epatico. L'origine principale degli ascessi epatici è rappresentata dalla via ascendente attraverso l'albero biliare. L'ascesso epatico presenta un aspetto persistentemente ipovascolare, come le lesioni di tipo maligno, a volte con enhancement a rim periferico in fase arteriosa, e talvolta presenta nel contesto multipli setti caratterizzati da enhancement (Fig. 3.11). L'ascesso può essere differenziato dalle lesioni di tipo maligno in base ai margini, generalmente ben definiti, mentre nelle lesioni maligne sono spesso sfumati, ed in base all'assenza di enhancement nel contesto della lesione che presenta un aspetto liquido o necrotico, a volte con evidenza di setti lineari [3].

Nodulo necrotico solitaro. Il nodulo necrotico solitario rappresenta una lesione epatica benigna rara, caratterizzata dalla presenza di un centro completamente necrotico circondato da una componente periferica di tipo fibroso. Presenta un aspetto persistentemente ipovascolare dopo la somministrazione di mezzo di contrasto a base di microbolle.

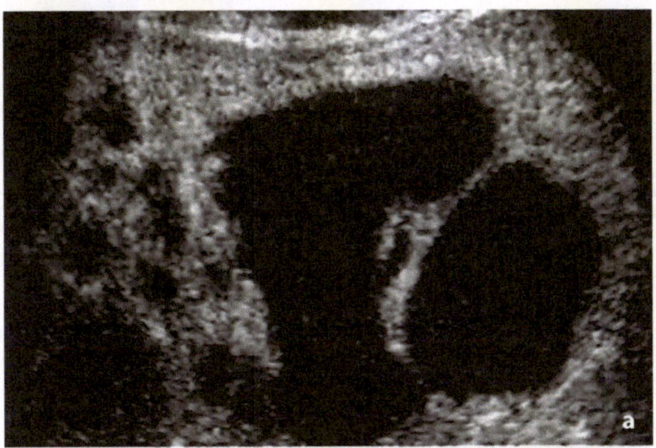

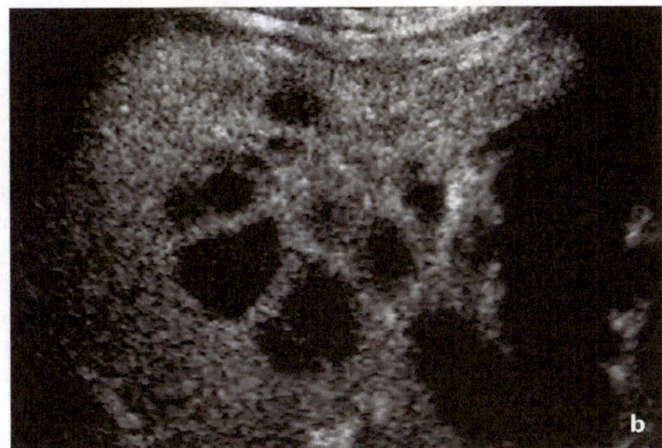

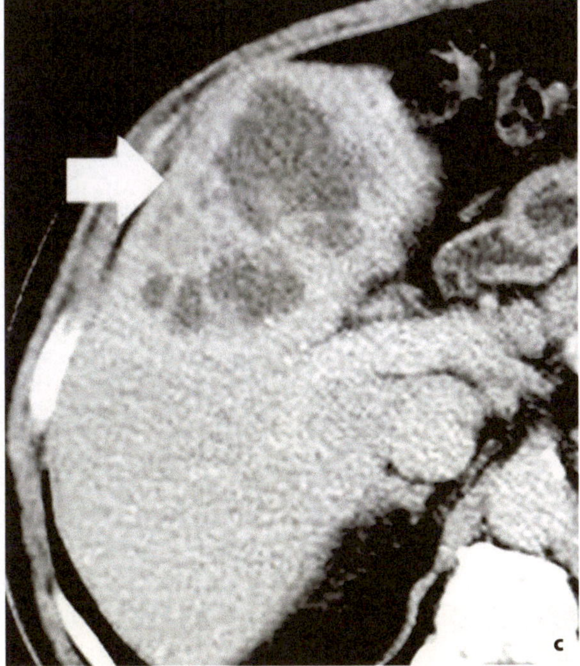

Fig. 3.11 a-c

Ascesso epatico. **a, b** Scansione dopo la somministrazione di mezzo di contrasto ecografico, tecnica contrasto-specifica *pulse inversion*. La lesione presenta aspetto multiloculare con enhancement a livello dei setti e con netta demarcazione della componente liquida che appare avascolare dopo la somministrazione di microbolle. **c** La TC eseguita dopo la somministrazione a base di iodio in fase portale conferma l'aspetto multiloculare (*freccia*)

3.4 Lesioni focali epatiche maligne su fegato sano

3.4.1 Metastasi

Le metastasi possono presentare tre tipi di enhancement (Tabella 3.2) dopo la somministrazione di microbolle: a) aspetto ipovascolare persistente con a volte aspetto a spots centrali (20-30% delle lesioni); b) enhancement a rim periferico in fase arteriosa da 20 a 30 secondi dopo la somministrazione delle microbolle ed aspetto ipovascolare in fase tardiva (20-30% delle lesioni) (Fig. 3.12); c) enhancement diffuso con aspetto ipervascolare in fase arteriosa ed ipovascolare in fase tardiva (40-60% delle lesioni).

L'enhancement diffuso è il pattern più frequente nelle metastasi epatiche valutate dopo la somministrazione di mezzo di contrasto ecografico, mentre è meno frequente in TC ed RM. Questa differenza è determinata dall'estrema sensibilità delle tecniche contrasto-specifiche nell'identificazione delle microbolle e dei vasi a lento flusso. Il color ed il power Doppler sono invece limitati nell'identificazione dei vasi centrali a lento flusso a causa della presenza del filtraggio utilizzato per eliminare il clutter tissutale. In fase portale e tardiva tutte le metastasi appaiono ipovascolari a margini sfumati nei confronti del fegato circostante, proprietà che determina un netto aumento della loro cospicuità e quindi una loro migliore visibilità.

Tabella 3.2 Lesioni epatiche maligne

Istotipo	Ecografia con mezzo di contrasto		
Ecografia e color Doppler di base	**Fase arteriosa**	**Fase portale**	**Fase tardiva**
Epatocarcinoma - Lesioni piccole (< 3cm): prevalentemente ipoecogene - Lesioni grandi (≥ 3cm): disomogeneo - *Pattern basket* con vasi periferici irregolari con rami centripeti intratumorali	- Enhancement diffuso spesso con delineazione di vasi afferenti periferici ed intratumorali, ed aspetto ipervascolare* - Enhancement a spots - Enhancement a rim periferico - Aspetto disomogeneo nelle lesioni grandi, se presente necrosi ed emorragia	- Iso oppure ipovascolare* - Comincia il *washout* - Possibile aspetto disomogeneo	- Prevalentemente ipovascolare* - Aspetto isovascolare
Colangiocarcinoma intraepatico - Disomogeneo con margini indistinti ed aspetto infiltrante - Dilatazione biliare segmentarla	- Enhancement disomogeneo - Enhancement a rim periferico	- Enhancement disomogeneo	- Prevalentemente ipovascolare
Metastasi Ipervascolari - Ecogenicità variabile (possibili patterns cistici) - Vallo ipoecogeno periferico	- Enhancement diffuso - Aspetto disomogeneo specie se presenti aree di necrosi	- Iso oppure ipovascolare - Enhancement a rim periferico	- Ipovascolare
Metastasi ipovascolari - Ecogenicità variabile (possibili patterns cistici) - Vallo ipoecogeno periferico - Possibili calcificazioni intralesionali	- Enhancement assente oppure a spots con aspetto ipovascolare - Enhancement a rim periferico	- Ipovascolare	- Ipovascolare

Nota: Aspetti all'ecografia di base ed all'ecografia con mezzo di contrasto delle lesioni focali epatiche benigne e maligne. * L'aspetto tumorale dopo mezzo di contrasto è paragonato al fegato adiacente

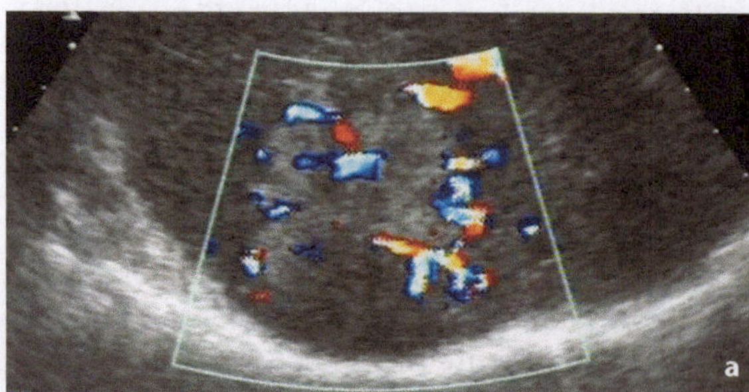

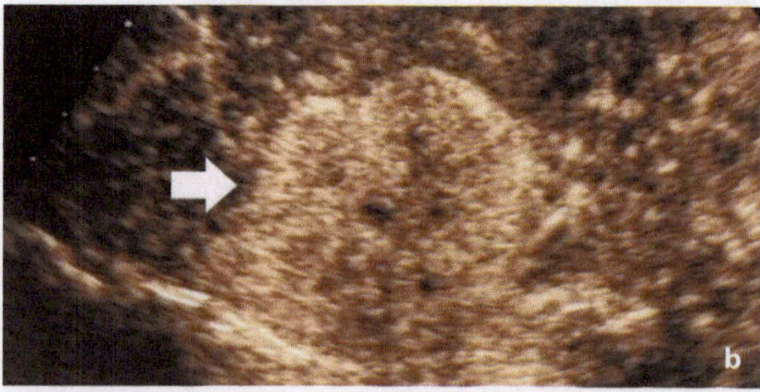

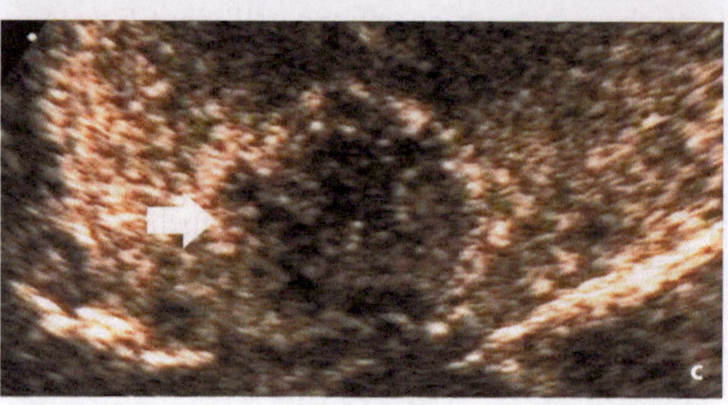

Fig. 3.12 a-c

Metastasi. Riscontro di una lesione disomogenea e prevalentemente iperecogena con vasi intranodulari alla valutazione color Doppler (**a**) a livello dei settori profondi del settimo segmento epatico. **b, c** Scansione dopo la somministrazione di mezzo di contrasto ecografico, tecnica contrasto-specifica *cadence contrast pulse sequencing*. **b** Nelle scansioni eseguite in fase arteriosa la lesione (**b, c** *frecce*) presenta enhancement diffuso ed aspetto ipervascolare rispetto al fegato adiacente per diventare ipovascolare in fase portale (**c**) con evidenza di un rim ipervascolare periferico

3.4.2 Colangiocarcinoma

Il colangiocarcinoma intraepatico presenta un aspetto simile alle metastasi di tipo ipovascolare dopo la somministrazione di mezzi di contrasto a base di microbolle (Tabella 3.2). Tale lesione appare persistentemente disomogenea in fase arteriosa, con possibile evidenza di enhancement a rim periferico ed aspetto persistentemente ipovascolare rispetto al fegato circostante (Fig. 3.13).

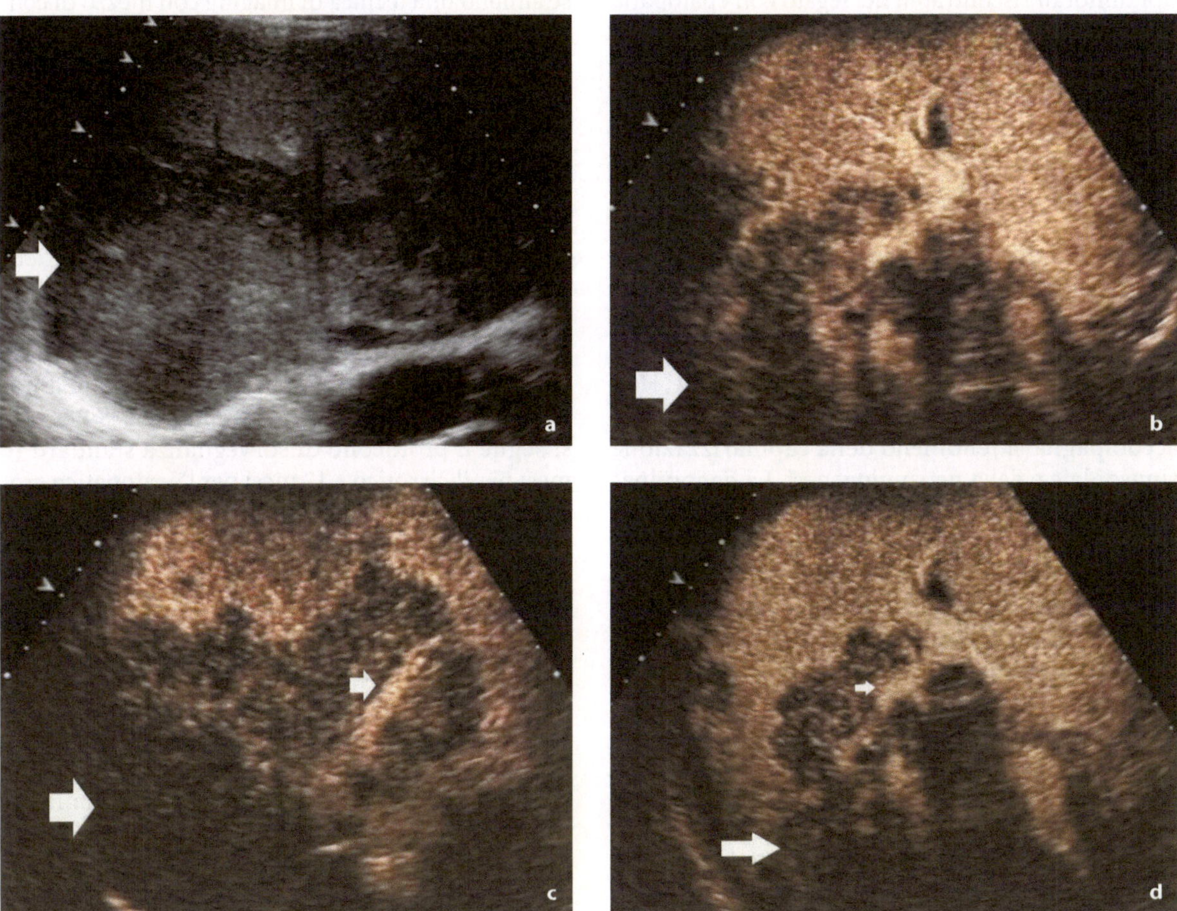

Fig. 3.13 a-d

Colangiocarcinoma intraepatico. **a** Ecografia di base: riscontro di una vasta lesione disomogenea e prevalentemente ipoecogena (*freccia*) a livello del lobo epatico di destra. **b-d** Scansione dopo la somministrazione di mezzo di contrasto ecografico, tecnica contrasto-specifica *cadence contrast pulse sequencing*. **b** Nelle scansioni eseguite in fase arteriosa la lesione (*freccia*) appare ipovascolare rispetto al fegato adiacente con aspetto francamente disomogeneo. **c, d** Nelle scansioni eseguite in fase tardiva la lesione (*freccia grande*) appare sempre disomogenea e si evidenzia l'enhancement a carico della vena sovraepatica di destra (*freccia piccola* in **c**), e del ramo portale di destra (*freccia piccola* in **d**)

3.4.3 Altri istotipi maligni

Linfoma. Il linfoma presenta aspetto iper o ipovascolare in fase arteriosa ed aspetto sempre ipovascolare in fase terdiva.

Epatocarcinoma fibrolamellare. L'epatocarcinoma fibrolamellare è una forma rara di carcinoma epatico che può essere osservata nelle donne giovani in assenza di malattia epatica diffusa, presentando una prognosi migliore del tipico epatocarcinoma. Presenta peculiarmente dimensioni cospicue ed uno scar centrale con calcificazioni nel 40-70% dei casi. Dopo la somministrazione di microbolle presenta enhancement disomogeneo con aspetto ipovascolare in fase tardiva.

3.5 Lesioni focali epatiche maligne su fegato cirrotico

3.5.1 Terminologia e diagnosi

Data la particolare complessità e varietà degli istotipi tumorali riscontrabili nel fegato con epatopatia cronica e cirrosi, la terminologia stilata dall'*International Working Party* [4] è stata recentemente rivisitata ed è quanto mai opportuno mantenere una terminologia uniforme [5]. Viene riconosciuta l'evoluzione *multistep* che dai noduli rigenerativi porta allo sviluppo dell'epatocarcinoma con progressivo incremento della perfusione arteriosa del nodulo.

I noduli di rigenerazione mantengono tale denominazione (*Regenerative Nodule*, RN), mentre i noduli displastici vengono suddivisi in noduli a basso grado (*Low Grade Dysplastic Nodule*, LG-DN) e ad alto grado (*High Grade Dysplastic Nodule*, HG-DN). L'evoluzione in noduli di tipo displastico si accompagna al fenomeno della capillarizzazione sinusoidale e della neoangiogenesi. La denominazione di iperplasia adenomatosa, riferita ai noduli displastici di basso grado, non viene più impiegata.

Per quanto riguarda i noduli di epatocarcinoma, essi vengono suddivisi in noduli di epatocarcinoma inferiori ai 2 cm di diametro e vengono ulteriormente distinti in tipo *vaguely nodular-early hepatocellular carcinoma (HCC)*, che presentano margini poco definiti e presentano carattere ipovascolare avendo una perfusione prevalentemente portale, e noduli *distinctly nodular*, che presentano margini netti e carattere francamente ipervascolare, avendo una perfusione prevalentemente arteriosa [6]. Il tipo *vaguely nodular-early HCC* corrisponde all'istotipo ben differenziato dell'epatocarcinoma (*Well-Differentiated HCC*, WDHCC) e, sviluppando foci intranodulari di grado superiore, evolve in *progressed HCC* e quindi *overt HCC*, che corrisponde all'istotipo moderatamente oppure poco differenziato (*moderately* o *poorly differentiated HCC*, MD-HCC o PD-HCC). Tale evoluzione si manifesta con l'aspetto del "nodulo nel nodulo" corrispondente a nodulazioni di tipo ipervascolare nel contesto del nodulo principale tipo *vaguely nodular-early HCC* che continua a presentare aspetto ipovascolare. Il tipo *distinctly nodular* può presentare un istotipo MD-HCC or PD-HCC fin dall'inizio. Alla TC o alla RM il tipo *vaguely nodular-early* HCC presenta aspetto ipovascolare in fase arteriosa ed isovascolare in fase tardiva, mentre il tipo *distinctly nodular* presenta un aspetto ipervascolare in fase arteriosa ed ipovascolare in fase tardiva.

Secondo la conferenza EASL 2000 [7], ed al successivo emendamento del 2005, i criteri diagnostici per l'HCC hanno nel diametro e nella vascolarità del nodulo i principali parametri di riferimento. Per i noduli superiori ai 2 cm la diagnosi non invasiva di epatocarcinoma viene considerata certa se almeno una tecnica di imaging con mezzo di contrasto (TC, RM oppure ecografia con mezzo di contrasto) documenta la ipervascolarità del nodulo in fase arteriosa, mentre se il pattern vascolare è atipico si suggerisce la biopsia. Per i noduli compresi tra 1 e 2 cm è necessaria, per la diagnosi di epatocarcinoma, la concordanza tra almeno due tecniche di imaging nell'identificazione dell'ipervascolarità del nodulo, mentre se l'ipervascolarità viene documentata da un'unica tecnica, oppure se viene identificato un pattern vascolare atipico da entrambe le tecniche, si suggerisce la biopsia. Per i noduli <1 cm viene suggerito il follow-up a 3-4 mesi e se il nodulo presenta dimensioni costanti per 18-24 mesi si segue il protocollo di sorveglianza standard (6 mesi per il cirrotico e 12 mesi per l'epatopatico cronico); se invece viene documentato un incremento dimensionale si rientra nel protocollo precedente in relazione al diametro raggiunto.

3.5.2 Noduli rigenerativi e displastici

I noduli rigenerativi presentano un enhancement a spots o, assente, in fase arteriosa ed aspetto isovascolare in fase portale e tardiva dopo la somministrazione di microbolle [1] (Fig. 3.14). È comunque possibile rilevare un enhancement diffuso in fase arteriosa con aspetto ipervascolare specialmente nei noduli di rigenerazioni di dimensioni > 2 cm [1].

In fase arteriosa i noduli displastici rivelano prevalentemente assenza di enhancement con aspetto ipovascolare, oppure possono presentare enhancement diffuso con aspetto ipervascolare (Fig. 3.15). In fase portale e tardiva i noduli displastici presentano un aspetto prevalentemente isovascolare, ma anche ipovascolare. La prevalente perfusione portale dei noduli displastici giustifica il prevalente aspetto ipovascolare in fase arteriosa ed isovascolare in fase tardiva. Come con la TC e la RM, anche con l'ecografia con mezzo di contrasto non è possibile distinguere i noduli displastici di basso ed alto grado degli epatocarcinomi precoci ben differenziati, che possono presentare enhancement diffuso in fase arteriosa con aspetto ipervascolare ed aspetto isovascolare in fase portale e tardiva.

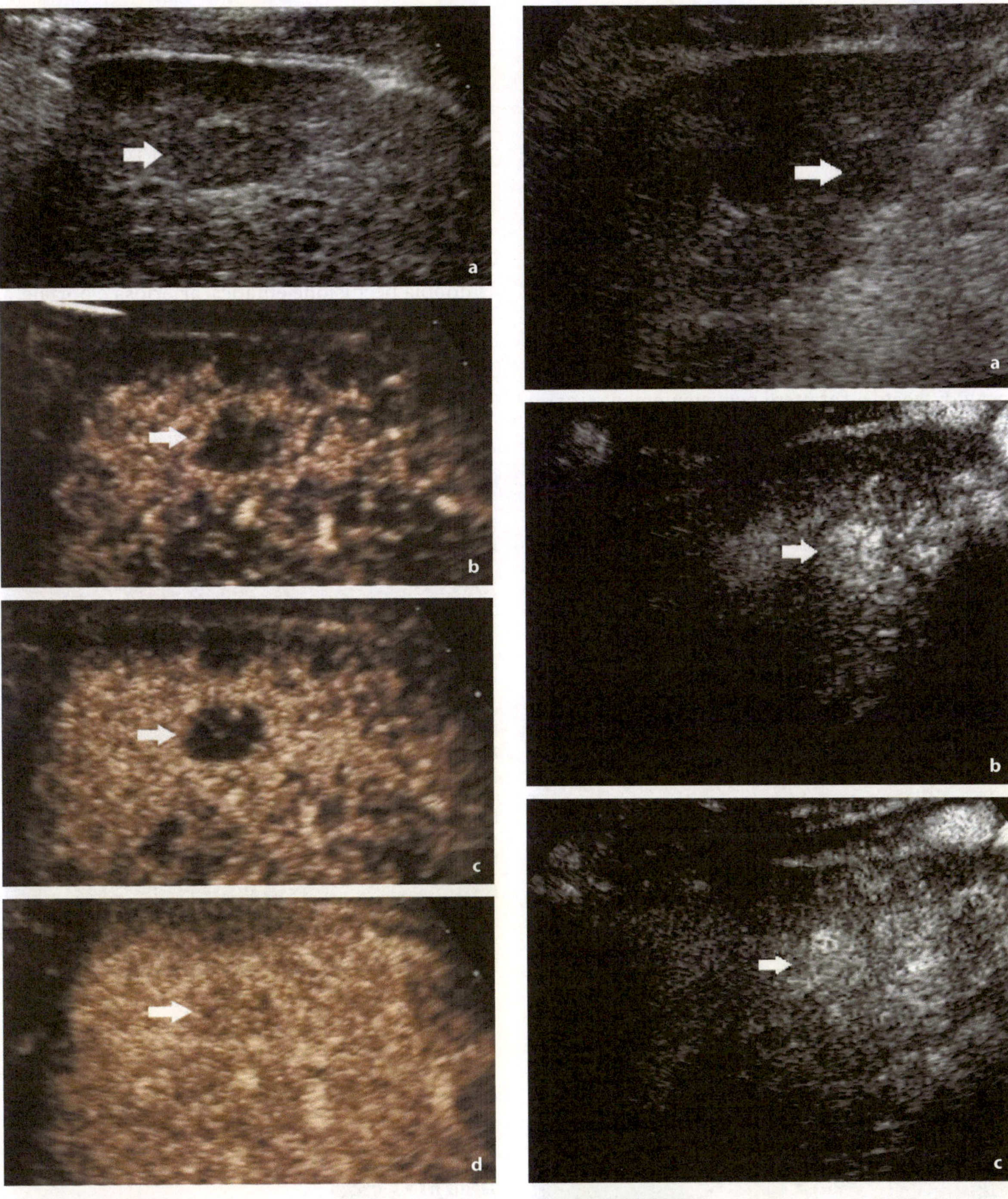

Fig. 3.14 a-d

Nodulo di rigenerazione. **a** Riscontro di una lesione focale epatica a carattere ipoecogeno (*freccia*) in un paziente portatore di cirrosi epatica e sottoposto ad US surveillance con cadenza semestrale. **b-d** Scansione dopo la somministrazione di mezzo di contrasto ecografico, tecnica contrasto-specifica *cadence contrast pulse sequencing*. Nelle scansioni eseguite in fase arteriosa (**b**) e portale (**c**) la lesione (*freccia*) presenta aspetto francamente ipovascolare rispetto al fegato adiacente, per apparire isovascolare in fase tardiva (**d**)

Fig. 3.15 a-c

Nodulo displastico ad alto grado. **a** Riscontro di una lesione focale epatica (*freccia*) a carattere ipoecogeno in un paziente portatore di cirrosi epatica e sottoposto ad US surveillance con cadenza semestrale. **b, c** Scansione dopo la somministrazione di mezzo di contrasto ecografico, tecnica contrasto-specifica *pulse inversion*. **b** Nelle scansioni eseguite in fase arteriosa la lesione (*freccia*) presenta aspetto francamente ipervascolare rispetto al fegato adiacente presentando un enhancement a carattere diffuso, per apparire isovascolare al fegato adiacente in fase tardiva (**c**)

Lo sviluppo di foci di epatocarcinoma nel contesto di un nodulo displastico può essere efficacemente rivelato dall'ecografia con mezzo di contrasto grazie al rilievo di enhancement nodulare focale nel contesto della lesione (nodulo nel nodulo).

3.5.3 Altri istotipi benigni e pseudo-noduli

Nel fegato cirrotico gli angiomi sono lesioni di comune riscontro e presentano frequentemente un aspetto ipervascolare [2] (Fig. 3.16) in particolare se ≤ 2 cm di diametro. Nel fegato cirrotico sono inoltre frequenti gli pseudo-noduli, determinati da aree focali di fegato a carattere persistentemente iper o isovascolare dopo la somministrazione di mezzo di contrasto, tra cui le fistole (*shunts*) artero-venose e le aree di fibrosi focale (Fig. 3.17). Sono stati recentemente descritti gli pseudo-noduli definiti *Transient Hepatic Echogenicity Differences* [8] - THED - (da correlare con i noti *Transient Hepatic Attenuation Differences* - THAD - visibili in TC ed ai *Transient Hepatic Intensity Differences* - THID - visibili in RM) definiti da aree focali di enhancement parenchimale visibili durante la fase arteriosa epatica e determinati dalla mancanza di compensazione tra la doppia perfusione ematica, arteriosa e portale, a livello epatico (Fig. 3.18). Queste aree focali di enhancement sono cioè determinate dalla mancanza di riduzione della perfusione arteriosa all'aumento della perfusione portale e possono essere associati o meno a lesioni focali epatiche [9].

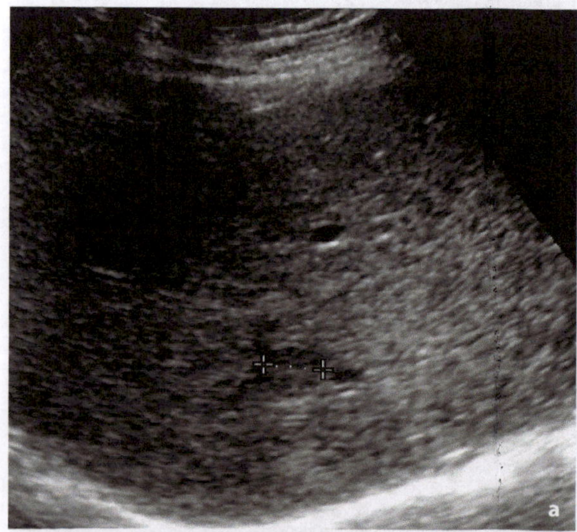

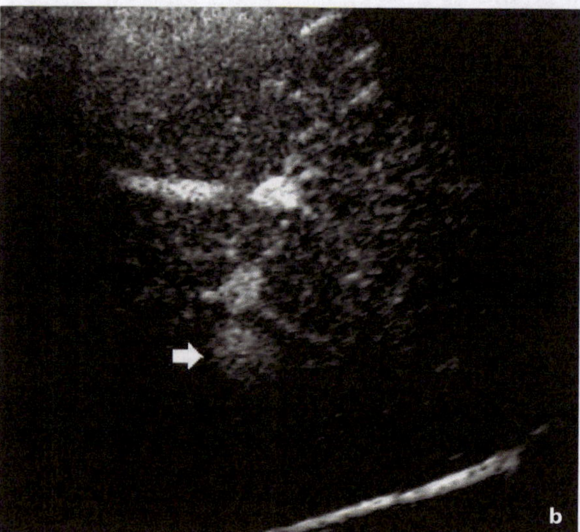

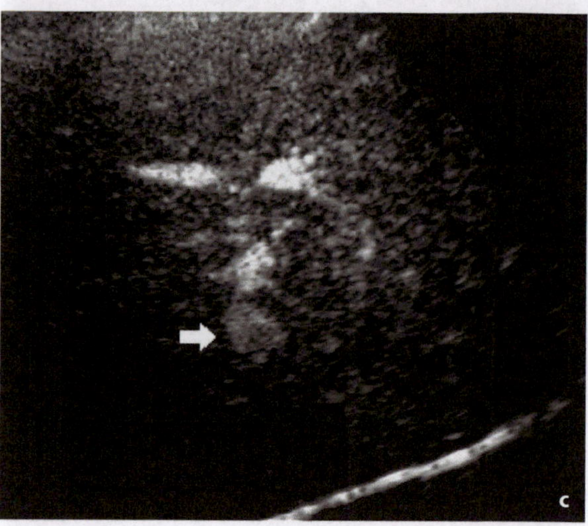

Fig. 3.16 a-c

Angioma a carattere ipervascolare. **a** Riscontro di una lesione focale epatica a carattere ipoecogeno (*calibri*) in un paziente portatore di cirrosi epatica e sottoposto ad US surveillance con cadenza semestrale. **b, c** Scansione dopo la somministrazione di mezzo di contrasto ecografico, tecnica contrasto-specifica *pulse inversion*. **b** Nelle scansioni eseguite in fase arteriosa la lesione (*freccia*) presenta aspetto francamente ipervascolare rispetto al fegato adiacente, presentando un enhancement a carattere diffuso, per apparire tenuemente ipervascolare rispetto al fegato adiacente in fase tardiva (**c**)

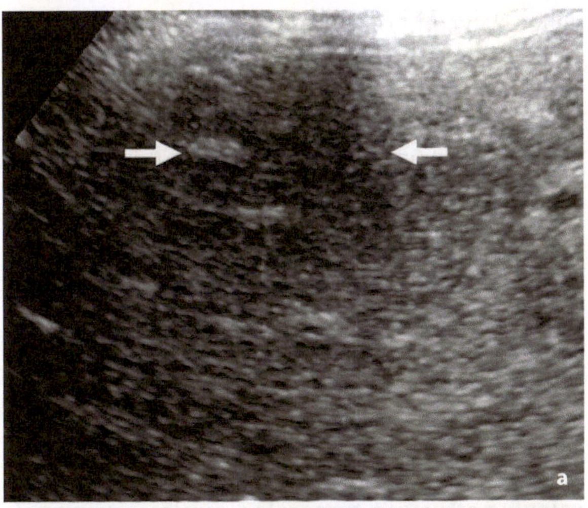

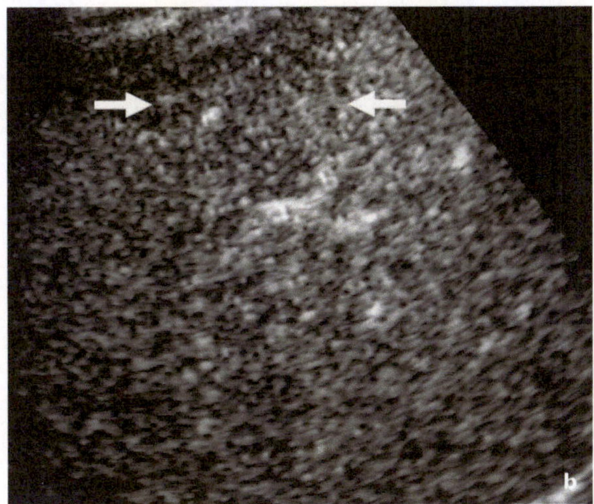

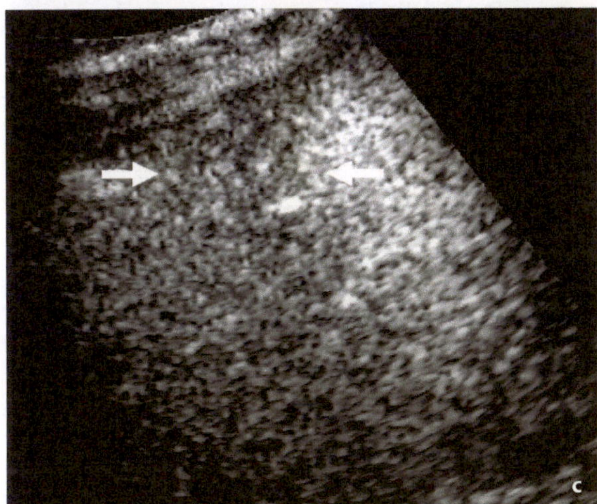

Fig. 3.17 a-c

Fibrosi focale epatica. **a** Riscontro di una lesione focale epatica a carattere ipoecogeno ed a morfologia a cuneo con base capsulare in un paziente portatore di cirrosi epatica e sottoposto ad US surveillance con cadenza semestrale. **b, c** Scansione dopo la somministrazione di mezzo di contrasto ecografico, tecnica contrasto-specifica *pulse inversion*. **b** Nelle scansioni eseguite in fase arteriosa la lesione (*freccia*) presenta aspetto lievemente ipovascolare rispetto al fegato adiacente presentando un enhancement a carattere diffuso, per apparire isovascolare al fegato adiacente in fase tardiva (**c**)

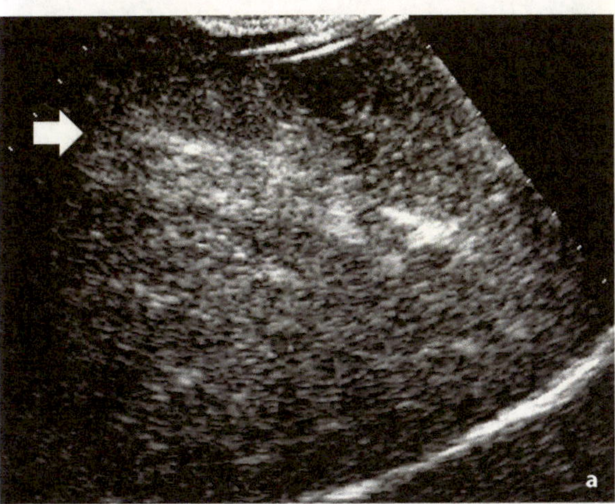

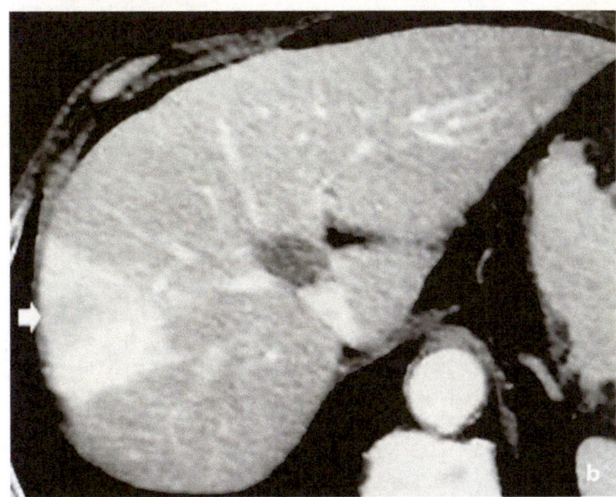

Fig. 3.18 a, b

Transient hepatic echogenicity difference. **a** Riscontro di una area focale di enhancement (*freccia*) a morfologia triangolare con base capsulare evidente a livello epatico dopo la somministrazione di microbolle in fase arteriosa. **b** Correlazione con quadro TC ove pure risulta evidente un'area focale di enhancement in fase arteriosa (*freccia*). (Per gentile concessione del Dott. Orlando Catalano)

3.5.4 Epatocarcinoma

L'epatocarcinoma iniziale (*early HCC*) < 2 cm presenta di solito un aspetto nodulare e viene suddiviso in 4 tipi [6]: a) nodulare singolo (*single nodular type*); b) nodulare singolo con crescita extranodulare (*single nodular type with extranodular growth*); c) multinodulare contiguo (*contiguous multinodular type*); d) nodulare a margini indistinti (*poorly demarcated nodular type*). Il tipo a) presenta margini netti rispetto al fegato circostante ad aspetto ipo oppure iperecogeno all'ecografia di base, mentre i tipi b), c), e d) dimostrano margini indistinti.

L'epatocarcinoma avanzato (*advanced HCC*) viene suddiviso in tre tipi principali: a) nodulare espansivo; b) massivo infiltrante; c) diffuso. Il tipo nodulare espansivo appare nettamente demarcato dal fegato circostante e può essere unifocale oppure multifocale, può presentare un aspetto disomogeneo con componenti a diversa ecogenicità separati da fini setti (pattern a mosaico), presentando di solito una capsula fibrosa periferica. Il tipo infiltrante presenta margini sfumati e spesso invade la gran parte del parenchima epatico e le strutture vascolari, in particolare le vene del circolo portale. Il tipo diffuso è quello più raro ed è caratterizzato da multipli noduli di piccole dimensioni diffusi a tutto il fegato.

Il pattern classico dell'epatocarcinoma dopo la somministrazione di mezzo di contrasto ecografico riproduce il pattern evidente anche alla TC ed alla RM, consistente in un aspetto francamente ipervascolare in fase arteriosa (Fig. 3.19) spesso con l'evidenza dei vasi afferenti, determinata dalla prevalente perfusione tumorale a carattere principalmente arteriosa, ed un aspetto ipovascolare in fase tardiva, a volte con evidenza di rim periferico (Fig. 3.20) che verosimilmente corrisponde alla

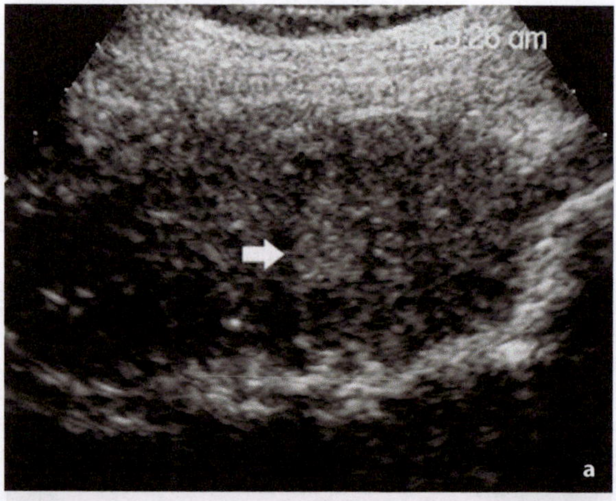

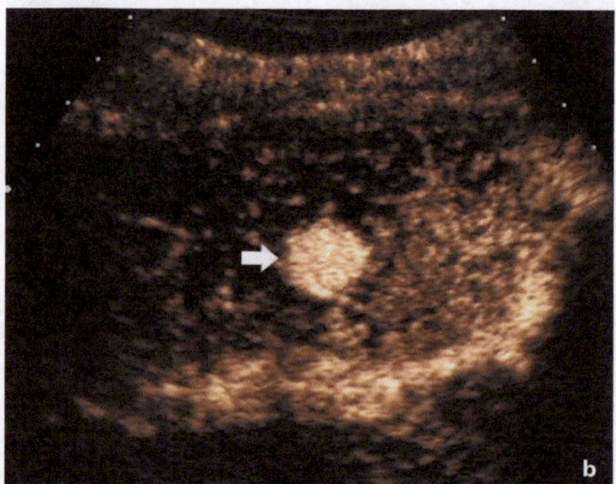

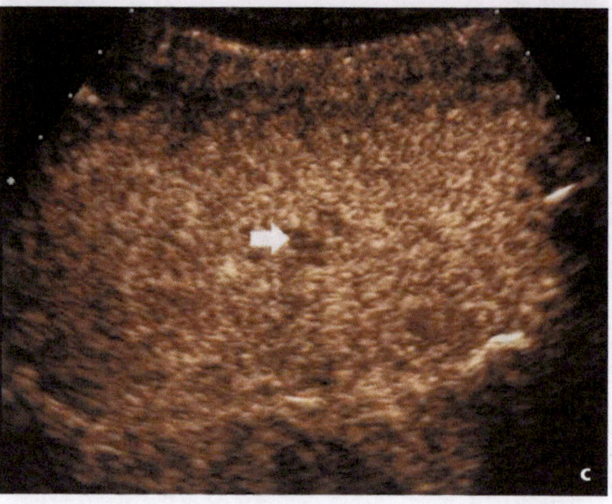

Fig. 3.19 a-c

Epatocarcinoma inferiore a 2 cm. **a** Riscontro di una lesione focale epatica a carattere tenuemente iperecogeno (*freccia*) in un paziente portatore di cirrosi epatica e sottoposto ad US surveillance con cadenza semestrale. **b, c** Scansione dopo la somministrazione di mezzo di contrasto ecografico, tecnica contrasto-specifica *cadence contrast pulse sequencing*. **b** Nelle scansioni eseguite in fase arteriosa la lesione (*freccia*) presenta aspetto francamente ipervascolare rispetto al fegato adiacente presentando un enhancement a carattere diffuso, per apparire tenuemente ipovascolare al fegato adiacente in fase portale e tardiva (**c**)

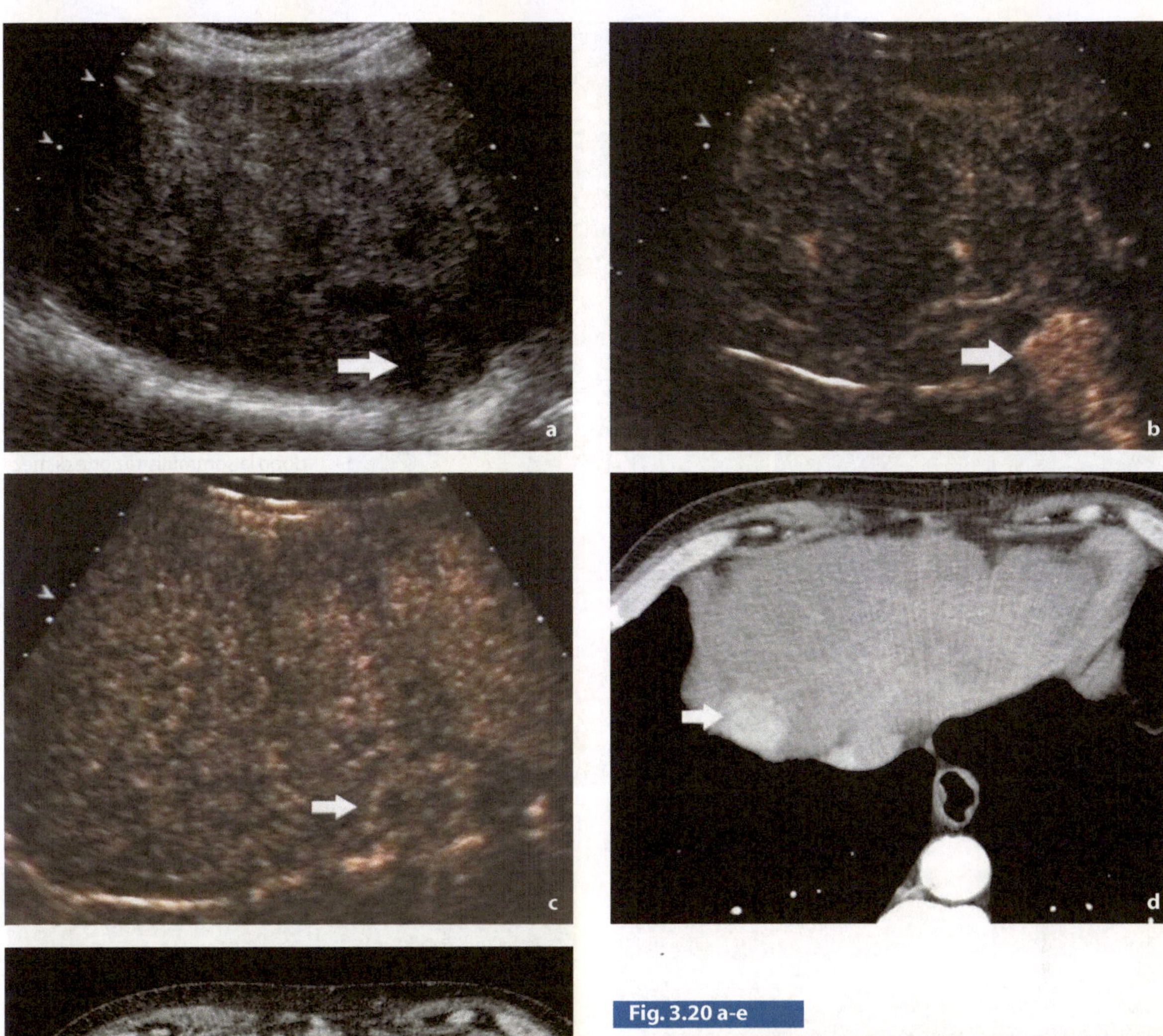

Fig. 3.20 a-e

Epatocarcinoma inferiore a 2 cm. **a** Riscontro di una lesione focale epatica a carattere tenuamente iperecogeno (*freccia*) in un paziente portatore di cirrosi epatica e sottoposto ad US surveillance con cadenza semestrale. **b, c** Scansione dopo la somministrazione di mezzo di contrasto ecografico, tecnica contrasto-specifica *cadence contrast pulse sequencing*. **b** Nelle scansioni eseguite in fase arteriosa la lesione (*freccia*) presenta aspetto francamente ipervascolare rispetto al fegato adiacente presentando un enhancement a carattere diffuso, per apparire ipovascolare al fegato adiacente in fase portale e tardiva (**c**) con evidenza di rim periferico ipervascolare. **d** La TC eseguita dopo la somministrazione a base di iodio in fase arteriosa conferma il carattere ipervascolare della lesione che appare ipovascolare con rim ipervascolare periferico in fase tardiva (**e**)

pseudocapsula fibrosa periferica oppure al parenchima epatico adiacente compresso [10]. L'enhancement è frequentemente disomogeneo negli epatocarcinomi > 3 cm di diametro, dovuto alla presenza di componenti necrotiche (Tabella 3.2).

L'aspetto ipovascolare in fase tardiva è riscontrabile in circa il 60% degli epatocarcinomi, mentre nel rimanente 40%, costituito soprattutto da epatocarcinomi ben differenziati, si apprezza un aspetto isovascolare in fase tardiva (Fig. 3.21) che rende tali lesioni simili ai noduli di tipo benigno specie se < 2cm di diametro.

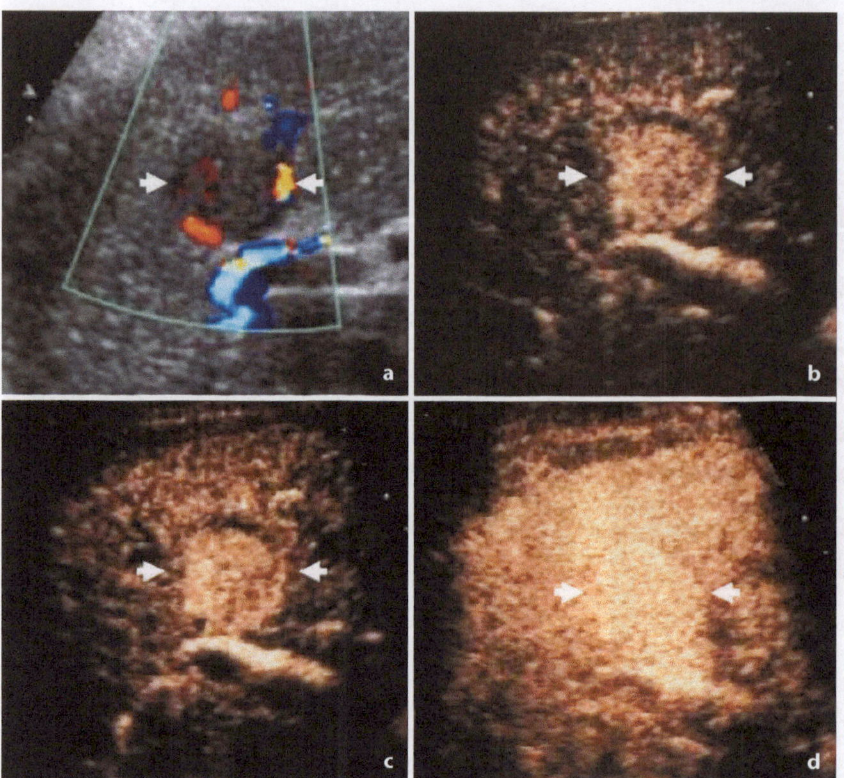

Fig. 3.21 a-d

Epatocarcinoma superiore a 2 cm. **a** Riscontro di una lesione focale epatica a carattere tenuemente ipoecogeno (*frecce*) con vasi prevalentemente perinodulari al color Doppler in un paziente portatore di cirrosi epatica e sottoposto ad US surveillance con cadenza semestrale. **b**, **c** Scansione dopo la somministrazione di mezzo di contrasto ecografico, tecnica contrasto-specifica *cadence contrast pulse sequencing*. Nelle scansioni eseguite in fase arteriosa (**b**) e portale (**c**) la lesione (*freccia*) presenta aspetto francamente ipervascolare rispetto al fegato adiacente presentando un enhancement a carattere diffuso, per apparire isovascolare al fegato adiacente in fase tardiva (**d**). Riprodotta da [17], con autorizzazione

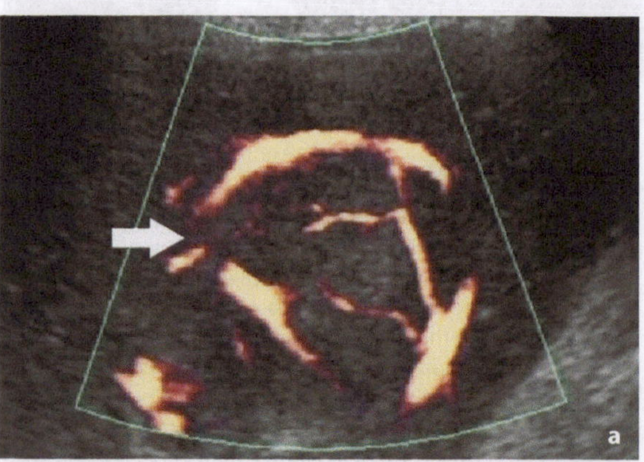

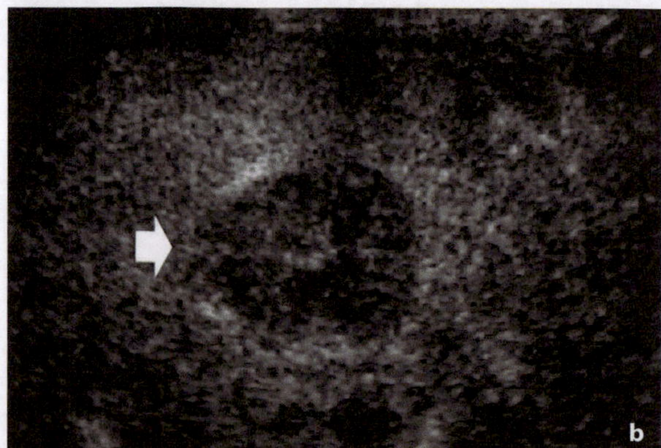

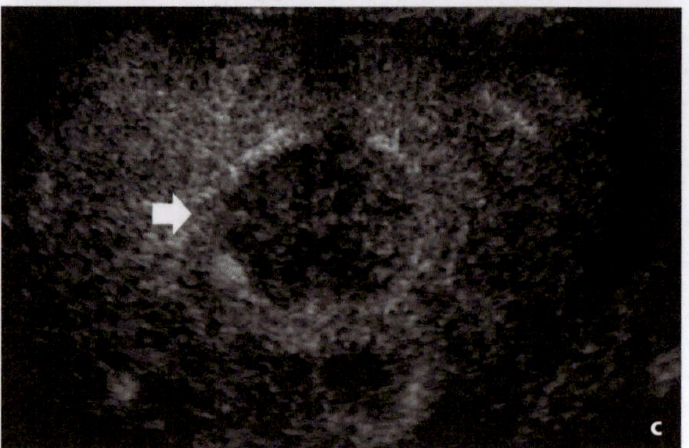

Fig. 3.22 a-c

Epatocarcinoma superiore a 2 cm. **a** Riscontro di una lesione focale epatica a carattere disomogeneo con vasi peri ed intranodulari alla valutazione color Doppler (*freccia*) in un paziente portatore di cirrosi epatica e sottoposto ad US surveillance con cadenza semestrale. **b**, **c** Scansione dopo la somministrazione di mezzo di contrasto ecografico, tecnica contrasto-specifica *pulse inversion*. Nelle scansioni eseguite in fase arteriosa (**b**) e portale (**c**) la lesione (*freccia*) presenta aspetto persistentemente ipovascolare rispetto al fegato, presentando anche un rim di enhancement periferico

Meno frequentemente gli epatocarcinomi possono presentare un enhancement assente oppure a spots intranodulari con aspetto persistentemente ipovascolare [11] (Fig. 3.22) caratterizzato da enhancement a rim periferico in fase arteriosa e/o tardiva [3].

3.6 Indicazioni della ecografia con mezzo di contrasto

L'ecografia di base in scala di grigi ed il color Doppler sono in grado di caratterizzare correttamente una lesione focale incidentale come maligna oppure benigna solo nel 40-50% dei casi, in quanto l'angioma tipico, l'iperplasia nodulare focale e le metastasi possono presentare un pattern tipico all'ecografia di base oppure una architettura vascolare tipica al color Doppler. Il color ed il power Doppler sono comunque limitati nella sensibilità per i vasi peri ed intra-tumorali a flusso lento, in quanto sono condizionati dal filtro che elimina il segnale clutter prodotto dai tessuti stazionari e dalla stretta banda di frequenze in emissione e ricezione che riduce la risoluzione spaziale. Attualmente è comunque possibile aumentare la sensibilità e la risoluzione spaziale dell'ecografia di base per i flussi lenti grazie alle tecniche Dynamic Flow (Doppler ad ampia banda di frequenze che aumenta la risoluzione spaziale), B-Flow (tecnica a codici) ed e-Flow (tecnica ad ampia banda di frequenze e con una morfologia dell'impulso a fase variabile) che aumentano la sensibilità per i flussi lenti.

I mezzi di contrasto ecografici hanno dimostrato un'accuratezza diagnostica variabile dal 75% al 95% nella caratterizzazione delle lesioni focali epatiche [1, 12-14] e sono indicati nel 50-60% delle lesioni focali epatiche di riscontro incidentale, identificate o sospette all'ecografia di base, e di caratterizzazione non definita o incompleta [15, 16]. In circa il 10% dei casi l'ecografia con mezzo di contrasto non è in grado di caratterizzare compiutamente una lesione focale ed è necessario ricorrere a tecniche di indagine più accurate come la RM con mezzo di contrasto epato-specifico oppure alla biospia.

Bibliografia

1. Quaia E, Calliada F, Bertolotto M, et al (2004) Characterization of focal liver lesions by contrast-specific US modes and a sulfur hexafluoride-filled microbubble contrast agent: diagnostic performance and confidence. Radiology 232:420-430
2. Quaia E, Bartolotta TV, Midiri M et al (2006) Analysis of different contrast enhancement patterns after microbubble-based contrast agent injection in liver hemangiomas with atypical appearance at baseline scan. Abdom Imag 31:59-64
3. Catalano O, Sandomenico F, Raso MM et al (2004) Low mechanical index contrast-enhanced sonographic findings of pyogenic hepatic abscesses. AJR Am J Roentgenol 182:447-450
4. International Working Party (1995) Terminology of nodular hepatocellular lesions. Hepatology 22:983-993
5. Krinsky G (2002) Terminology of hepatocellular nodules in cirrhosis: Plea for consistency. Radiology 224:638
6. Bartolozzi C, Lencioni R (1999) Liver malignancies. Springer, Berlin Heidelberg, New York
7. Bruix J, Sherman M, Llovet JM et al (2001) Clinical management of hepatocellular carcinoma. Conclusions of the Barcelona-2000 EASL Conference. European Association for the Study of the Liver. J Hepatol 35:421-430
8. Catalano O, Sandomenico F, Nunziata A et al (2007) Transient Hepatic Echogenicity Difference on contrast-enhanced ultrasonography. J Ultrasound Med 26:337-345
9. Colagrande S, Centi N, Galdiero R et al (2007) Transient Hepatic Intensity Differences: Part 1, Those associated with focal lesions. AJR Am J Roentgenol 188:154-159
10. Nicolau C, Catalá V, Vilana R et al (2004) Evaluation of hepatocellular carcinoma using SonoVue, a second generation ultrasound contrast agent: correlation with cellular differentiation. Eur Radiol 14:1092-1099
11. Bolondi L, Gaiani S, Celli N et al (2005) Characterizaton of small nodules in cirrhosis by assessment of vascularity: the problem of hypovascular hepatocellular carcinoma. Hepatology 42:27-34
12. Leen E, Ceccotti P, Kalogeropoulou C et al (2006) Prospective multicenter trial evaluating a novel method of characterizing focal liver lesions using contrast-enhanced sonography. AJR Am J Roentgenol 186:1551-1559
13. Nicolau C, Vilana R, Catala V et al (2006) Importance of evaluating all vascular phases on contrast-enhanced sonography in the differentiation of benign from malignant focal liver lesions. AJR Am J Roentgenol 186:158-167
14. Quaia E, Palumbo A, Rossi S et al (2006) Characterization of liver tumors insonated at low transmit power after microbubble contrast agent injection: comparison of visual and quantitative analysis in diagnostic performance. AJR Am J Roentgenol 186:1560-1570
15. Wilson SR, Burns P (2006) An algorithm for the diagnosis of focal liver masses using microbubble contrast-enhanced pulse-inversion sonography. AJR Am J Roentgenol 186:1401-1412
16. Albrecht T, Blomley M, Bolondi L et al. EFSUMB Study group (2004) Guidelines for the use of contrast agents in ultrasound. Ultraschall Med 25: 249-256
17. Quaia E (2005) Contrast media in ultrasonography: basic principles and clinical applications. Springer, Heidelberg, New York

4 Applicazione dei mezzi di contrasto ecografici nelle lesioni focali del fegato steatosico, nelle lesioni epatiche rare e nelle pseudolesioni del fegato

Tommaso Vincenzo Bartolotta, Adele Taibbi, Emilio Quaia, Massimo Midiri

4.1 Introduzione

Nonostante i continui progressi tecnologici, l'ecografia convenzionale in scala di grigi non presenta elevata specificità nella caratterizzazione delle lesioni focali epatiche [1]. Inoltre, nella pratica clinica, il non infrequente riscontro di alterazioni diffuse del parenchima epatico, come la steatosi, può rendere ancora più difficoltosa una corretta diagnosi [2]. In particolare l'infiltrazione adiposa del fegato, dovuta all'accumulo di trigliceridi sotto forma di vacuoli di differenti dimensioni all'interno degli epatociti, la cui incidenza, secondo alcuni studi autoptici, varia dal 6 all'11%, è responsabile di un'alterazione diffusa dell'ecogenicità del parenchima epatico che assume un aspetto definito "brillante", nel contesto del quale le lesioni epatiche presentano, indipendentemente dalla loro natura, un aspetto prevalentemente ipoecogeno [3, 4]. Inoltre la steatosi può interessare in maniera focale solo alcune aree del parenchima epatico e, per converso, in un fegato diffusamente steatosico possono esistere le cosiddette "aree di risparmio", con il risultato di creare pseudolesioni che, specialmente nei pazienti oncologici sottoposti a chemioterapia che spesso sviluppano una steatosi epatica, possono porre problemi di diagnosi differenziale con le metastasi.

L'accumulo lipidico intraepatocitario può derivare da una diminuita clearance epatica degli acidi grassi, causata da un danno epatocellulare, o da un'aumentata produzione o mobilizzazione degli acidi grassi stessi. Le cause più frequenti includono l'assunzione di alcool, il diabete, diverse forme di dislipidemia, l'obesità, la gravidanza, la sindrome di Cushing e l'assunzione di farmaci epatotossici, in particolare i corticosteroidi ed i chemioterapici [5].

Come già accennato, nel fegato steatosico l'aspetto ecografico è caratterizzato dalla presenza di fini echi fittamente stipati e di intensità superiore alla norma. L'accumulo di grasso è, altresì, responsabile di una marcata e progressiva attenuazione del fascio ultrasonoro che, nei piani profondi, comporta una ridotta o assente visualizzazione sia di strutture normali, come ad esempio il diaframma, sia di eventuali lesioni focali, soprattutto se di piccole dimensioni [2, 5, 6]. A questo proposito è opportuno ricordare come il progressivo abbattimento del segnale, dovuto alla ridotta capacità del fascio di ultrasuoni di giungere con sufficiente energia nei piani di scansione profondi, può rendere conto della riduzione del rapporto segnale/rumore anche dopo la somministrazione di mezzo di contrasto ecografico, spiegando, almeno in parte, la possibilità di riscontrare un aspetto ipoecogeno anche all'indagine ecocontrastografica [7, 8].

Scopo di questo capitolo è, dunque, quello di presentare gli aspetti, all'ecografia con mezzo di contrasto, delle principali lesioni focali epatiche e delle pseudolesioni insorgenti nel fegato steatosico. Verranno altresì descritti gli aspetti ecocontrastografici di alcune lesioni focali epatiche di più raro riscontro.

4.2 Nota tecnica

I mezzi di contrasto ecografici di ultima generazione consentono al medico radiologo di effettuare un'indagine ecografica in tempo reale a basso indice meccanico, anziché un esame "intermittente" ad alto indice meccanico, così da poter agevolmente esaminare l'intero fegato in tutte le fasi vascolari ed evidenziare in maniera accurata sia il macro che il microcircolo di un'eventuale lesione focale epatica.

La tecnica ecografica impiegata nei casi illustrati, ove non altrimenti specificato, è basata su un esame continuo effettuato a basso indice meccanico (0,05-0,08), impiegando apparecchiature ecografiche fornite di sonde convex e tecnologia ad inversione d'impulso. Il mezzo di contrasto (SonoVue, Bracco, Milano, Italia) è stato iniettato in bolo attraverso una vena antecubitale del braccio alla dose di 2,4 ml mediante un'agocannula (20-22 G) con successiva iniezione di 5 ml di soluzione salina. Al fine di un'ottimale valutazione del comportamento contrastografico delle lesioni studiate, sono stati acquisiti dei filmati sia in condizioni di base che dopo somministrazione del mezzo di contrasto, in fase arteriosa, portale e tardiva, ottenute rispettivamente 10-35 secondi, 55-80 secondi e 235-260 secondi dall'iniezione dello stesso. Tutti i filmati sono stati archiviati in formato digitale e le lesioni sono state valutate in relazione alle variazioni di ecogenicità rispetto alle condizioni di base ed in rapporto al circostante parenchima epatico.

4.3 Lesioni focali epatiche benigne

Emangioma. In accordo con la nostra esperienza e con i dati riportati in letteratura, l'ecografia con mezzo di contrasto risulta particolarmente utile nella caratterizzazione degli angiomi epatici che non presentano, all'ecografia di base, il caratteristico aspetto omogeneamente iperecogeno a margini ben definiti e rinforzo di parete posteriore [9, 10]. In particolare, in pazienti con fegato steatosico, gli angiomi, oltre che presentarsi come lesioni più o meno omogeneamente ipoecogene, possono presentare un alone ipoecogeno periferico, attribuito da alcuni Autori alla presenza di aree comunemente definite "di risparmio", creando problemi di diagnosi differenziale con le lesioni maligne, essenzialmente metastatiche [11].

L'ecocontrastografia è in grado di dimostrare, nella maggior parte dei casi, il tipico aspetto caratterizzato, in fase arteriosa, dalla presenza di noduli iperecogeni alla periferia della lesione, seguito da un progressivo riempimento ad andamento centripeto nelle fasi portale e tardiva (Figg. 4.1, 4.2). Tale riempimento in fase tardiva può risultare completo o incompleto in base alle dimensioni dell'emangioma e, quindi, in relazione alla presenza o meno di fenomeni trombotico-emorragici, di degenerazione cistica, fibrosi o ialinizzazione e deposizione di sali di calcio [12].

Un ulteriore aspetto contrastografico di possibile riscontro negli angiomi, sebbene più raro, è costituito da un anello continuo periferico di im-

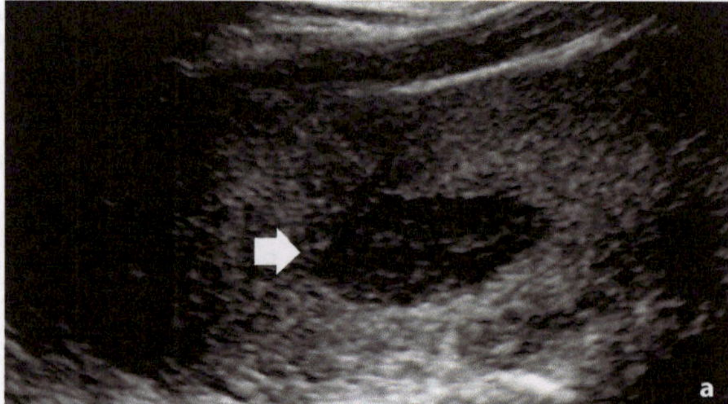

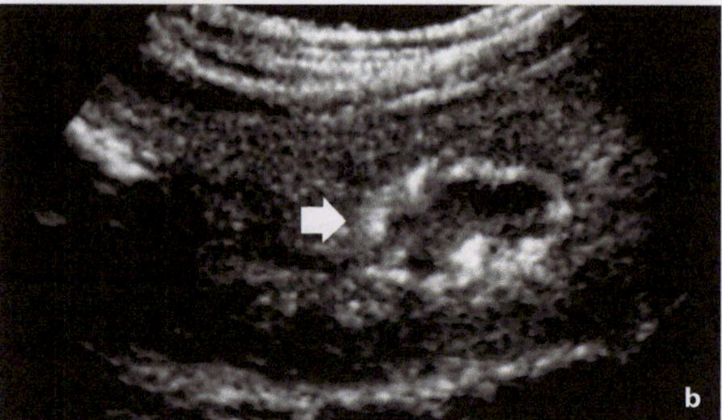

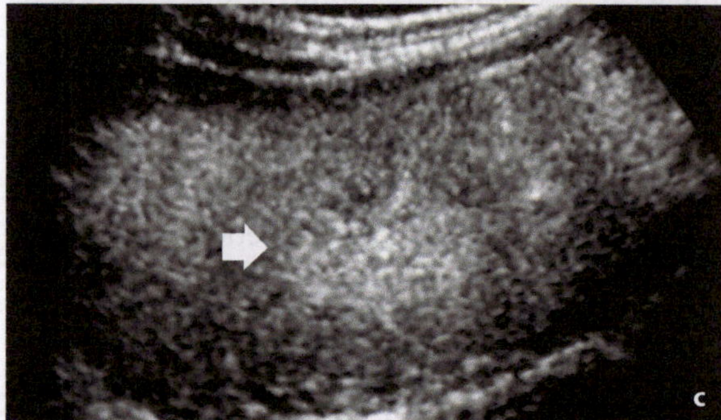

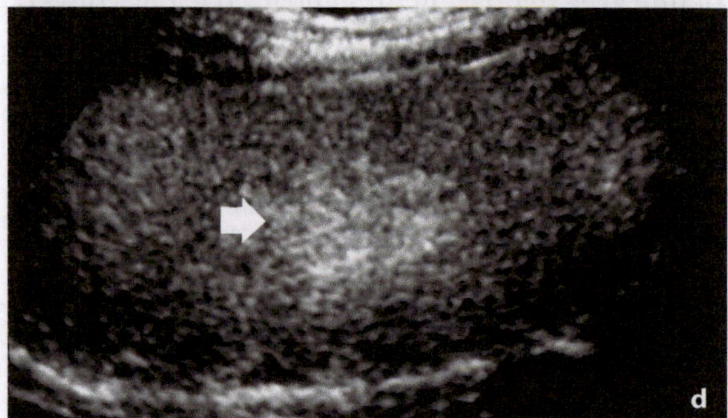

Fig. 4.1 a-d
Angioma epatico. **a** La scansione sottocostale obliqua ascendente destra, ottenuta in condizioni di base, evidenzia una lesione (**a-d**, *frecce*) disomogeneamente ipoecogena, a margini regolari, del diametro di 3,5 cm, localizzata in corrispondenza dell'VIII segmento epatico. **b** In fase arteriosa si apprezzano noduli periferici di captazione del mezzo di contrasto, con progressivo riempimento ad andamento centripeto, completo già in fase portale (**c**). **d** In fase tardiva la lesione rimane tenuemente iperecogena rispetto al circostante parenchima epatico

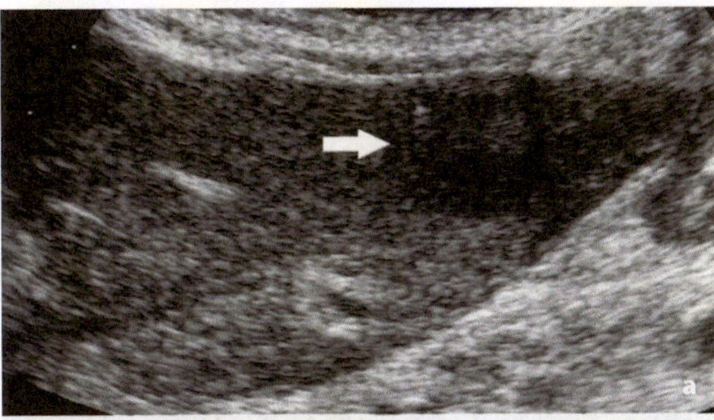

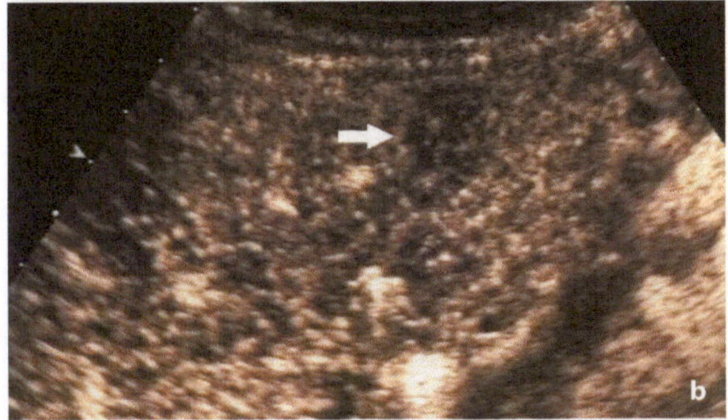

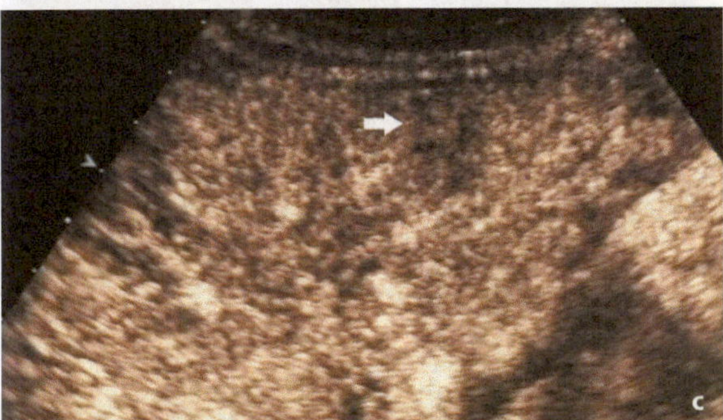

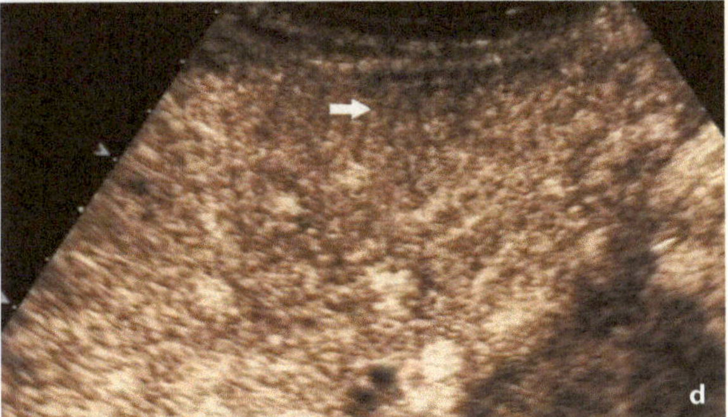

Fig. 4.2 a-d

Angioma epatico su fegato steatosico in uomo di 45 anni. **a** La lesione (*freccia*) localizzata a livello del margine libero epatico presenta un diametro di 2 cm ed appare ipoecogena su uno sfondo di iperecogenicità diffusa all'ecografia di base. **b-d** Tecnica ecografica contrasto-specifica *cadence contrast pulse sequencing*: dopo la somministrazione di mezzo di contrasto ecografico a base di esafluoruro di zolfo, la lesione (*freccia*) presenta riempimento progressivo in fase arteriosa (**b**), portale (**c**) e tardiva (**d**)

pregnazione contrastografica, seguito da un riempimento centripeto e completo [12]. Quest'ultimo aspetto semeiologico, sebbene riportato da alcuni Autori come di esclusiva pertinenza degli angiomi, va accuratamente valutato al fine di distinguerlo dall'anello di captazione periferica riscontrabile, ad esempio, nelle metastasi o anche negli ascessi [13, 14]. Infine, come è tipico nel caso di angiomi di piccole dimensioni (diametro <2 cm), è possibile documentare, in fase arteriosa, una rapida captazione del mezzo di contrasto con una conseguente iperecogenicità che persiste nelle successive fasi vascolari [12]. Tali aspetti semeiologici, anche se già ampiamente documentati in letteratura come possibili quadri TC e RM di angioma capillare, costituiscono comunque, all'ecografia, un reperto che può causare difficoltà interpretative con altre lesioni ipervascolari benigne quali l'adenoma e l'iperplasia nodulare focale, per cui può risultare necessario un approfondimento diagnostico mediante altre metodiche di imaging [15].

Iperplasia nodulare focale. L'iperplasia nodulare focale (INF) che insorge in fegato steatosico presenta, all'esame ecografico di base, un aspetto prevalentemente ipoecogeno con ecostruttura che può essere omogenea o anche eterogenea, soprattutto in relazione alla presenza di un'area centrale iperecogena corrispondente alla "cicatrice centrale" di natura fibrosa. I margini possono presentarsi netti o, talvolta, sfumati [2]. Alla valutazione con color Doppler e Doppler pulsato si possono evidenziare alcune caratteristiche fortemente suggestive per questo tipo di lesione, ovvero un aspetto "a ruota di carro" con segnale di tipo arterioso o la presenza di un ramo nutritizio sempre arterioso (*feeding vessel*) che dalla periferia penetra verso l'interno [16]. Tuttavia, soprattutto nel caso di INF di piccole dimensioni, non è infrequente osservare l'assenza di apprezzabile segnale colore all'interno della lesione o in sede periferica. Di conseguenza, un aspetto color Doppler quale quello "a ruota di carro" o la presenza di un vaso arterioso afferente possono fornire utili indicazioni sulla natura della lesione ma, poiché non sempre è possibile individuare questi aspetti semeiologici, peraltro non patognomonici, la somministrazione del mezzo di contrasto può risultare dirimente. In particolare, dopo la sua somministrazione, l'INF dimostra, in fase arteriosa, la sua natura di lesione altamente ipervascolare rispetto al parenchima circostante (Figg. 4.3, 4.4) e spesso è possibile

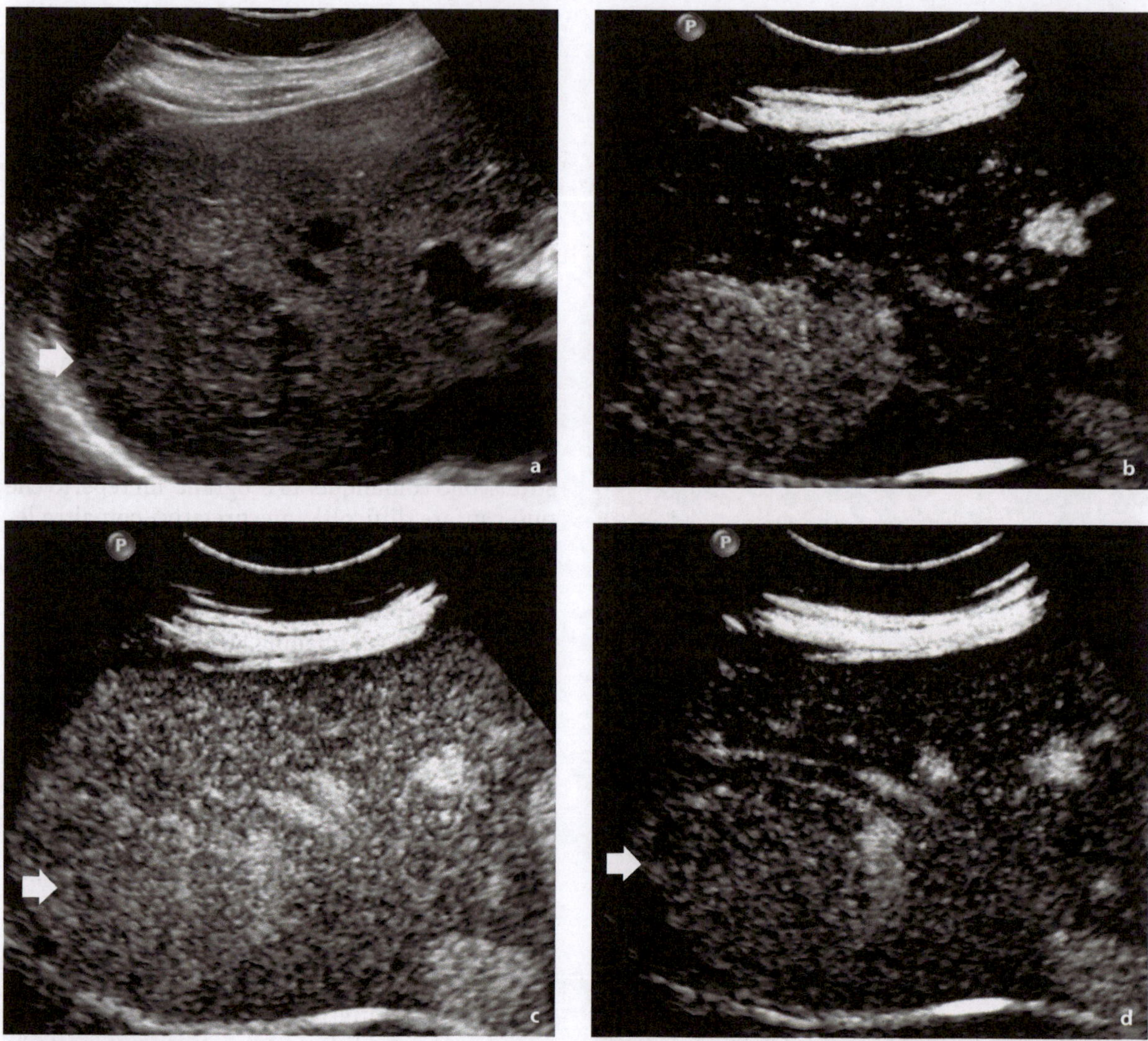

Fig. 4.3 a-d

Iperplasia nodulare focale. **a** La scansione sottocostale obliqua ascendente destra, prima dell'iniezione di SonoVue, evidenzia una lesione (*freccia*) nel complesso isoecogena rispetto al circostante parenchima epatico, localizzata in corrispondenza del VII segmento epatico, del diametro di 6 cm. **b** In fase arteriosa è possibile evidenziare una rapida, intensa ed omogenea captazione del mezzo di contrasto. **c** La lesione mantiene l'impregnazione contrastografica anche in fase portale, tendendo all'isoecogenicità con il circostante parenchima epatico in quella tardiva (**d**)

osservare un caratteristico aspetto radiato dei vasi intralesionali (*star-like sign*) nei primi secondi della fase arteriosa stessa. Quest'ultimo aspetto, seguito da un rapido "riempimento" della lesione con andamento centrifugo è ritenuto essere altamente indicativo della natura della lesione [17]. Anche il riscontro di un'area centrale che non presenta captazione di mezzo di contrasto in fase arteriosa, da riferire alla cicatrice centrale, sebbene non patognomonico e non sempre evidente, può fornire un ulteriore indizio per la corretta diagnosi (Fig. 4.5). Nella fase portale l'INF può presentarsi tenuemente iperecogena tendendo comunque all'isoecogenicità rispetto al circostante parenchima in fase tardiva [15]. Nelle lesioni originanti in fegato steatosico, inoltre, può risultare particolarmente difficile evidenziare una significativa impregnazione contrastografica o il caratteristico *star-like sign*, soprattutto nelle lesioni poste nei piani più profondi [8].

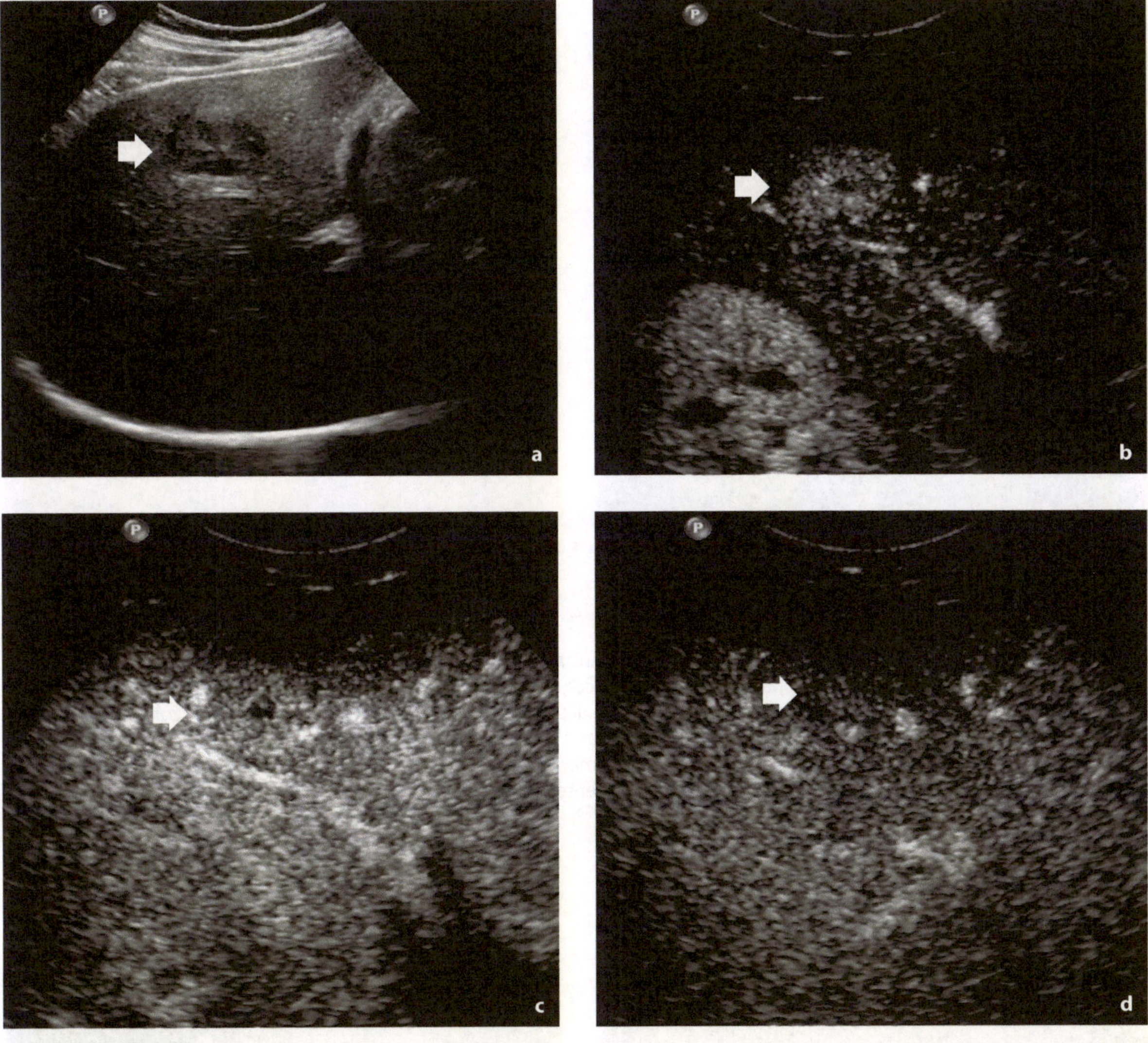

Fig. 4.4 a-d

Iperplasia nodulare focale. **a** La scansione sottocostale obliqua ascendente destra, ottenuta in condizioni di base, evidenzia una lesione (*freccia*) disomogeneamente ipoecogena con un'area centrale iperecogena del diametro di 3 cm, localizzata in corrispondenza del VI segmento epatico. **b** In fase arteriosa la lesione mostra una rapida ed intensa captazione del mezzo di contrasto, apparendo isoecogena, rispetto al circostante parenchima epatico, nelle successive fasi portale e tardiva (**c**, **d**). In tutte le immagini dello studio post-contrastografico è possibile evidenziare un'areola centrale costantemente ipovascolare corrispondente alla cicatrice

Adenoma epatocellulare. La relativa rarità dell'adenoma epatocellulare (AE) si riflette nella mancanza di casistiche sufficientemente ampie in letteratura, soprattutto nel fegato steatosico, e quindi, almeno fino a questo momento, non è possibile descrivere aspetti contrastografici particolari o differenti da quelli riportati per gli adenomi riscontrati in parenchima epatico normale, vale a dire quelli relativi a una lesione riccamente vascolarizzata in fase arteriosa che tende a diventare indistinguibile dal circostante parenchima nelle fasi successive (Figg. 4.6, 4.7) [18]. Alcuni Autori riportano la possibilità di differenziare l'AE dall'INF all'ecografia con mezzo di contrasto, poiché quest'ultima tenderebbe a mostrare una iperecogenicità, seppur sfumata, in fase portale [19]. Nella pratica clinica, tuttavia, risulta a volte difficile, sulla base della sola indagine ecocontrastografica, effettuare un'adeguata diagnosi differenziale con altre lesioni ipervascolari benigne, quali la stessa INF o gli angiomi capillari.

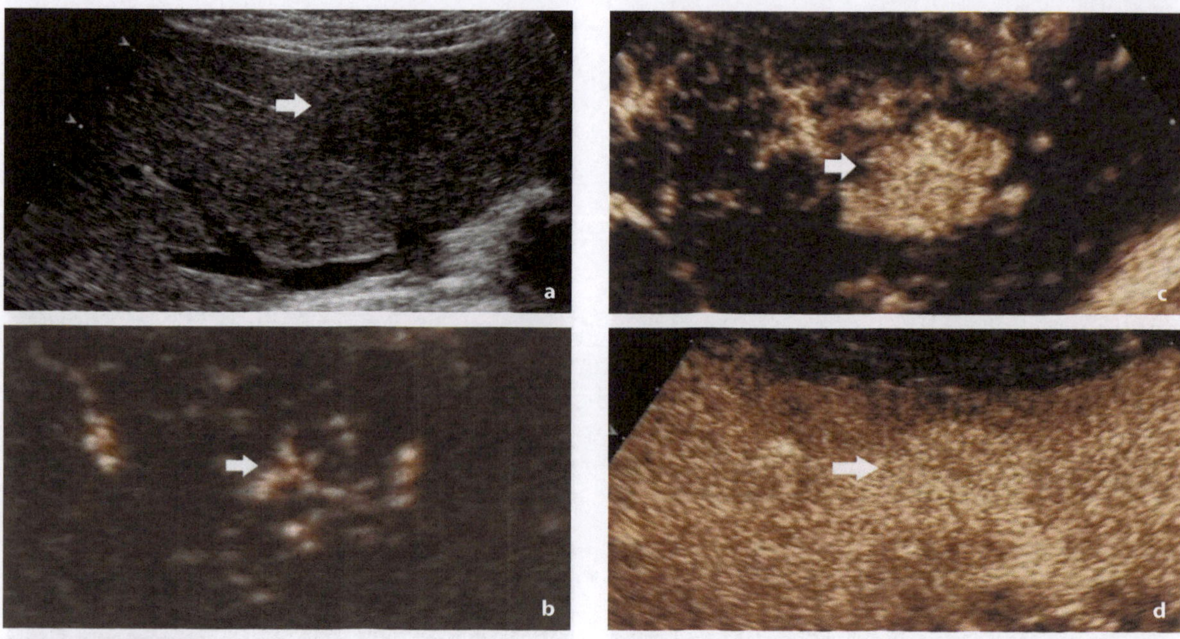

Fig. 4.5 a-d

Iperplasia nodulare focale su fegato steatosico in donna di 40 anni. **a** La lesione (*freccia*) localizzata a livello del quarto segmento epatico presenta un diametro di 3 cm ed appare ipoecogena all'ecografia di base. **b-d** Tecnica ecografica contrasto-specifica *cadence contrast pulse sequencing*: dopo la somministrazione del mezzo di contrasto ecografico a base di esafluoruro di zolfo, la lesione (*freccia*) presenta enhancement centrale con aspetto a "ruota di carro" in fase arteriosa precoce (15-18 secondi dopo la somministrazione delle microbolle) (**b**), per presentare poi aspetto francamente ipervascolare omogeneo in fase arteriosa tardiva (35-40 secondi) (**c**) ed aspetto isovascolare al parenchima epatico adiacente in fase tardiva (**d**)

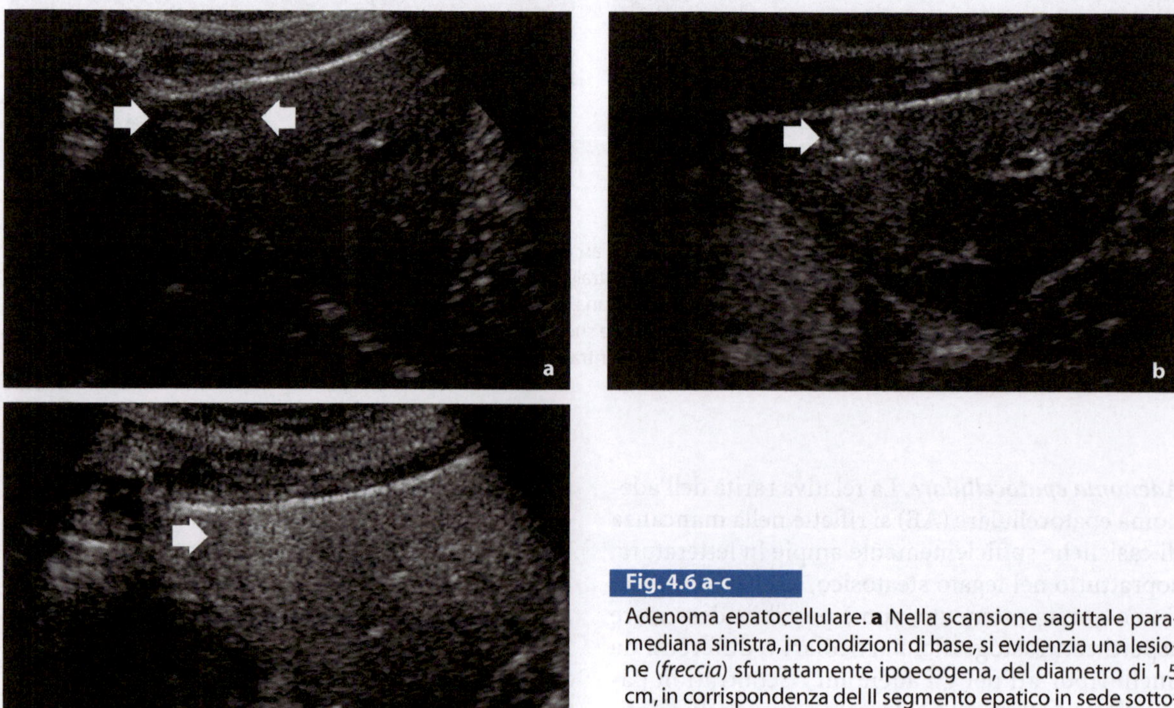

Fig. 4.6 a-c

Adenoma epatocellulare. **a** Nella scansione sagittale paramediana sinistra, in condizioni di base, si evidenzia una lesione (*freccia*) sfumatamente ipoecogena, del diametro di 1,5 cm, in corrispondenza del II segmento epatico in sede sottocapsulare. **b** In fase arteriosa la lesione mostra un evidente vaso intralesionale e risulta isoecogena rispetto al circostante parenchima epatico in fase portale (**c**)

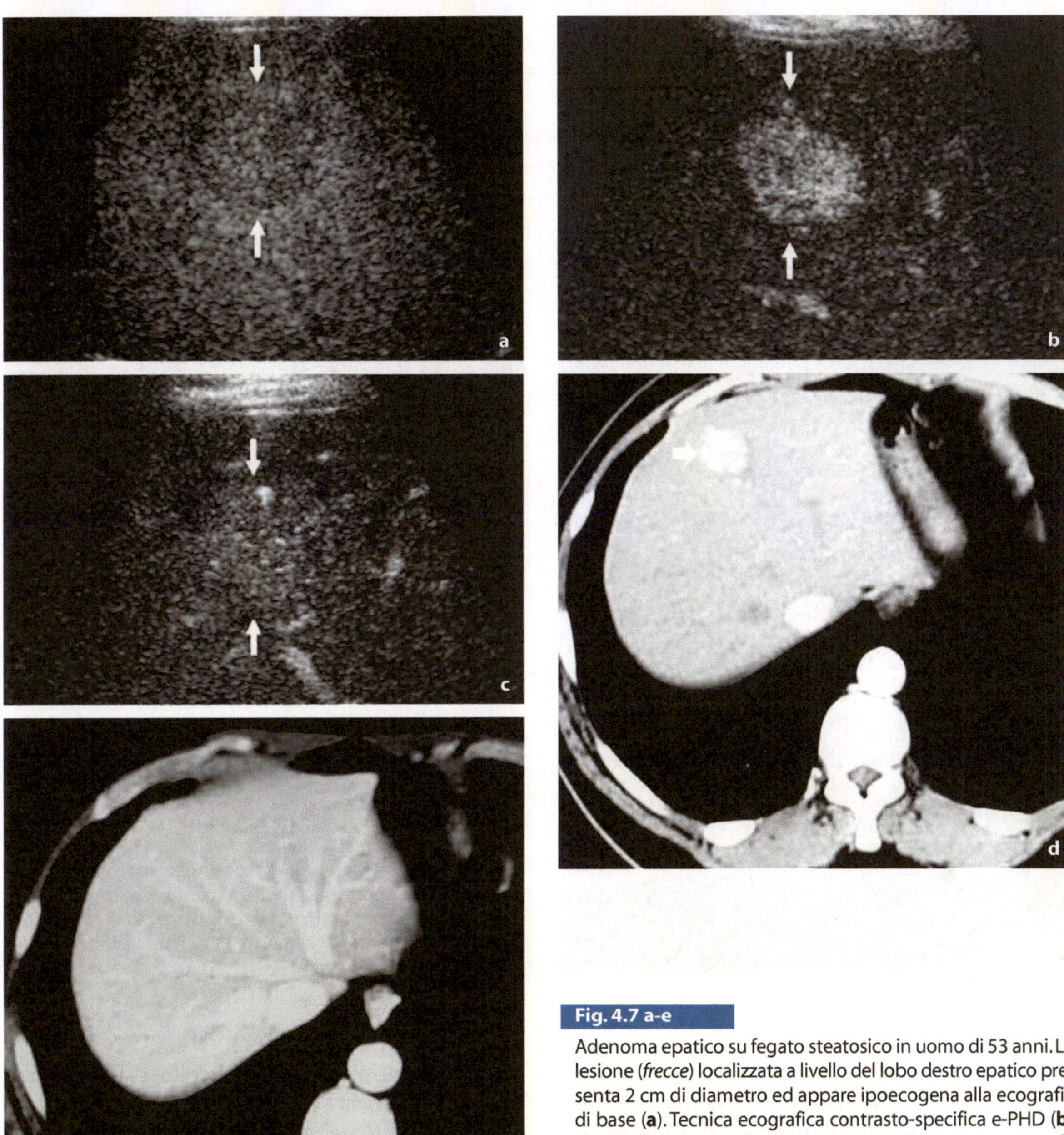

Fig. 4.7 a-e

Adenoma epatico su fegato steatosico in uomo di 53 anni. La lesione (*frecce*) localizzata a livello del lobo destro epatico presenta 2 cm di diametro ed appare ipoecogena alla ecografia di base (**a**). Tecnica ecografica contrasto-specifica e-PHD (**b-c**). Dopo la somministrazione di mezzo di contrasto ecografico a base di esafluoruro di zolfo, la lesione (*frecce*) presenta enhancement diffuso con aspetto ipervascolare in fase arteriosa (**b**), ed aspetto francamente isovascolare al fegato adiacente in fase portale (**c**). Alla TC (**d, e**) viene riprodotto l'aspetto ipervascolare (*freccia*) al fegato in fase arteriosa (**d**) ed isovascolare al fegato in fase portale (**e**)

4.4 Lesioni focali epatiche maligne

Metastasi. Il fegato, dopo i linfonodi locoregionali, è l'organo che con maggior frequenza è sede di metastasi, le quali rappresentano la più comune patologia epatica maligna. Tutte le neoplasie possono metastatizzare in questa sede e la compromissione della funzione epatica, che ne può derivare, rappresenta la causa finale del decesso in circa il 20-25% dei casi.

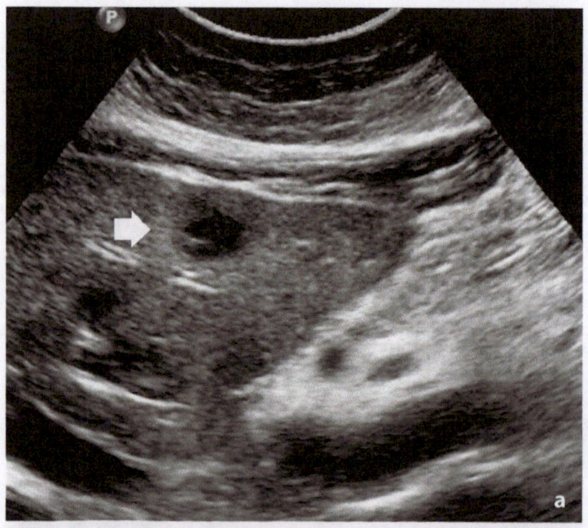

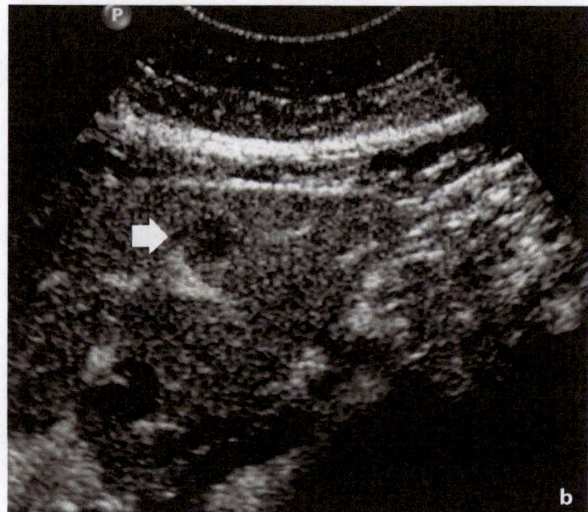

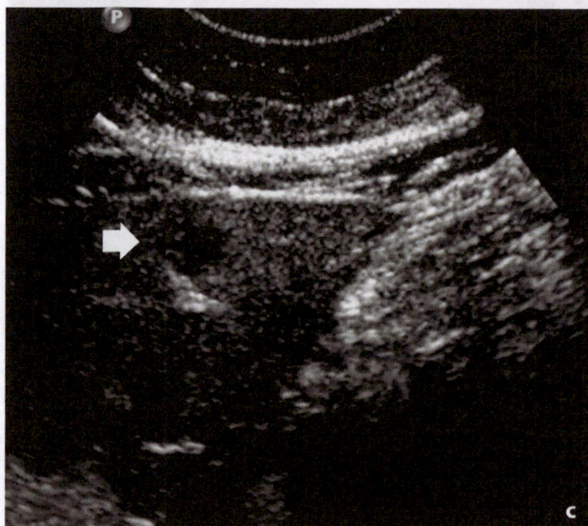

Fig. 4.8 a-c

Metastasi ipovascolare da carcinoma del colon. **a** La scansione sagittale paramediana sinistra rivela la presenza di una piccola lesione (*freccia*) disomogeneamente ipoecogena, localizzata in corrispondenza del II segmento epatico, del diametro di 1 cm. Dopo somministrazione di mezzo di contrasto la lesione si presenta ipovascolare nelle immagini ottenute in fase arteriosa (**b**) e tardiva (**c**)

Come già ricordato, i pazienti oncologici sono spesso sottoposti a cicli di chemioterapia con somministrazione di farmaci in grado di causare l'infiltrazione grassa degli epatociti. Pertanto, in tale scenario, è particolarmente importante un'adeguata diagnosi differenziale poiché da questa dipende la successiva gestione del paziente con le conseguenti opzioni terapeutiche che possono prevedere trattamenti ablativi locoregionali o, in casi selezionati, anche la resezione epatica. Un aspetto importante da tenere in considerazione, soprattutto nella gestione dei pazienti sottoposti a trattamenti chemioterapici per la presenza di lesioni secondarie in sede epatica, è la dimensione di queste ultime, che rappresenta uno dei principali criteri per la valutazione della risposta alla terapia adiuvante [20].

La steatosi, oltre a rendere difficoltosa, all'ecografia in scala di grigi, la detezione delle lesioni localizzate in profondità nel parenchima epatico, può ostacolare la precisa determinazione delle dimensioni delle lesioni stesse. A tale scopo l'impiego del mezzo di contrasto ecografico consente di meglio differenziare il parenchima epatico sano dalle metastasi, permettendo una definizione più netta dei margini delle lesioni e favorendo, in definitiva, una maggiore accuratezza nella valutazione del parametro dimensionale, con risultati del tutto paragonabili a quelli ottenuti con la TC [21].

L'infiltrazione grassa degli epatociti non influenza l'aspetto post-contrastografico delle lesioni metastatiche se non relativamente alle considerazioni di ordine generale già discusse.

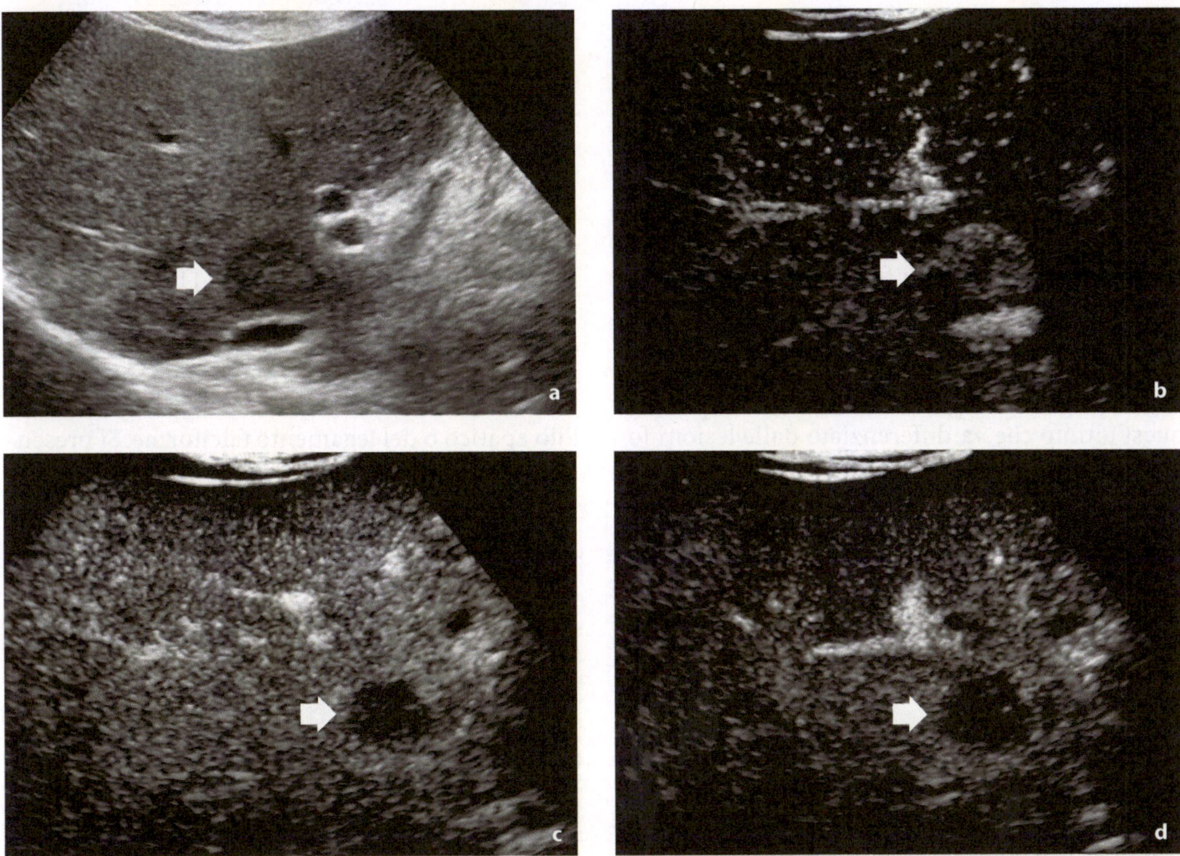

Fig. 4.9 a-d

Metastasi ipervascolare da carcinoma del retto. **a** La scansione sottocostale ascendente paramediana destra rivela la presenza di una lesione (*freccia*) disomogeneamente e modicamente ipoecogena, localizzata in corrispondenza del I segmento epatico, del diametro di 2 cm circa. **b** Nell'immagine ottenuta durante la fase arteriosa la lesione mostra un'intensa captazione di mezzo di contrasto tranne che in una piccola areola centrale. Nelle fasi portale (**c**) e tardiva (**d**) si apprezza una rapida dismissione del mezzo di contrasto stesso, per cui la lesione appare nettamente ipoecogena rispetto al circostante parenchima epatico, suggerendo così la natura maligna della stessa

Le lesioni secondarie hanno un apporto vascolare prevalentemente arterioso, ma sono comunque distinguibili, in base alla maggiore o minore vascolarizzazione, in ipo e ipervascolari. Le prime sono di più frequente riscontro e sono in genere secondarie ad adenocarcinomi del tratto gastrointestinale; in particolare esse possono: a) presentare un anello di captazione periferica in fase arteriosa, mostrandosi sostanzialmente ipoecogene nelle fasi portale e tardiva; b) presentare un aspetto "puntato" con alcuni millimetrici spot iperecogeni all'interno; c) mantenersi ipoecogene durante tutto lo studio contrastografico (Fig. 4.8). Le metastasi ipervascolari, invece, sono in genere secondarie a tumori maligni renali e neuroendocrini, a melanomi, a sarcomi e, nel 25% dei casi, al cancro della mammella. In fase arteriosa esse mostrano una netta ed intensa impregnazione contrastografica che potrà essere omogenea o disomogenea (a causa, per esempio, di aree necrotico-colliquative che non assumono mezzo di contrasto), ma nelle fasi successive risulterà evidente una rapida dismissione del mezzo di contrasto con un conseguente aspetto prevalentemente ipoecogeno, con o senza orletto periferico iperecogeno (Fig. 4.9). Quest'ultimo reperto semeiologico, peraltro del tutto sovrapponibile a quanto riscontrabile nelle metastasi ipovascolari, consente di definire con ottima probabilità la natura maligna della lesione anche in fegato steatosico, come ormai ampiamente confermato da numerosi studi [5, 4, 18].

4.5 Pseudolesioni epatiche

Aree di steatosi focale. Come già descritto in precedenza, il sovraccarico di lipidi all'interno degli epatociti, oltre a poter interessare diffusamente il parenchima epatico, può essere localizzato e l'aspetto che ne deriva, all'ecografia di base, è un'area di aumentata ecogenicità a distribuzione segmentaria o lobulare, più frequentemente riscontrabile in prossimità della parete della colecisti, dell'ilo epatico, del legamento falciforme o in sede sottocapsulare [3]. La steatosi può assumere un aspetto sfumato o pseudonodulare ed è proprio quest'ultimo che va differenziato dalle lesioni focali epatiche vere e proprie. A tal proposito ricordiamo che in letteratura sono state recentemente descritte alcune inusuali forme di infiltrazione grassa di tipo nodulare multifocale che possono mimare lesioni metastatiche [22]. In nessun caso, tuttavia, è riscontrabile un effetto massa sulle strutture adiacenti o la presenza di rami arteriosi tributari e venosi di drenaggio. Dopo somministrazione di mezzo di contrasto ecografico le aree di steatosi focale mostrano lo stesso grado di ecogenicità del rimanente parenchima epatico in tutte le fasi vascolari (Figg. 4.10, 4.11) [15, 23, 24].

Aree di "risparmio". Le cosiddette aree di "risparmio" si riscontrano più frequentemente in sede adiacente al letto della colecisti, in prossimità dell'ilo epatico o del legamento falciforme. Si presentano solitamente come aree ipoecogene, talvolta sfumate, a morfologia triangolare e attraversate in modo del tutto regolare dalle strutture vascolari

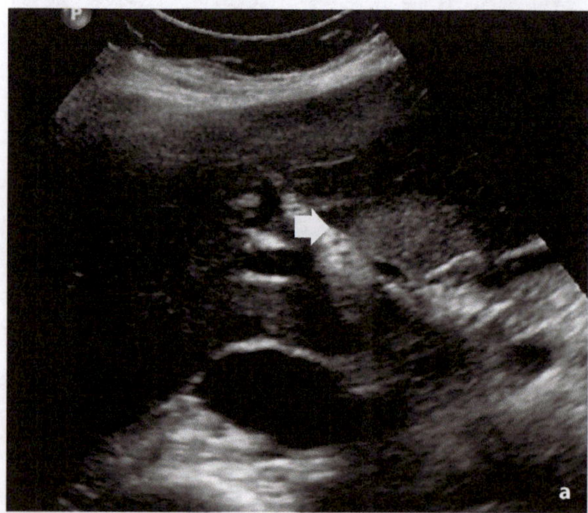

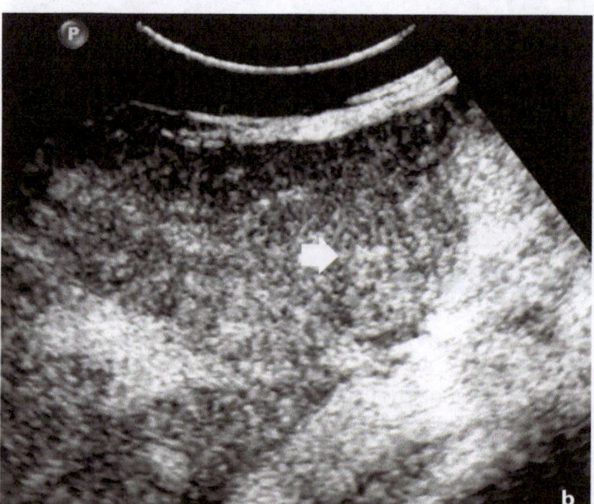

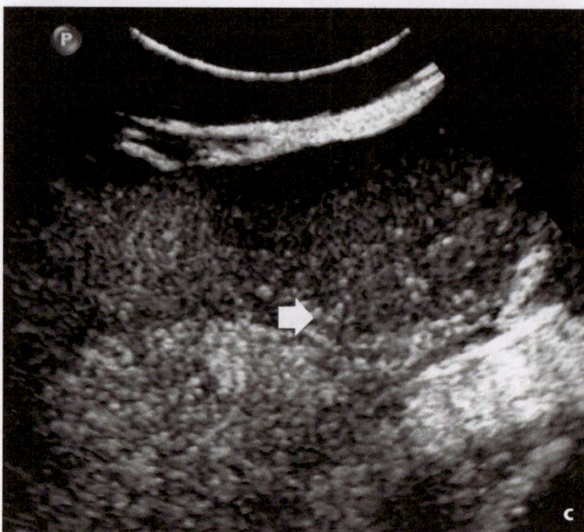

Fig. 4.10 a-c

Area di steatosi focale. **a** La scansione trasversa ottenuta in condizioni di base mostra un'area triangolare omogeneamente iperecogena, del diametro di 3 cm, localizzata in corrispondenza del IV segmento. Dopo somministrazione di mezzo di contrasto la pseudolesione (*freccia*) è indistinguibile dal circostante parenchima epatico sia in fase arteriosa (**b**) che in fase tardiva (**c**)

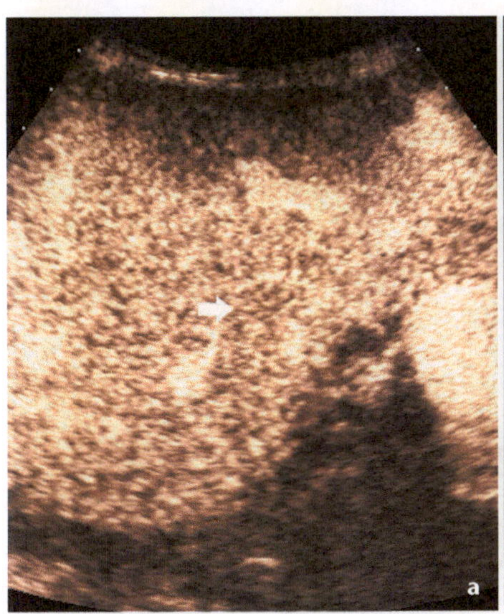

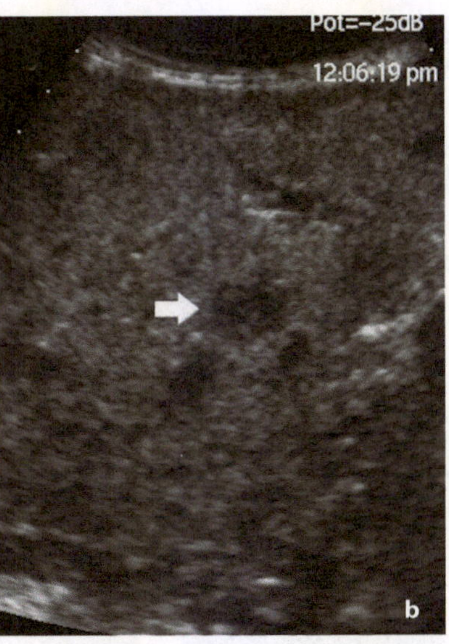

Fig. 4.11 a, b

Area focale indenne da steatosi in uomo di 35 anni. Tecnica di valutazione dual (ecografia di base ed ecografia con mezzo di contrasto in simultanea). **a** Tecnica ecografica contrasto-specifica *cadence contrast pulse sequencing*: la lesione (*freccia*) è localizzata a livello del lobo destro del fegato e presenta un diametro di 1 cm. Dopo la somministrazione del mezzo di contrasto ecografico a base di esafluoruro di zolfo, la lesione presenta aspetto persistentemente isovascolare al fegato adiacente in fase arteriosa, portale (**a**) e tardiva, ed appare ipoecogena su uno sfondo di iperecogenicità diffusa all'ecografia di base (**b**)

alla valutazione color e power Doppler [25]. Tuttavia esistono delle forme con aspetto nodulare o pseudonodulare, talvolta localizzate in sedi atipiche, che risultano difficilmente distinguibili da neoplasie epatiche, primitive o secondarie, per le quali è necessaria la prosecuzione dell'iter diagnostico [22]. A tale proposito appare utile ricordare che esistono, dal punto di vista morfologico, due forme di steatosi: macrovescicolare, in cui gli epatociti contengono un solo vacuolo lipidico che disloca il nucleo, e microvescicolare, in cui il citoplasma contiene multiple piccole inclusioni lipidiche ed il nucleo rimane al centro della cellula. Tale dato è probabilmente alla base della teoria di alcuni Autori, i quali ritengono che le aree cosiddette di "risparmio" siano indebitamente chiamate tali poiché gli epatociti in esse contenute non sono privi di una quota lipidica, ma quest'ultima è semplicemente distribuita in modo differente (variante macrovescicolare), e quindi il minor numero di interfacce acustiche che si vengono a creare rende conto della minore reflettività del parenchima in quelle aree che, pertanto, vengono definite erroneamente "indenni" [3]. Secondo altri Autori, invece, l'area indenne trova il suo *primum movens* patogenetico in un ridotto afflusso di sangue portale, con una conseguente riduzione della quantità di lipidi che può raggiungere e, quindi, depositarsi nel parenchima epatico. Quest'ipotesi patogenetica potrebbe anche spiegare perché alcune lesioni epatiche possono essere circondate da aree indenni, in quanto tali lesioni, esercitando un effetto compressivo sul parenchima circostante, ne ridurrebbero l'afflusso venoso [26, 27]. L'indagine ecografica con somministrazione di mezzo di contrasto rappresenta una valida alternativa alla TC ed alla RM per la corretta caratterizzazione di tali pseudolesioni. Infatti, come già descritto per queste ultime due tecniche, anche con l'indagine ecocontrastografica, in tutte le fasi vascolari, le aree indenni da steatosi si presentano sostanzialmente indistinguibili dal circostante parenchima epatico (Fig. 4.12) [15, 28].

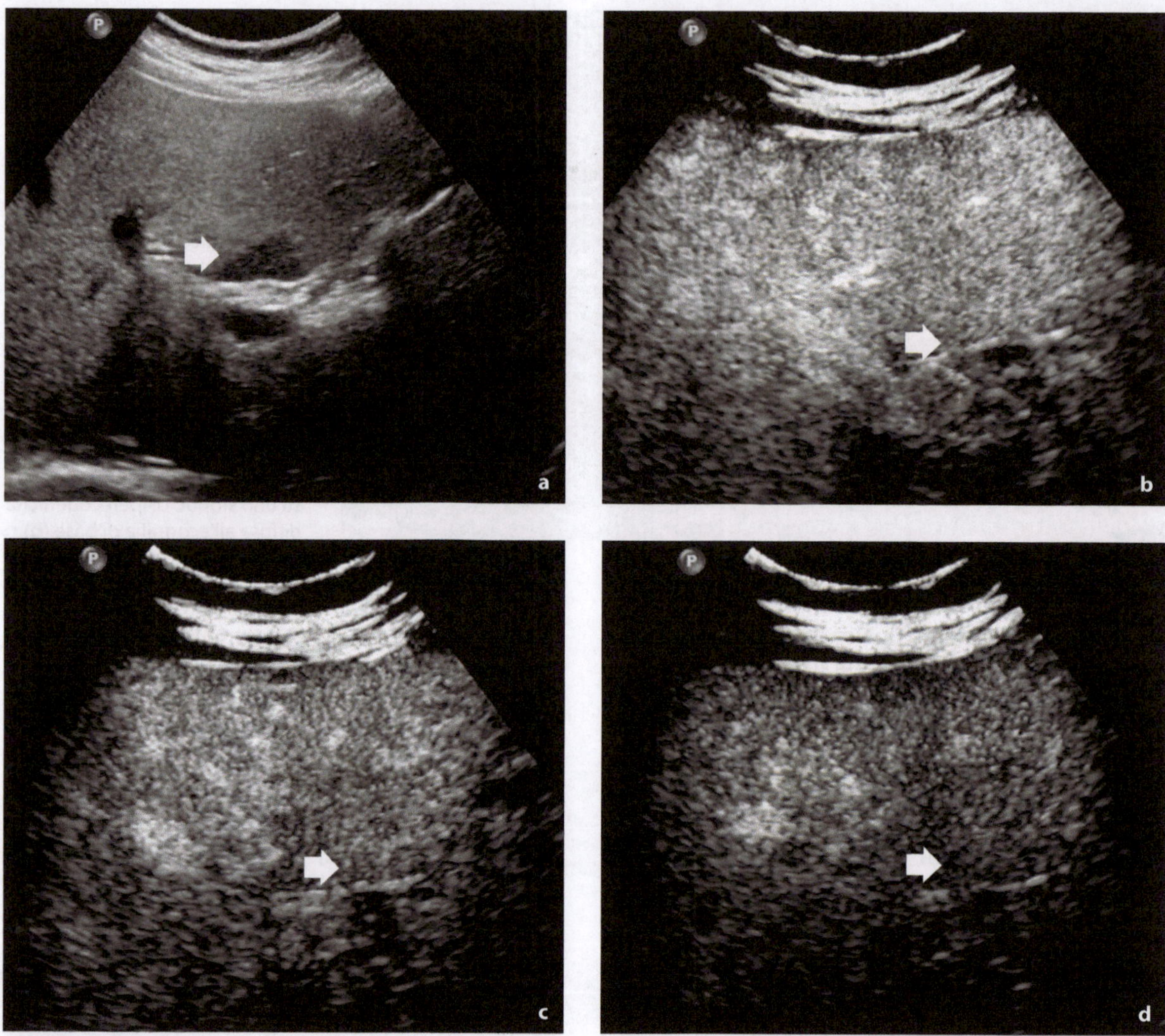

Fig. 4.12 a-d

Area di "risparmio". **a** La scansione trasversa ottenuta in condizioni di base mostra un'area ipoecogena a morfologia triangolare, del diametro di 2 cm, localizzata in corrispondenza del IV segmento epatico, in sede adiacente al ramo destro della vena porta. Dopo somministrazione di SonoVue, la pseudolesione (*freccia*) appare isoecogena al circostante parenchima epatico in fase arteriosa (**b**), portale (**c**) e tardiva (**d**)

4.6 Altre lesioni epatiche rare

Pseudotumor infiammatorio. Lo pseudotumor infiammatorio (PI) è una lesione benigna di raro riscontro nel fegato, la cui esatta patogenesi non è ancora ben conosciuta. Esistono al riguardo diverse teorie che includono l'emorragia intraparenchimale e la necrosi, infezioni, flebiti occlusive delle vene intraepatiche, reazioni immunitarie o reazioni secondarie alla rottura intraepatica di un vaso biliare. La teoria più accreditata è quella infettivo-infiammatoria secondo cui un microrganismo, una volta raggiunto il parenchima epatico attraverso un vaso portale, indurrebbe una reazione infiammatoria con obliterazione del vaso stesso e formazione di un granuloma [29]. Istologicamente lo PI è costituito da un infiltrato di cellule infiammatorie associato ad aree di fibrosi. La predominanza delle singole componenti cellulari permette di classificarlo in tre sottotipi istologici: xantogranulomatoso, plasmacellulare e sclerosante [30]. Lo PI può essere del tutto asintomatico oppure associarsi a dolore addominale, vomito, febbre, perdita di peso ed incremento degli indici di flogosi [31]. La diagnosi, difficoltosa anche tramite TC e RM per l'assenza di un aspetto pre e post-contrastografico caratteristico, si ottiene più frequentemente tramite biopsia o resezione chirurgica [32]. I dati riportati in letteratura, considerata la rarità della lesione, sono di entità limitata e, comunque, confermano la difficoltà ad ottenere informazioni utili ai fini di una corretta caratterizzazione, sia prima che dopo somministrazione del mezzo di contrasto [15, 33]. All'esame ecografico di base, lo PI mostra un aspetto prevalentemente ipoecogeno e margini ben definiti con un'ecostruttura omogenea o disomogenea per la presenza, talvolta, di una porzione centrale iperecogena o di alcune areole anecogene. Alla valutazione color e power Doppler non è presente alcun segnale [34]. In un caso di nostra osservazione, la lesione, dopo somministrazione del mezzo di contrasto, si è mantenuta sostanzialmente ipoecogena, anche se in letteratura è riportata la presenza, all'esame TC in fase portale, di un'area di captazione periferica corrispondente alla zona di proliferazione fibroblastica (Fig. 4.13) [30].

Nodulo necrotico solitario. Il nodulo necrotico solitario (NNS) è un raro tumore benigno di origine incerta che spesso rappresenta un reperto incidentale, creando non pochi dubbi interpretativi con lesioni maligne. Rappresenta, secondo alcuni Autori, l'evoluzione naturale di una lesione traumatica, di un'infezione da parassiti o di un angioma sclerosante, e può presentarsi come lesione singola o multipla e anche per questo, spesso, viene misinterpretata come metastasi [35]. All'esame microscopico presenta un'area di necrosi coagulativa centrale, spesso in parte calcifica, circondata da una capsula fibrosa in cui è possibile riscontrare anche cellule infiammatorie di origine monocitaria [36].

All'ecografia in scala di grigi il NNS appare sostanzialmente ipoecogeno, anche se può presentare un aspetto a bersaglio, con una parte centrale iperecogena, e delle calcificazioni. La differente modalità di presentazione dipende, secondo alcuni Autori, dalla maggiore o minore omogeneità dei fenomeni necrotici e dal grado di disidratazione della lesione stessa. Presenta solitamente una forma bilobata o polilobulare, insolita per le metastasi, e cresce più frequentemente in prossimità di strutture vascolari. Alla valutazione color Doppler il NNS non presenta alcun segnale e, dopo somministrazione di mezzo di contrasto ecografico, non mostra alcuna variazione durante tutte le fasi vascolari, e così anche in TC e RM (Fig. 4.14) [15, 37].

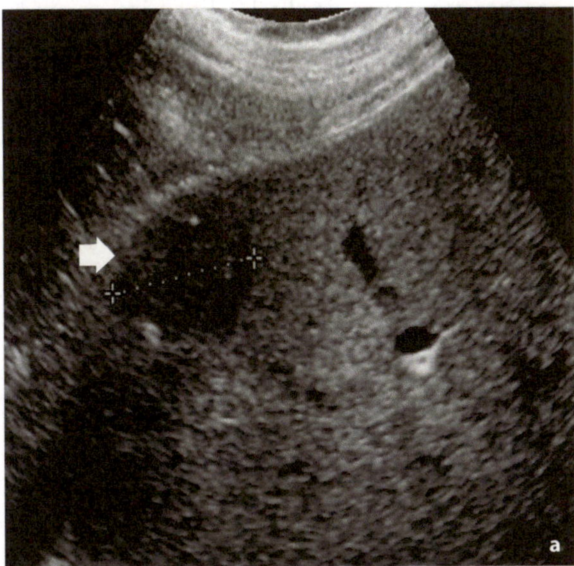

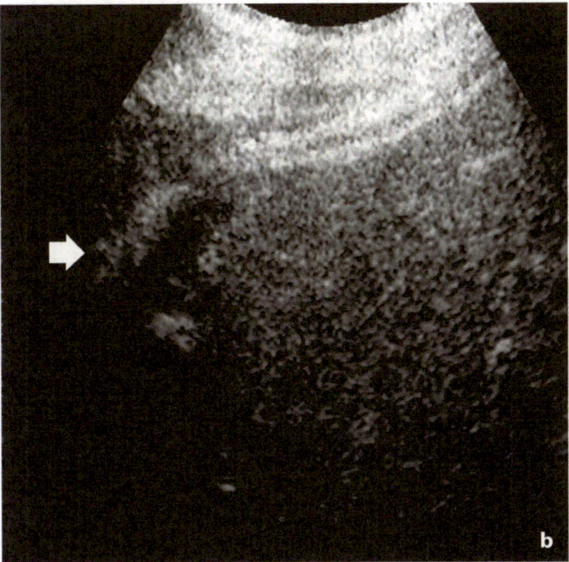

Fig. 4.13 a, b

Pseudotumor infiammatorio. **a** Scansione sottocostale ascendente obliqua in condizioni di base: presenza di formazione ovalare ipoecogena (*marcatori*) con calcificazioni periferiche, in corrispondenza del VI segmento epatico, del diametro di 3 cm. **b** Dopo somministrazione di mezzo di contrasto, in fase portale, la lesione (*freccia*) rimane ipoecogena

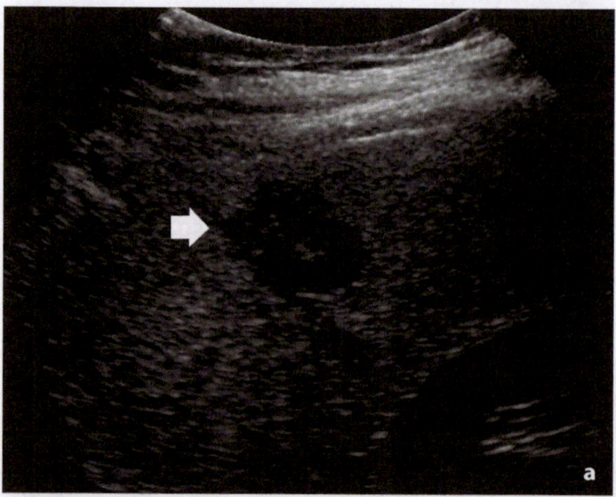

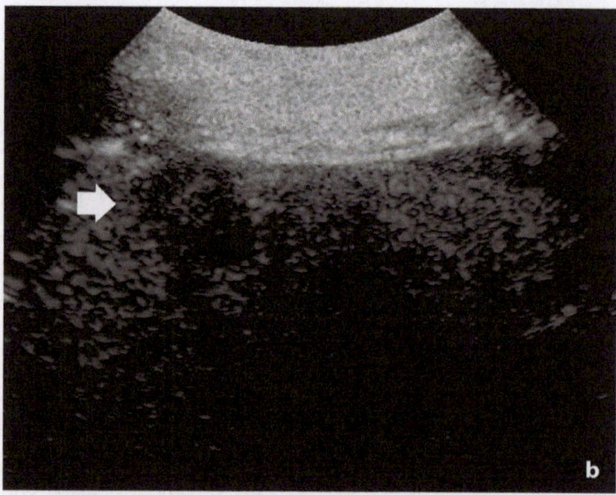

Fig. 4.14 a, b

Nodulo necrotico solitario. **a** Nella scansione sottocostale obliqua destra, in condizioni di base, si apprezza una formazione ovalare disomogeneamente ipoecogena, in corrispondenza del VI segmento epatico, del diametro di 3 cm. **b** La lesione appare ipovascolare dopo somministrazione di SonoVue

Angiomiolipoma. L'angiomiolipoma (AML) è un tumore misto di origine mesenchimale di raro riscontro a livello epatico, essendo più frequente a livello renale, e si presenta come lesione singola o multipla. L'AML è costituito, dal punto di vista microscopico, da cellule muscolari lisce, adipociti e vasi ematici, la cui proporzione varia da caso a caso, influenzandone l'aspetto nelle varie metodiche radiologiche. La natura dell'AML è benigna e solo di rado può degenerare in una forma maligna con invasione dei vasi adiacenti e metastasi in sede omentale [38]. La diagnosi preoperatoria non è semplice a causa della non infrequente sovrapposizione di quadri semeiologici con altre neoplasie benigne o maligne a contenuto adiposo. [39]. Le dimensioni possono variare da pochi mm a più di 30 cm, per tale motivo il quadro di esordio varia dall'assoluta incidentalità del reperto in pazienti asintomatici alla presenza, nei pazienti con lesioni di maggiori dimensioni, di dolore dovuto a fenomeni compressivi o a possibile rottura con sanguinamento [40].

All'ecografia di base si presenta come una lesione a margini netti, non capsulata, ad ecostruttura disomogenea, prevalentemente iperecogena con rinforzo di parete posteriore, che può determinare effetto massa sulle strutture attigue. All'integrazione color Doppler la vascolarizzazione è scarsamente rappresentata e, quando possibile, si può dimostrare qualche vaso intra e perilesionale con tracciato di tipo arterioso [41]. Dopo somministrazione di mezzo di contrasto ecografico, l'AML mostra, in fase arteriosa, un'impregnazione contrastografica precoce, intensa ma disomogenea per la presenza, nel suo contesto, delle aree a contenuto adiposo. Il comportamento nelle fasi successive è variabile: alcuni Autori descrivono la persistenza di un disomogeneo incremento dell'ecogenicità in fase portale, meno evidente in quella tardiva (Fig. 4.15) [41]. In altri casi è stata osservata una rapida dismissione di mezzo di contrasto in fase portale, sia all'indagine ecocontrastografica sia alla TC dinamica, ponendo problemi di diagnosi differenziale con altre lesioni a contenuto lipidico (come l'HCC o il liposarcoma epatico, raro ma di natura maligna) che presentano un'intensa captazione di mezzo di contrasto in fase arteriosa [42, 43]. L'ecocontrastografia può, quindi, essere utile nell'evidenziare l'ipervascolarità in fase arteriosa della lesione, per la quale, però, la biopsia o la rimozione chirurgica possono spesso rivelarsi ineludibili.

Emangiopericitoma. È un tumore vascolare ad intermedio grado di malignità che origina dalle cellule di Zimmermann presenti intorno ai vasi. Più frequentemente si riscontra alle estremità inferiori, in sede pelvica, nel retroperitoneo, ma sono state descritte anche localizzazioni epatiche [44, 45].

In letteratura, sino ad ora, non ne è stato mai descritto l'aspetto ecografico dopo somministrazione di mezzo di contrasto e riportiamo, pertanto, un caso da noi osservato e confermato istologicamente. All'esame in scala di grigi si presenta come

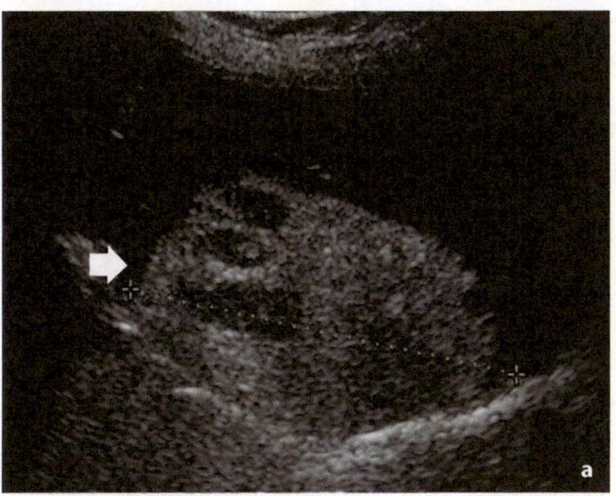

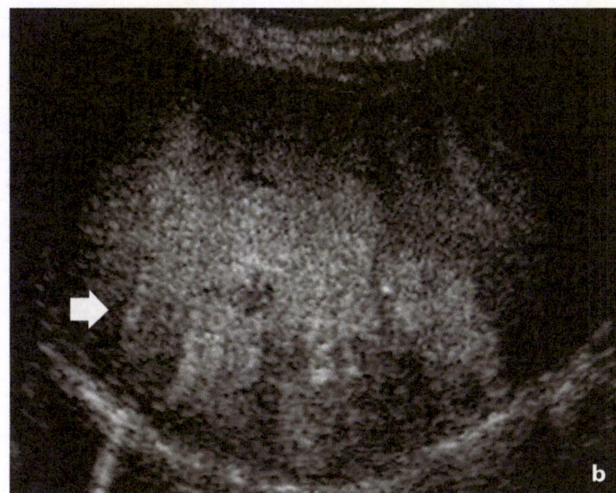

Fig. 4.15 a, b

Angiomiolipoma epatico. **a** Scansione sottocostale ascendente destra che evidenzia, in corrispondenza del VII segmento epatico, una voluminosa lesione (*freccia*) marcatamente iperecogena a margini regolari (*marcatori*) con alcune areole ipoecogene nel suo contesto. **b** La scansione eseguita dopo somministrazione di mezzo di contrasto dimostra un disomogeneo incremento dell'ecogenicità

lesione singola a margini netti che, nel caso descritto, determina una seppur minima compressione della vena sovraepatica adiacente e appare delimitata da un sottile orletto ipoecogeno. L'ecostruttura risulta disomogenea per la presenza, nel suo contesto, di alcune aree ipo-anecogene. Dopo la somministrazione del mezzo di contrasto si osserva un'intensa ma eterogenea captazione dello stesso, che tende a sfumare gradatamente in fase portale venosa e tardiva (Fig. 4.16). Non è quindi possibile trarre alcuna conclusione definitiva, in quanto gli aspetti descritti sono del tutto aspecifici. Pertanto, anche in questo caso, la diagnosi finale è di esclusiva pertinenza dell'anatomo-patologo.

Eritropoiesi extramidollare intraepatica. L'eritropoiesi extramidollare è da intendersi come un fenomeno compensativo in risposta ad un'insuffi-

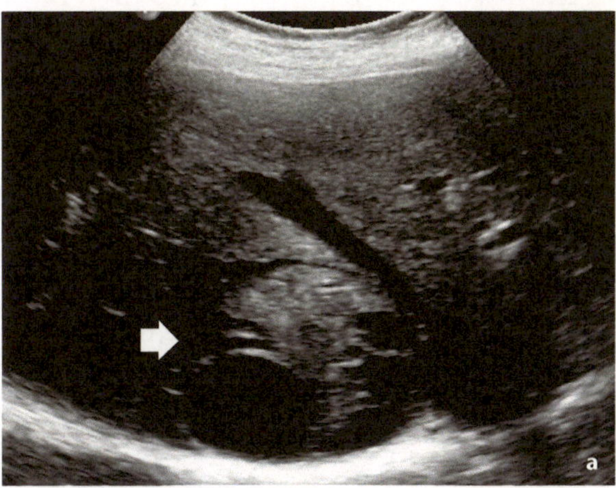

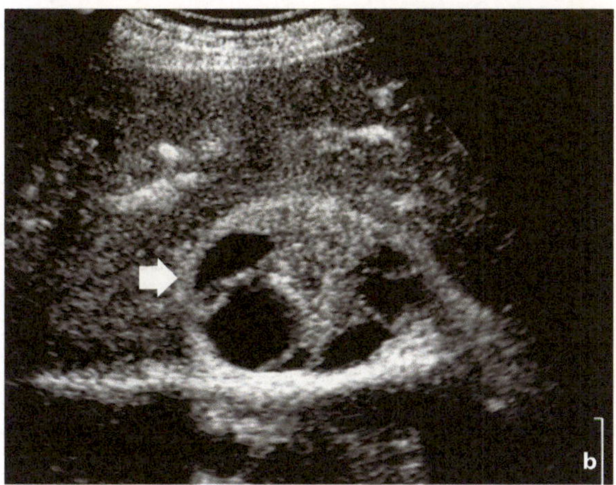

Fig. 4.16 a, b

Emangiopericitoma. **a** La scansione sottocostale obliqua ascendente destra, ottenuta in condizioni di base, evidenzia una lesione (*freccia*) rotondeggiante, ad ecostruttura disomogenea, con margini netti e regolari, localizzata in corrispondenza del VII segmento epatico, in sede adiacente alla vena sovraepatica di destra che appare lievemente improntata, del diametro di 7 cm circa. **b** Dopo somministrazione di mezzo di contrasto la lesione presenta una captazione disomogenea dello stesso, mostrando nel suo contesto aree avascolari di degenerazione cistica

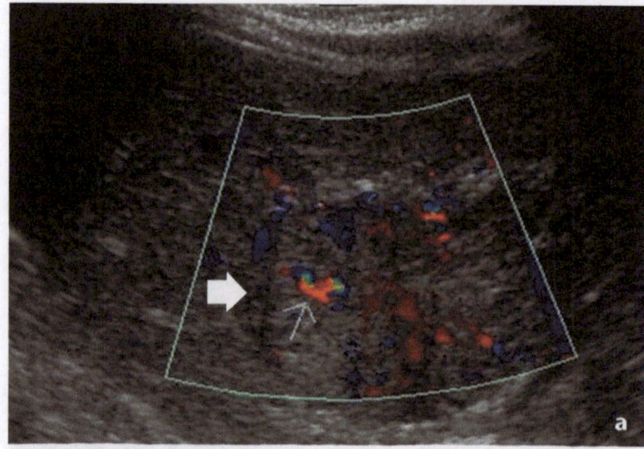

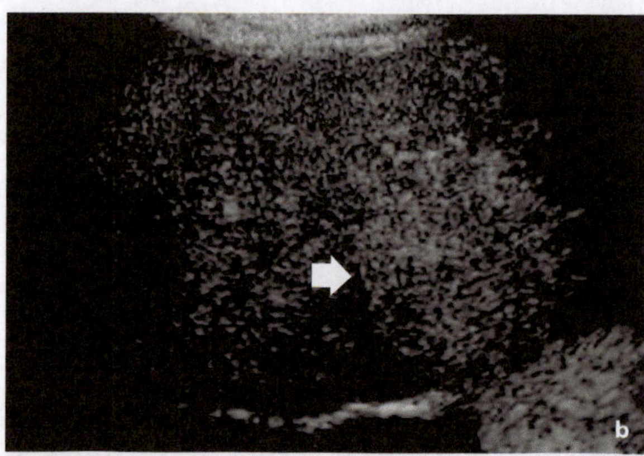

Fig. 4.17 a, b

Eritropoiesi extramidollare intraepatica. **a** La scansione sottocostale obliqua ascendente destra rivela la presenza, in corrispondenza dell'VIII segmento epatico, di una lesione isoecogena rispetto al circostante parenchima epatico che, all'integrazione color Doppler, si presenta ben vascolarizzata (*freccia*). **b** Nell'immagine ottenuta dopo l'iniezione di SonoVue la lesione mostra una captazione omogenea

ciente produzione di globuli rossi da parte del midollo osseo. È anche questa una lesione di raro riscontro che, quando presente, coinvolge non soltanto il fegato, ma anche altri distretti quali milza, linfonodi, torace e reni in sede pielo-caliceale. Si accompagna ad anemia di grado severo, emoglobinopatie congenite e patologie acquisite del midollo, quali leucemie, linfomi o mielofibrosi [46]. All'ecografia di base il focolaio di eritropoiesi extramidollare intraepatico mostra margini definiti ed un aspetto ipoecogeno, o iperecogeno nel caso sia presente anche una componente adiposa, e pertanto l'ecostruttura può essere più o meno omogenea [47]. All'integrazione color Doppler può presentare una vascolarizzazione intralesionale con segnale di tipo arterioso [46]. Dopo somministrazione di mezzo di contrasto è stata osservata un'intensa impregnazione contrastografica in fase arteriosa, persistendo un aspetto iperecogeno progressivamente più sfumato nelle fasi successive, come nel caso dell'INF (Fig. 4.17) [15].

La rarità della lesione e l'aspetto post-contrastografico del tutto aspecifico rendono comunque necessario, per la diagnosi conclusiva, il ricorso alla biopsia o al prelievo citologico.

4.7 Conclusioni

Da quanto esposto, sulla base della nostra personale esperienza e dei dati disponibili in letteratura, risulta confermata la bassa specificità dell'indagine ecografica convenzionale nella caratterizzazione delle lesioni focali epatiche insorgenti in fegato steatosico. Di contro, l'impiego dei nuovi mezzi di contrasto ecografici e delle tecniche ecografiche contrasto-specifiche ha consentito di migliorare sensibilmente la resa diagnostica dell'ecografia anche in questo ambito diagnostico. Si apre la prospettiva, dunque, di ridurre il ricorso ad altre metodiche di diagnostica per immagini, con evidente risparmio in termini di costi, non solo economici ma anche biologici (utilizzo di radiazioni ionizzanti e mezzi di contrasto iodati), ottimizzando la gestione del paziente. Va doverosamente ricordato, tuttavia, che in una steatosi di grado severo, le piccole dimensioni e la sede profonda di un'eventuale lesione, nonché la sua rarità, possono giustificare un comportamento post-contrastografico atipico e, dunque, rendere conto dell'impossibilità di arrivare ad una corretta diagnosi anche dopo uno studio ecografico condotto con mezzo di contrasto.

Bibliografia

1. Harvey CJ, Albrecht T (2001) Ultrasound of focal liver lesions. Eur Radiol 11:1578-1593
2. Konno K, Ishida H, Sato M et al (2001) Liver tumors in fatty liver: difficulty in ultrasonographic interpretation. Abdom Imaging 26:487-491
3. Valls C, Iannaccone R, Alba E et al (2006) Fat in the liver: diagnosis and characterization. Eur Radiol 16:2292-2308
4. Selzner M, Clavien PA (2001) Fatty liver in liver transplantation and surgery. Semin Liver Dis 21 (1):105-113
5. Kim SH, Lee JM, Lee JY et al (2005) Value of contrast-enhanced sonography for the characterization of focal hepatic lesions in patients with diffuse liver disease: receiver operating characteristic analysis. AJR Am J Roentgenol 184:1077-1084
6. Scatarige JC, Scott WW, Donovan PJ et al (1984) Fatty infiltration of the liver: ultrasonographic and computed tomographic correlation. J Ultrasound Med 3:9-14
7. Mattrey RF, Kono Y (1999) Parenchymal enhancement on gray-scale in normal and pathologic tissues. Eur Radiol 9[Suppl 3]:359-363
8. Bartolotta TV, Midiri M, Scialpi M et al (2004) Focal nodular hyperplasia in normal and fatty liver: a qualitative and quantitative evaluation with contrast-enhanced ultrasound. Eur Radiol 14:583-591
9. Bartolotta TV, Midiri M, Galia M et al (2003) Atypical liver hemangiomas: contrast-enhancement patterns with SH U 508A and pulse-inversion US. Radiol Med 106:320-328
10. Quaia E, Bartolotta TV, Midiri M et al (2006) Analysis of different contrast enhancement patterns after microbubble-based contrast agent injection in liver hemangiomas with atypical appearance on baseline scan. Abdom Imaging 31:59-64
11. Jang HJ, Kim TK, Lim HK et al (2003) Hepatic hemangioma: atypical appearances on CT, MR imaging, and sonography. AJR Am J Roentgenol 80:135-141
12. Bartolotta TV, Midiri M, Quaia E et al (2005) Liver haemangiomas undetermined at grey-scale ultrasound: contrast-enhancement patterns with SonoVue and pulse-inversion US. Eur Radiol 15:685-693
13. Quaia E, Bertolotto M, Dalla Palma L (2002) Characterization of liver hemangiomas with pulse inversion harmonic imaging. Eur Radiol 12:537-544
14. Quaia E, Calliada F, Bertolotto M et al (2004) Characterization of focal liver lesions with contrast-specific US modes and sulphur hexafluoride-filled microbubble contrast agent: diagnostic performance and confidence. Radiology 232:420-430
15. Bartolotta TV, Midiri M, Quaia E et al (2005) Benign focal liver lesions: spectrum of findings on SonoVue-enhanced pulse-inversion ultrasonography. Eur Radiol 15:1643-1649
16. Bartolozzi C, Lencioni R, Paolicchi A (1997) Differentiation of hepatocellular adenoma and focal nodular hyperplasia of the liver: comparison of power Doppler imaging and conventional color Doppler sonography. Eur Radiol 7:1410-1415
17. Von Herbay A, Vogt C, Haussinger D (2002) Pulse Inversion sonography in the early phase of the sonographic contrast agent Levovist: differentiation between benign and malignant focal liver lesions. J Ultrasound Med 21:1191-2000
18. Bartolotta TV, Midiri M, Galia M et al (2007) Characterization of benign hepatic tumors arising in fatty liver with SonoVue and pulse inversion US. Abdom Imaging 32:84-91
19. Dietrich CF, Schuessler G, Trojan J et al(2005) Differentiation of focal nodular hyperplasia and hepatocellular adenoma by contrast-enhanced ultrasound. Br J Radiol 78:704-707
20. Prasad SR, Saini S, Sumner JE et al (2003) Radiological measurement of breast cancer metastases to lung and liver: comparison between WHO (bidimensional) and RECIST (unidimensional) guidelines. J Comput Assist Tomogr 27:380-384
21. Della Vigna P, Cernigliaro F, Monfardini L et al (2007) Contrast-enhanced ultrasonography in the follow up of patients with hepatic metastases from breast carcinoma. Radiol Med 112:47-55
22. Kroncke TJ, Taupitz M, Kivelitz D et al (2000) Multifocal nodular fatty infiltration of the liver mimicking metastatic disease on CT: imaging findings and diagnosis using MR imaging. Eur Radiol 10:1095-1100
23. Quaia E, Bertolotto M, Calderan L (2003) US characterization of focal hepatic lesions with intermittent high-acoustic-power mode and contrast material. Acad Radiol 10:739-50
24. Nicolau C, Catala V, Bru C (2003) Characterization of focal liver lesions with contrast-enhanced ultrasound. Eur Radiol 13[Suppl 3]:70-78
25. Apecella PL, Mirowitz SA, Weinreb JC (1994) Extension of vessels through hepatic neoplasms: MR and CT findings. Radiology 191:135-140
26. Matsui O, Kadoya M, Takahashi S et al (1995) Focal sparing of segment IV in fatty livers shown by sonography and CT:correlation with aberrant gastric venous drainage. AJR Am J Roentgenol 164:1137-1140
27. Grossholz M, Terrier F, Rubbia L et al (1998) Focal sparing in the fatty liver as a sign of an adjacent space-occupying lesion. AJR Am J Roentgenol 171:1391-1395
28. Midiri M, Bartolotta TV, Lagalla R (2002) Diffuse liver disease. Evaluation with CT and MR imaging. Radiol Med 103:171-187
29. Locke JE, Choti MA, Torbenson MS et al (2005) Inflammatory pseudotumor of the liver. J Hepatobiliary Pancreat Surg 12:314-326
30. Yoon KH, Ha HK, Lee JS et al (1999) Inflammatory pseudotumor of the liver in patients with recurrent pyogenic cholangitis: CT-histopathologic correlation. Radiology 211:373-379
31. Park KS, Jang BK, Chung W et al (2006) Inflammatory pseudotumor of liver: a clinical review of 15 cases. Korean J Hepatol 12:429-438
32. Schuessler G, Fellbaum C, Fauth F et al (2006) The infammatory pseudotumour - an unusual liver tumour. Ultraschall Med 27:273-279
33. Ding H, Wang WP, Huang BJ et al (2005) Imaging of

focal liver lesions: low-mechanical-index real-time ultrasonography with SonoVue. J Ultrasound Med 24:285-297
34. Lim JH, Lee JH (1995) Inflammatory pseudotumor of the liver. Ultrasound and CT features. Clin Imaging 19:43-46
35. De Luca M, Luigi B, Formisano C et al (2000) Solitary necrotic nodule of the liver misinterpreted as malignant lesion: considerations on two cases. J Surg Oncol 74:219-22
36. Imura S, Miyake K, Ikemoto T et al (2006) Rapid-growing solitary necrotic nodule of the liver. J Med Invest 53:325-329
37. Colagrande S, Politi LS, Messerini L et al (2003) Solitary necrotic nodule of the liver: imaging and correlation with pathologic features. Abdom Imaging 28:41-44
38. Nonomura A, Enomoto Y, Takeda M et al (2006) Invasive growth of hepatic angiomyolipoma; a hitherto unreported ominous histological feature. Histopathology 48:831-835
39. Zhong DR, Ji XL (2000) Hepatic angiomyolipoma-misdiagnosis as hepatocellular carcinoma: a report of 14 cases. World J Gastroenterol 6:608-612
40. Guidi G, Catalano O, Rotondo A (1997) Spontaneous rupture of a hepatic angiomyolipoma: CT findings and literature review. Eur Radiol 7:335-337
41. Bartolotta TV, Runza G, Minervini M et al (2003)Hepatic angiomyolipoma: contrast-enhanced pulse inversion US in a case. Radiol Med 105:514-518
42. Flor N, Sardanelli F, Serantoni S et al (2006) Low-fat angiomyolipoma of the liver studied with contrast-enhanced ultrasound and multidetector computed tomography. Acta Radiol 47:543-546
43. Khan A, Sherlock DJ, Wilson G et al (2001) Sonographic appearance of primary liver liposarcoma. J Clin Ultrasound 29:44-47
44. Vilanova JC, Barcelo J, Smirniotopoulos JG et al (2004)Hemangioma from head to toe: MR imaging with pathologic correlation. Radiographics 24:367-385
45. Kruskal JB, Kane RA (2002) Paraneoplastic hypoglycemia associated with a hepatic hemangiopericytoma. J Ultrasound Med 21:927-932
46. Aytac S, Fitoz S, Akyar S et al(1999) Focal intrahepatic extramedullary hematopoiesis:color Doppler US and CT findings. Abdom Imaging 24:366-368
47. Gupta P, Naran A, Auh YH et al (2004) Focal intrahepatic extramedullary hematopoiesis presenting as fatty lesions. AJR Am J Roentgenol 182:1031-1032

5 Identificazione delle metastasi epatiche

Emilio Quaia

5.1 Introduzione

Il fegato è tra i più comuni siti anatomici sede di metastasi da parte delle neoplasie primitive. La valutazione accurata della patologia metastatica del fegato è importante per pianificare il trattamento medico, chirurgico, ablativo (es. radiofrequenza), oppure palliativo. L'ecografia convenzionale di base rappresenta la prima indagine utilizzata nell'identificazione delle metastasi epatiche sia nell'ambito della stadiazione pre-chirurgica che nel follow-up post-chirurgico. Peraltro, l'accuratezza diagnostica della ecografia di base è legata a numerosi fattori tra cui l'esperienza dell'operatore e l'esplorabilità del parenchiama epatico; inoltre, la sensibilità dell'ecografia di base nell'identificazione delle metastasi epatiche varia tra il 53 e l'84%; tali valori scendono a meno del 20% qualora le metastasi presentino un diametro < 1 cm [1]. La maggior parte delle lesioni metastatiche che non vengono identificate dall'ecografia di base, e che vengono invece evidenziate da tecniche di imaging più accurate come la TC multistrato e la RM con mezzo di contrasto epato-specifico, presentano un diametro < 1 cm, ovvero risultano isoecogene rispetto al parenchima epatico.

Le metodiche di riferimento nella diagnostica delle metastasi epatiche sono la TC, preferenzialmente eseguita con tecnica multistrato, la RM con mezzo di contrasto epatospecifico per le cellule di Kupffer (ossido di ferro superparamagnetico - SPIO) oppure per gli epatociti (gadobenate dimeglumine - Gd-BOPTA), la porto-TC, la Tomografia ad Emissione di Positroni (PET), e l'ecografia intraoperatoria [2]. La RM con mezzo di contrasto epatospecifico dimostra una sensibilità maggiore rispetto alla TC (99% vs 94%) nelle diagnosi delle metastasi epatiche ≥ 1 cm, e la sensibilità della RM con SPIO è considerata generalmente superiore a quella della RM con Gd-BOPTA. La porto-TC è più sensibile della TC e della RM con mezzo di contrasto epato-specifico nell'identificazione delle metastasi < 1 cm, anche se la porto-TC è una tecnica invasiva e produce un numero significativo di falsi positivi. La PET è anch'essa una tecnica estremamente sensibile nell'identificazione delle metastasi < 1 cm, anche se la sua specificità è limitata [2].

Le tecniche ecografiche contrasto-specifiche hanno dimostrato una buona accuratezza diagnostica delle metastasi epatiche, variabile tra il 70 e l'85% e paragonabile alla TC spirale [3-7]. I primi mezzi di contrasto a base di microbolle impiegate in ambito ecografico per l'identificazione delle metastasi epatiche sono stati i mezzi di contrasto a base di aria, tra cui in particolare il Levovist, che presentano una riconosciuta fase epato-specifica dopo 3-5 minuti dalla somministrazione. In questa fase le lesioni metastatiche appaiono ipoecogene rispetto al parenchima epatico adiacente, in quanto le microbolle rimangono adese alla parete dei sinusoidi epatici. Lo svantaggio delle microbolle a base di aria è rappresentato dal fatto che richiedono un'insonazione ad elevata potenza acustica, con conseguente rottura delle microbolle ed estrema transitorietà del segnale.

Le microbolle di nuova generazione a base di esafluoruro di zolfo, come il SonoVue (Bracco, Milano, Italia), oppure a base di perfluorocarburi e con proprietà epato-specifiche come il Definity (Bristol-Myers Squibb Medical Imaging, North Billerica, MA, USA) oppure il Sonazoid (Amersham Health, Oslo, Norway) presentano il vantaggio di poter essere insonati a bassa potenza acustica in modo continuo, consentendo una scansione prolungata del parenchima epatico in tempo reale.

5.2 Tecnica di esame e parametri di regolazione

Attualmente viene impiegata quasi esclusivamente la tecnica di insonazione a bassa potenza acustica. I tre parametri fondamentali che devono essere regolati dopo aver attivato la tecnica ecografica contrasto-specifica, e prima di procedere alla scansione con mezzo di contrasto, sono rappresentati dall'indice meccanico (Fig. 5.1), dall'amplificazione del segnale, e dalla focalizzazione. Una scorretta regolazione di questi parametri prima della somministrazione delle microbolle può essere solo parzialmente compensata da regolazioni successive all'arrivo delle microbolle nel piano di scansione.

Quando si esegue un esame ecografico con mezzo di contrasto per l'identificazione di metastasi epatiche esistono due principali problemi tecnici da risolvere: il primo è rappresentato dall'ottenimento di un forte enhancement da tutte le regioni del fegato, ed in particolare da quelle più profonde, il secondo è rappresentato dal minimizzare la rottura delle microbolle. Questi due problemi sono in antitesi l'uno rispetto all'altro dato che per raggiungere un enhancement adeguato a livello del parenchima epatico è necessario aumentare la potenza acustica d'insonazione, che però determina un aumento della percentuale di rottura delle microbolle. Il risultato è quindi rappresentato dal compromesso di regolare la potenza d'insonazione in modo da ottenere un elevato segnale ed una ridotta percentuale di rottura delle microbolle.

L'indice meccanico ottimale non può essere definito in termini assoluti data l'ampia variabilità di questo indice nelle varie apparecchiature ed alle caratteristiche peculiari del singolo paziente. In ogni caso l'indice meccanico dovrebbe essere compreso in un range tra 0,08 e 0,21 con i limiti appena descritti. Ove l'apparecchiatura riporti la potenza di insonazione in Pascal (Pa) il range corret-

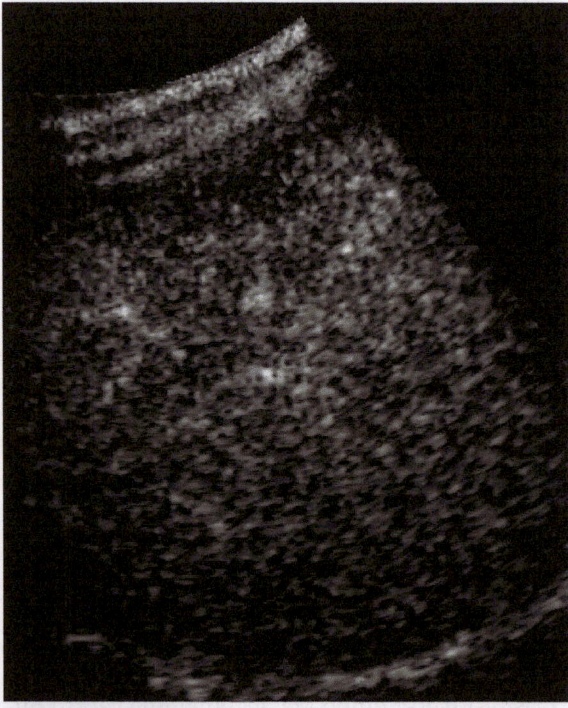

Fig. 5.1
Esempio di insonazione corretta dopo la somministrazione di microbolle: ottimale distribuzione del segnale ai vari livelli di profondità nel contesto del parenchima epatico

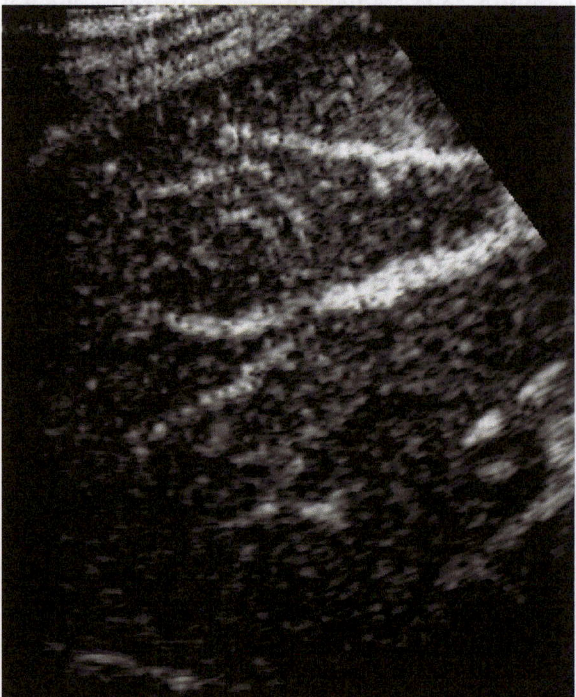

Fig. 5.2
Esempio di insonazione non corretta legata all'uso di una potenza d'insonazione troppo elevata: eccessiva rottura delle microbolle nel piano di scansione con l'emissione di un segnale caratterizzato da un'intensità eccessiva e da una disomogenea distribuzione a livello del parenchima epatico

to è compreso tra 30 e 70 kPa. L'operatore può comunque ridurre la potenza di insonazione ove risulti evidente un'eccessiva rottura delle microbolle (Fig. 5.2). Non è consigliabile regolare la potenza d'insonazione in relazione alla zona di fegato oggetto della scansione, dato che la valutazione del fegato deve essere completa ed uniforme utilizzando il medesimo indice meccanico.

L'amplificazione del segnale è un parametro critico dato che l'impiego di un'eccessiva amplificazione del segnale, prima della somministrazione delle microbolle, potrebbe precludere l'identificazione di reperti importanti dopo l'arrivo delle microbolle nel piano di scansione. Dato che l'obiettivo è di sopprimere al massimo il segnale dei tessuti stazionari e di esaltare il segnale delle microbolle, l'amplificazione deve essere minima prima della somministrazione delle microbolle, in particolare a livello della aree più superficiali, e deve consentire soltanto di intuire i tessuti stazionari senza che questi diventino troppo evidenti. Il fuoco deve essere posizionato a livello delle aree più profonde del fegato (VII ed VIII segmento epatico) in modo da ottenere una corretta distribuzione della potenza d'insonazione in tutto il parenchima e da ridurre la percentuale di distruzione delle microbolle.

Nella valutazione del fegato per la ricerca di lesioni secondarie è opportuno usare la piena dose di mezzo di contrasto ecografico, iniettato in bolo per ottenere il massimo enhancement a livello del parenchima epatico indenne da lesioni secondarie. La scansione del parenchima epatico deve iniziare subito dopo l'arrivo delle microbolle nel piano di scansione e deve procedere mediante scansioni sottocostali ascendenti sul piano assiale a livello del fegato di destra e mediante scansioni longitudinali a livello del fegato di sinistra. La scansione deve terminare quando le microbolle non sono più evidenti nei piani di scansione.

5.3 Confronto dell'accuratezza diagnostica dell'ecografia con mezzo di contrasto rispetto alle altre tecniche di imaging (ecografia di base, TC, RM)

L'ecografia con mezzo di contrasto (CEUS), la TC e la RM presentano attualmente una sensibilità comparabile nell'identificazione delle metastasi epatiche. La CEUS attualmente presenta risultati comparabili alla RM e superiori alla TC, anche se l'introduzione della tecnica TC multidetettore ha discretamente aumentato la sensibilità della tecnica. Il vantaggio principale della CEUS è rappresentato dal fatto che essa è una reale tecnica dinamica che consente la valutazione ripetuta del parenchima epatico per molti minuti con una risoluzione temporale molto superiore alla TC ed alla RM, anche se la massima efficacia si registra in fase portale, dopo la somministrazione delle microbolle (40-120 secondi dalla somministrazione).

5.3.1 Ecografia di base

L'ecografia con mezzo di contrasto presenta un significativo aumento della performance diagnostica nell'identificazione delle metastasi epatiche rispetto all'ecografia di base, con un aumento della sensibilità dal 63-71% all' 87-91% [3-7]. Questi risultati sono determinati dall'aumento in termini di cospicuità e visibilità delle metastasi epatiche dopo la somministrazione delle microbolle (Fig. 5.3). Il fegato con metastasi epatiche diffuse può apparire di aspetto diffusamente eterogeneo all'ecografia di base, ove invece l'ecografia con mezzo di contrasto rivela multiple lesioni metastatiche subcentimetriche. Le lesioni epatiche aggiuntive, identificate dopo l'iniezione del mezzo di contrasto, presentano dimensioni in genere < 1 cm e sono prevalentemente localizzate nei settori centrali ed anteriori del fegato (Figg. 5.3-5.5).

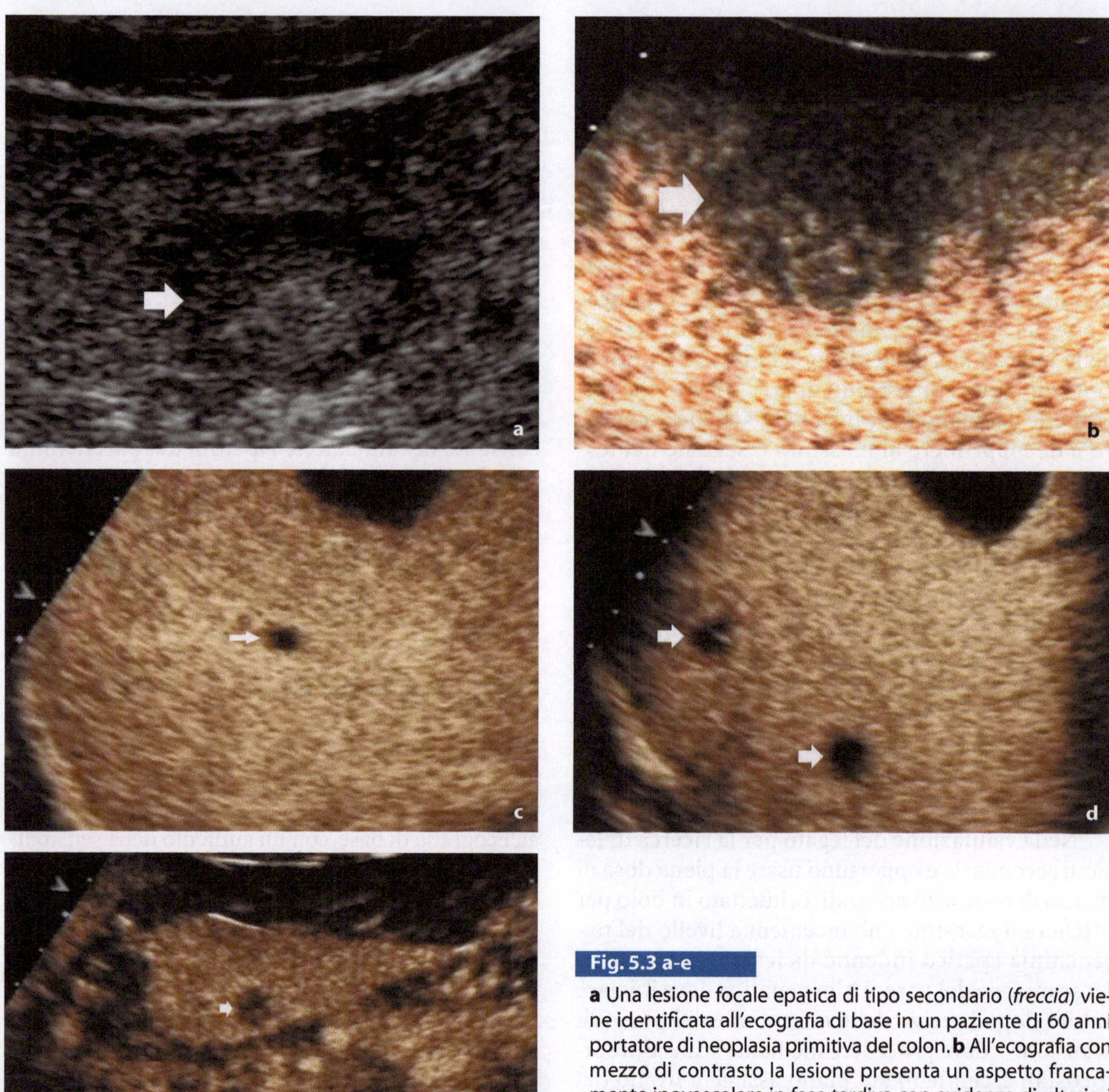

Fig. 5.3 a-e

a Una lesione focale epatica di tipo secondario (*freccia*) viene identificata all'ecografia di base in un paziente di 60 anni portatore di neoplasia primitiva del colon. **b** All'ecografia con mezzo di contrasto la lesione presenta un aspetto francamente ipovascolare in fase tardiva con evidenza di ulteriori aree focali ipovascolari con dimensioni sub-centimetriche sia a livello del lobo di destra (**c, d**) che di sinistra del fegato (**e**)

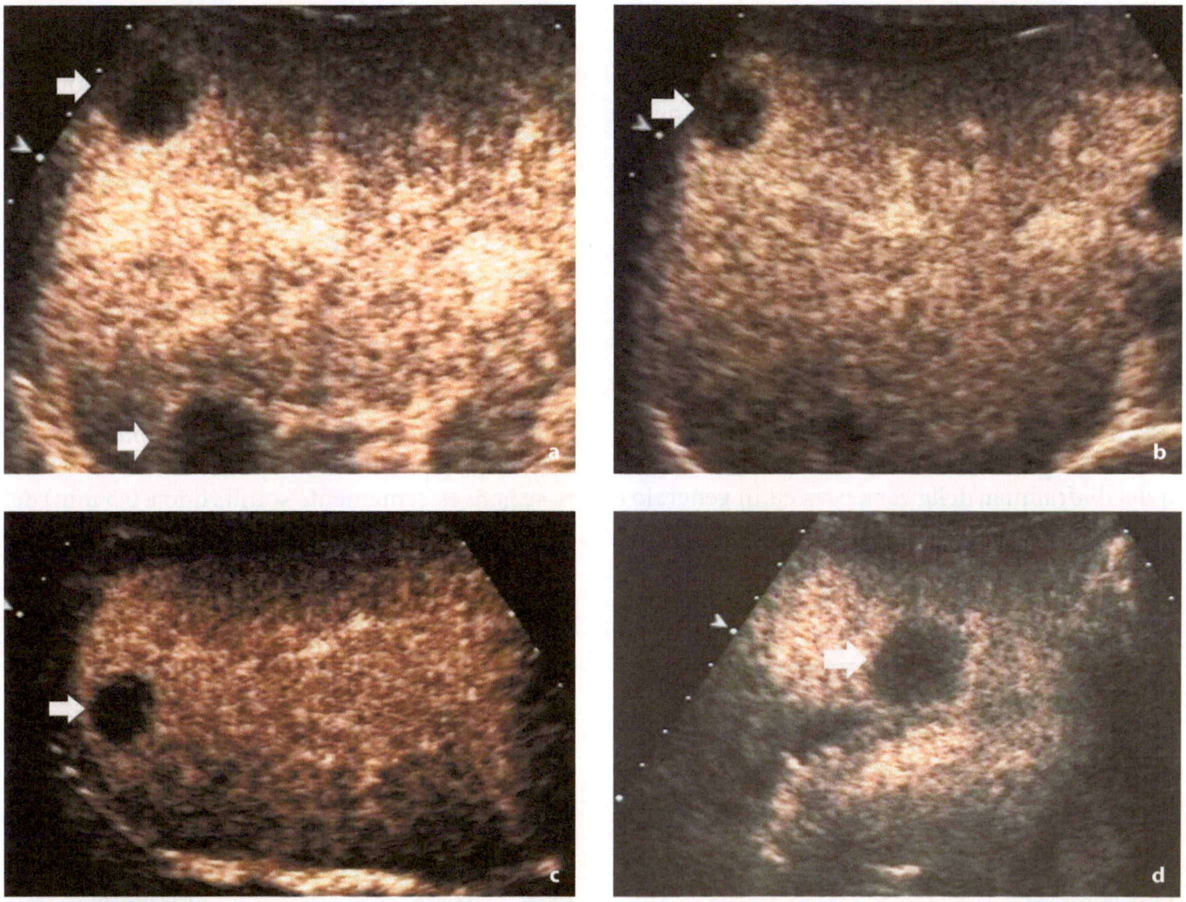

Fig. 5.4 a-d

a-c Multiple lesioni focali epatiche secondarie a carattere ipovascolare in fase portale e tardiva (*frecce*) vengono identificate all'ecografia con mezzo di contrasto nelle scansioni eseguite a 70-100 secondi dopo la somministrazione di microbolle a base di esafluoruro di zolfo in un paziente portatore di neoplasia del colon, nel quale l'ecografia di base non dimostrava nessuna lesione focale a livello epatico. **d** Si evidenzia un'ulteriore area focale ipovascolare a livello del lobo di sinistra

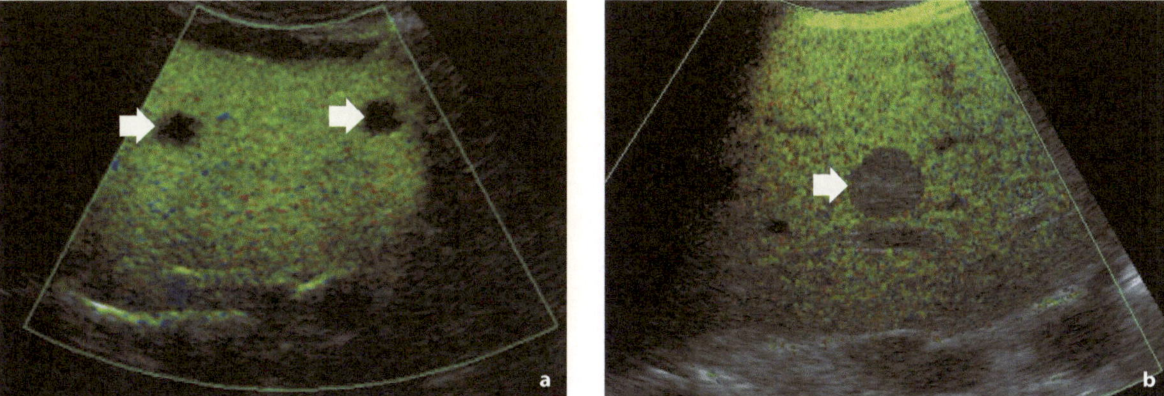

Fig. 5.5 a, b

L'utilizzo della tecnica contrasto-specifica *vascular recognition imaging* dopo la somministrazione di microbolle a base di esafluoruro di zolfo consente l'identificazione di tre distinte lesioni (*frecce*) secondarie a livello epatico in fase portale. Il *colore verde* indica la presenza di microbolle stazionarie a livello del parenchima epatico in fase portale (Per gentile concessione di Toshiba)

5.3.2 Tomogratia computerizzata

L'ecografia con mezzo di contrasto possiede un'accuratezza diagnostica simile alla TC spirale nell'identificazione delle metastasi epatiche [6] (Fig. 5.6). Nello studio delle metastasi epatiche l'ecografia con mezzo di contrasto si dimostra molto efficace nell'identificazione delle lesioni < 1 cm, in genere localizzate nei settori epatici anteriori e mediali in prossimità della regione della zona focale, producendo risultati superiori alla TC spirale [8] (Fig. 5.7).

L'ecografia con mezzo di contrasto presenta invece dei limiti oggettivi nell'identificazione delle metastasi epatiche che si localizzano in prossimità del diaframma, della vena cava ed in generale a livello delle regioni del fegato più profonde, ove invece la TC spirale presenta un'accuratezza diagnostica superiore [8] (Fig. 5.8). Infatti, anche se queste regioni del fegato si trovano vicino alla zona focale, sono comunque difficili da valutare, in quanto il segnale che proviene dai settori profondi del parenchima epatico viene attenuato dai piani più superficiali. In sostanza esiste una complementarietà tra l'ecografia con mezzo di contrasto e la TC spirale nella diagnosi delle metastasi epatiche. Peraltro, la TC spirale possiede dei limiti oggettivi nell'identificazione delle metastasi epatiche, in parte risolti dall'introduzione della tecnica multi-strato che consente una scansione più rapida del parenchima epatico e quindi una riduzione degli artefatti da respirazione e la possibilità di ricostruire sezioni estremamente sottili (fino a 0,5 mm) del volume acquisito.

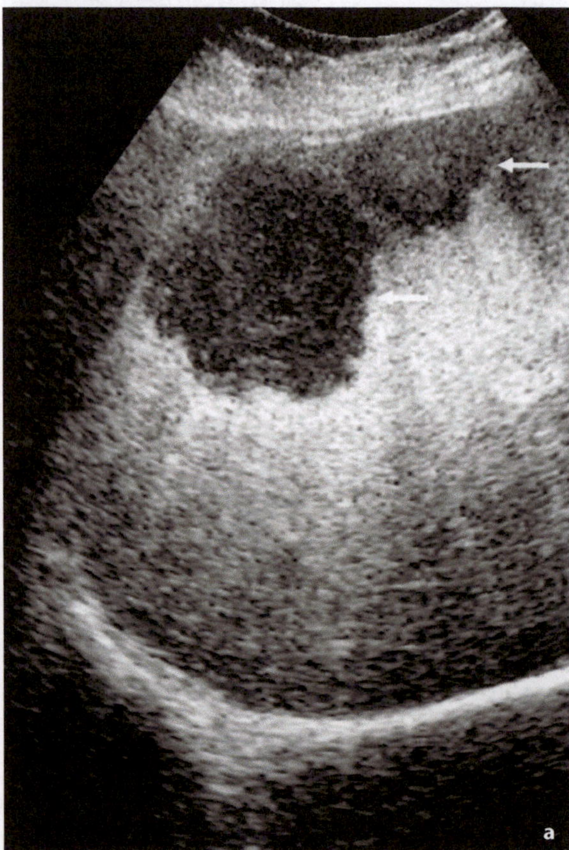

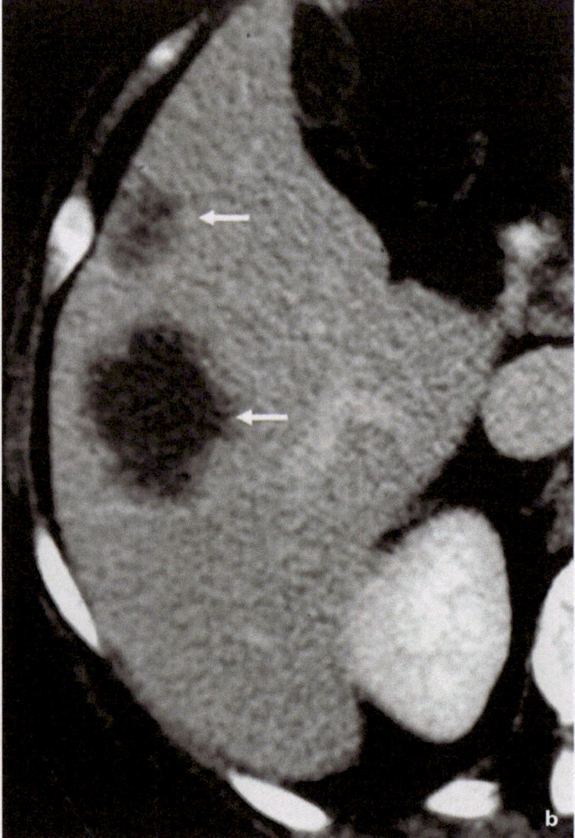

Fig. 5.6 a, b

Concordanza tra ecografia con mezzo di contrasto ed esame TC: le due lesioni epatiche adiacenti (*frecce*) identificate in fase portale all'ecografia con mezzo di contrasto mediante tecnica contrasto-specifica Pulse Inversion (**a**) vengono confermate alla TC spirale eseguita in fase portale a 70 secondi dalla somministrazione del mezzo di contrasto iodato (**b**). Riprodotta da [7], con autorizzazione

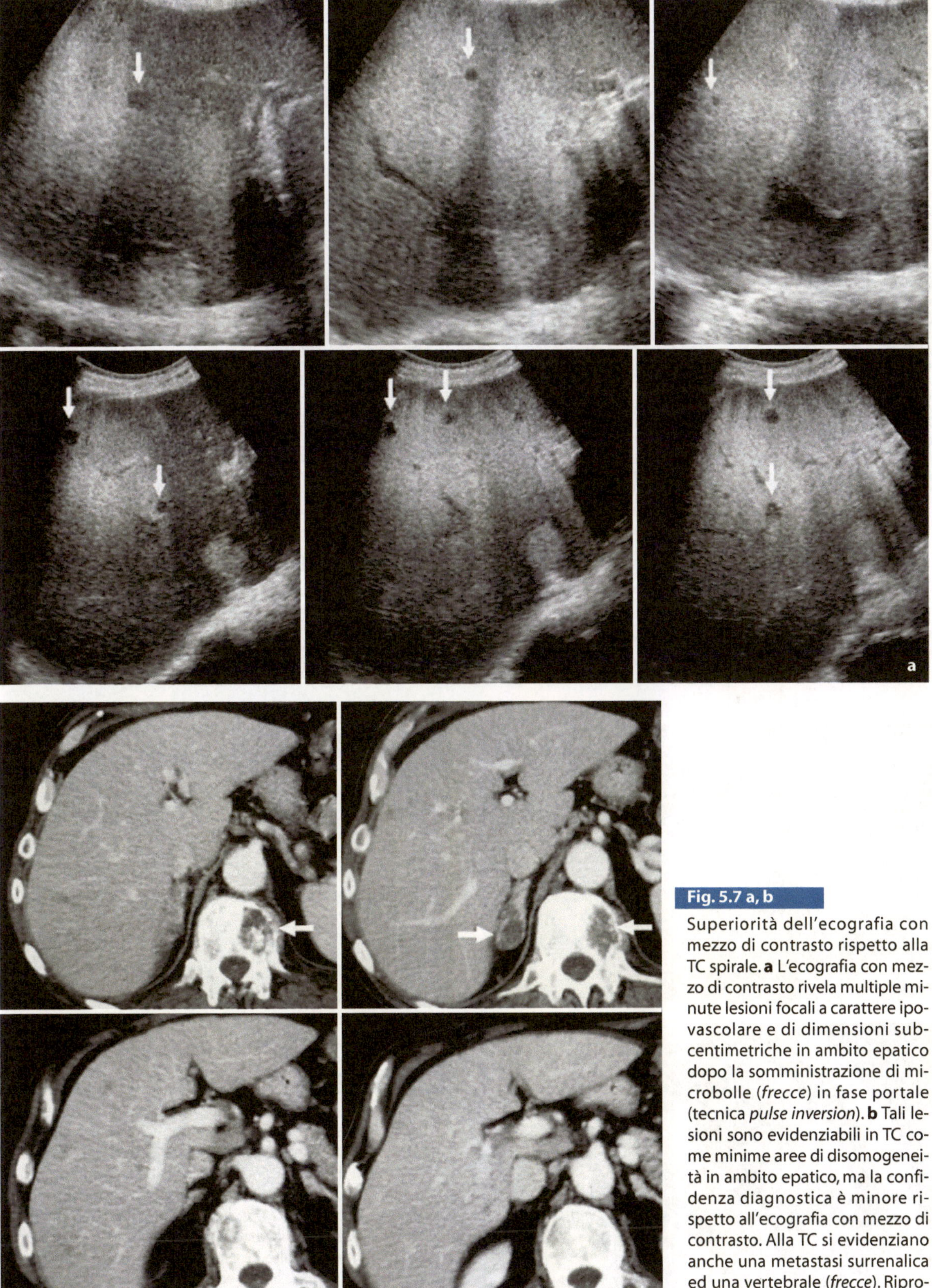

Fig. 5.7 a, b

Superiorità dell'ecografia con mezzo di contrasto rispetto alla TC spirale. **a** L'ecografia con mezzo di contrasto rivela multiple minute lesioni focali a carattere ipovascolare e di dimensioni subcentimetriche in ambito epatico dopo la somministrazione di microbolle (*frecce*) in fase portale (tecnica *pulse inversion*). **b** Tali lesioni sono evidenziabili in TC come minime aree di disomogeneità in ambito epatico, ma la confidenza diagnostica è minore rispetto all'ecografia con mezzo di contrasto. Alla TC si evidenziano anche una metastasi surrenalica ed una vertebrale (*frecce*). Riprodotta da [7], con autorizzazione

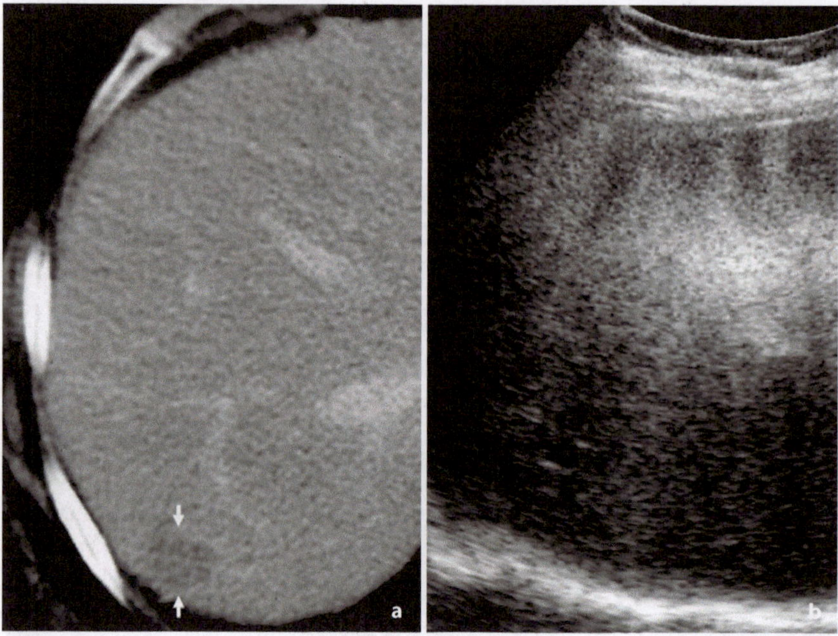

Fig. 5.8 a, b

Inferiorità dell'ecografia con mezzo di contrasto rispetto all'esame TC. **a** La TC spirale rivela una lesione focale a carattere ipovascolare (*frecce*) in ambito epatico nei settori profondi del settimo segmento epatico. **b** Tale lesione non viene confermata dall'ecografia con mezzo di contrasto a causa dell'attenuazione del segnale determinata dai piani superficiali del parenchima epatico. Riprodotta da [7], con autorizzazione

5.3.3 Risonanza magnetica con mezzo di contrasto epatospecifico

L'avvento dei mezzi di contrasto epatospecifici con *uptake* a livello degli epatociti (Gd-BOPTA), oppure nelle cellule di Kupffer (ossidi di ferro con proprietà superparamagnetiche) ha aumentato l'accuratezza della RM nel rilevamento delle metastasi epatiche (Figg. 5.9, 5.10). Non sono stati ancora condotti degli studi controllati di confronto tra l'e-

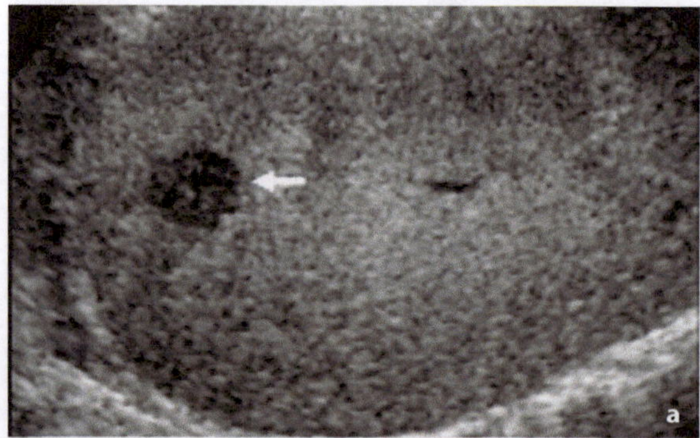

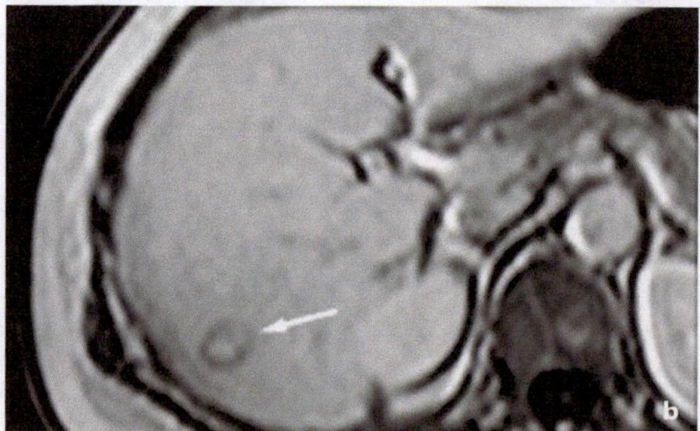

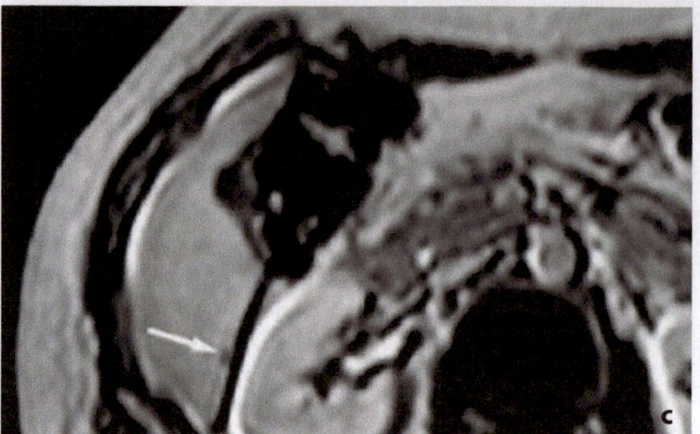

Fig. 5.9 a-c

Inferiorità dell'ecografia con mezzo di contrasto rispetto all'esame RM eseguito dopo la somministrazione di mezzo di contrasto epato-specifico Gd-BOPTA. **a** L'ecografia con mezzo di contrasto rivela una singola lesione focale a carattere ipovascolare (*freccia*) in fase portale in ambito epatico. **b** Tale lesione viene confermata (*freccia*) dalla RM dopo somministrazione di mezzo di contrasto epato-specifico Gd-BOPTA, ma con l'evidenza di un'ulteriore minima area focale (*freccia*) corrispondente ad una lesione secondaria a livello del margine libero del fegato (**c**). Riprodotta da [7], con autorizzazione

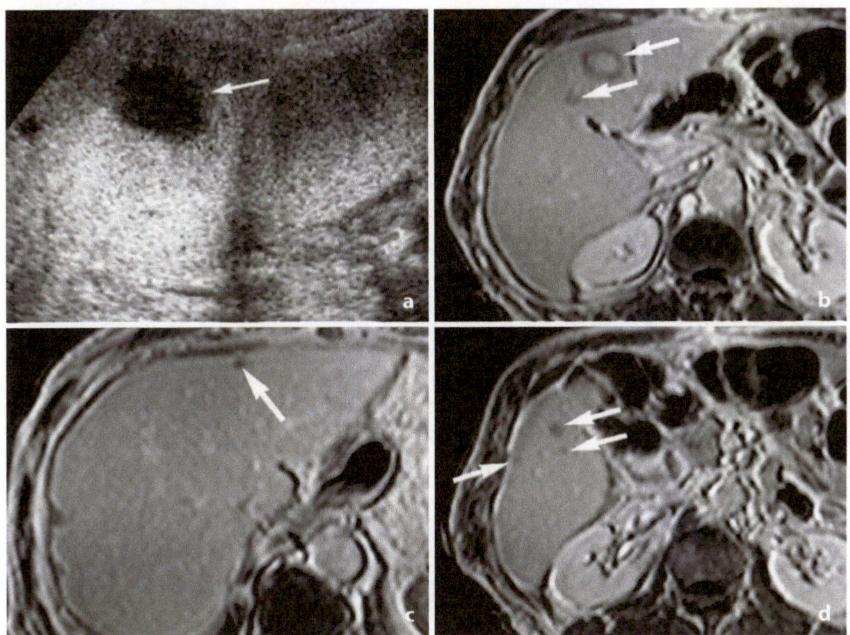

Fig. 5.10 a-d

Inferiorità dell'ecografia con mezzo di contrasto rispetto all'esame RM eseguito dopo la somministrazione di mezzo di contrasto epato-specifico. **a** L'ecografia con mezzo di contrasto rivela una lesione focale a carattere ipovascolare in fase portale in ambito epatico (*freccia*). **b** Tale lesione maggiore viene confermata dalla RM dopo somministrazione di mezzo di contrasto epato-specifico Gd-BOPTA, che però mette in evidenza almeno altre cinque ulteriori aree focali (*frecce*) a livello del fegato corrispondenti a lesioni di tipo secondario (**c**, **d**). Riprodotta da [7], con autorizzazione

cografia con mezzo di contrasto e la RM con mezzo di contrasto epatospecifico. Peraltro, alcuni studi che includevano alcuni pazienti valutati con risonanza magnetica e mezzo di contrasto epatospecifico hanno dimostrato una discreta inferiorità, in termini di sensibilità, da parte dell'ecografia con mezzo di contrasto nei confronti della RM [6], che viene generalmente considerata tecnica di riferimento [2].

5.3.4 Limiti dell'ecografia con mezzo di contrasto

Il reale vantaggio dell'ecografia con mezzo di contrasto nell'identificare le metastasi a livello epatico si esplica soprattutto in quei pazienti con un parenchima epatico ben esplorabile. Infatti, i limiti dell'ecografia con mezzo di contrasto sono gli stessi di quelli che penalizzano l'ecografia di base, ovvero l'interposizione del gas intestinale oppure l'obesità, che limitano la valutazione del parenchima epatico. Altri limiti sono rappresentati dalla steatosi epatica, o dal fegato cirrotico, in quanto in queste situazioni le microbolle determinano un ridotto enhancement del parenchima e quindi una minor visibilità delle metastasi. Inoltre, alcune lesioni focali epatiche benigne, come l'angioma sclerotico atipico oppure le aree focali epatiche risparmiate dalla steatosi, possono a volte simulare delle metastasi epatiche all'ecografia con mezzo di contrasto, in quanto tali lesioni possono apparire ipoecogene nella fase tardiva epatospecifica, in special modo se l'angioma presenta un pattern trombotico, o se le aree focali epatiche risparmiate dalla steatosi possiedono una componente prevalentemente adiposa.

5.4 Indicazioni all'ecografia con mezzo di contrasto

Nell'identificazione delle metastasi epatiche l'ecografia con mezzo di contrasto rappresenta uno strumento di imaging diagnostico di secondo livello da eseguire dopo l'ecografia di base [9, 10]. Esistono tre scenari clinici distinti per l'impiego dell'ecografia con mezzo di contrasto per l'identificazione delle metastasi epatiche.

1) Paziente che non ha eseguito ecografie in precedenza e che non presenta una neoplasia maligna nota, ma che presenta una lesione focale epatica solida all'ecografia di base: la lesione focale viene considerata una lesione focale epatica incidentale e deve pertanto essere caratterizzata.
2) Paziente che presenta una neoplasia maligna nota ed una lesione focale epatica solida all'ecografia di base, mai prima identificata: in questo tipo di pazienti è molto probabile che la le-

sione sia una metastasi, dato che nelle ecografie precedenti non erano state identificate lesioni in ambito epatico. In questa circostanza l'obiettivo dell'ecografia con mezzo di contrasto è quello di identificare lesioni aggiuntive. L'ecografia con mezzo di contrasto presenta i medesimi limiti dell'ecografia di base ed il suo utilizzo non è giustificato nei pazienti obesi, con un fegato caratterizzato da un elevato grado di steatosi, e nei pazienti con elevato grado di meteorismo. Per queste ragioni le microbolle dovrebbero essere impiegate solo in quei pazienti in cui il fegato è ben esplorabile all'ecografia di base. L'ecografia con mezzo di contraso è anche indicata nei pazienti oncologici portatori di neoplasia primitiva nota, nella fase di staging, prima dell'intervento e nella fase del follow-up, ove vengano identificate un numero di lesioni focali sospette per metastasi inferiore a 5. Qualora l'ecografia di base non identifichi lesioni focali in un paziente portatore di una neoplasia primitiva nota, l'ecografia con mezzo di contrasto è indicata ove esistano delle precise ragioni clinico-laboratoristiche a giustificarla (ad esempio un aumento degli indici tumorali, della bilirubina, oppure degli indici di citolisi). Ove non sussistano queste condizioni, l'ecografia con mezzo di contrasto non dovrebbe essere eseguita, in quanto le attuali apparecchiature ecografiche permettono la va-

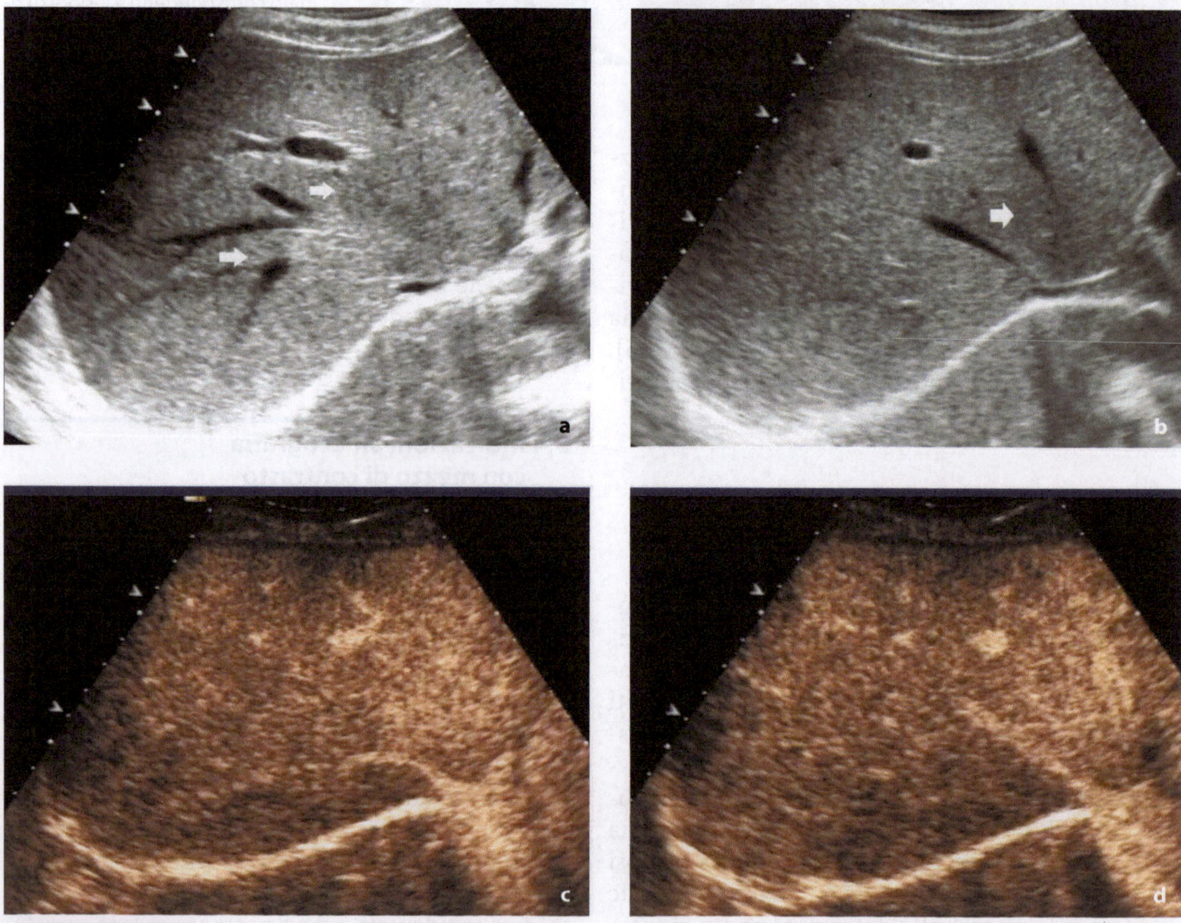

Fig. 5.11 a-d

Paziente femmina di 55 anni che ha eseguito un ciclo di chemioterapia come terapia adiuvante per carcinoma della mammella. **a, b** Nelle scansioni ecografiche di base il fegato presenta un'ecostruttura disomogenea (in particolare ove indicato dalle *frecce*) che potrebbe essere riferibile alla presenza di lesioni ripetitive al di sotto del potere di risoluzione dell'apparecchiatura. **c, d** Dopo la somministrazione di mezzo di contrasto ecografico il fegato presenta enhancement omogeneo in fase portale, escludendo la presenza di lesioni di tipo ripetitivo

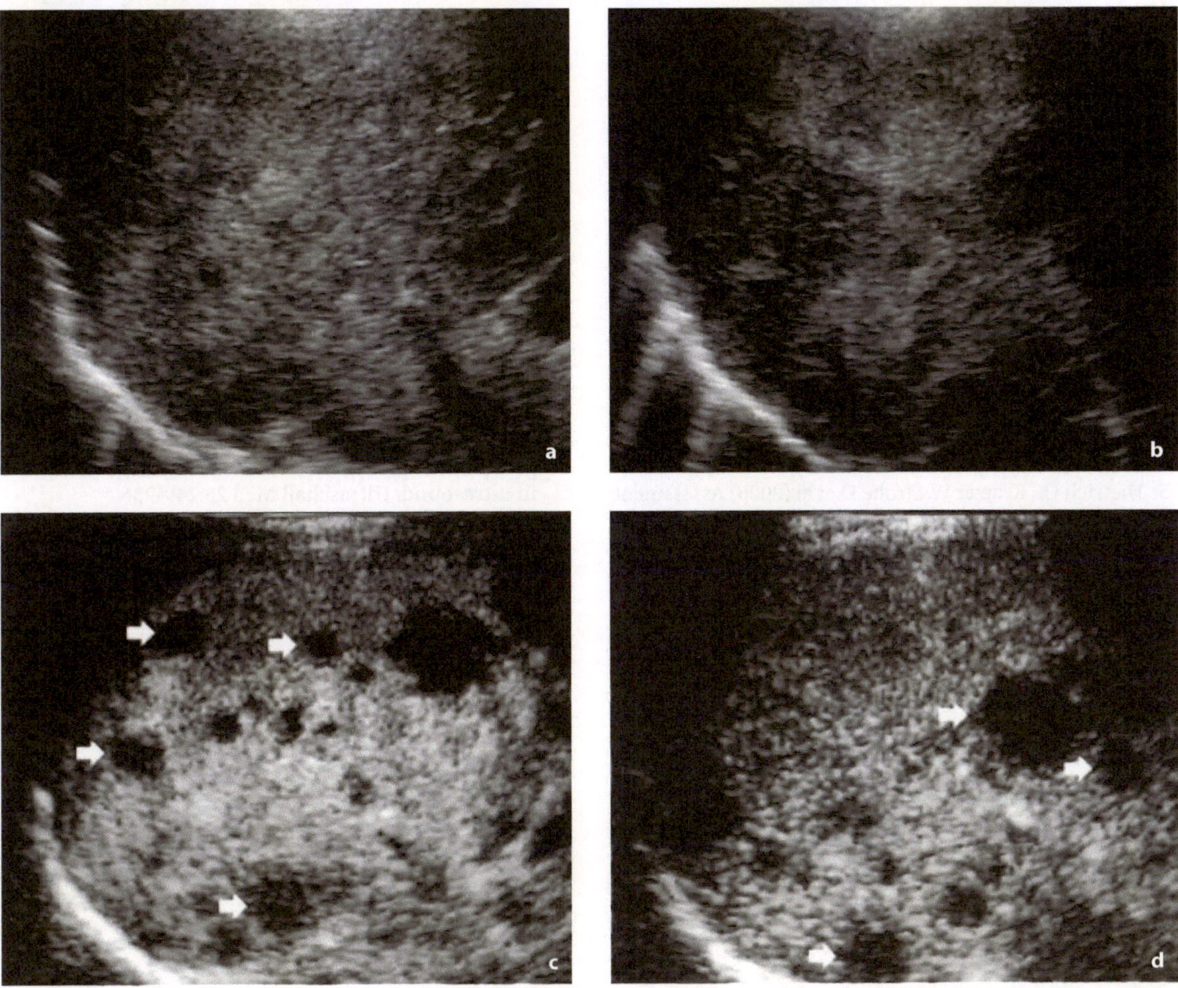

Fig. 5.12 a-d

Paziente maschio di 65 anni che ha eseguito un ciclo di chemioterapia come terapia adiuvante per carcinoma del colon. **a, b** Nelle scansioni ecografiche di base il fegato presenta un'ecostruttura diffusamente disomogenea che appare riferibile alla presenza di multiple lesioni ripetitive. **c, d** Dopo la somministrazione di mezzo di contrasto ecografico il fegato presenta enhancement disomogeneo in fase portale, confermando la presenza di multiple lesioni di tipo ripetitivo

lutazione del parenchima epatico in modo ottimale impiegando delle tecniche di imaging armonico tissutale e di riduzione dello speckle. I pazienti non esplorabili all'ecografia di base ed i pazienti oncologici con un numero di metastasi superiore a 5 non dovrebbero essere esaminati con l'ecografia con contrasto, dato che non è atteso un significativo aumento dell'accuratezza diagnostica.

3) Paziente che presenta una neoplasia maligna nota ed una diffusa, oppure focale, disomogeneità del fegato in seguito a trattamento chemio o radioterapico: in questa categoria di pazienti occorre determinare se la disomogeneità ecostrutturale del fegato sia determinata dagli effetti della terapia neoadiuvante o postadiuvante, oppure dalla presenza di metastasi epatiche diffuse di tipo infiltrante. Nel primo caso l'enhancement epatico, dopo la somministrazione di microbolle, è persistentemente omogeneo (Fig. 5.11), mentre nel secondo caso consente l'identificazione del diffuso interessamento metastatico del fegato (Fig. 5.12).

Bibliografia

1. Wernecke K, Rummeny E, Bongartz G et al (1991) Detection of hepatic masses in patients with carcinoma: comparative sensitivities of sonography, CT and MR imaging. AJR Am J Roentgenol 157:731-739
2. Bipat S, van Leeuwen MS, Comans EF et al (2005) Colorectal liver metastases: CT, MR Imaging, and PET for diagnosis - Meta-analysis. Radiology 237:123-131
3. Albrecht T, Blomley MJK, Burns PN et al (2003) Improved detection of hepatic metastases with Pulse-Inversion US during the liver-specific phase of SHU 508A: multicenter study. Radiology 227:361-370
4. Oldenburg A, Hohmann J, Foert E et al (2005) Detection of hepatic metastases with low MI real time contrast enhanced sonography and SonoVue. Ultraschall Med 26:277-284
5. Dietrich CF, Kratzer W, Strobe D et al (2006) Assessment of metastatic liver disease in patients with primary extrahepatic tumors by contrast-enhanced sonography versus CT and MRI. World J Gastroenterol 12:1699-1705
6. Konopke R, Kersting S, Bergert H et al (2007) Contrast-enhanced ultrasonography to detect liver metastases: A prospective trial to compare transcutaneous unenhanced and contrast-enhanced ultrasonography in patients undergoing laparotomy. Int J Colorectal Dis 22:201-217
7. Quaia E (2005) Contrast media in ultrasonography: basic principles and clinical applications. Springer, Heidelberg, New York
8. Quaia E, D'Onofrio M, Palumbo A et al (2006) Comparison of contrast-enhanced Ultrasonography vs Baseline Ultrasound and contrast-enhanced Computed Tomography in metastatic disease of the liver: diagnostic performance and confidence. Eur Radiol 16:1599-1609
9. Albrecht T, Blomley M, Bolondi L et al EFSUMB Study group (2004) Guidelines for the use of contrast agents in ultrasound. Ultraschall Med 25:249-256
10. Thorelius L (2006) Detection of liver metastases by contrast-enhanced Ultrasound. *http://www.auntminnie.com/index.asp?Sec=sup&Sub=ult&Pag=dis&ItemId=70205*

6 Ecografia intraoperatoria con contrasto nell'identificazione delle metastasi epatiche

Guido Torzilli, Daniele Del Fabbro, Florin Botea, Matteo Marconi

6.1 Introduzione

Le metastasi da cancro del colon-retto (CRC) sono, tra le neoplasie secondarie del fegato, le più frequenti rappresentando il 45% di tutte le lesioni epatiche sostitutive [1]. Studi retrospettivi hanno dimostrato che circa la metà dei pazienti affetti da carcinoma colon-rettale presenta nel quinquennio successivo alla diagnosi secondarismi epatici [2].

Le metastasi epatiche sincrone sono un riscontro relativamente frequente nel corso di interventi per neoplasie gastrointestinali (20-30%) ed il 10-40% di queste non risulta palpabile. È frequente, nei pazienti sottoposti a resezioni epatiche per metastasi, riscontrare nel pezzo operatorio asportato la presenza di noduli occulti nelle porzioni di fegato asportate, non rilevati neppure alla palpazione intraoperatoria [1].

L'ecografia intraoperatoria (IOUS) è, ad oggi, la metodica per immagini più accurata nella diagnosi e nella stadiazione delle lesioni focali epatiche, poichè consente di identificare il 93% delle lesioni secondarie presenti, rispetto al 51% di TC ed US ed al 66% della palpazione intraoperatoria [2]. Il suo impiego permette inoltre di definire con precisione i rapporti anatomici delle lesioni con i vasi intraepatici: tutto ciò ha ovviamente importanti implicazioni sulla definizione della strategia chirurgica, che può così essere oncologicamente radicale e, nel contempo, permette di salvaguardare l'integrità delle strutture anatomiche da preservare per garantire la vitalità del parenchima risparmiato [3].

Alcuni autori, tuttavia, sono ancora scettici sulla reale utilità di questa metodica in chirurgia epatica [4]: in particolare per il trattamento delle metastasi da CRC non vi sono studi prospettici controllati che ne documentino l'effettivo impatto sulla strategia chirurgica. Certamente i progressi ottenuti nello staging preoperatorio, grazie all'introduzione di metodiche per immagini sempre più accurate, rendono meno importante l'impatto della IOUS sulla stadiazione di malattia. In particolare la RMN con mezzi di contrasto epatospecifici appare ad oggi, in termini di sensibilità, l'indagine più vicina all'ecografia intraoperatoria [5]. Tuttavia, si tratta di una metodica ancora gravata dall'eccessiva lunghezza dell'esame e dalla relativa scarsità di apparecchi dedicati. D'altra parte, la IOUS permette l'identificazione di noduli anche molto piccoli (3-4 mm di diametro): ciò rende conto del 3-14% di tutte le lesioni che può essere identificato solo grazie a questa metodica [2, 5, 6], e del 13-23% di interventi che vengono modificati dai riscontri all'IOUS [5, 7].

Tuttavia, l'incidenza di metastasi epatiche al controllo TC a pochi mesi dall'intervento resettivo della neoplasia primitiva resta non trascurabile e lascia supporre un difetto di sensibilità della diagnostica pre ed intraoperatoria, IOUS inclusa [8]. Del resto, Machi e coll. [2] già nello scorso decennio riportarono una sensibilità dell'IOUS solo dell'82%, e documentarono come l'accuratezza diagnostica si riducesse dal 94 all'88% laddove si comprendessero nella valutazione i riscontri al follow-up postoperatorio. Inoltre, queste limitazioni tendono verosimilmente ad accrescersi in quei pazienti che vengono sottoposti ad intervento chirurgico dopo chemioterapia, nei quali le lesioni risultano spesso isoecogene rispetto al parenchima circostante e quindi meno visibili all'IOUS.

Recentemente, l'impiego di mezzo di contrasto ecografico endovascolare durante l'ecografia epatica percutanea (CEUS) ha permesso di migliorare la capacità dell'ecografia B-mode nell'identificazione delle lesioni focali epatiche [9, 10]. In particolare, le metastasi da CRC, se si esclude una breve fase ipervascolare periferica, sono lesioni ipovascolari, e ciò le fa apparire come difetti di perfusione del parenchima epatico che perdurano per 3-5 minuti e che per questo motivo consentono di avere i tempi necessari ad effettuare uno studio accurato e panoramico dell'organo.

Le intrinseche limitazioni e potenzialità della IOUS da un lato e l'affermazione clinico-diagnostica della CEUS dall'altro, hanno giustificato l'applicazione intraoperatoria del mezzo di contrasto ecografico (CEIOUS), avvenuta per la prima volta nel 2002 e le cui prime risultanze sono apparse in letteratura nel 2004 [11, 12].

6.2 Razionale dell'impiego del mezzo di contrasto in ecografia intraoperatoria

Si è già detto in quest'opera delle basi teoriche, fisiche e biologiche, dello studio ecografico del fegato e del razionale dell'utilizzo del mezzo di contrasto in ecografia. Ci limiteremo quindi a ricordare che la visualizzazione delle metastasi dopo somministrazione di mezzo di contrasto dipende dalle dimensioni delle lesioni e dalla vascolarizzazione delle stesse [13]. In particolare le lesioni secondarie a carcinoma colo-rettale, presentano spesso una rete vascolare peritumorale caratterizzata, all'ecografia con mezzo di contrasto, dall'evidenza, in fase arteriosa, di un sottile enhancement periferico perilesionale. Durante la fase portale e tardiva le lesioni assumono un aspetto ipoecogeno apparendo come delle lacune all'interno del parenchima epatico circostante,

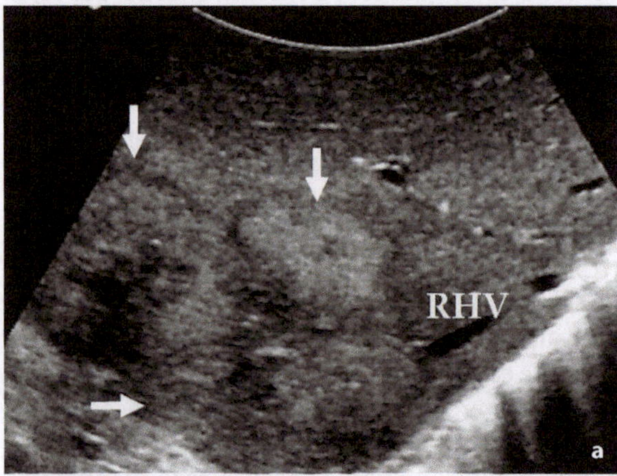

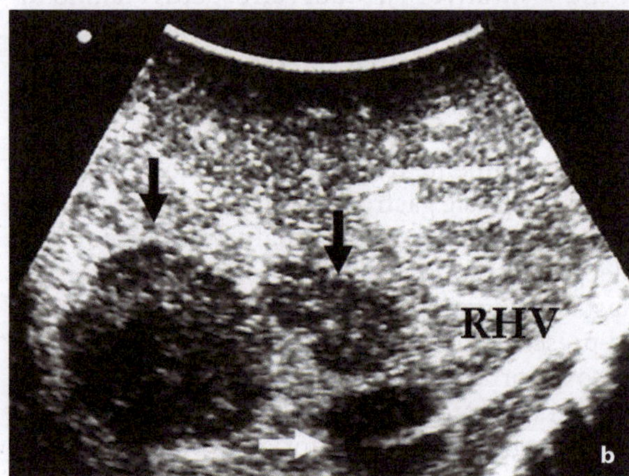

Fig. 6.1 a, b

Metastasi epatiche multiple (*frecce*) alla CEIOUS prima (**a**) e dopo (**b**) iniezione del mezzo di contrasto. *RHV* = *Right Hepatic Vein* (vena sovraepatica destra)

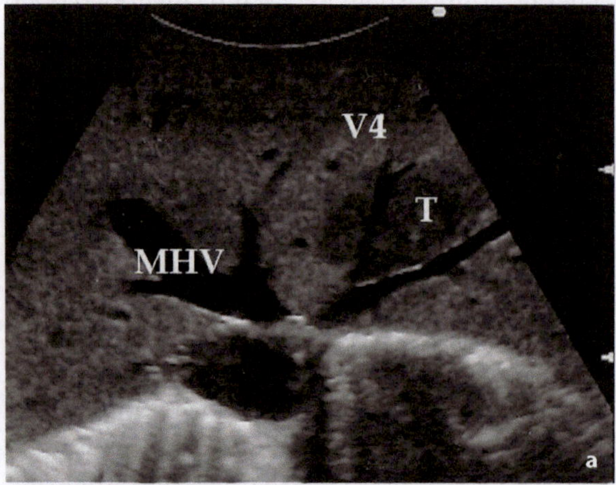

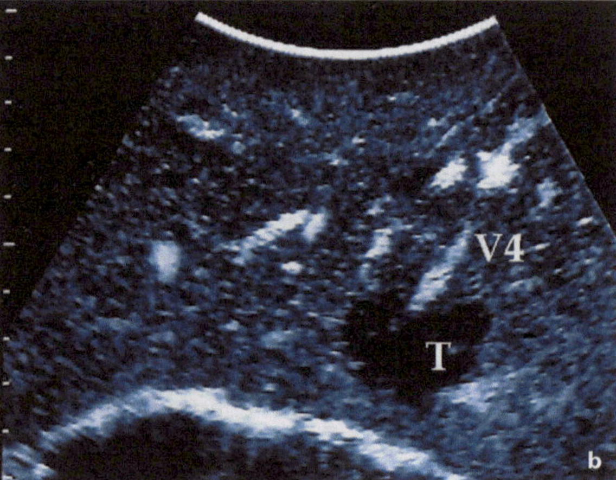

Fig. 6.2 a, b

Immagine IOUS (**a**) e CEIOUS (**b**) di una metastasi epatica da colon (*T*) che infiltra la vena sovraepatica scissurale drenante il segmento 4 (*V4*). *MHV* = *Middle Hepatic Vein* (vena sovraepatica media)

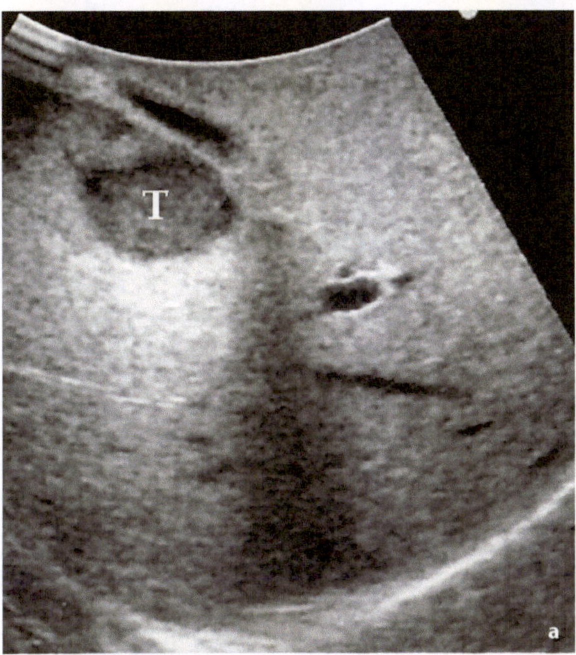

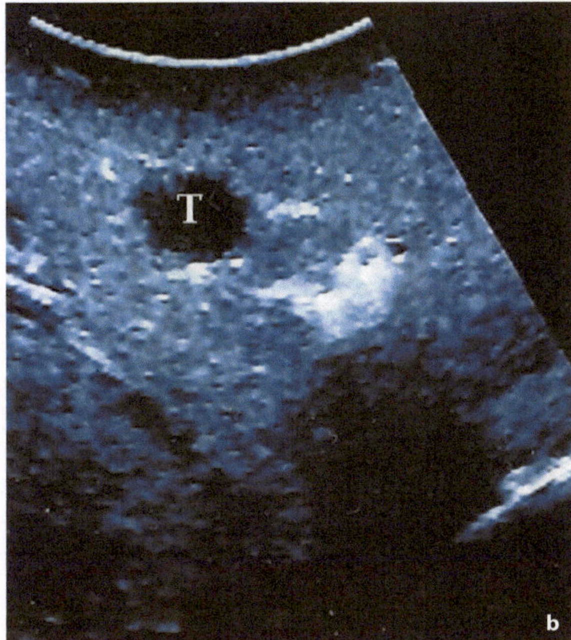

Fig. 6.3 a, b

Immagine IOUS (**a**) e CEIOUS (**b**) di una metastasi epatica da colon (*T*)

che risulta invece marcatamente iperecogeno. In tal modo la differenza ecostrutturale tra lesione e tessuto circostante risulta amplificata e ciò si traduce in una migliore sensibilità dell'ecografia con mezzo di contrasto rispetto a quella standard, e quindi nella possibilità di stadiare meglio la malattia.

L'effetto dei mezzi di contrasto ecografici a livello epatico si estrinseca attraverso una perfusione dell'organo, successiva all'iniezione in una vena periferica, che riconosce 3 fasi: la fase arteriosa della durata di 15-30 secondi, quella portale di 30-60 secondi e quella sinusoidale a partire dai 45-60 secondi in poi [14]. L'effetto contrastografico si estrinseca in circa 3-5 minuti. Le lesioni metastatiche presentano un'architettura vascolare assolutamente differente rispetto al parenchima epatico sano, essendo dotate di apporto vascolare prevalentemente arterioso e maggiormente rappresentato a livello della loro porzione periferica. Inoltre, le metastasi da colon mancano, pressoché completamente, della rete vascolare capillare sinusoidale che è caratteristica del fegato sano, ed è per questo motivo che durante le fasi portale e tardiva appaiono come "buchi neri" all'interno del parenchima epatico perfuso (Figg. 6.1-6.3).

6.2.1 Modalità di esecuzione della CEIOUS

La prima fase consiste nell'esplorazione ecografica del fegato senza mezzo di contrasto, da effettuarsi dopo aver bene esposto la superficie epatica sezionando i legamenti rotondo e falciforme (Fig. 6.4). Si procede quindi alla caratterizzazione

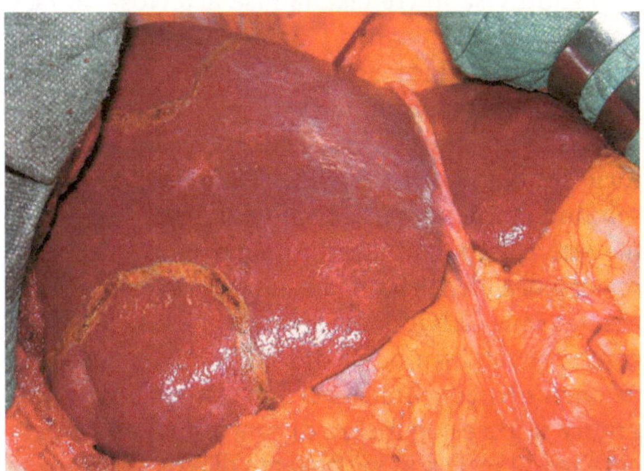

Fig. 6.4

Fegato esposto per effettuare l'esplorazione ecografica prima della resezione

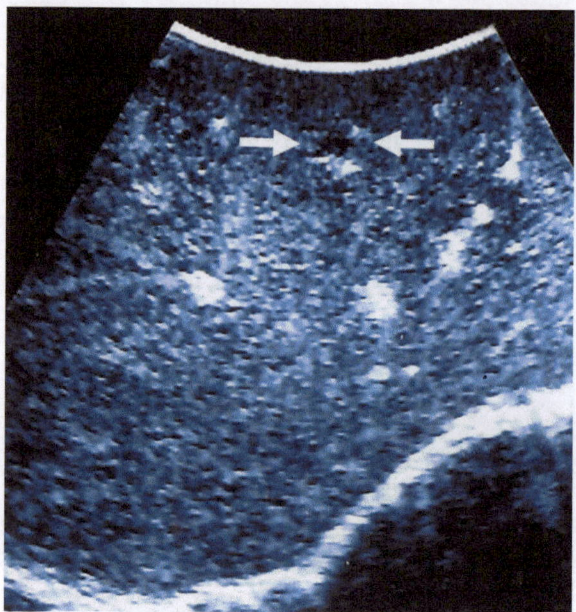

Fig. 6.5

Nodulo millimetrico (*frecce*) riscontrato alla CEIOUS

dei noduli identificati con la IOUS ed alla ricerca di eventuali altre lesioni mediante lo studio contrastografico. Il mezzo di contrasto (SonoVue, Bracco, Milano, Italia), costituito da microbolle di un gas inerte (esafluoruro di zolfo) stabilizzate da membrane fosfolipidiche, viene somministrato per via endovenosa periferica in bolo di 4,8 ml, con successiva infusione di un bolo di 10 ml di soluzione fisiologica. L'acquisizione delle immagini a livello epatico, continua ed in tempo reale, con la tempistica già precedentemente descritta, può essere suddivisa in tre fasi: la fase arteriosa, la fase portale e la fase tardiva [13-15]. Il mezzo di contrasto viene quindi eliminato per via aerea attraverso gli alveoli polmonari.

Normalmente le sonde ecografiche intraoperatorie sono ad alta frequenza (7,5-10 MHz) e consentono di ottenere un'ottima risoluzione dell'immagine, a scapito di una limitata profondità dell'area esplorabile. Nella nostra esperienza viene utilizzata per la CEIOUS una sonda convex da 3-6 MHz con frequenza armonica di 1,88-3,76 MHz che viene comunemente impiegata anche negli esami ecografici, senza e con mezzo di contrasto, per via percutanea. Questa sonda consente di evidenziare anche lesioni di pochi mm di diametro (Fig. 6.5), garantendo comunque un'adeguata panoramicità, essenziale per esplorare agevolmente tutto il fegato durante le fasi contrastografiche. L'uso di sonde intraoperatorie dedicate, pur consentendo una miglior risoluzione, sortisce un minor effetto contrastografico ed una minore profondità di esplorazione che ne limitano la panoramicità [16].

6.3 Metastasi da CRC

La CEIOUS è applicabile, e fornisce informazioni aggiuntive rispetto alla IOUS, sia nei tumori primitivi del fegato che in quelli metastatici [17-19]. Recentemente la CEIOUS, utilizzata su una larga coorte di pazienti con HCC, migliorando significativamente la specificità della IOUS, ha determinato benefici anche per la prognosi dei soggetti operati con il suo ausilio [19]. Nei pazienti sottoposti a resezione epatica per metastasi da CRC, la CEIOUS permette di identificare nuove lesioni nel 18% dei pazienti studiati [18], risultati confermati da un recente studio multicentrico [8]. Questo valore aggiunto ha probabilmente contribuito, nella nostra esperienza, a limitare il tasso di ripresa di malattia intraepatica post-chirurgico osservato prospetticamente. Infatti, il 61, 59 e 51% dei pazienti, con rispettivamente 1, da 2 a 4, e più di 4 noduli metastastici, risulta libero da ripresa di malattia epatica a 3 anni dall'intervento. Di questi risultati, in particolare, va sottolineato che i pazienti con forme multifocali all'atto della resezione hanno avuto una sopravvivenza libera da malattia non

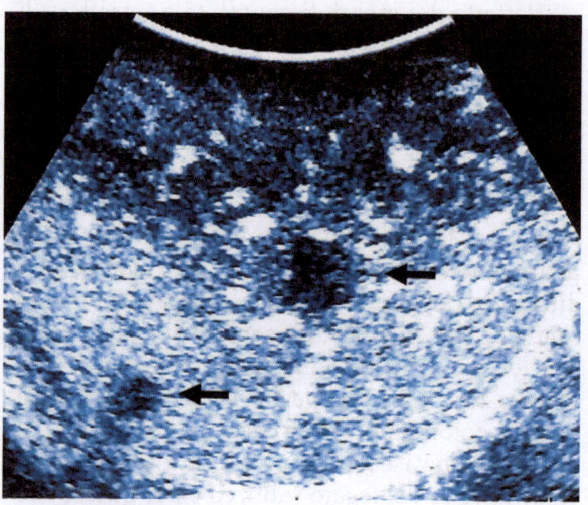

Fig. 6.6

Lesioni multiple (*frecce*) di cui la più piccola è stata riscontrata solo alla CEIOUS

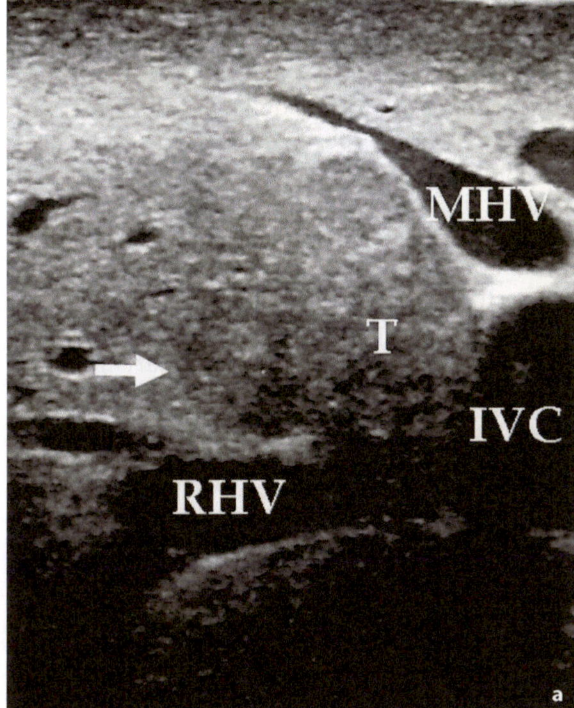

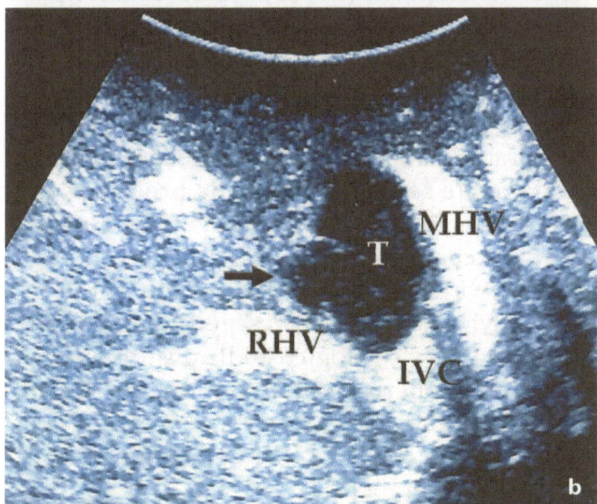

Fig. 6.7 a, b

Metastasi da colon (*T*) situata nell'ottavo segmento i cui margini alla IOUS risultano sfumati (**a**) mentre appaiono netti alla CEIOUS (**b**) aiutando in questo modo a meglio delineare i rapporti con la vena sovraeptica media (*MHV*) e la vena sovraeptica destra (*RHV*). *IVC* = *Inferior Vena Cava* (vena cava inferiore)

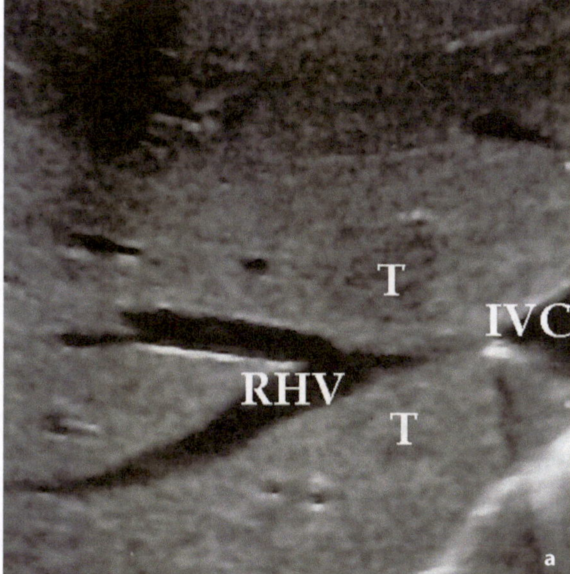

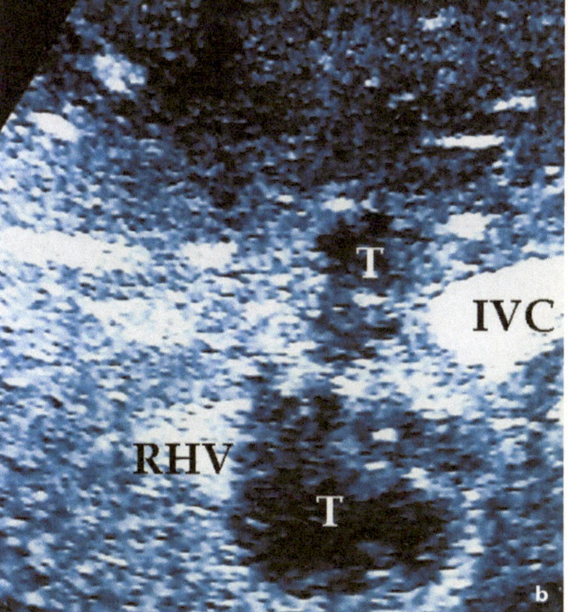

Fig. 6.8 a, b

Metastasi da colon (*T*) situata nel VII e VIII segmento, i cui margini alla IOUS risultano quasi invisibili (**a**) mentre appaiono netti alla CEIOUS (**b**), aiutando in questo modo a meglio delineare i rapporti con la vena sovraeptica destra (*RHV*). *IVC* = *Inferior Vena Cava* (vena cava inferiore)

significativamente differente da quella dei pazienti con nodulo singolo: questa osservazione dimostra indirettamente il ruolo di rilievo della CEIOUS, che proprio nelle forme multifocali (Fig. 6.6) fornisce un significativo contributo in termini di incremento della sensibilità.

La CEIOUS nelle metastasi epatiche ha anche un ruolo di rilievo nella guida alla resezione. Infatti, la miglior visualizzazione dei margini della lesione principale nel 32% dei pazienti portatori di metastasi da colon (Fig. 6.7) è un importante aiuto per il chirurgo nella corretta definizione dell'area di resezione e del piano di transezione parenchimale, riducendo ulteriormente il rischio di esposizione del tumore ed aumentando quindi la probabilità di ottenere un trattamento radicale. Questo ruolo assume maggior rilievo in quei pazienti che, trattati con chemioterapia prima dell'intervento, hanno lesioni spesso isoecogene e con margini mal definibili all'esplorazione ecografica senza mezzo di contrasto (Fig. 6.8).

6.4 Metastasi di altra origine

In considerazione della recente introduzione dell'uso dei mezzi di contrasto ecografici in sala operatoria, e della relativa minor frequenza di interventi per secondarismi di diversa origine da quella colon-rettale, non vi sono esperienze significative relative all'uso della CEIOUS.

Nella nostra esperienza, altre metastasi, quali quelle da neoplasia della mammella (Fig. 6.9) e del pancreas, alla CEIOUS hanno un comportamento assimilabile a quello dei secondarismi da neoplasia del colon-retto: è pertanto possibile prevedere risultati analoghi a quelli della CEIOUS nella chirurgia di quest'ultime.

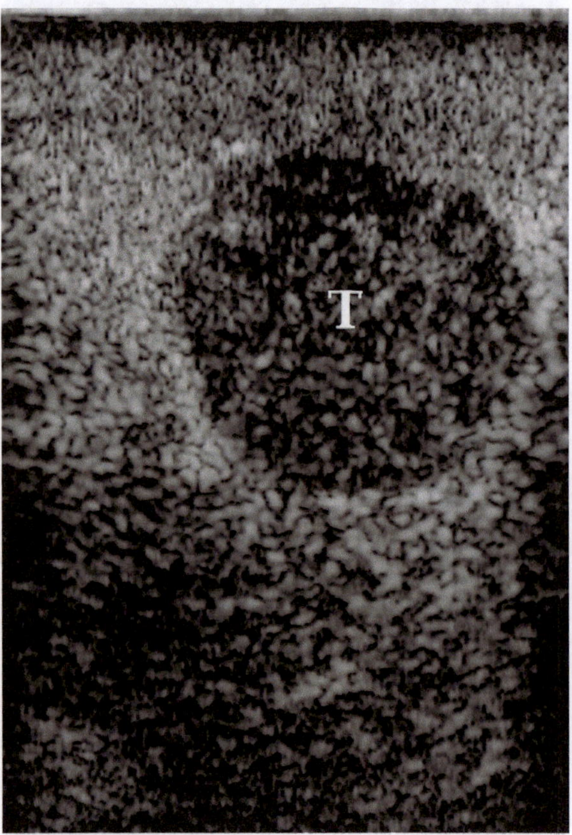

Fig. 6.9
Immagine CEIOUS di una metastasi epatica da mammella (*T*)

Fanno eccezione le metastasi da neoplasia neuroendocrina che, per la loro natura ipervascolare, hanno un comportamento contrastografico più simile a quello dell'HCC, dove però sussiste un problema di differenziazione dei noduli nel fegato cirrotico [19]. Non ponendosi lo stesso problema di differenziare le lesioni, per i secondarismi da tumori neuroendocrini, dove al contrario l'obiettivo è, come per le metastasi da CRC, quello di incrementare il potere di detezione dell'IOUS, è presumibile un ruolo meno rilevante della CEIOUS.

6.5 Complicanze

Il mezzo di contrasto utilizzato è stato associato a sporadici eventi avversi occorsi in pazienti gravemente cardiopatici [20, 21]: questi eventi hanno comunque indotto ad un suo uso in ambienti idonei alla gestione di eventuali complicanze ed in pazienti che non abbiano condizioni di funzionalità cardiaca gravemente compromessa. L'impiego intraoperatorio avviene, ovviamente, su pazienti accuratamente selezionati per una procedura chirurgica maggiore, nei quali, quindi, la presenza di eventuale comorbilità deve essere di per sé attentamente valutata preventivamente. Inoltre la CEIOUS viene, ovviamente, eseguita durante il monitoraggio anestesiologico. Nella nostra esperienza non sono stati riscontrati effetti collaterali e, sulla scorta di questo e di quanto sopra descritto, si può affermare che la CEIOUS è una metodica sicura e ben tollerata [21].

6.6 Conclusioni

Negli ultimi 20 anni l'impatto della IOUS sulla strategia chirurgica, in rapporto alle tecniche preoperatorie di imaging, è passato dal 49-51% [22, 23] al 4-7% [9, 24, 25] e ciò è certamente legato ai progressi tecnologici della diagnostica per immagini preoperatoria. Tuttavia il basso tasso di interventi modificati dalla IOUS riportato in letteratura dipende anche in parte dal diverso atteggiamento dei chirurghi. La strategia chirurgica più diffusa, anche perché meno legata alla competenza ecografica del chirurgo, prevede infatti il ricorso non raro ad epatectomie maggiori, che, proprio perché più demolitive, comprendono spesso nella parte da asportare anche eventuali nuovi noduli di riscontro intraoperatorio. Tuttavia questi interventi sono gravati da un maggior tasso di morbilità e mortalità post-operatoria [26]. Per cercare di ovviare a questo problema si cerca di limitare al massimo il ricorso a queste ampie resezioni, ricorrendo, grazie all'estensivo uso della guida ecografica, ad interventi radicali ma anche conservativi [27]. Questo atteggiamento rende però più probabile, se vi è riscontro intraoperatorio di nuovi noduli, la modifica della strategia operatoria con l'apertura di nuovi foci recettivi: da ciò deriva un più elevato tasso di interventi modificati rispetto a quanto più comunemente riportato in letteratura. L'introduzione della CEIOUS, meglio definendo lo stadio intraepatico della malattia, sia essa primitiva o secondaria, ha ulteriormente contribuito a condizionare la strategia chirurgica, incrementando il numero di interventi modificati per i riscontri ecografici senza e con mezzo di contrasto: oggi, infatti, il 33% dei pazienti con metastasi da colon presenta nuove lesioni a IOUS e CEIOUS e per questo vede modificato il tipo ti trattamento.

In conclusione, l'accuratezza della IOUS può essere migliorata con l'impiego intraoperatorio di mezzi di contrasto ecografici di seconda generazione. Nei pazienti portatori di metastasi epatiche la CEIOUS fornisce al chirurgo una maggiore capacità di evidenziare piccoli noduli neoplastici, garantendo epatectomie più radicali, e si è dimostrata efficace quale ulteriore ausilio alla guida della resezione. Questi elementi aprono nuovi scenari nella stadiazione e nel trattamento chirurgico delle metastasi epatiche: è auspicabile che in futuro l'ecografia intraoperatoria entri sempre più a far parte del bagaglio culturale del chirurgo epatico e che la CEIOUS, naturale completamento della metodica, divenga gesto routinario durante la resezione epatica per malattia metastatica.

Bibliografia

1. Finlay IG, McArdle CS (1986) Occult hepatic metastases in colorectal carcinoma. Br J Surg 73:732-735
2. Machi J, Isomoto H, Kurohiji T et al (1991) Accuracy of intraoperative ultrasonography in diagnosing liver metastasis from colorectal cancer: evaluation with postoperative follow-up results. World J Surg 15:551-556
3. Torzilli G, Makuuchi M (2003) Intraoperative ultrasonography in liver cancer. Surg Oncol Clin N Am 12:91-103
4. Bloed W, van Leeuwen MS, Borel Rinkes IH (2000) Role of intraoperative ultrasound of the liver with improved preoperative hepatic imaging. Eur J Surg 166:691-695
5. Sahani DV, Kalva SP, Tanabe KK et al (2004) Intraoperative US in patients undergoing surgery for liver neoplasms: comparison with MR imaging. Radiology 232:810-814
6. Minagawa M, Makuuchi M, Torzilli G et al (2000) Extension of the frontiers of surgical indications in the treatment of liver metastases from colorectal cancer: long-term results of our experience. Ann Surg 231:487-499
7. Leen E, Ceccotti P, Moug SJ et al (2006) Potential value of contrast-enhanced intraoperative ultrasonography during partial hepatectomy for metastases: an essential investigation before resection? Ann Surg 243:236-240
8. Yamada H, Kondo S, Okushiba S et al (2001) Analysis of predictive factors for recurrence after hepatectomy for colorectal liver metastases. World J Surg 25:1129-1133
9. Albrecht T, Blomley MJ, Burns PN et al (2003) Improved detection of hepatic metastases with pulse-inversion US during the liver-specific phase of SHU 508A: multicenter study. Radiology 227:361-370
10. Quaia E, Calliada F, Bertolotto M et al (2004) Characterization of focal liver lesions with contrast-specific US modes and a sulfur hexafluoride-filled microbubble contrast agent: diagnostic performance and confidence. Radiology 232:420-430
11. Torzilli G, Del Fabbro D, Olivari N et al (2004) Contrast-enhanced intraoperative ultrasonography during liver surgery. Br J Surg 91:1165-1167
12. Torzilli G (2004) Contrast-enhanced intraoperative ultrasonography in surgery for liver tumors. Eur J Radiol 51[Suppl]:25-29
13. Solbiati L, Tonolini M, Cova L et al (2001) The role of contrast-enhanced ultrasound in the detection of focal liver lesions. Eur Radiol 11[Suppl 3]:15-26
14. Gaiani S, Celli N, Donati G et al (2004) Contrast-enhanced ultrasonography negli algoritmi diagnostici. In Rossi S, Calliada F, Martegani A (eds) Mezzi di Contrasto in Ecografia. Poletto, Milano, pp 28-33
15. Basilico R, Blomley MJK, Harvey CJ et al (2002) Which continuous US scanning mode is optimal for the detection of vascularity in liver lesions when enhanced with a second generation contrast agent? Eur J Radiol 41:184-191
16. Torzilli G, Del Fabbro D, Palmisano A et al (2007) Contrast-enhanced intraoperative ultrasonography:

a valuable and not any more monocentric diagnostic technique performed in different ways. Ann Surg 245:152-153
17. Torzilli G, Olivari N, Moroni E et al (2004) Contrast-enhanced intraoperative ultrasonography in surgery for hepatocellular carcinoma in cirrhosis. Liver Transpl 10 [2 Suppl 1]:34-38
18. Torzilli G, Del Fabbro D, Palmisano A et al (2005) Contrast-enhanced intraoperative ultrasonography during hepatectomies for colorectal cancer liver metastases. J Gastrointest Surg 9:1148-1153
19. Torzilli G, Palmisano A, Del Fabbro D et al (2007) Contrast-enhanced intraoperative ultrasonography during surgery for hepatocellular carcinoma in liver cirrhosis: is it useful or useless? A prospective cohort study of our experience. Ann Surg Oncol 14:1347-1355
20. Dijkmans PA, Visser CA, Kamp O (2005) Adverse reactions to ultrasound contrast agents: is the risk worth the benefit? Eur J Echocardiogr 6:363-366
21. Torzilli G (2005) Adverse effects associated with SonoVue use. Expert Opin Drug Saf 4:399-401
22. Kane RA, Hughes LA, Cua EJ et al (1994) The impact of intraoperative ultrasonography on surgery for liver neoplasms. J Ultrasound Med 13:1-6
23. Parker GA, Lawrence Jr W, Horsley JS et al (1989) Intraoperative ultrasound of the liver affects operative decision making. Ann Surg 209:569-577
24. Cerwenka H, Raith J, Bacher H et al (2003) Is intraoperative ultrasonography during partial hepatectomy still necessary in the age of magnetic resonance imaging? Hepatogastroenterology 50:1539-1541
25. Jarnagin WR, Bach AM, Winston CB et al (2001) What is the yield of intraoperative ultrasonography during partial hepatectomy for malignant disease? J Am Coll Surg 192:577-583
26. Vauthey JN, Pawlik TM, Abdalla EK et al (2004) Is extended hepatectomy for hepatobiliary malignancies justified? Ann Surg 239:722-730
27. Torzilli G, Montorsi M, Donadon M et al (2005) "Radical but conservative" is the main goal for ultrasonography-guided liver resection: prospective validation of this approach. J Am Coll Surg, 201:517-528

7 Sistema vascolare epatico

Giorgia Ghittoni, Francesca Torello Viera, Laura Rosa, Valentina Ravetta, Sandro Rossi

7.1 Cenni di anatomia e fisiologia

Il fegato è un organo con due afferenze vascolari, una arteriosa (arteria epatica) ed una venosa (vena porta), che condividono il sistema sinusoidale e quello di drenaggio rappresentato dalle vene sovraepatiche. Il flusso vascolare epatico è il risultato di un complesso meccanismo pressorio che regola l'efflusso splenico e mesenterico sostenuto dall'afflusso arterioso a tali distretti. In condizioni di normalità il gradiente pressorio, derivante dalla somma tra le pressioni idrostatiche ed osmotiche presenti nel sistema, favorisce il passaggio di sangue dai vasi afferenti alle vene sovraepatiche.

7.2 Tecnica di studio ecografico del sistema vascolare epatico

Il sistema portale, le vene sovraepatiche e la vena cava inferiore devono essere studiati in prima istanza con l'ecografia (US) in scala di grigi e l'imaging di seconda armonica, e con l'US color Doppler (cDUS) utilizzando scansioni sagittali, trasversali, oblique ed intercostali. Durante il cDUS i parametri Doppler devono essere regolati al fine di ottimizzare l'immagine ecografica ed eliminare gli artefatti. Il cDUS consente lo studio dinamico della vascolarizzazione epatica in modo completo in circa il 70% dei casi. Con il cDUS si possono ottenere informazioni sulla morfologia dei vasi e sul flusso ematico, valutandone la presenza e la velocità nelle diverse fasi del ciclo cardiaco[1]. Il cDUS consente inoltre di determinare gli indici di resistenza a livello arterioso. La sua sensibilità può essere aumentata riducendo le dimensioni del box colore qualora si ricerchino segnali di flusso ridotti o in caso di ricerca di segnali di flusso interni ad un trombo. Ogni segnale colore rilevato con il cDUS deve essere campionato con l'indagine spettrale (DSE), utilizzando un volume campione variabile tra 1,5 e 3,0 mm, con o senza correzione dell'angolo [2].

L'US con mezzo di contrasto (CEUS) si esegue con una tecnologia ultrasonografica dedicata con indice meccanico ≤ 0,04 [1]. Tale tecnica consente la visualizzazione in tempo reale dell'enhancement vascolare epatico; è particolarmente utile per lo studio del sistema vascolare epatico quando la sua visualizzazione con l'US è difficoltosa, come nei pazienti sottoposti a trapianto di fegato in cui il monitoraggio della pervietà arteriosa e venosa è di fondamentale importanza, e in quelli con trombosi portale.

La CEUS, attualmente in Italia, viene eseguita usando il mezzo di contrasto SonoVue (Bracco, Milano, Italia), che ricordiamo essere costituito da una soluzione composta da microbolle di esafluoruro di zolfo ad una concentrazione di 8 mL/mL, ottenuta diluendo 25 mg di polvere liofilizzata in 5,0 mL di soluzione di cloruro di sodio allo 0,9%. Dopo la preparazione la soluzione viene iniettata in bolo attraverso un'agocannula da 19G posizionata in una vena anticubitale del braccio. L'iniezione di SonoVue è seguita da un bolo di 5,0 mL di soluzione di cloruro di sodio allo 0,9%.

All'US basale, mediante una scansione obliqua sottocostale destra, si devono identificare l'arteria epatica, la vena porta e le vene sovraepatiche (Fig. 7.1a); dopo l'iniezione endovenosa di un bolo di SonoVue si possono valutare in maniera sequenziale l'arteria epatica, la vena porta ed i suo rami intra-parenchimali e le vene sovraepatiche. Dopo circa 15 secondi dall'iniezione compare l'enhancement nell'arteria epatica (Fig. 7.1b), dopo 20 secondi nella vena porta e nelle sue diramazioni segmentarie (Fig. 7.1c) e dopo 40 secondi nelle vene sovraepatiche (Fig. 7.1d). Tali dati sono stati recentemente confermati da uno studio clinico in cui i tempi di comparsa del mezzo di contrasto nei sistemi vascolari epatici erano i seguenti: arteria epatica 14±5 secondi, vena porta 22±4 secondi, vene

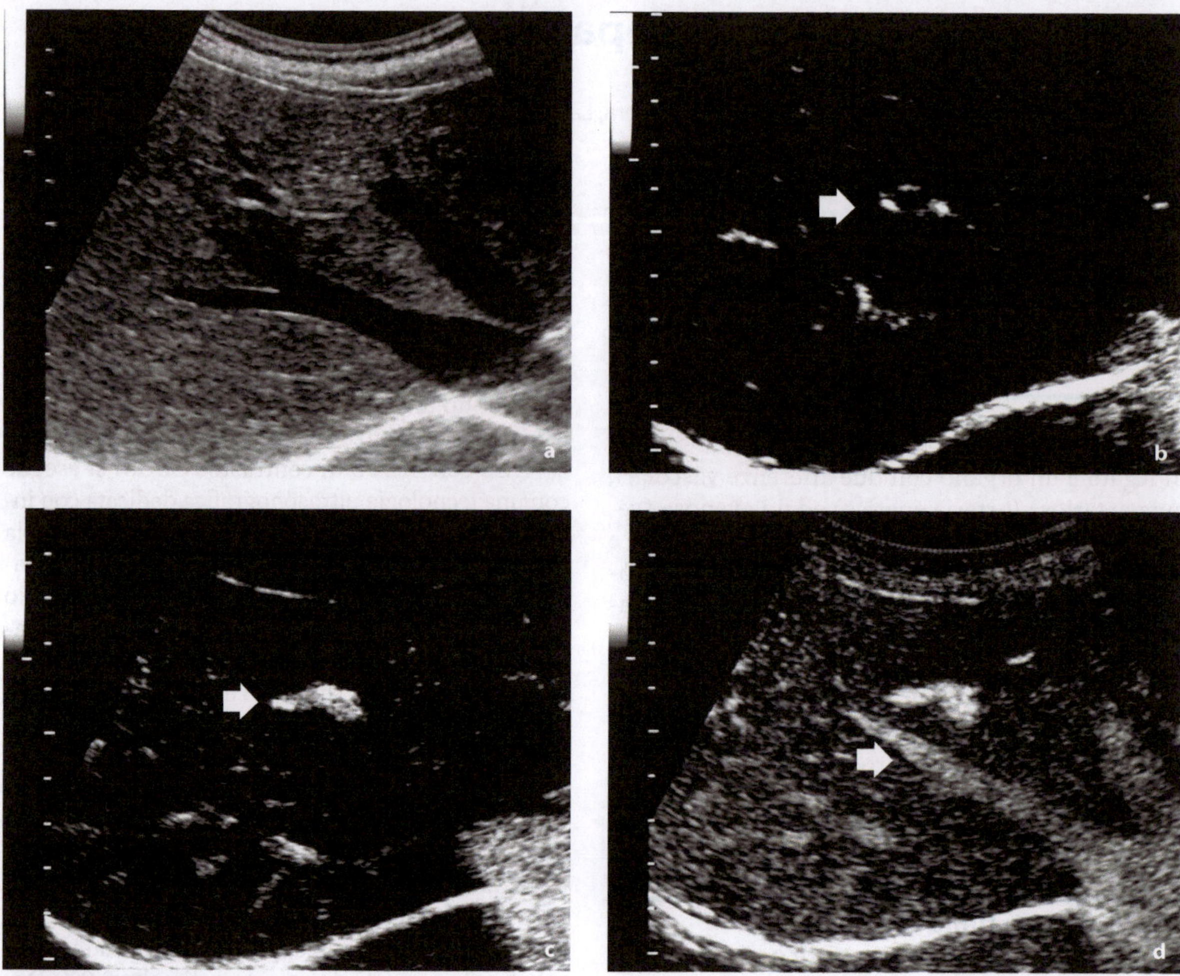

Fig. 7.1 a-d

Scansioni oblique sottocostali destre. **a** Sono visibili le sezioni longitudinali delle vene sovraepatica media e destra e la sezione ortogonale della vena porta. **b** Nella fase arteriosa precoce della CEUS (dopo 15s dall'iniezione del bolo di SonoVue), in sede paraportale (*freccia*), compare uno spot di enhancement riferibile all'arteria epatica. **c** Nella fase portale (dopo 20s dall'iniezione di SonoVue), l'enhancement opacizza il lume della vena porta (*freccia*). **d** Nella fase tardiva (dopo 40s dall'iniezione di SonoVue), l'enhancement disegna le vene sovraepatiche (*freccia*)

sovraepatiche 22±5 secondi; le microbolle del mezzo di contrasto persistono nel sistema portale per circa 240±30 secondi e nelle vene sovraepatiche per circa 180±25 secondi [3, 4].

La CEUS consente lo studio delle trombosi venose epatiche: l'identificazione dei trombi avviene più facilmente nelle fasi portali e tardiva dell'indagine, mentre la caratterizzazione richiede la visualizzazione di segnali di enhancement al loro interno, che devono essere campionati con il DSE come precedentemente descritto. La fase di caratterizzazione di un trombo può richiedere una seconda somministrazione di mezzo di contrasto [3].

7.3 *Shunt* vascolari intra-parenchimali epatici

Le fistole vascolari intra-epatiche sono comunicazioni vascolari anomale tra i vasi del sistema vascolare epatico. Il loro riscontro è un'evenienza rara ed è riportata in casistiche limitate. Sono possibili tre tipi di comunicazione anomala tra i vasi epatici: lo *shunt* porto-sistemico, lo *shunt* artero-portale, lo *shunt* artero-sistemico.

Gli *shunt* venosi porto-sistemici sono generalmente riscontrabili in presenza di cirrosi epatica con ipertensione portale. Altri fattori eziologici rari sono rappresentati dalla sindrome di Budd-Chiari, dalla patologia traumatica e dalla fistolizzazione di un aneurisma della vena porta in una vena sovraepatica.

Gli *shunt* artero-portali sono generalmente osservabili in presenza di cirrosi epatica, tumori epatici maligni, primitivi e secondari, e tumori epatici benigni. Raramente sono dovuti a malformazioni vascolari associate a malattie genetiche (Rendu-Osler-Weber, ROW), a patologia traumatica (ferite penetranti) ed a procedure di radiologia interventistica sul fegato (biopsia epatica, cateterizzazione biliare e vascolare) [5]. Le fistole artero-portali sono più frequenti nei tumori primitivi epatici che nella cirrosi: sono state descritte in oltre il

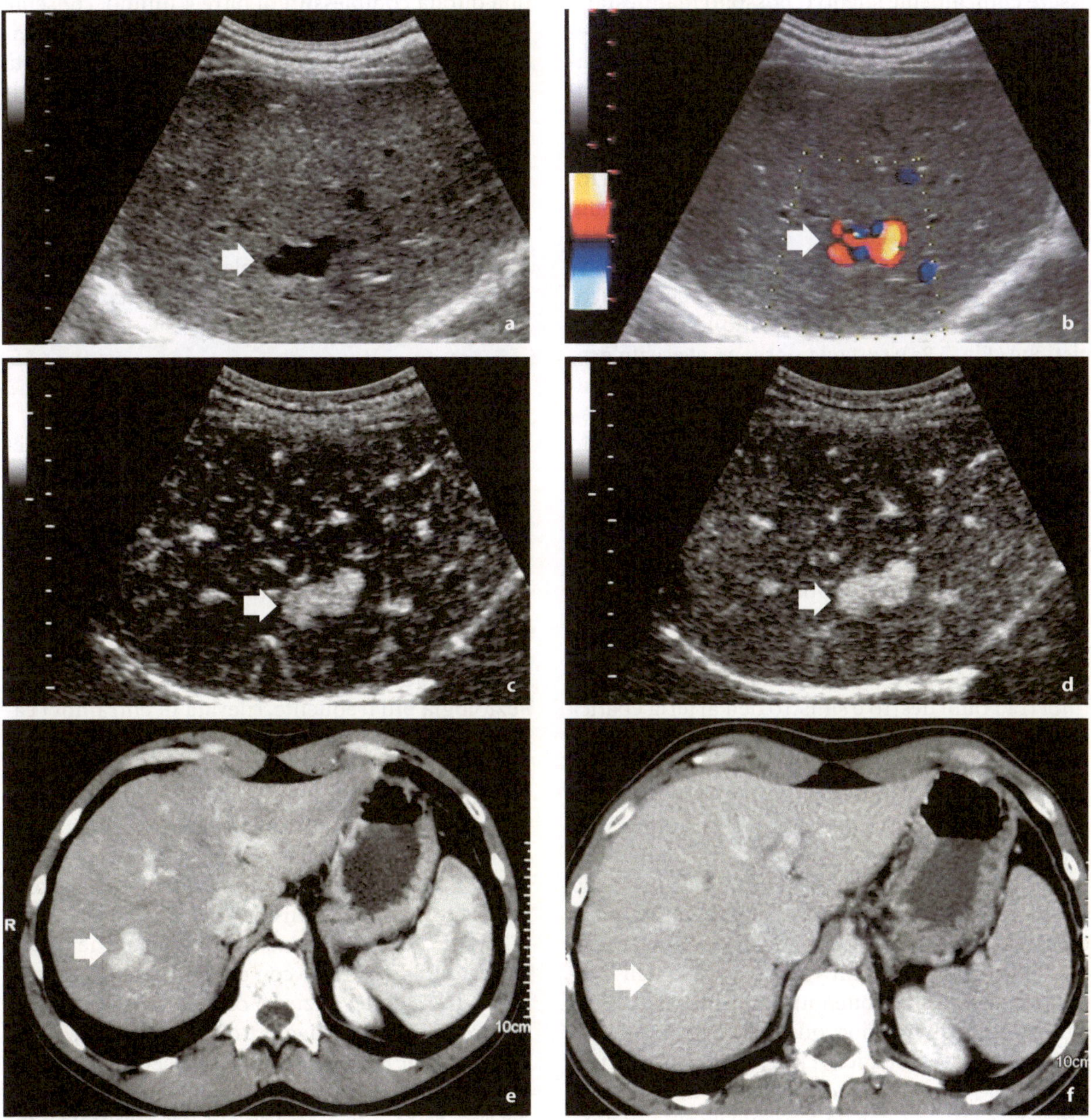

Fig. 7.2 a-f

Fistola artero-portale. Scansioni oblique sottocostali destre. **a** Presenza di formazione anecogena (*freccia*) del diametro di circa 20 mm nel VII segmento epatico interpretata inizialmente come cisti. **b** Il cDUS rileva segnali di colore all'interno di tale formazione (*freccia*). **c** Nella fase arteriosa precoce della CEUS la formazione (*freccia*) del VII segmento mostra un intenso enhancement. **d** Tale enhancement persiste nella fase portale e tardiva (*freccia*). **e** TAC spirale: nella fase arteriosa precoce la formazione del VII segmento mostra un intenso enhancement. **f** Un debole enhancement all'interno della formazione (*freccia*) persiste anche in fase portale

60% dei pazienti affetti da HCC con una frequenza che aumenta con il diametro del tumore.

Gli *shunt* artero-sistemici sono molto rari e tipicamente associati a neoplasie epatiche benigne e maligne ed alla ROW. La ROW è una rara malattia autosomica dominante che coinvolge il fegato nell'8-31% dei casi, determinando fistole arteroportali e artero-sistemiche [5]. Tali *shunt* possono essere clinicamente silenti o possono manifestarsi con i segni dello scompenso cardiaco destro determinato dal sovraccarico cronico. L'identificazione delle fistole artero-portali ed artero-sistemiche è molto importante poiché esse rappresentano cause reversibili rispettivamente di ipertensione portale e di scompenso cardiaco. La guarigione del paziente dipende dal corretto trattamento di tali anomalie vascolari.

Le comunicazioni vascolari anomale appaiono all'US basale come lesioni focali epatiche ad ecostruttura anecogena che simulano le formazioni cistiche (Fig. 7.2a); tuttavia possono avere un'ecostruttura iperecogena o mista, simulando gli angiomi atipici.

Al cDUS le fistole artero-portali mostrano un'ampia varietà di *pattern* di flusso, ma alla DSE è sempre presente un flusso ad elevata velocità con caratteristiche di turbolenza (Fig. 7.2b). La DSE può rilevare un decremento del valore dell'indice di resistenza e dell'indice di pulsatilità del ramo dell'arteria epatica afferente al lobo epatico sede della fistola artero-portale. Variazioni superiori al 30% dell'indice resistivo ed al 40% dell'indice di pulsatilità tra i rami destro e sinistro dell'arteria epatica sono considerati indicativi della presenza di *shunt* vascolare. Inoltre il cDUS può rilevare un flusso portale epatofugo in qualsiasi segmento del sistema venoso portale, caratteristica emodinamica comune agli *shunt* artero-portali e porto-sistemici [6].

La specificità dell'US basale con cDUS nella diagnosi di shunt vascolare intra-epatico è elevata, mentre la sensibilità è ancora oggetto di studio. Generalmente la diagnosi definitiva è il risultato dell'integrazione dei risultati ottenuti con l'US con quelli di altre tecniche di imaging, quali la TC, la RM e l'angiografia selettiva epatica (Fig. 7.2e, f). Quest'ultima è considerata il *gold standard* diagnostico ed è una procedura invasiva che ne consente il trattamento.

La CEUS rappresenta una metodica molto importante per la valutazione dei sistema vascolare epatico e permette di formulare con facilità la diagnosi di fistola o *shunt* vascolare artero-venoso. La presenza di enhancement nei vasi venosi epatici durante la fase arteriosa è un segno patognomonico di comunicazione artero-venosa anomala (Fig. 7.2c). Un altro segno che ulteriormente conferma la comunicazione anomala è rappresentato dalla riduzione del tempo che intercorre tra l'iniezione del mezzo di contrasto e la comparsa di enhancement nelle vene sovraepatiche [7]. La persistenza dell'enhancement contrastografico a livello dello *shunt* vascolare, per una durata complessiva di oltre 4 minuti, consente la visualizzazione anche delle più piccole comunicazioni vascolari anomale; ciò fa si che la sensibilità diagnostica della CEUS sia superiore a quella dell'US e del cDUS (Fig. 7.2d). In caso di fistole di piccole dimensioni, la sensibilità della CEUS può essere superiore anche a quella della TC e dell'angiografia selettiva epatica. L'ottimale visualizzazione delle strutture vascolari permette generalmente di definire il tipo di comunicazione vascolare anomala e le relative implicazioni di carattere emodinamico.

7.4 Trombosi dei sistemi venosi epatici

La trombosi della vena porta o delle vene sovraepatiche può complicare stati di ipertensione portale, disordini mieloproliferativi e/o della coagulazione, patologie infiammatorie e tumorali e terapie iniettive eseguite per via percutanea o endoscopica (iniezione percutanea di alcool, iniezione di sostanze sclerosanti per via endoscopica) [8, 9]. Nella pratica clinica, la trombosi portale è molto più usuale di quella delle vene sovraepatiche, tuttavia l'eziologia più frequente, rilevata in entrambi i casi, è quella neoplastica. La neoplasia che più frequentemente determina la comparsa di trombosi portale è il carcinoma epatocellulare (HCC). La trombosi neoplastica della vena porta è stata riscontrata nel 62,2% dei pazienti deceduti per HCC e sottoposti ad autopsia [8]. La presenza della trombosi è correlata all'estensione della neoplasia, è stata infatti rilevata in meno del 10% dei pazienti con HCC nodulare singolo con diametro inferiore a 5,0 cm, nel 25,3% dei pazienti con HCC nodulare singolo con diametro maggiore di 5,0 cm, nel 31,7% dei pazienti con HCC multifocale e nel 64,7% dei pazienti con HCC diffuso [10]. La vena porta, o uno dei suoi rami, può essere compressa, infiltrata o inglobata dal tessuto neoplastico o può contenere trombi neoplastici al suo interno. La trombosi portale può interessare il ramo portale del segmento epatico dove si trova il nodulo di HCC, ma i trombi possono anche essere localizzati in altri segmenti. Il riscontro di trombosi portale a volte è l'unico segno della presenza di un tumore epatico che resta misconosciuto alle indagini strumentali.

L'interessamento del sistema delle vene sovraepatiche è un evento più raro di quello della vena porta, ma relativamente frequente nei tumori avanzati; è stato infatti rilevato nel 26,2% dei pazienti deceduti per HCC e sottoposti ad autopsia [8]. L'US può dimostrare sia la compressione che l'infiltrazione delle vene sovraepatiche, ed anche in questo caso la trombosi può essere parziale o completa. Tuttavia, in presenza di parenchima epatico cirrotico, le vene sovraepatiche sono compresse e deformate e quindi scarsamente visibili all'US. Per questo motivo l'identificazione del trombo è generalmente più difficoltosa che nella vena porta. L'invasione delle vene sovraepatiche può essere associata alla presenza di trombi neoplastici nella vena cava inferiore o in atrio destro.

L'identificazione e la caratterizzazione dei trombi sono essenziali per la programmazione del successivo iter diagnostico-terapeutico, in quanto la trombosi neoplastica rappresenta un fattore prognostico negativo [11].

L'US è generalmente la prima tecnica di immagine utilizzata nei pazienti con patologia epatica e la sua capacità di rilevare la trombosi della vena porta è considerata sovrapponibile a quella di altre tecniche di immagine, quali la TC e la RM [12, 13]. All'US basale i trombi appaiono come materiale endoluminale ipo, iso o iperecogeno (Figg. 7.3a, 7.4a, 7.5a, 7.6a); l'US può dimostrare la sede di invasione della neoplasia nel vaso; l'estensione della trombosi portale è variabile, potendo interessare

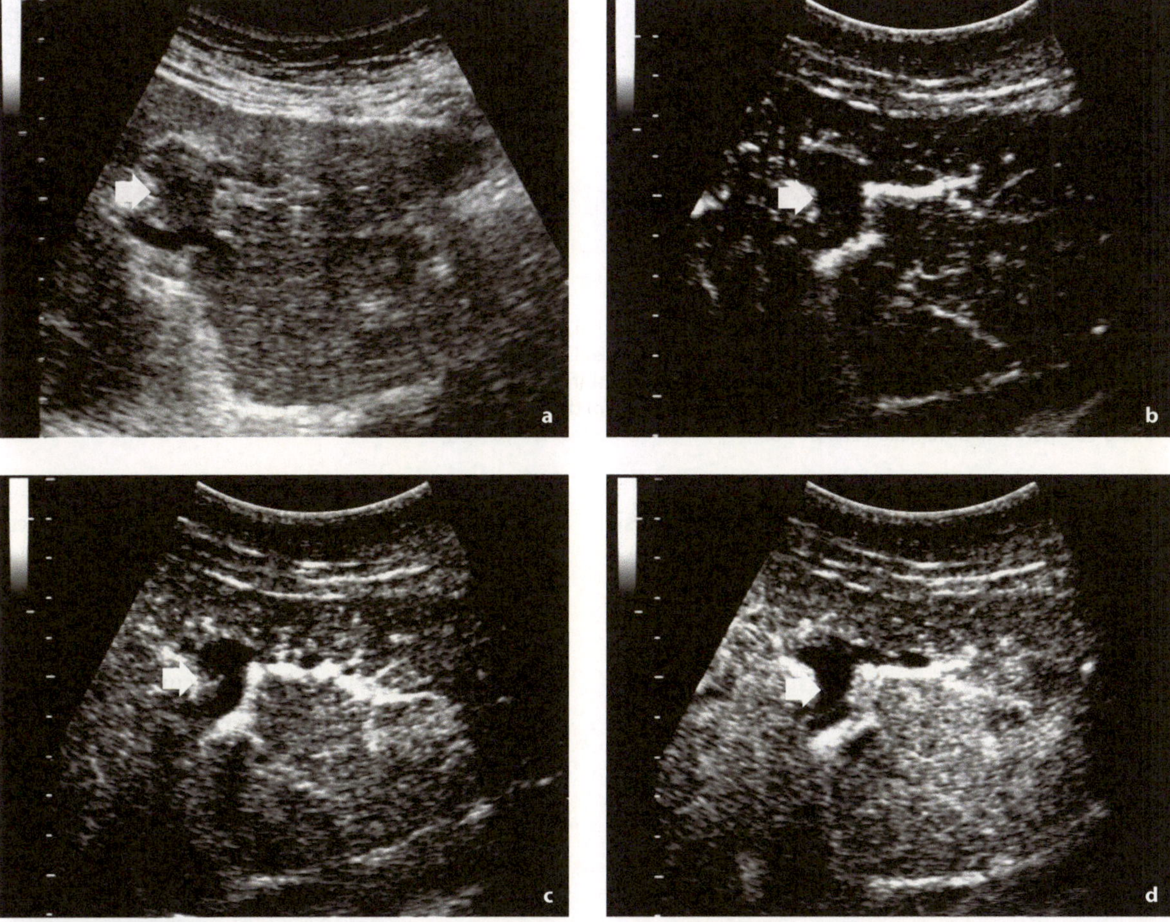

Fig. 7.3 a-d

Trombosi benigna della vena porta. Scansione trasversale epigastrica. **a** Presenza di materiale iso-ipoecogeno all'interno del lume del ramo portale di sinistra (*freccia*) riferibile a trombo occlusivo. CEUS: nelle fasi arteriosa (**b**), portale (**c**) e tardiva (**d**) non è presente enhancement all'interno del trombo (*freccia*)

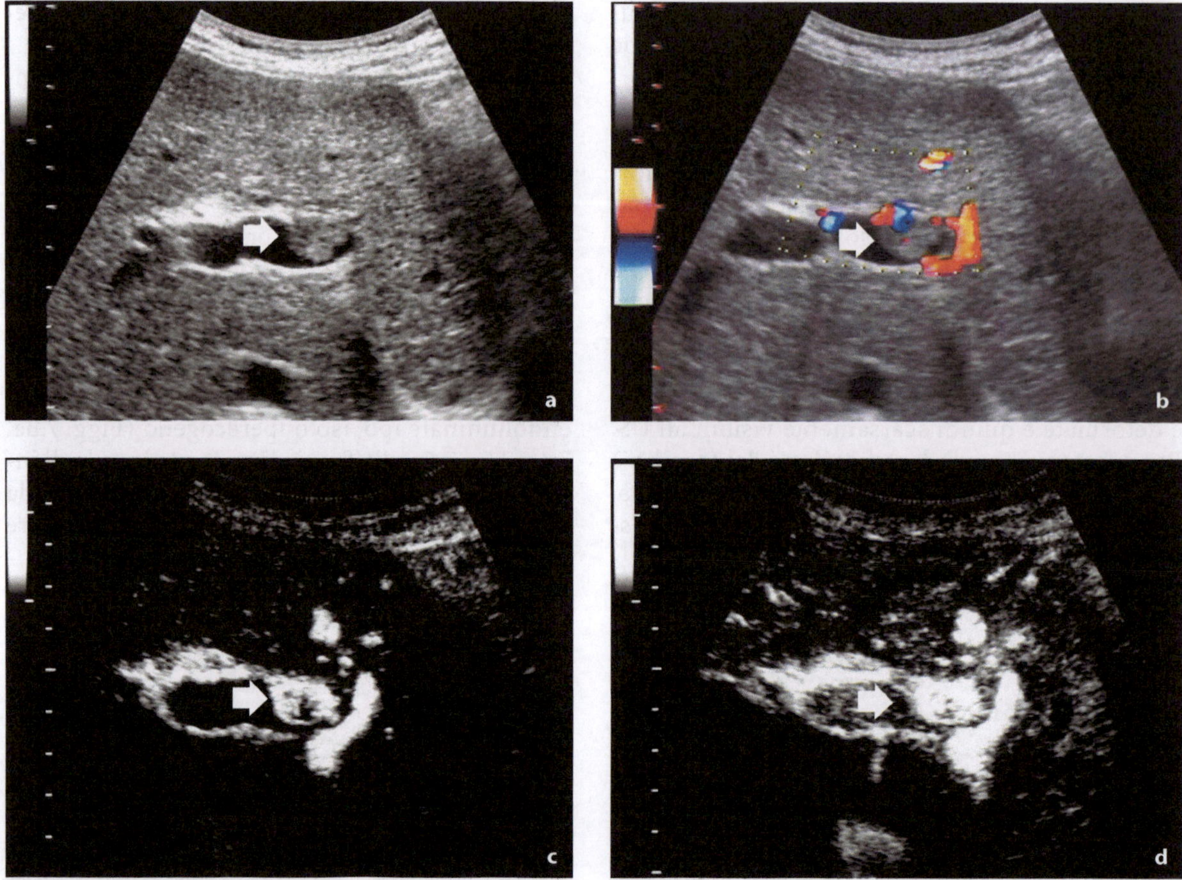

Fig. 7.4 a-d

Trombosi maligna della vena porta. Scansioni oblique sottocostali destre. **a** Materiale isoecogeno (*freccia*) che occupa parzialmente il lume della vena porta riferibile a trombo non occlusivo. **b** Il cDUS rileva segnali di colore (*freccia*) all'interno del trombo. **c** CEUS: nella fase arteriosa è presente intenso enhancement (*freccia*) a *blooming* che riproduce la forma del trombo mentre il ramo portale appare anecogeno. **d** L'enhancement (*freccia*) del trombo persiste nella fase portale quando il mezzo di contrasto compare nel lume della vena porta

un singolo ramo periferico, o estendersi a tutto il sistema portale. La trombosi può essere parziale o completa: nel primo caso il flusso ematico appare conservato, nel secondo il flusso diventa epatofugo. L'inversione del flusso, generalmente, coincide con la comparsa di segni correlati all'ipertensione portale, quali l'ascite e la comparsa di circoli collaterali della vena porta e di varici esofagee. L'US è comunque in grado di rilevare la presenza di trombosi a carico di circoli collaterali della vena porta, quali quello del sistema paraombelicale. Le caratteristiche ecografiche in scala di grigi non permettono di distinguere i trombi benigni da quelli maligni, a meno che non vi sia l'evidenza di continuità tra la massa tumorale ed il trombo [14].

La presenza di segnali vascolari all'interno del trombo al cDUS, con pattern di tipo arterioso alla DSE, è considerato un segno altamente specifico, ma scarsamente sensibile, di malignità [14] (Figg. 7.4b, 7.6b,c). Inoltre i trombi localizzati nel lobo epatico sinistro o nei segmenti posteriori del lobo epatico destro non sono adeguatamente esplorabili con il cDUS, pertanto, in alcuni casi, la biopsia US-guidata rimane l'unica metodica per ottenere la diagnosi definitiva della loro natura [15].

La CEUS si è dimostrata una tecnica molto affidabile nella valutazione della pervietà dei vasi del sistema venoso portale e delle vene sovraepatiche; la notevole sensibilità della CEUS nell'identificazione dei trombi era già stata rilevata con l'uso di mezzo di contrasto di prima generazione [16]. L'introduzione nella pratica clinica dei mezzi di contrasto di seconda generazione, quale il SonoVue, ha determinato un ulteriore miglioramento nella definizione del lume dei vasi, che appare fortemente contrastato, mentre il trombo appare come un'immagine priva di contrasto (immagine di minus). La persistenza dell'enhancement all'interno del vaso per oltre 3 minuti dopo l'iniezione del mezzo di contrasto permette, ad un medico ecografista con adeguata esperienza, di esaminare la vena porta, le vene sovraepatiche e le loro diramazioni. Nessun'altra metodica di imaging attualmente disponibile offre un periodo di osservazione così protratto dei sistemi vascolari epatici. Questa caratteristica migliora notevolmente le possibilità diagnostiche dell'US, permettendo l'identificazione di trombi molto piccoli (con diametro di circa 3,0 mm) e/o di trombi ipoecogeni, che risultano difficilmente visualizzabili con l'US e non sempre individuabili con la cDUS. L'assenza di artefatti causati dall'attività cardiaca, infatti, facilita l'esplorazione dei vasi nel lobo epatico sinistro e quelli situati nei segmenti posteriori del lobo destro, difficilmente esplorabili con il cDUS [17].

In generale, nell'identificazione dei trombi la superiorità della CEUS nei confronti dell'US ha una significatività borderline. Tuttavia, la CEUS ha permesso l'identificazione di trombi che non erano stati rilevati sia dall'US che dal cDUS, risultando più sensibile in modo statisticamente significativo, rispetto alle altre due tecniche, nell'identificazione dei trombi non occludenti [3].

Il vantaggio della CEUS, rispetto alle tecniche US convenzionali nella caratterizzazione dei trombi, è la sua capacità di evidenziare vasi molto piccoli all'interno dei tessuti. Pertanto, la neovascolarizzazione del tessuto di un trombo neoplastico diventa evidente alla CEUS come presenza di segnali di enhancement pulsanti facilmente distinguibili da quelli del flusso venoso residuo e campionabili con la DSE. La caratterizzazione con la DSE è molto più agevole alla CEUS rispetto al cDUS. I casi di falsi positivi alla CEUS sono generalmente causati dalla presenza di piccoli rami dell'arteria epatica che incrociano la vena porta in corrispondenza del trombo, tuttavia, lo stesso errore è stato riportato in altri studi per la cDUS [3].

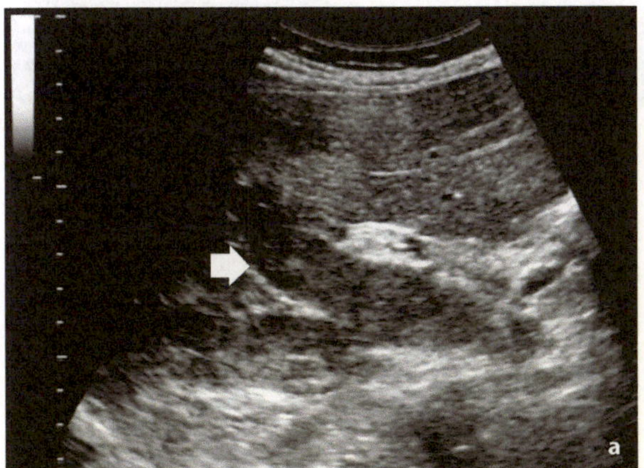

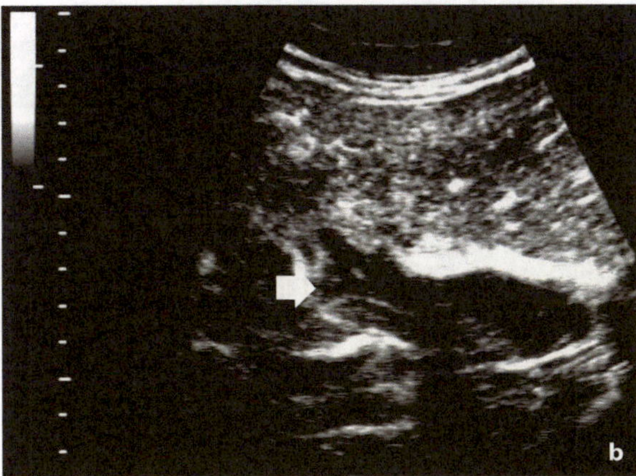

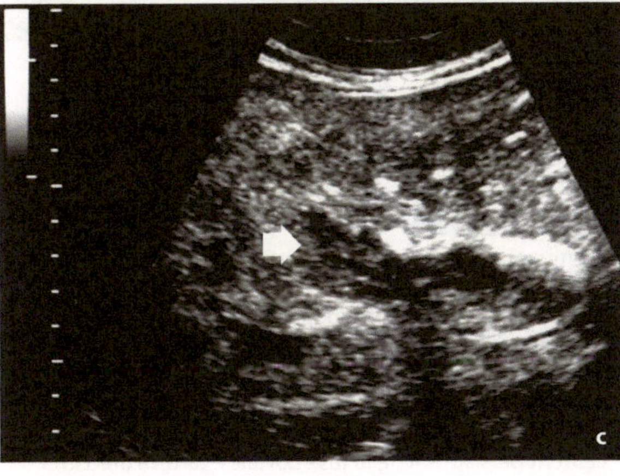

Fig. 7.5 a-c

Trombosi maligna della vena porta. Scansioni intercostali destre. **a** Il tronco principale della vena porta (*freccia*) appare occupato da materiale iso-ipoecogeno riferibile a trombo occlusivo. **b** CEUS: nella fase arteriosa precoce compare un enhancement di tipo spot/lineare all'interno del trombo (*freccia*). **c** Tale enhancement persiste anche se più attenuato in fase portale (*freccia*)

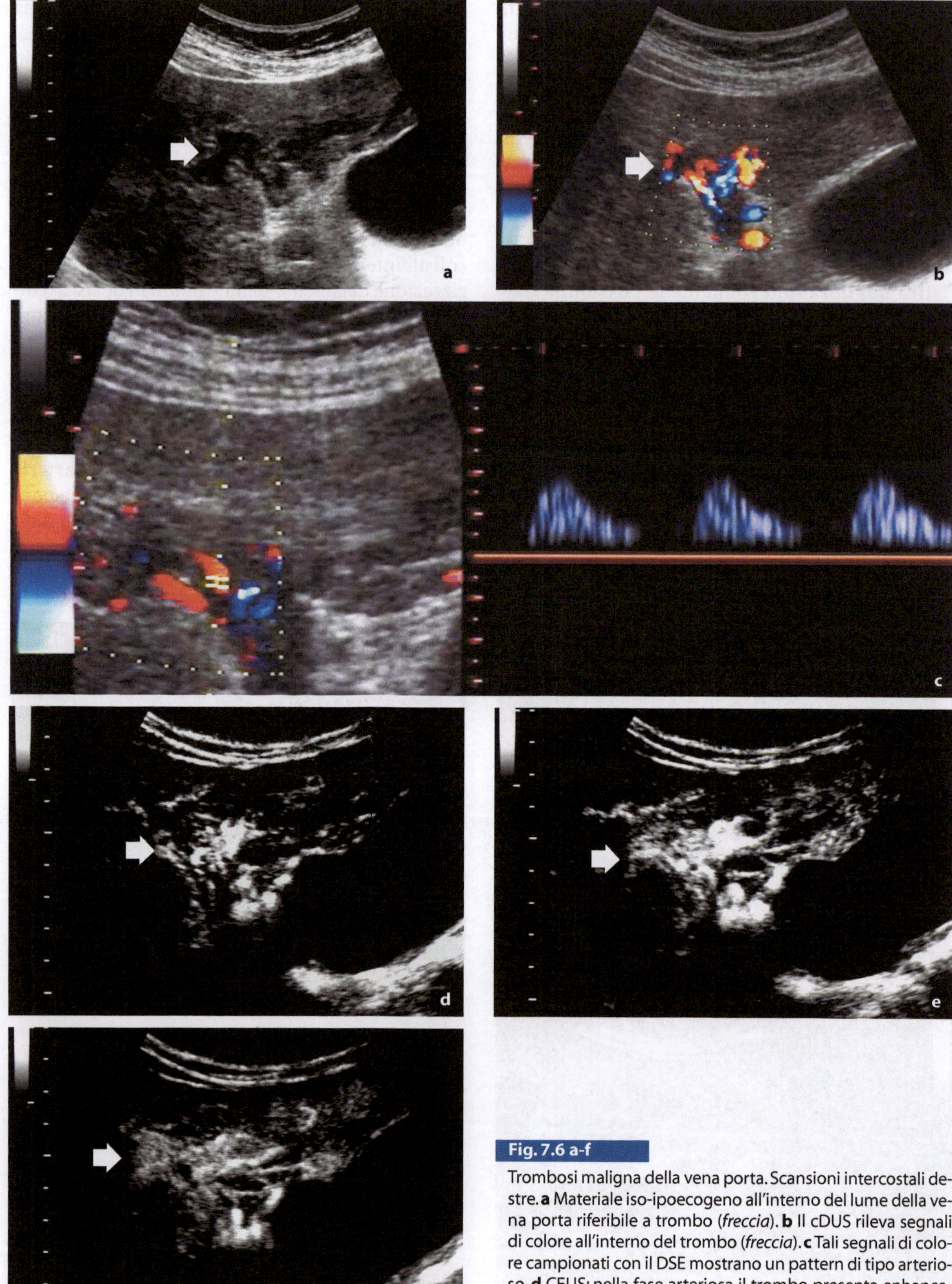

Fig. 7.6 a-f

Trombosi maligna della vena porta. Scansioni intercostali destre. **a** Materiale iso-ipoecogeno all'interno del lume della vena porta riferibile a trombo (*freccia*). **b** Il cDUS rileva segnali di colore all'interno del trombo (*freccia*). **c** Tali segnali di colore campionati con il DSE mostrano un pattern di tipo arterioso. **d** CEUS: nella fase arteriosa il trombo presenta enhancement *multispot*/multilineare (*freccia*). **e, f** Tale tipo di enhancement persiste anche in fase portale e tardiva (*freccia*)

Alla CEUS i trombi possono mostrare i pattern riportati in Figura 7.7. Il *Pattern* 1 è tipico di trombi privi di vascolarizzazione, come quelli benigni. In questo caso il trombo non assume il mezzo di contrasto in nessuna delle fasi contrastografiche (Fig. 7.3b-d). Il *Pattern* 2 (*blooming*) è caratterizzato da una diffusa ed intensa assunzione di contrasto da parte del trombo nella fase arteriosa precoce (Fig. 7.4c, d), dovuto alla presenza di una ricca vascolarizzazione all'interno del trombo che si comporta come il tessuto tumorale da cui il trombo origina. Il *Pattern* 3 (lineare o *a spot*) e 4 (multilineare o *multispot*), osservabili sia nella fase arteriosa che in quelle portale e tardiva del-

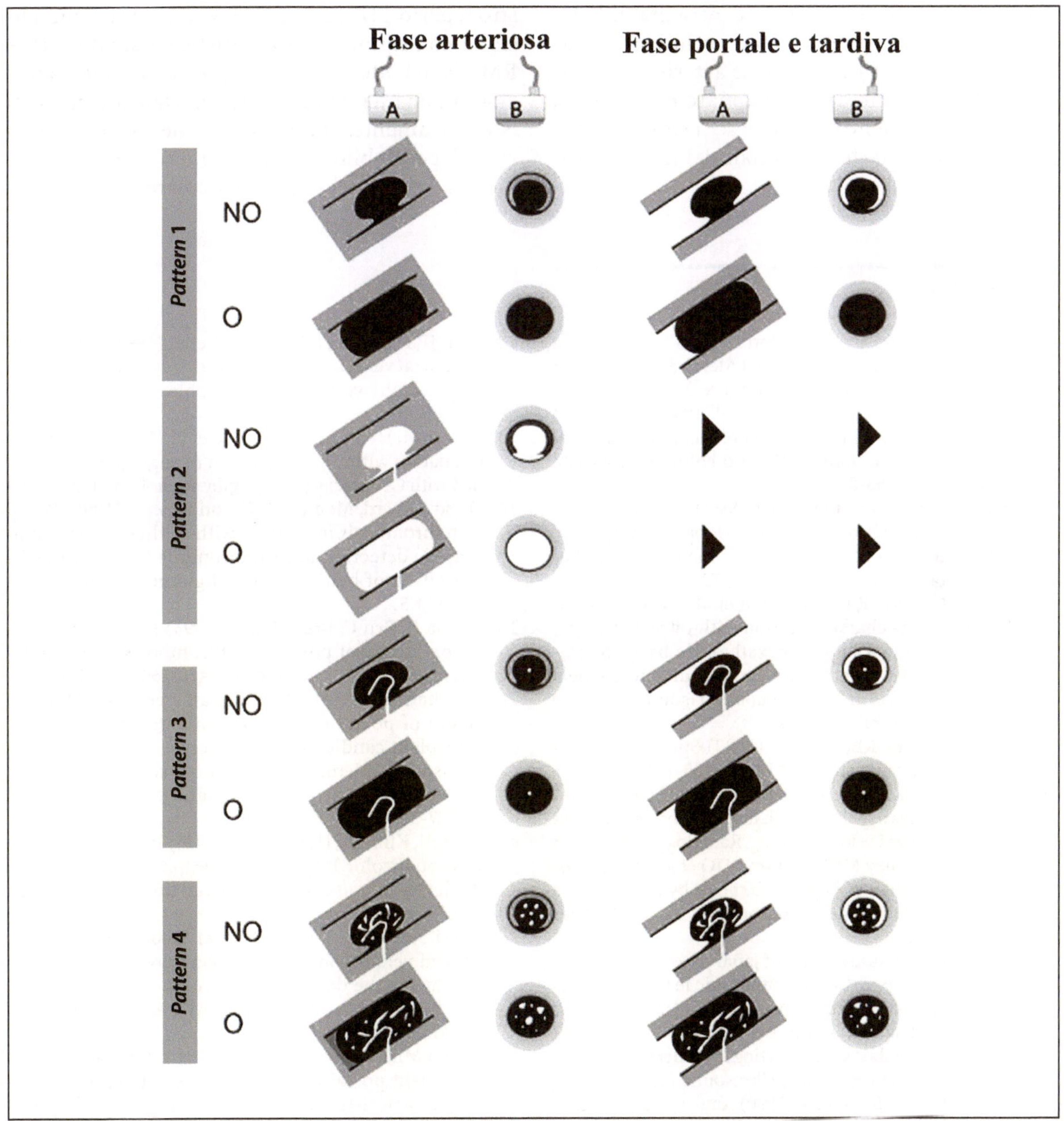

Fig. 7.7

Rappresentazione schematica dei *pattern* delle trombosi osservate con la CEUS. *A*: scansione US longitudinale rispetto all'asse del vaso. *B*: scansione US ortogonale rispetto all'asse del vaso. *NO*: trombi non occludenti; *O*: trombi occludenti. Il *pattern* 2 in fase arteriosa può evolvere nel *pattern* 1 o 3 o 4 durante le fasi portale e tardiva. Riprodotta da [18], con autorizzazione

la CEUS, sono indicativi della presenza di vasi arteriosi all'interno del trombo (Figg. 7.5b,c, 7.6d,f). L'immagine lineare, o *a spot*, dipende esclusivamente dalla posizione dei vasi rispetto all'angolo d'insonazione della sonda ecografica. In un singolo trombo possono essere presenti più *pattern*, a *blooming* in fase arteriosa (*Pattern* 2) e lineare o *a spot* (*Pattern* 3 o 4) in fase portale. I *pattern* 3 e 4 sono generalmente più frequenti nella fase portale e tardiva ove non si riscontra mai il *blooming*. Quando il trombo non è occludente, qualunque sia il suo *pattern* in fase arteriosa, portale e tardiva, il lume del vaso appare contrastato, facilitandone l'identificazione; se il trombo è occludente solo la parte prossimale del lume del vaso assume contrasto [3].

La TC spirale e la RM sono state proposte come tecniche non invasive per lo studio del sistema venoso portale [19, 20], tuttavia la loro sensibilità e specificità nell'identificazione e caratterizzazione dei trombi portali non sono mai state valutate in studi prospettici comparativi su larga scala. La nostra esperienza suggerisce che TC spirale e RM siano meno sensibili sia della CEUS che dell'US. Infatti, in uno studio preliminare condotto presso il nostro reparto, l'US con CEUS si è dimostrata più sensibile, con significatività statistica, rispetto a TC e RM, sia nell'identificazione che nella caratterizzazione di una serie di 52 trombi portali documentati istologicamente. Sono pertanto necessari ulteriori studi per stabilire la corretta *flow-chart* nello studio dei trombi del sistema vascolare epatico.

Bibliografia

1. Cascina A, Azzaretti A, Sacerdoti D et al (2004) Sistema vascolare epatico. In: Rossi S (ed) Mezzi di contrasto in ecografia. Testo Atlante. Poletto Editore, Milano, pp 84-92
2. Lencioni R, Pinto F, Armillotta N et al (1996) Assessment of tumor vascularity in hepatocellular carcinoma: comparison of power Doppler US and color Doppler US. Radiology 201:353-8
3. Rossi S, Rosa L, Ravetta V et al (2006) Contrast-enhanced versus conventional and color Doppler sonography for the detection of thrombosis of the portal and hepatic venous systems. AJR 186:763-73
4. Quaia E, Calliada F, Bertolotto M et al (2004) Solid focal liver lesions characterization with ultrasound specific models and a sulphur hexafluoride-based microbubble contrast agent: assessment of diagnostic performance and confidence in comparison to baseline scan. Radiology 232:420-430
5. Lane JM, Jeffrey RB, Katz DS (2000) Spontaneous intrahepatic vascular shunts. AJR 174:125-131
6. Bolognesi M, Sacerdoti D, Bombonato G et al (2000) Arterioportal fistulas in patients with liver cirrhosis: usefulness of color-Doppler US for screening. Radiology 216:738-743
7. Albrecht T, Blomey MKJ, Cosgrove DO et al (1999) Noninvasive diagnosis of hepatic cirrhosis by transit-time analysis of an ultrasound contrast agent. Lancet 353:1579-1583
8. The liver cancer study group of Japan (1990) Primary liver cancer in Japan. Clinicopathologic features and results of surgical treatment. Ann Surg 211:277-287
9. Atri M, de Stempel J, Bret PM et al (1990) Incidence of portal vein thrombosis complicating liver metastasis as detected by duplex ultrasound. J Ultrasound Med 9:285-289
10. Calvet X, Bruix J, Bru C et al (1990) Natural history of hepatocellular carcinoma in Spain. Five year's experience in 249 cases. J Hepatol 10:311-317
11. Janssen HLA, Wijnhoud A, Haagsma EB et al (2001) Extrahepatic portal vein thrombosis: aetiology and determinants of survival. Gut 49:720-724
12. Finn JP, Kane RA, Edelman RR et al (1993) Imaging of the portal venous system in patients with cirrhosis: MR angiography versus duplex Doppler sonography. AJR 161:989-994
13. Bach AM, Hann LE, Brown KT et al (1996) Portal vein evaluation with US: comparison to angiography combined with CT arterial portography. Radiology 202:149-154
14. Dodd GD 3rd, Memel DS, Baron RL et al (1995) Portal vein thrombosis in patients with cirrhosis: does sonographic detection of intrathrombus flow allow differentiation of benign and malignant thrombus? AJR 165:573-577
15. Vilana R, Bru C, Bruix J et al (1993) Fine-needle aspiration biopsy of portal vein thrombosis: value in detecting malignant thrombosis. AJR 160:1285-1287
16. Marshall MM, Beese RC, Muiesan P et al (2002) Assessment of portal venous system patency in the liver transplant candidate: a prospective study comparing ultrasound, microbubble-enhanced colour Doppler ultrasound, with arteriography and surgery. Clin Rad 57:377-383
17. Choi BI, Kim TK, Han JK et al (1996) Power versus conventional color Doppler sonography: comparison in depiction of vasculature in liver tumors. Radiology 200:55-58
18. Rossi S, Rosa L, Ravetta V et al (2006) Contrast-enhanced versus conventional and color Doppler sonography for the detention of thrombosis of the portal and hepatic venous systems. AJR Am J Roentgenol 186:763-773
19. Tublin ME, Dodd GD 3rd, Baron RL (1997) Benign and malignant portal vein thrombosis: differentiation by CT characteristics. AJR 168:719-723
20. Kreft B, Strunk H, Flacke S et al (2000) Detection of thrombosis in the portal venous system: comparison of contrast-enhanced MR angiography with intraarterial digital subtraction angiography. Radiology 216:86-92

8 Valutazione della risposta al trattamento medico antitumorale delle metastasi epatiche

Emilio Quaia

La classificazione secondo i criteri morfologici della *World Health Organization* [1] e la *Response Evaluation Criteria in Solid Tumors* (RECIST) [2], basata sulla misura delle dimensioni della lesione, è spesso poco accurata nella valutazione della risposta tumorale alla terapia anti-neoplastica ed in particolare anti-angiogenetica. Una valutazione accurata della risposta alla terapia specifica dovrebbe associare alla valutazione morfologica una valutazione funzionale mediante l'ese-

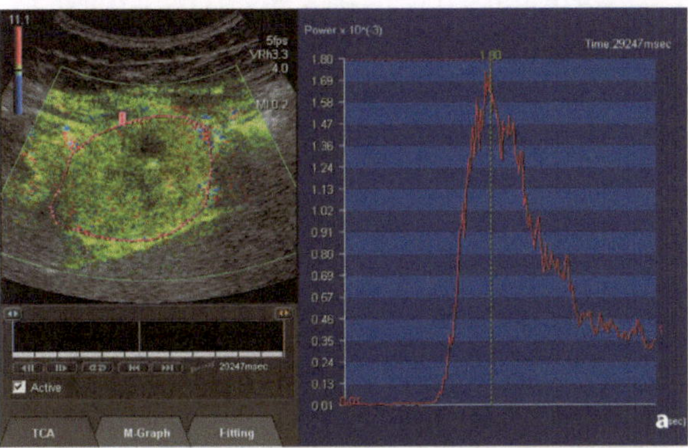

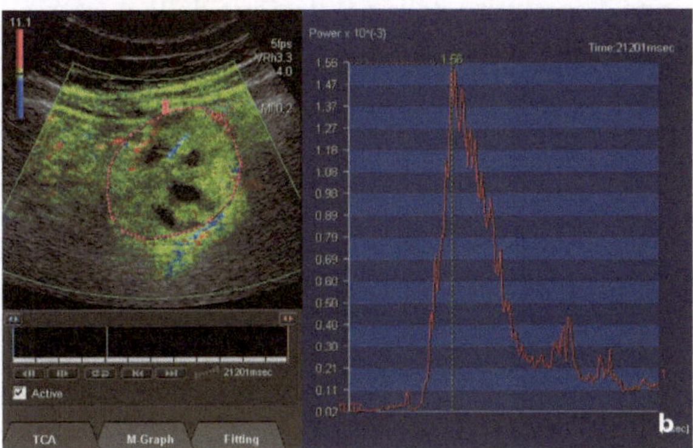

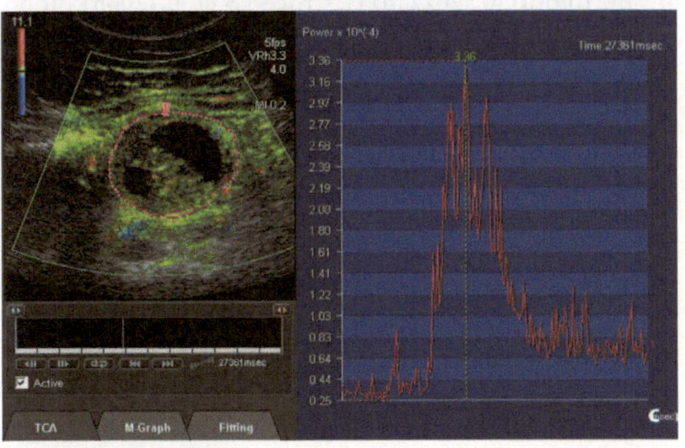

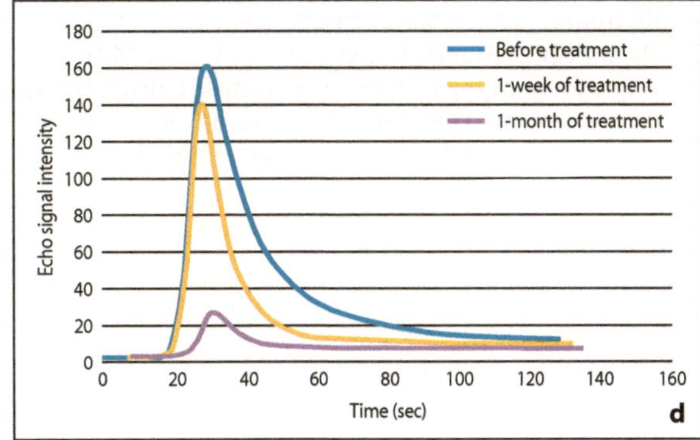

Fig. 8.1 a-d

Metastasi epatica da *gastrointestinal stromal tumour* in una donna di 72 anni. Ecografia con mezzo di contrasto a base di esafluoruro di zolfo, tecnica contrasto-specifica *vascular recognition imaging*, quantizzazione del segnale mediante software dedicato per mezzo di una regione di interesse posizionata a livello della lesione oggetto della valutazione con produzione di curva intensità-tempo (*destra*). **a** La scansione ecografica eseguita il giorno prima dell'inizio del trattamento mediante Imatinib dopo la somministrazione di mezzo di contrasto ecografico documenta la presenza di enhancement diffuso a livello della lesione. **b** Dopo una settimana dall'inizio del trattamento con Imatinib non si osserva una differenza significativa nel tempo di picco. **c** Dopo un mese dall'inizio del trattamento viene documentata una chiara riduzione dell'enhancement nel contesto della lesione epatica con aumento del tempo (msec) necessario al raggiungimento del picco di enhancement da correlare all'efficacia della terapia anti-angiogenetica. **d** Confronto delle curve intensità-tempo ottenute rispettivamente prima dell'inizio del trattamento, ad una settimana ed ad un mese dall'inizio del trattamento con Imatinib (Da Istituto di *Medical Imaging* dell'*Institut Gustave Roussy*, Villejuif, Francia, Dott.ssa Nathalie Lassau, con autorizzazione)

cuzione di tecniche di imaging dinamiche come la RM, la TC e la PET.

L'ecografia con mezzo di contrasto è in grado di fornire sia informazioni di tipo morfologico che di tipo funzionale (perfusione) sulle lesioni epatiche secondarie. Questa tecnica, in particolare, consente la valutazione del diametro delle lesioni e la percentuale di volume tumorale che presenta enhancement dopo la somministrazione di mezzo di contrasto ecografico, parametro correlato alla vascolarizzazione tumorale. L'efficacia del trattamento antineoplastico ed anti-angiogenetico è legata alla precoce riduzione della perfusione tumorale dopo la somministrazione di microbolle, documentata in valutazioni ecografiche successive e ravvicinate oppure dall'assenza di vascolarizzazione residua dopo il trattamento (Fig. 8.1). Uno schema di valutazione è costituito dalla valutazione della perfusione della lesione il giorno prima dell'inizio del trattamento (giorno -1) e nell'esecuzione di scansioni ecografiche con mezzo di contrasto successive ai giorni 1, 7, 14 e 2, 3, 6 e 12 mesi dopo l'inizio del trattamento. Risultati molto positivi sono stati osservati in particolare nella valutazione delle metastasi epatiche in pazienti con *gastrointestinal stromal tumor* non resecabile e trattate mediante il farmaco anti-angiogenetico ed inibitore dell'enzima Tirosinchinasi Imatinib (STI 571, Glivec, Gleevec; Novartis Pharmaceuticals) [3, 4]. L'evidenza di enhancement diffuso nel contesto delle lesioni secondarie al giorno 1, dopo la somministrazione di microbolle, è predittivo della risposta alla terapia neoangiogenetica [3, 4]. Inoltre esiste una forte correlazione tra la riduzione dell'enhancement nel contesto delle lesioni secondarie dopo la somministrazione di microbolle ai giorni 7 e 14 dopo l'inizio della terapia anti-angiogenetica e la risposta alla terapia [3, 4]. Risultati sovrapponibili sono stati anche osservati nei pazienti con epatocarcinoma allo stadio terminale trattati mediante Talidomide [5].

Bibliografia

1. WHO handbook for reporting results of cancer treatment (1979) World Health Organization Offset Publication No. 48. Geneva
2. Therasse P, Arbuck SG, Eisenhauer EA et al (2000) New guidelines to evaluate the response to tratment in solid tumors. J Natl Cancer Inst 92:205-216
3. De Giorgi U, Alberti C, Benea G et al (2005) Effect of Angiosonography to Monitor Response During Imatinib Treatment in patientswith metastatic gastrointestinal stromal tumors. Clin Cancer Res 11:6171-6176
4. Lassau N, Lamuraglia M, Chami L et al (2006) Gastrointestinal stromal tumors treated with Imatinib: Monitoring response with contrast-enhanced sonography. AJR Am J Roentgenol 187:1267-1273
5. Bertolotto M, Pozzato G, Croce LS et al (2006) Blood flow changes in hepatocellular carcinoma after the administration of thalidomide assessed by reperfusion kinetics during microbubble infusion: preliminary results. Invest Radiol 41:15-21

9 Guida alla terapia ablativa percutanea nei tumori epatici

Luigi Solbiati, Tiziana Ierace, Luca Cova, Soraya Zaid

9.1 Introduzione

Numerosi tipi di terapia ablativa applicabili principalmente per via percutanea sono attualmente disponibili per i tumori primitivi e metastatici del fegato: quelli che utilizzano l'energia termica (in particolare la termoablazione con radiofrequenza) hanno oggi la maggiore diffusione e le casistiche più ampie.

La diagnostica per immagini occupa un ruolo chiave in tutte le fasi delle terapie termoablative:
- individuazione delle lesioni e selezione dei pazienti candidati al trattamento;
- precisa definizione delle lesioni-bersaglio e guida della procedura interventistica;
- verifica del risultato ottenuto immediatamente al termine della procedura;
- follow-up a medio e lungo termine.

Fra le metodiche di immagine impiegabili per questi scopi l'introduzione dell'ecografia con mezzo di contrasto ha consentito di superare molti dei limiti dell'ecografia convenzionale, soprattutto nella cruciale fase di verifica immediata del risultato ottenuto al termine della procedura ablativa, fase in cui rappresenta uno strumento diagnostico di grande importanza [1].

9.2 Identificazione delle lesioni e selezione dei pazienti

La diagnosi precoce e l'accurata stadiazione intraepatica delle neoplasie epatiche consentono la scelta di un programma terapeutico ottimale, con conseguente adeguato controllo locale nel tempo e, in ultima analisi, aumento della sopravvivenza, a condizione che vengano rispettate le indicazioni fornite dai criteri di selezione dei pazienti idonei al trattamento.

Per quanto concerne l'epatocarcinoma, è ormai ampiamente accettato che i pazienti affetti da epatite cronica o cirrosi epatica senza insufficienza epatica, trombosi portale o disseminazione extra-epatica possono essere candidati all'ablazione termica con radiofrequenza se le lesioni non sono in numero superiore alle 4-5 unità e la dimensione di ciascuna non supera i 5 cm. Epatocarcinomi di maggiori dimensioni sono in genere meglio trattati mediante terapie combinate, associando, secondo schemi variabili da paziente a paziente, chemioterapia, alcolizzazione e termoablazione con radiofrequenza [2-4]. L'ablazione di metastasi epatiche metacrone da neoplasia colorettale, mammaria, endocrina, ecc. che, per essere efficace, necessita di "margini di sicurezza" periferici di spessore non inferiore a 5 mm per consentire di distruggere l'infiltrato microscopico di cellule neoplastiche e minimizzare il rischio di recidiva locale, può essere effettuata con sufficientemente elevata probabilità di completo controllo locale nel tempo solo se le metastasi non sono in numero superiore alle 5 unità ed hanno diametri massimi non superiori a 3,0 - 3,5 cm [5-10].

L'ecografia convenzionale, senza impiego di mezzo di contrasto, è la metodica diagnostica più utilizzata nel mondo per lo screening dell'epatocarcinoma in cirrosi e per l'identificazione e la stadiazione delle neoplasie epatiche, primitive e secondarie, nonostante abbia una sensibilità relativamente bassa, valutata intorno ai 63% e 85% a seconda degli studi, sensibilità che decresce ulteriormente nei confronti delle lesioni inferiori al centimetro [11].

La sensibilità dell'ecografia è significativamente condizionata dall'esperienza dell'operatore e dalle caratteristiche dell'apparecchiatura disponibile, dalla finestra acustica che è in relazione all'*habitus* corporeo del paziente e alla sovrapposizione con il meteorismo intestinale, dall'ingrandimento e disomogeneità del parenchima epatico per la presenza di steatosi, fibrosi oppure malattia epatica cronica e dai cambiamenti dell'ecostruttura dell'organo post-chemioterapia [11].

L'ecografia intraoperatoria rappresenta attualmente il *gold-standard* nell'identificazione delle lesioni focali epatiche in quanto ha la più elevata sensibilità fra tutte le metodiche di immagine, ma è solitamente l'ultima metodica impiegata in ordine di tempo, prima della terapia chirurgica.

I limiti dell'ecografia convenzionale e l'utilizzo di quella intraoperatoria solo nella fase finale dell'iter diagnostico spiegano perché la TC multidetettore eseguita con tecnica multifasica e la RM dinamica eseguita dopo somministrazione di mezzo di contrasto a base di gadolinio oppure epatospecifico siano nella pratica clinica le metodiche di riferimento per l'identificazione delle lesioni focali epatiche e la stadiazione del coinvolgimento tumorale epatico ed extra-epatico [12, 13]. Entrambe le metodiche, infatti, non hanno limiti anatomici, possono esplorare tutti i distretti corporei e hanno una elevata sensibilità nell'identificazione sia di lesioni che si evidenziano nella fugace fase arteriosa (epatocarcinomi) sia di quelle che si caratterizzano per la prolungata ipovascolarizzazione in fase portale (metastasi).

L'ecografia con mezzo di contrasto ha dimostrato di essere un mezzo efficace per superare le limitazioni dell'ecografia di base e per aumentare la sensibilità nell'identificazione delle lesioni focali epatiche [11]. I mezzi di contrasto di seconda generazione e le tecniche ecografiche contrastospecifiche permettono lo studio in tempo reale di tutte le fasi vascolari epatiche per tempi molto prolungati, con valutazione sia del macro- che del microcircolo (vero imaging di perfusione tissutale) [14]. Ciò ha consentito di ottenere un significativo incremento di sensibilità (o "cospicuità") della metodica ecografica, ma con una netta differenziazione fra patologia metastatica ed epatocarcinomi. Nell'ambito delle metastasi, la cui identificazione avviene principalmente nelle fasi portale e tardiva (quindi con possibilità di una prolungata e panoramica esplorazione eco-contrastografica del parenchima epatico), l'incremento della sensibilità ottenuto con l'ecografia con mezzo di contrasto è stato molto significativo (dal 63-71% all'87-91%), soprattutto per le lesioni con diametro inferiore a 1 cm. Per le lesioni focali la cui identificazione si fonda essenzialmente sulla fugace ipervascolarizzazione nella breve fase arteriosa (come i piccoli epatocarcinomi), invece, l'incremento di sensibilità non è stato altrettanto marcato, in quanto, anche nel paziente "idoneo" all'ecografia e collaborante, è tuttora molto difficile (e spesso impossibile) esplorare accuratamente l'intero parenchima epatico in un tempo così breve. Anche l'ecografia con mezzo di contrasto, inoltre, ha un valore limitato nella valutazione delle regioni più profonde del parenchima epatico e nei pazienti con una ridotta finestra ecografica [15-18].

Nella pratica clinica, quindi, nel paziente epatopatico cronico con esami bioumorali suggestivi per una degenerazione eteroplastica epatica o nel quale l'ecografia convenzionale ha evidenziato una o più lesioni focali sospette, l'ecografia con mezzo di contrasto viene utilizzata per confermare la natura eteroplastica della/e lesioni. Se il riscontro eco-contrastografico è confermato da una seconda metodica di immagine (TC o RM), la diagnosi viene considerata conclusa e si procede alla fase terapeutica, evitando il ricorso agli accertamenti citologici mediante agoaspirazione. La stadiazione pre-trattamento dell'epatocarcinoma viene effettuata con la TC o la RM e non con l'ecografia con mezzo di contrasto per le motivazioni sopra esposte. Se il paziente, però, è candidato alla terapia ablativa percutanea, è buona norma studiare, in fase pre-trattamento, ogni epatocarcinoma mediante ecografia con mezzo di contrasto allo scopo di effettuare un corretto e completo *planning* preliminare del trattamento ablativo.

Nel paziente con sospetto di metastasi epatiche, invece, l'eco-contrastografia ha oggi un ruolo fondamentale, essendo la sua sensibilità (nel paziente "idoneo" all'ecografia) sostanzialmente analoga a quella della TC multidetettore o della RM con mezzo di contrasto epatospecifico.

Quando il paziente è potenzialmente candidabile al trattamento ablativo percutaneo, quindi, è consigliabile, prima di eseguire la consueta stadiazione epatica ed extraepatica con TC o RM, effettuare uno studio epatico con ecografia con mezzo di contrasto. Ciò consente di eseguire, anche in questo caso, un accurato *planning* pre-trattamento (essendo l'ecografia la metodica di guida del successivo trattamento nella gran parte dei pazienti), ma anche di escludere dalla terapia ablativa e da altri accertamenti diagnostici i pazienti nei quali l'eco-contrastografia dimostra una "cospicuità" di lesioni incompatibile con trattamenti locali.

9.3 Localizzazione spaziale delle lesioni e guida al trattamento ablativo mediante radiofrequenza

Per una serie di vantaggi, quali la facilità di utilizzo, la diffusione e i costi contenuti della macchina, l'ecografia rappresenta la modalità di scelta per la guida delle procedure interventistiche per via percutanea, quando i bersagli sono visualizzabili all'ecografia, come accade nella stragrande maggioranza delle lesioni focali epatiche. La visualizzazione rapida, *real-time* e continua del posizionamento degli elettrodi è una caratteristica dell'ultrasonografia, mentre l'analoga manovra è certamente meno agevole e richiede tempi operativi molto più lunghi sotto guida TC/RM.

Nel nostro Dipartimento l'ecografia con mezzo di contrasto costituisce il primo *step* pre-trattamento. Viene eseguita nella fase di sedazione/induzione di anestesia al fine di riprodurre il mapping esatto e preciso delle lesioni da trattare documentate dagli esami TC/RM precedenti. Le immagini (o video) vengono successivamente registrate per essere confrontate con l'esame a procedura compiuta.

La possibilità di individuare la lesione da trattare in *real-time* implica una precisa inserzione dell'ago-elettrodo nella fase di massima evidenzazione del bersaglio: in fase arteriosa nel caso di lesioni riccamente vascolarizzate quali epatocarcinomi (HCC) e metastasi ipervascolarizzate, in fase portale o tardiva quando si trattano lesioni ipovascolari, come le metastasi da carcinoma colorettale. La guida al posizionamento dell'ago-elettrodo per mezzo dell'ecografia con mezzo di contrasto non determina un allungamento dei tempi standard di procedura. Nella nostra esperienza la necessità di ricorrere alla guida ecografica con mezzo di contrasto si è verificata nelle seguenti circostanze:

1. piccoli HCC rilevati dall'esame TC e/o RM, ma invisibili all'ecografia tradizionale, solitamente a causa della disomogeneità strutturale del parenchima epatico dovuta alla epatopatia cronica. In fase eco-contrastografica arteriosa è possibile evidenziare queste lesioni e raggiungerle con precisione e rapidità con l'elettrodo per termoablazione [19];
2. metastasi ipovascolari di piccole dimensioni, poco o per nulla visibili all'ecografia tradizionale, ma solitamente ben visibili all'ecografia con mezzo di contrasto in fase portale/tardiva come aree focali ipovascolari;
3. aree di tumore vitali residue dopo trattamento locale o recidive, sia primitive che metastatiche. La differenziazione fra la necrosi coagulativa prodotta dal trattamento ablativo e il tumore vitale residuo non è quasi mai fattibile con l'ecografia convenzionale, mentre tale differenziazione è di solito molto facile con l'ecografia con mezzo di contrasto, in cui il tumore vitale riproduce il proprio *pattern* di enhancement caratteristico mentre la necrosi coagulativa appare avascolare.

9.4 Valutazione del trattamento

Il trattamento ablativo distrugge il tessuto neoplastico mediante la formazione di necrosi coagulativa. L'ottenimento di un volume di necrosi adeguato rispetto al volume del tessuto neoplastico e, quindi, l'efficace eradicazione del tumore, possono essere limitati dalla disomogenea deposizione del calore nella neoplasia e dall'effetto di raffreddamento prodotto dal flusso sanguigno dei vasi adiacenti alla neoplasia [20]. Durante il trattamento, un'area di iperecogenicità che si espande progressivamente entro la lesione e che corrisponde alla formazione di microbolle di gas e alla vaporizzazione tissutale, si evidenzia attorno all'elettrodo e persiste per 5-10 minuti. L'estensione dell'area di iperecogenicità visualizzabile all'ecografia convenzionale durante e dopo il trattamento rappresenta una stima molto approssimativa della reale estensione della necrosi coagulativa, generalmente sovrastimandola e non è quindi un parametro affidabile della completezza del trattamento [20, 21]. Allo stesso modo, color e power Doppler sono poco affidabili nel valutare la completezza del trattamento ablativo. Conseguentemente, la valutazione del volume della necrosi coagulativa ottenuta, e, quindi, la completezza del trattamento vengono effettuate mediante TC o RM con mezzo di contrasto, ma poiché i trattamenti vengono generalmente eseguiti nelle sale di ecografia interventistica (o in sale operatorie), la TC o la RM non possono essere eseguite durante la sessione di ablazione, in quanto ciò comporterebbe la necessità di concludere la sessione, risvegliare il paziente (sedato profondamente o sotto anestesia generale) e spostarlo in una sala di diagnostica TC o RM. Qualora, poi, la metodica di immagine rivelasse la presenza di tessuto tumorale residuo non trattato, si renderebbe necessario ricondurre il paziente in sala interventistica o operatoria e ripetere l'intera procedura di sedazione o anestesia, con l'aggiuntiva difficoltà di localizzare con l'ecografia il residuo vitale evidenziato da TC o RM. Prima dell'introduzione dell'ecografia con mezzo di contrasto, quindi, il controllo del risultato del trattamento veniva eseguito mediante TC o RM ad almeno 24 ore di distanza dal termine dell'ablazione, confrontando le medesime scansioni pre- e post-trattamento [20]. Dal momento che il trattamento ablativo produce la distruzione della vascolarizzazione tumorale, la dimostrazione dell'assenza di enhancement dopo la somministrazione di mezzo di contrasto nel contesto e attorno alla neoplasia trattata rappresenta la garanzia della radicalità del trattamento [21].

A fronte della precisa quantificazione del volume della necrosi coagulativa ottenuta (fino a 2-3 mm, come hanno dimostrato studi di correlazione tra radiologia e anatomia patologica in ambito clinico e sperimentale [22]), la possibile evidenziazione della persistenza di tessuto neoplastico non trattato (necrosi incompleta) a distanza di giorni dall'ablazione (e non immediatamente durante il trattamento stesso) determina la necessità di programmare una nuova sessione di terapia, con molte conseguenze negative (nuova sedazione/anestesia, maggiori costi, *discomfort* del paziente, problemi organizzativi, ecc.) [19, 23]. Inoltre, l'esecuzione di un ri-trattamento locale è spesso tecnicamente difficile, data la discriminazione poco affidabile tra tumore vitale e necrosi coagulativa all'ecografia convenzionale. La precisa localizzazione dei foci tumorali residui è spesso impossibile e il ri-trattamento presenta un'alta percentuale di insuccesso [19, 24].

Con il crescente impiego delle terapie ablative si è sempre più avvertita la necessità di utilizzare metodiche di imaging in grado di consentire la valutazione dell'estensione della distruzione tissutale prodotta nel corso della stessa sessione di trattamento.

Le prime esperienze con l'utilizzo di color/power Doppler e mezzo di contrasto ecografico di prima generazione consentirono di dimostrare l'importanza della vascolarizzazione nella valutazione della risposta alla terapia ablativa dell'HCC. La maggior sensibilità nel distinguere tra tessuto perfuso e non-perfuso e la capacità di individuare tessuto tumorale residuo dopo terapia ablativa furono riportate in alcuni studi. [26, 27]. Similmente, un nostro studio dimostrò che con color/power Doppler e mezzo di contrasto ecografico era possibile identificare la presenza di tessuto tumorale vitale residuo immediatamente dopo la procedura di RF nelle metastasi epatiche, consentendo la ripetizione del trattamento nella stessa sessione [28]. Da allora, grazie all'introduzione dei mezzi di contrasto di seconda generazione e delle tecniche di imaging contrasto-specifiche, l'utilizzo dell'eco-contrastografia nel controllo immediato delle terapie ablative locali (alcoolizzazione e termoablazione) si è ampiamente diffuso e si è progressivamente dimostrata una elevatissima concordanza fra ecografia con mezzo di contrasto e TC spirale (considerata generalmente la metodica di riferimento in questo campo applicativo), con valori di accuratezza strettamente comparabili, soprattutto nei trattamenti ablativi dell'HCC [29, 30]. Meloni e coll. [31] hanno calcolato un aumento di sensibilità a partire dal 9.3% con power Doppler e mezzo di contrasto fino al 23.3% con tecnica contrasto-specifica *pulse-inversion* e mezzo di contrasto nell'identificazione di epatocarcinoma residuo dopo terapia ablativa eseguita mediante radiofrequenza.

In un recente studio prospettico randomizzato in un gruppo di pazienti con HCC trattati con termoablazione [32], Minami e Coll. hanno dimostrato che, utilizzando l'ecografia con mezzo di contrasto rispetto a quella convenzionale si ottiene un netto incremento di risposte complete al primo trattamento (94,7% *vs* 65,0%) ed una riduzione statisticamente significativa del numero complessivo delle sessioni di trattamento (media di 1,1 +/- 0,2 *vs* 1,4 +/- 0,6).

Nel nostro protocollo, l'immediata valutazione mediante ecografia con mezzo di contrasto della procedura ablativa viene eseguita da 5 a 10 minuti dopo che la sessione di RF viene ritenuta completa, con il paziente ancora in sedazione o anestesia generale, mediante mezzo di contrasto ecografico di seconda generazione (SonoVue, Bracco, Milano, Italia) (Figg. 9.1-9.3).

Il paragone tra le immagini ottenute subito dopo il trattamento e quelle registrate prima del trattamento è di fondamentale importanza. Come in TC e RM con mezzo di contrasto, anche nell'ecografia con mezzo di contrasto un sottile ed uniforme alone di enhancement dovuto allo sviluppo di iperemia reattiva può circondare la periferia dell'area necrotica dopo alcuni minuti dal termine del trattamento. Il tessuto tumorale residuo, di solito localizzato alla periferia della lesione trattata, mantiene le caratteristiche di enhancement della lesione iniziale, come documentato dalla scansione eseguita prima del trattamento. La necrosi parziale dell'epatocarcinoma può essere diagnosticata quan-

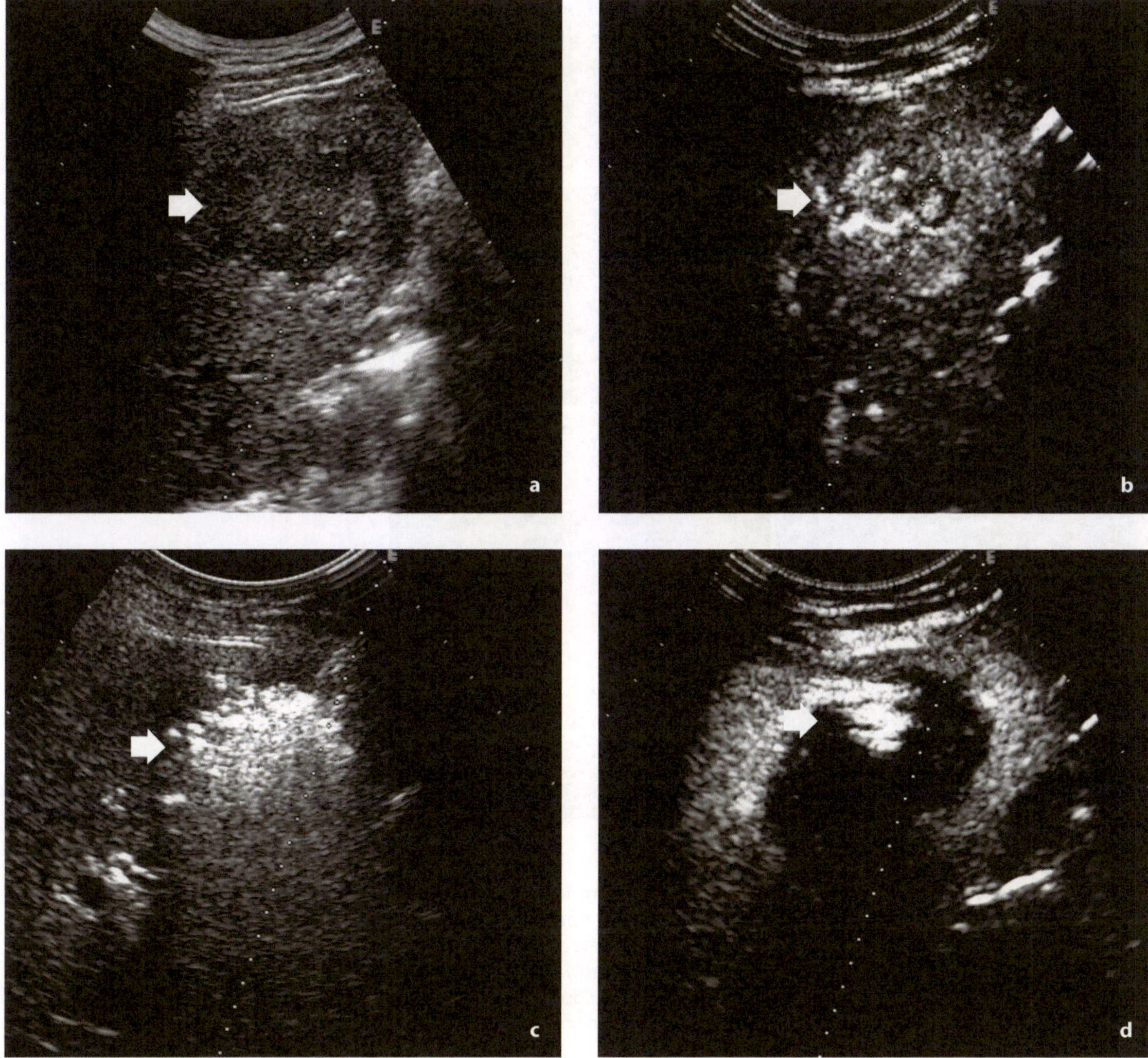

Fig. 9.1 a-d

a Epatocarcinoma di 3,2 cm di diametro identificato all'ecografia convenzionale *B-mode* nel segmento VI in un paziente con cirrosi epatica HCV-correlata. **b** L'ecografia con mezzo di contrasto in fase arteriosa dimostra l'enhancement ridotto e disomogeneo della lesione (*freccia*) che presenta margini mal definiti. Alla fine della procedura di ablazione mediante RF eseguita mediante ago a punta fredda, il tumore appare marcatamente iperecogeno per la presenza di gas prodotto dal processo ablativo (**c**). Cinque minuti dopo il ritiro dell'ago a punta fredda, l'ecografia con mezzo di contrasto è stata ripetuta (**d**) e veniva identificata un'area focale a morfologia ovalare priva di enhancement, molto più grande dell'epatocarcinoma trattato (corrispondente alla necrosi completa). La piccola area iperecogena (costituita da echi fissi) visibile nella porzione anteriore della regione necrotica corrisponde a gas residuo conseguente alla procedura ablativa. Riprodotta da [33], con autorizzazione

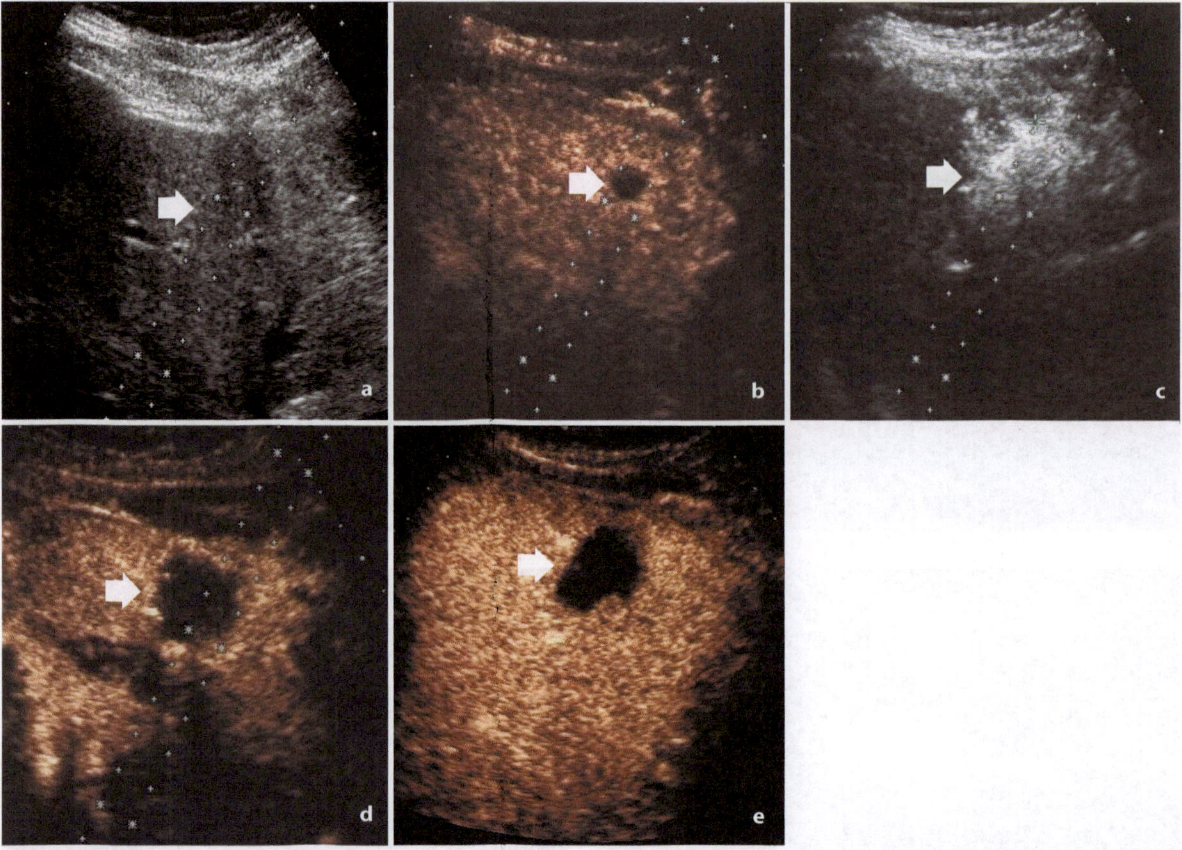

Fig. 9.2 a-e

a L'ecografia convenzionale *B-mode* dimostra una metastasi residua non trattata (1,2 cm) nel segmento VIII in un paziente di 53 anni con una storia di metastasi da carcinoma colon-rettale trattate mediante chemioterapia. **b** I margini della lesione ipovascolare (*freccia*) risultano più chiaramente definiti dall'ecografia con mezzo di contrasto in fase portale. L'ablazione mediante RF è stata eseguita con una singola inserzione di ago a punta fredda. **c** L'ecografia convenzionale dimostra una ampia area di iperecogenicità corrispodente alla formazione di gas. **d** Sei minuti dopo il termine della procedure ablativa, l'ecografia con mezzo di contrasto dimostra la presenza in fase portale di un'area di necrosi coagulativa più ampia della lesione metastatica originale. **e** Nel corso di un follow-up a tre mesi eseguito mediante ecografia con mezzo di contrasto, si evidenzia una riduzione di volume dell'area di necrosi che non mostra enhancement residuo o segni di recidiva locale. Riprodotta da [33], con autorizzazione

do una porzione della lesione originale appare ancora ipervascolare in fase arteriosa. La presenza di tessuto tumorale residuo nelle metastasi ipovascolari a volte appare indistinguibile dalla necrosi nelle fasi portale e tardiva; con l'ecografia con mezzo di contrasto, la valutazione della fase arteriosa dell'enhancement è importante, dal momento che la porzione vitale della metastasi presenta un lieve, ma percettibile enhancement dopo la somministrazione di microbolle [25].

Quando sono presenti foci tumorali residui con enhancement, anche se dubbi, eseguiamo immediatamente un secondo trattamento ablativo guidato da una seconda somministrazione di mezzo di contrasto ecografico e la sessione di trattamento termina solo quando viene dimostrata la completa avascolarità della regione trattata. Nella nostra esperienza questo approccio semplifica molto la gestione dei pazienti e riduce i costi, diminuendo sia il numero delle procedure di termoablazione sia le valutazioni eseguite in follow-up. Nel nostro Centro, in un periodo di studio compreso tra il 2000 e il 2002, l'ecografia con mezzo di contrasto non ha identificato la presenza di alcuna area tumorale residua in 176/199 lesioni epatiche maligne trattate: in questo gruppo la TC ha identificato la presenza di foci tumorali residui solo in 4 casi (specificità ecografica del 97,7%) e si trattava sempre di residui

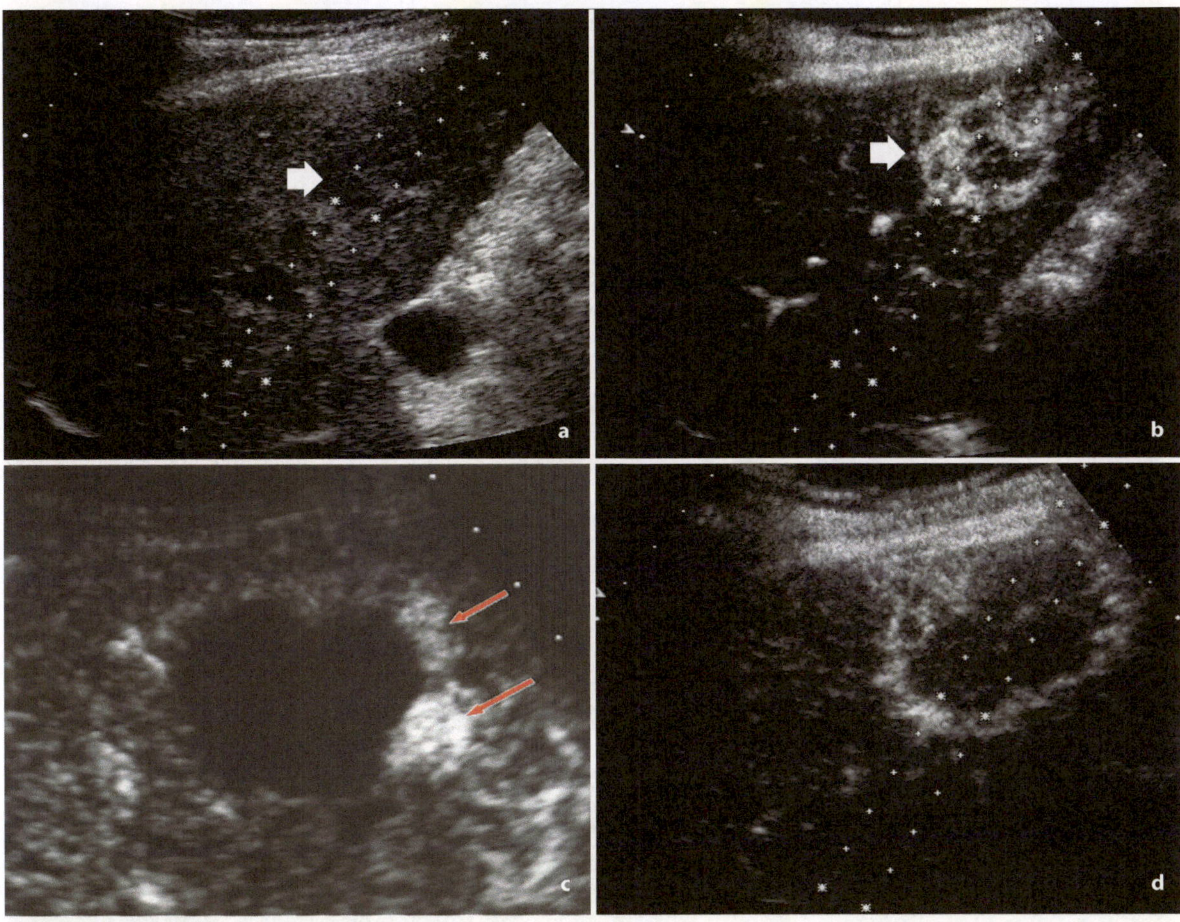

Fig. 9.3 a-d

Epatocarcinoma del diametro di 4,3 cm, localizzato a livello del segmento IV in cirrosi epatica HCV-correlata. La valutazione pre-trattamento è stata condotta mediante ecografia convenzionale (**a**) e con mezzo di contrasto in fase arteriosa (**b**). Pochi minuti dopo la fine del trattamento di RF eseguito mediante due inserzioni dell'ago a punta fredda, due piccoli foci residui di enhancement (*frecce*) in fase arteriosa sono stati identificati all'ecografia con mezzo di contrasto (**c**). Il trattamento ablativo dei due foci residui, guidato dalla stessa ecografia con mezzo di contrasto, veniva quindi eseguito nel corso della medesima sessione e la ripetuta ecografia con mezzo di contrasto dimostra la necrosi completa della neoplasia (**d**). Riprodotta da [33], con autorizzazione

vitali di piccole dimensioni (0,8-1,7 cm). Nei rimanenti 23/199 tumori, singoli o multipli foci residui sono stati diagnosticati con l'ecografia con mezzo di contrasto e prontamente trattati con ulteriore terapia ablativa in radiofrequenza nel corso delle medesima sessione, portando a completamento la procedura. In soli 2 casi il controllo TC ha documentato foci residui di diametro compreso fra 1,2 e 1,9 cm. L'impiego routinario dell'ecografia con mezzo di contrasto nei trattamenti termoablativi ha portato, nel nostro Centro, ad una netta riduzione dei casi di necrosi incompleta, abbassando la percentuale dal 16,1% al 5,1% in 429 HCC e lesioni focali metastatiche trattate.

Oggi l'ecografia con mezzo di contrasto nel controllo immediato dei trattamenti ablativi sta ulteriormente incrementando la sua importanza, in quanto si è iniziato a utilizzarla in associazione alla nuova metodica di guida mediante fusione di immagine in tempo reale di TC ed ecografia (Fig. 9.4) e negli studi volumetrici pre- e post-trattamento attualmente eseguibili durante la sessione interventistica, con immediato calcolo del volume della lesione iniziale e della necrosi coagulativa ottenuta con l'ablazione e la conseguente possibilità di aumentare la necrosi (qualora risulti insufficiente rispetto alla massa neoplastica) attraverso ulteriori trattamenti mirati (Fig. 9.5) .

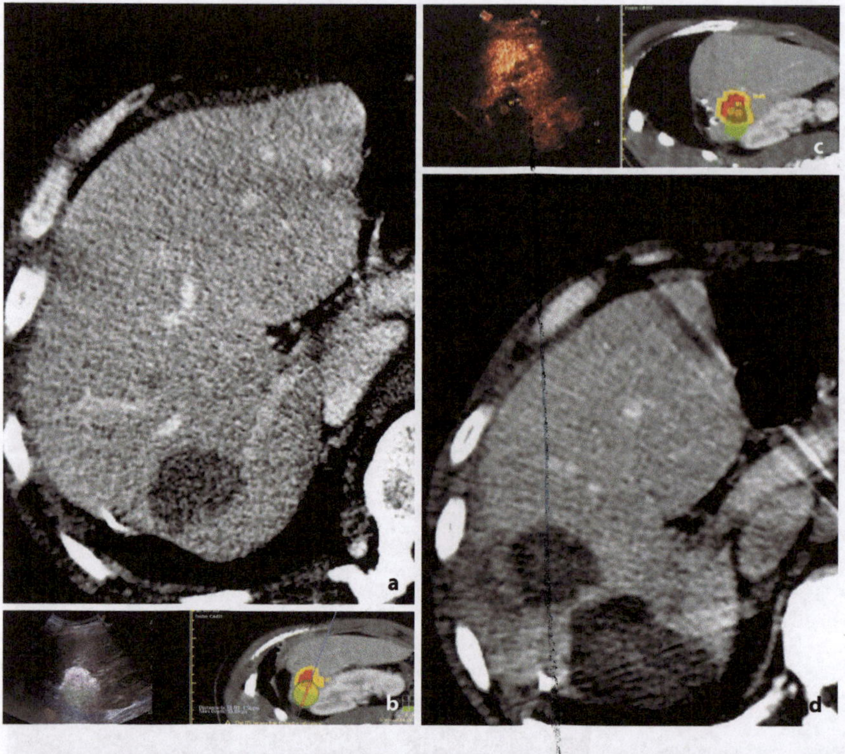

Fig. 9.4 a-d

Termoablazione di due metastasi epatiche da neoplasia del colon eseguita con la tecnologia di *image-fusion* TC - ecografia in tempo reale. **a** La TC con mezzo di contrasto in fase portale dimostra una ampia metastasi (cm 3,5) nel segmento VII e una piccola adiacente (cm 1,1) nel segmento VIII. **b** Data la complessità del trattamento e le grosse dimensioni della metastasi principale, il trattamento termoablativo con radiofrequenza viene eseguito con la nuova tecnologia di *image-fusion*. **c** Dopo circa 5 minuti dalla rimozione dell'elettrodo, lo studio eco-contrastografico, effettuato sotto controllo della *image-fusion*, evidenzia, nella sede delle due metastasi trattate, due aree di necrosi coagulativa avascolare di dimensioni notevolmente maggiori rispetto alla fase pre-trattamento (risultato completo), come confermato dalla TC con mezzo di contrasto eseguita dopo 24 ore (**d**)

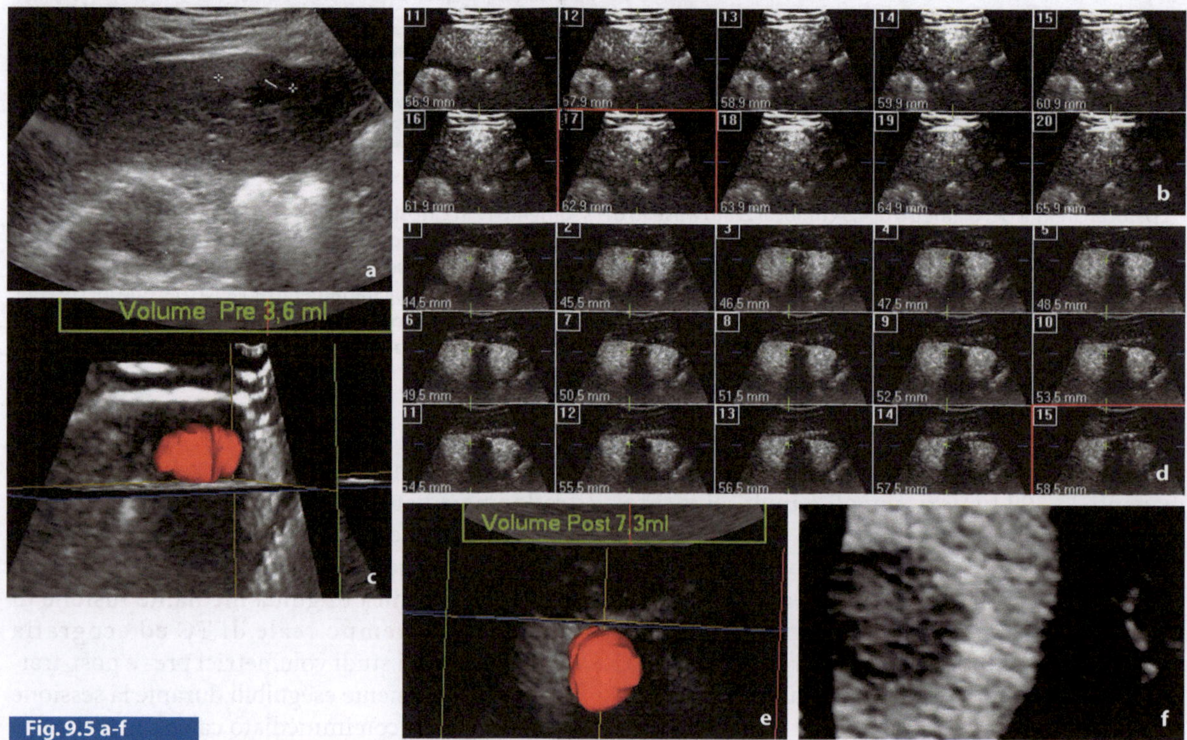

Fig. 9.5 a-f

Epatocarcinoma del segmento V, studiato in fase pre-trattamento con ecografia convenzionale (**a**) e con mezzo di contrasto, utilizzando una sonda ecografica volumetrica meccanica (**b**) con conseguente creazione di una rappresentazione tridimensionale della neoplasia (**c**) e calcolo del suo volume. Al termine del trattamento ablativo vengono ripetuti con la stessa sonda volumetrica lo studio eco-contrastografico (**d**) e la rappresentazione tridimensionale con calcolo volumetrico (**e**). I dati depongono per un trattamento completo, con un volume di necrosi coagulativa notevolmente superiore a quello dell'epatocarcinoma, come confermato dalla TC in fase arteriosa eseguita a 24 ore (**f**)

9.5 Follow-up

La TC e, in alcuni Centri, la RM con mezzo di contrasto rappresentano le metodiche di riferimento per il follow-up mediante imaging dei pazienti sottoposti a trattamento ablativo per tumori epatici e per l'identificazione di ripresa della patologia di base a livello locale oppure a distanza, in sede intra- oppure extra-epatica [34-37]. Recentemente, l'uso dell'imaging funzionale con ^{18}F-fluorodesossiglucosio si è dimostrato in alcuni casi anche superiore alla TC ed alla RM [37]. Nel nostro Istituto, i pazienti trattati mediante terapia ablativa per tumori epatici, sia primitivi che secondari, vengono oggi sottoposti al dosaggio dei *markers* sierici tumorali con correlazione con la TC spirale bifasica ogni 3-4 mesi. L'ecografia con mezzo di contrasto eseguita in tempo reale si è dimostrata efficace per confermare oppure escludere la presenza di recidiva tumorale, dubbia ovvero sospetta, oppure di nuove lesioni focali epatiche metacrone identificate mediante TC oppure RM e anche per valutare la possibilità di trattamento guidato dall'ecografia con mezzo di contrasto.

Bibliografia

1. Solbiati L, Tonolini M, Cova L, Goldberg SN (2001) The role of contrast-enhanced ultrasound in the detection of focal liver lesions. Eur Radiol 11: E15-E26
2. Livraghi T, Goldberg SN, Lazzaroni S et al (1999) Small hepatocellular carcinoma: treatment with radiofrequency ablation versus ethanol injection. Radiology 210:655-661
3. Livraghi T, Goldberg SN, Lazzaroni S et al (2000) Hepatocellular carcinoma: radiofrequency ablation of medium and large lesions. Radiology 214:761-768
4. Buscarini L, Buscarini E, Di Stasi M et al (2001) Percutaneous radiofrequency ablation of small hepatocellular carcinoma: long-term results. Eur Radiol 11:914-992
5. Solbiati L, Ierace T, Goldberg SN et al (1997) Percutaneous US-guided radio-frequency tissue ablation of liver metastases: treatment and follow-up in 16 patients. Radiology 202:195-203
6. Solbiati L, Goldberg SN, Ierace T et al (1997) Hepatic metastases: percutaneous radio-frequency ablation with cooled-tip electrodes. Radiology 205:367-373
7. Solbiati L, Livraghi T, Goldberg SN et al (2001) Percutaneous radio-frequency ablation of hepatic metastases from colorectal cancer: long-term results in 117 patients. Radiology 221:159-166
8. Livraghi T, Goldberg SN, Solbiati L et al (2001) Percutaneous radio-frequency ablation of liver metastases from breast cancer: initial experience in 24 patients. Radiology 220:145-149
9. De Baere T, Elias D, Dromain C et al (2000) Radiofrequency ablation of 100 hepatic metastases with a mean follow-up of more than 1 year. AJR Am J Roentgenol 175:1619-1625
10. Solbiati L, Ierace T, Tonolini M et al (2001) Radiofrequency thermal ablation of hepatic metastases. Eur J Ultrasound 13:149-158
11. Harvey CJ, Albrecht T (2001) Ultrasound of focal liver lesions. Eur Radiol 11:1578-1593
12. Sica GT, Ji H, Ros PR (2000) CT and MR imaging of hepatic metastases. AJR Am J Roentgenol 174:691-698
13. Valls C, Andia E, Sanchez A et al (2001) Hepatic metastases from colorectal cancer: preoperative detection and assessment of resectability with helical CT. Radiology 218:55-60
14. Lencioni R, Cioni D, Bartolozzi C (2002) Tissue harmonic and contrast-specific imaging: back to grey scale in ultrasound. Eur Radiol 12:151-165
15. Harvey CJ, Blomley MJK, Eckersley RJ et al (2000) Hepatic malignancies: improved detection with pulse-inversion US in the late phase of enhance-ment with SHU 508A - early experience. Radiology 216:903-908
16. Albrecht T, Hoffmann CW, Schmitz SA et al (2001) Phase-Inversion sonography during the liver specific late phase of contrast-enhancement: improved detection of liver metastases. AJR Am J Roentgenol 176:1191-1198
17. Quaia E, Bertolotto M, Forgacs B et al (2003) Detection of liver metastases by pulse inversion harmonic imaging during Levovist late phase: comparison with conventional ultrasound and helical CT in 160 patients. Eur Radiol 13:475-483
18. Albrecht T, Blomley MJK, Burns PN et al (2003) Improved detection of hepatic metastases with pulse-inversion US during the liver-specific phase of SHU 508A: Multicenter study. Radiology 227:361-370
19. Numata K, Isozaki T, Ozawa Y et al (2003) Percutaneous ablation therapy guided by contrastenhanced sonography for patients with hepatocellular carcinoma. AJR Am J Roentgenol 180:143-149
20. Goldberg SN, Gazelle GS, Mueller PR (2000) Thermal ablation therapy for focal malignancy. A unified approach to underlying principles, techniques, and diagnostic imaging guidance. AJR Am J Roentgenol 174:323-331
21. Rhim H, Goldberg SN, Dodd Gd 3rd (2001) Essential techniques for successful radiofrequency thermal ablation of malignant hepatic tumors. Radiographics 21:S17-31
22. Leyendecker JR, Dodd GD, Halff GA et al (2002) Sonographically observed echogenic response during intraoperative radiofrequency ablation of cirrhotic livers: pathologic correlation. AJR Am J Roentgenol 178:1147-1151
23. Goldberg SN, Gazelle GS, Compton CC (2000) Treatment of intrahepatic malignancy with radiofrequency ablation: radiologic-pathologic correlation. Cancer 88:2452-2463

24. Chopra S, Dodd GD 3rd, Chintapalli KN (2001) Tumor recurrence after radiofrequency thermal ablation of hepatic tumors: spectrum of findings on dual-phase contrast-enhanced CT. AJR Am J Roentgenol 177:381-387
25. De Baere T, Elias D, Dromain C (2000) Radiofrequency ablation of 100 hepatic metastases with a mean follow-up of more than 1 year. AJR Am J Roentgenol 175:1619-1625
26. Choi D, Lim HK, Kim SH et al (2001) Hepatocellular carcinoma treated with percutaneous radio-frequency ablation: usefulness of power Doppler US with a microbubble contrast agent in evaluation therapeutic response-preliminary study. Radiology 221:447-454
27. Cioni D, Lencioni R, Rossi S (2001) Radiofrequency thermal ablation of hepatocellular carcinoma: using contrast-enhanced harmonic power Doppler sonography to assess treatment outcome. AJR Am J Roentgenol 177:783-788
28. Solbiati L, Goldberg SN, Ierace T (1999) Radio-frequency ablation of hepatic metastases: postprocedural assessment with a US microbubble contrast agent - early experience. Radiology 211:643-649
29. Ding H, Kudo M, Onda H et al (2001) Evaluation of post-treatment response of hepatocellular carcinoma with contrast-enhanced coded phase-inversion harmonic US. Comparison with dynamic CT. Radiology 221:712-730
30. Numata K, Tanaka K, Kiba T et al (2001) Using contrast-enhanced sonography to assess the effectiveness of transcatheter arterial embolization for hepatocellular carcinoma. AJR Am J Roentgenol 176:1199-1205
31. Meloni MF, Goldberg SN, Livraghi T et al (2001) Hepatocellular carcinoma treated with radiofrequency ablation. Comparison of pulse inversion contrast-enhanced harmonic sonography, contrastenhanced power Doppler sonography and helical CT. AJR Am J Roentgenol 177:375-380
32. Minami Y, Kudo M, Chung H et al (2007) Contrast-harmonic sonography-guided radiofrequency ablation therapy versus B-mode sonography in hepatocellular carcinoma: prospective randomized controlled trial. AJR Am J Roentgenol 188: 489-494
33. Solbiati L, Tonolini M, Ierace T (2006) Guidance of percutaneous tumor ablation procedures. In: Lencioni R (2006) Enhancing the role of ultrasound with contrast agents. Springer-Verlag Italia, pp 69-76
34. Choi H, Loyer EM, DuBrow RA et al (2001) Radiofrequency ablation of liver tumors: assessment of therapeutic response and complications. Radiographics 21:S41-S54
35. Catalano O, Lobianco R, Esposito M et al (2001) Hepatocellular carcinoma recurrence after percutaneous ablation therapy: helical CT patterns. Abdom Imaging 26:375-383
36. Dromain C, De Baere T, Elias D et al (2002) Hepatic tumors treated with percutaneous radio-frequency ablation: CT and MR imaging follow-up. Radiology 223:255-262
37. Sironi S, Livraghi T, Meloni F et al (1999) Small hepatocellular carcinoma treated with percutaneous RF ablation: MR imaging follow-up. AJR Am J Roentgenol 173:1225-1229
38. Anderson GS, Brinkmann F, Soulen MC et al (2003) FDG position emission tomography in the surveillance of hepatic tumors treated with radiofrequency ablation. Clin Nucl Med 28:192-197

10 Linee guida europee nell'impiego dei mezzi di contrasto ecografici a livello epatico

Emilio Quaia

10.1 Introduzione

La recente introduzione dei mezzi di contrasto a base di microbolle e lo sviluppo di tecniche ecografiche contrasto-specifiche hanno aperto nuove prospettive nella diagnostica ecografica del fegato. La *European Federation of Societies for Ultrasound in Medicine and Biology* (EFSUMB) ha recentemente stilato una serie di linee guida relative all'impiego dei mezzi di contrasto ecografici a livello epatico in seguito ad una consensus conference tenutasi nel corso dell'anno 2004 [1]. Tali linee guida definiscono le indicazioni e le raccomandazioni relative all'uso dei mezzi di contrasto ecografici nella caratterizzazione delle lesioni focali epatiche incidentali oppure identificate in pazienti con epatopatia cronica o con anamnesi di neoplasia primitiva, nell'identificazione delle lesioni secondarie a livello epatico e nella valutazione del trattamento ablativo [1, 2].

10.2 Caratterizzazione delle lesioni focali epatiche incidentali

Le lesioni focali epatiche incidentali vengono identificate in pazienti che si sottopongono ad indagine ecografica per una sintomatologia aspecifica e che presentano una lesione focale epatica, pur in assenza di epatopatia cronica, oppure di un'anamnesi positiva per neoplasia primitiva. Le lesioni focali epatiche incidentali sono di riscontro frequente e sono prevalentemente di natura benigna (angiomi ed iperplasia nodulare focale). Le lesioni focali epatiche incidentali che possono essere caratterizzate all'ecografia di base (ad es. angiomi con aspetto tipico o cisti semplici) non necessitano di ulteriori indagini. Al contrario le lesioni focali epatiche che non risultano caratterizzabili in modo definitivo, o che restano indeterminate dopo l'ecografia di base, devono essere necessariamente valutate mediante ulteriori indagini.

Secondo le linee guida della EFSUMB, l'ecografia con mezzo di contrasto è indicata nella caratterizzazione delle lesioni focali epatiche incidentali che non sono caratterizzabili all'ecografia di base. I mezzi di contrasto ecografici hanno infatti dimostrato un'accuratezza diagnostica variabile dal 75 al 95% nella caratterizzazione delle lesioni focali epatiche (Tabella 1) grazie all'analisi dinamica della vascolarizzazione con l'identificazione di pattern di enhancement tipici, similmente a quanto avviene in TC ed RM [3-6]. In circa il 10% dei casi l'ecografia con mezzo di contrasto non è in grado di caratterizzare compiutamente una lesione focale ed è necessario ricorrere a tecniche di indagine più accurate come la TC oppure la RM con mezzo di contrasto epato-specifico (Fig. 10.1) o la biospia [3-6].

Tabella 1. Caratterizzazione delle lesioni focali epatiche

Autore	Sensibilità Eco *vs* Eco + mdc	Specificità Eco *vs* Eco + mdc
Quaia et al (2004) [3]	54% vs 85%	43% vs 95%
Bryant et al (2004) [4]	80% vs 89%	80% vs 93%
D'Onofrio et al (2006) [5]	54% vs 85%	43% vs 88%
Leen et al (2006) [6]	28% *vs* 90%	34% *vs* 80%

Nota: sensibilità e specificità dell'ecografia di base paragonata all'ecografia con mezzo di contrasto nella caratterizzazione delle lesioni focali epatiche secondo la letteratura recente

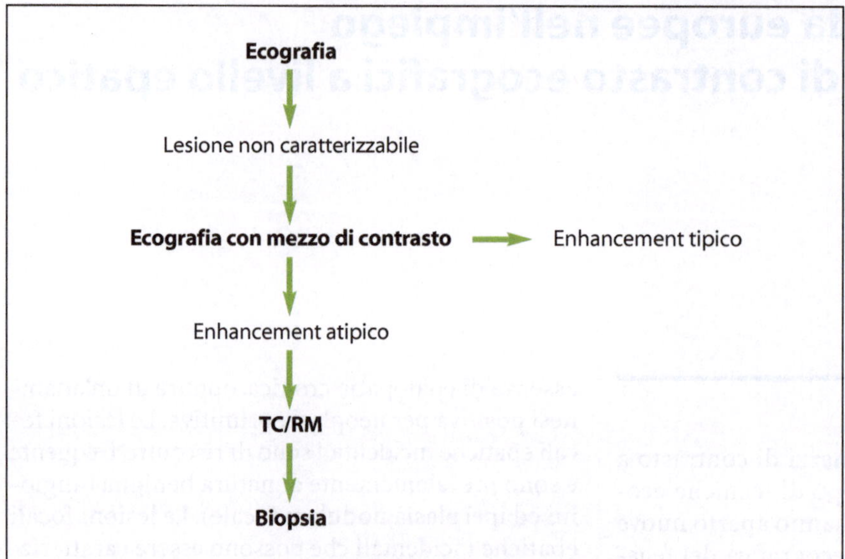

Fig. 10.1 *Flow-chart* diagnostica nella caratterizzazione delle lesioni focali epatiche

10.3 Caratterizzazione delle lesioni focali epatiche nel fegato cirrotico e nel paziente oncologico

I pazienti portatori di epatopatia cronica o di cirrosi epatica vengono valutati mediante ecografia di base ad intervalli di tempo prestabiliti (rispettivamente 1 anno o 6 mesi) per l'identificazione precoce di noduli epatici. I noduli di rigenerazione, oppure displastici, sono spesso indistinguibili dai noduli di epatocarcinoma all'ecografia di base. È quindi necessario studiare i singoli noduli mediante una metodica che ne consenta la valutazione della vascolarizzazione. In questo senso la TC e la RM sono state tradizionalmente considerate le tecniche di riferimento, cui attualmente si è aggiunta l'ecografia con mezzo di contrasto.

L'ecografia con mezzo di contrasto è indicata per la caratterizzazione di ogni nodulo epatico, certo oppure sospetto all'ecografia di base, riscontrato in un paziente con epatopatia cronica o cirrosi. La dimostrazione di ipervascolarizzazione in fase arteriosa, dopo la somministrazione di microbolle con aspetto ipovascolare in fase portale e tardiva in noduli > 1 cm di diametro [2], depone per l'esistenza di un nodulo di epatocarcinoma. Tuttavia, un aspetto vascolare tipico per epatocarcinoma in noduli con diametro compreso tra 1 e 2 cm viene considerato diagnostico solo se dimostrato in modo concorde da due tecniche contemporaneamente (ad es. ecografia con contrasto e TC oppure RM) [2]. Nei noduli con diametro > 2 cm è sufficiente la dimostrazione di un pattern vascolare tipico per epatocarcinoma solo in una delle tecniche di riferimento. Ove venga riscontrato un profilo vascolare atipico, o qualora il profilo vascolare identificato in noduli compresi tra 1 e 2 cm di diametro non coincida nelle due tecniche di riferimento, viene raccomandata la biopsia.

10.4 Identificazione delle metastasi epatiche

L'ecografia di base viene impiegata per lo screening nell'identificazione delle metastasi epatiche e presenta una sensibilità compresa tra il 40 ed il 60%. Secondo le linee guida della EFSUMB, l'impiego dell'ecografia con mezzo di contrasto viene consigliato in ogni paziente oncologico sottoposto ad indagine ecografica a livello del fegato, escludendo i pazienti ove l'ecografia di base dimostri una malattia metastatica disseminata a livello epatico [1, 2]. Questo significa che ogni indagine ecografica condotta con il fine di escludere le metastasi epatiche dovrebbe includere uno studio con mezzo di contrasto, anche se l'ecografia di base non dimostra la presenza di reperti patologici. Questa affermazione, che pure non trova consenso unanime, trova giustificazione dalla consolidata dimostrazione dell'aumento dell'accuratezza globale nell'identificazione delle metastasi epatiche fornita dall'ecografia con mezzo di contrasto [7-11]. La flow chart diagnostica proposta è rappresentata nella Figura 10.2.

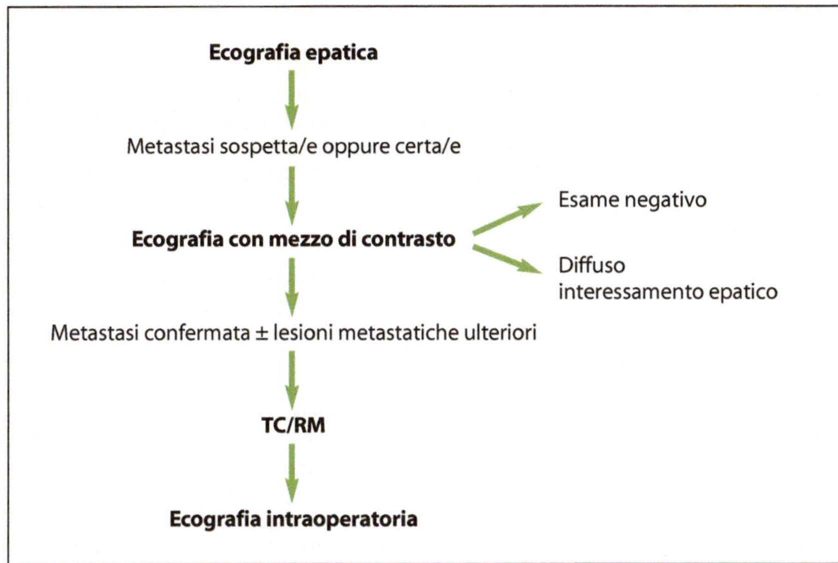

Fig. 10.2
Flow-chart diagnostica nella identificazione delle metastasi epatiche

Tabella 2. Identificazione delle metastasi epatiche

Autore	Sensibilità Eco *vs* Eco + mdc	Specificità Eco *vs* Eco + mdc
Albrecht et al (2004) [7]	71% vs 87%	60% vs 88%
Oldenburg et al (2005) [8]	50% vs 90%	n.r.
Dietrich et al (2006) [9]	81% vs 91%	n.r.
Quaia et al (2006) [10]	40% vs 83%	63% vs 84%
Konopke et al (2007) [11]	53% *vs* 86%	50% *vs* 87%

Nota: sensibilità e specificità dell'ecografia di base paragonata all'ecografia con mezzo di contrasto nell'identificazione delle metastasi epatiche secondo la recente letteratura. *n.r.* = non riportata nello studio

L'ecografia con mezzo di contrasto aumenta l'accuratezza globale dell'ecografia nell'identificazione delle metastasi epatiche, soprattutto delle lesioni secondarie con diametro inferiore al cm, e rivela una sensibilità compresa tra l'83 ed il 90%, quindi simile alla TC (Tabella 2). Nei pazienti non esplorabili all'ecografia di base viene consigliato l'uso della TC multislice oppure della RM con mezzo di contrasto epato-specifico.

10.5 Guida e valutazione dell'efficacia del trattamento radioterapico

La terapia ablativa mediante radiofrequenza viene da molti considerata la tecnica di scelta per il trattamento dell'epatocarcinoma quando la chirurgia o il trapianto epatico non siano realizzabili e per il trattamento del limitato coinvolgimento metastatico del fegato in pazienti con neoplasia del colon-retto nei quali la chirurgia non sia proponibile. L'ecografia con mezzo di contrasto ha recentemente dimostrato notevoli potenzialità nella valutazione del trattamento ablativo in particolare dell'epatocarcinoma [12]. Quando l'ecografia viene scelta come tecnica per guidare il trattamento ablativo, l'utilizzo del mezzo di contrasto ecografico è indicato per la valutazione e la visualizzazione della lesione focale epatica antecedente al trattamento ablativo, per la guida all'introduzione dell'ago (in particolare nelle lesioni poco visibili all'ecografia di base), per la valutazione immediata dell'efficacia del trattamento (dimostrando la scomparsa di aree di enhancement intralesionali precedentemente visualizzate) e nel follow-up dopo il trattamento ablativo per valutare l'efficacia del trattamento e per l'identificazione precoce della recidiva tumorale [2].

Bibliografia

1. Albrecht T, Blomley M, Bolondi L et al EFSUMB Study group (2004) Guidelines for the use of contrast agents in ultrasound. Ultraschall Med 25:249-256
2. Lencioni R, Della Pina C, Cioni D et al (2006) European Guidelines in liver contrast ultrasound. In: Lencioni R (ed) Enhancing the role of ultrasound with contrast agents. Springer, Milan Berlin Heidelberg New York, pp 105-116
3. Quaia E, Calliada F, Bertolotto M et al (2004) Characterization of focal liver lesions by contrast-specific US modes and a sulfur hexafluoride-filled microbubble contrast agent: diagnostic performance and confidence. Radiology 232:420-430
4. Bryant T, Blomley MJK, Albrecht T et al (2004) Improved characterization of liver lesions with liver-phase uptake of liver specific microbubbles: prospective multicenter trials. Radiology 232:799-809
5. D'Onofrio M, Martone E, Faccioli N et al (2006) Focal liver lesions: sinusoidal phase of CEUS. Abdom Imaging 31:529-536
6. Leen E, Ceccotti P, Kalogeropoulou C et al (2006) Prospective multicenter trial evaluating a novel method of characterizing focal liver lesions using contrast-enhanced sonography. AJR Am J Roentgenol 186:1551-1559
7. Albrecht T, Blomley MJK, Burns PN et al (2003) Improved detection of hepatic metastases with Pulse-Inversion US during the liver-specific phase of SHU 508A: multicenter study. Radiology 227:361-370
8. Oldenburg A, Hohmann J, Foert E et al (2005) Detection of hepatic metastases with low MI real time contrast enhanced sonography and SonoVue. Ultraschall Med 26:277-284
9. Dietrich CF, Kratzer W, Strobe D et al (2006) Assessment of metastatic liver disease in patients with primary extrahepatic tumors by contrast-enhanced sonography versus CT and MRI. World J Gastroenterol 12:1699-1705
10. Quaia E, D'Onofrio M, Palumbo A et al (2006) Comparison of contrast-enhanced Ultrasonography vs Baseline Ultrasound and contrast-enhanced Computed Tomography in metastatic disease of the liver: diagnostic performance and confidence. Eur Radiol 16:1599-1609
11. Konopke R, Kersting S, Bergert H et al (2007) Contrast-enhanced ultrasonography to detect liver metastases: A prospective trial to compare transcutaneous unenhanced and contrast-enhanced ultrasonography in patients undergoing laparotomy. Int J Colorectal Dis 22:201-217
12. Vilana R, Bianchi L, Varela M et al (2006) Is microbubble-enhanced ultrasonography sufficient for assessment of response to percutaneous treatment in patients with early hepatocellular carcinoma? Eur Radiol 16:2454-2462

11 Applicazioni dei mezzi di contrasto ecografici a livello della milza

Orlando Catalano, Alfredo Siani

11.1 Introduzione

La milza rappresenta un organo ideale per lo studio con ecocontrastografia (CEUS): è localizzata superficialmente, ha, in condizioni normali, dimensioni contenute e comprensibili in un unico campo di vista ed ha una struttura interna omogenea senza particolari macrostrutture vascolari o non vascolari. La milza presenta inoltre un'impregnazione, oltre che omogenea, anche intensa e persistente. Nel corso dello studio CEUS vi è tempo sufficiente per esplorare l'organo in tutte le sue porzioni, anche in caso di splenomegalia, anche perché la patologia splenica è essenzialmente ipovascolare e quindi da ricercare in fase post-arteriosa d'impregnazione parenchimale. Si ricercano quindi dei "difetti" di impregnazione che ben risaltano come aree avascolari o ipovascolari nel contesto del parenchima intensamente impregnato.

11.2 Metodologia d'esame

Premesso che è sempre necessario eseguire, preventivamente, un accurato studio ecografico basale, la valutazione CEUS viene eseguita mediante iniezione in bolo di mezzo di contrasto di II generazione: è consigliabile la dose di 2,4 ml nel soggetto con milza di normali dimensioni e quella di 4,8 ml in caso di splenomegalia [1, 2].

L'operatore deve attendere l'arrivo del mezzo di contrasto nella milza, che è rapidissimo e che può quindi "sorprendere" l'ecografista inesperto, posizionando la sonda sulla superficie del paziente in modo da ottenere l'inclusione dell'intera estensione dell'organo nell'immagine visualizzata sul monitor. In tale scansione longitudinale dell'organo sarà quindi inclusa la regione ilare e, quindi, si osserverà l'opacizzazione dell'arteria splenica e dei suoi rami di divisione. Successivamente, nella fase arteriosa e venosa, si dovrà muovere ed angolare lentamente la sonda sulla superficie del paziente, possibilmente da diverse vie di approccio intercostale e sottocostale, in modo da permettere l'esplorazione dell'intero organo senza lasciare parti non incluse nelle scansioni.

Queste scansioni in real-time devono essere eseguite continuativamente nel corso dei primi due minuti di esame e successivamente in maniera discontinuata, fino a 5-6 minuti dall'iniezione, allorquando l'effetto di enhancement tende a svanire e l'ecogenicità di eventuali lesioni a tornare sui livelli basali di grigio. Qualora sia necessario lo studio combinato di più organi, ad esempio nel caso di linfomi addominali, in soggetti con possibili metastasi epato-spleniche oppure in pazienti con trauma addominale, è possibile esplorare la milza in maniera alternata agli altri organi da valutare di volta in volta. Considerando la disomogeneità dell'enhancement splenico in fase precoce (cfr. Paragrafo 11.3) ed il persistente enhancement in fase venosa, è comunque consigliabile studiare l'organo in una fase successiva agli altri (se si tratta del fegato, ma soprattutto se si tratta dei reni).

11.3 Anatomia della milza all'ecocontrasto

L'arteria splenica, con le sue ramificazioni, si inizia ad opacizzare 12-14 secondi dopo l'introduzione del mezzo di contrasto [1, 3]. Successivamente si sviluppa un rapidissimo, seppur disomogeneo, contrast enhancement di tutto il parenchima splenico. Questa disomogeneità non è altro che il corrispettivo dell'aspetto "zebrato", ben noto dalle esperienze con TC e RM dinamica, dovuta alla complessità microarchitettonica dell'organo, con la sua alternanza di polpa bianca e polpa rossa [1]. Nel primo minuto, circa, dall'iniezione, il parenchima è solcato da sottili arteriole, iperecogene rispetto allo sfondo parenchimale, ramificantesi a partire dall'ilo. In fase più tardiva si opacizzano le vene peri-ilari e la vena splenica, con un enhancement che tuttavia non è mai intensissimo, sicuramente inferiore a quello dell'arteria splenica. Dopo il primo minuto l'enhancement parenchimale diviene sostanzialmente omogeneo, senza strutture vascolari interne, con un'impregnazione che persiste diversi minuti (Fig. 11.1).

Rispetto al rene sinistro, che è adiacente e che risulterebbe sempre utile comprendere nel campo di vista ecografico, la milza appare prima ipoecogena, poiché il rene presenta un enhancement intenso, per poi divenire alquanto iperecogena per diversi minuti, a causa della transitorietà dell'impregnazione renale e della significativa durata di quella splenica.

Con il mezzo di contrasto di II generazione SonoVue l'enhancement persiste fino a circa 7 minuti, risultando quindi milza-specifico, più a lungo della fase endovascolare del mezzo di contrasto stesso. Ciò è probabilmente dovuto ad una qualche forma di captazione o intrappolamento intrasplenico delle microbolle, come confermato anche da studi su volontari asintomatici [4]. Vi sono poi dei mezzi di contrasto propriamente tessuto-specifici (epato-splenospecifici), come il Sonazoid ed il BR14, che hanno come peculiarità una captazione intraparenchimale dopo qualche minuto dall'iniezione del mezzo di contrasto. Queste microbolle, peraltro non ancora commercializzate, potrebbero rappresentare un'interessante alternativa nello studio CEUS della milza, ed in particolare nella valutazione quali-quantitativa e nella diagnostica differenziale delle splenomegalie.

11.4 Indicazioni allo studio con ecocontrastografia

Le possibilità di impiego della CEUS nello studio della milza nascono innanzitutto dall'ampia diffusione, almeno in Italia, dell'ecografia quale metodica di prima istanza nello studio dell'addome. Ne consegue che, sia le lesioni sintomatiche che quelle incidentali, siano un reperto iniziale dell'ecografia. La CEUS si pone quindi come utile diagnostica di secondo livello, possibilmente estemporaneo alla stessa ecografia iniziale, da impiegare ogni qualvolta quest'ultima identifichi un'alterazione splenica che richieda un approfondimento diagnostico oppure rilevi un quadro dubbio sia per l'effettiva presenza di un'alterazione morfostrutturale, che per la natura di quest'ultima [1, 5].

In molti casi è il radiologo che decide estemporaneamente sull'utilità di un tempo ecocontrastografico addizionale, ad esempio in caso di tenue disomogeneità parziale o diffusa della milza o di riscontro di lesione focale o nodulazione perisplenica di natura incerta [1, 3, 5]. In un contributo recente [5] venivano valutati 31 pazienti consecutivi con dolore nel quadrante superiore sinistro dell'addome e reperto ecografico basale di "milza disomogenea": la CEUS si dimostrava in grado di documentare l'effettiva presenza di una patologia in più del 50% dei pazienti, con l'infarto splenico che costituiva, chiaramente, l'eziologia più comune.

In alternativa può essere il clinico a richiedere uno studio CEUS, in determinati contesti quali il follow-up dei pazienti con linfomi a localizzazione addominale [1] o con trauma addominale [6, 7]. Sebbene la TC sia la metodica cardine nella valutazione del paziente traumatizzato, ed in particolare quello affetto da politrauma, l'ecografia vie-

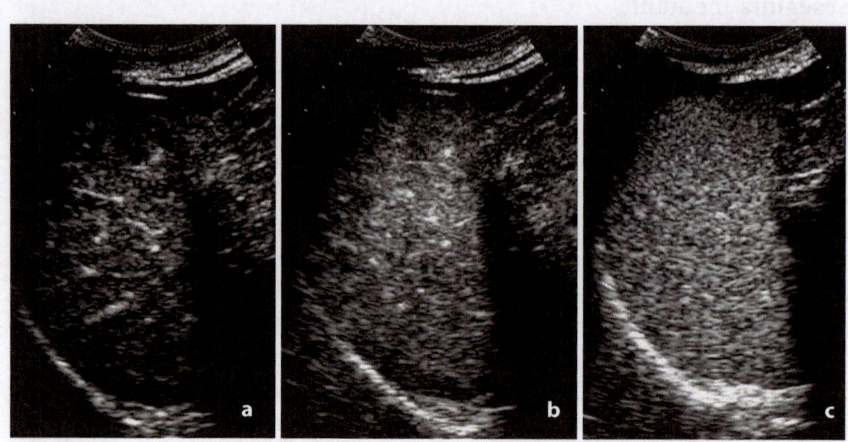

Fig. 11.1 a-c Anatomia CEUS della milza. Nelle scansioni ottenute a 26 (**a**), 39 (**b**) e 92 s (**c**) dall'iniezione del mezzo di contrasto si osserva come l'enhancement parenchimale diviene sempre più intenso ed omogeneo mentre le arteriole, visibili all'inizio, si riconoscono sempre meno

ne spesso impiegata, in molti Paesi, quale filtro iniziale dei pazienti che richiedono effettivamente un livello diagnostico superiore, seppur più invasivo dal punto di vista farmacologico e radiobiologico, rappresentato dalla TC. In questi casi la CEUS può rappresentare uno strumento utile, in particolare quando l'ecografia basale dimostra solo versamento peritoneale ma non riesce a rilevare segni diretti di trauma splenico, oppure rileva un'accennata irregolarità parenchimale, la cui effettiva presenza e natura può essere confermata con la CEUS. Infine, la CEUS può essere valida nel monitoraggio dei pazienti, pediatrici ma anche adulti, con trauma splenico trattato conservativamente.

11.5 Anomalie congenite

Talora, specie nel caso di uno studio per trauma, le varianti della morfologia o del profilo splenico, con incisure o bande ecogene che penetrano nel parenchima stesso, possono creare dubbi diagnostico-differenziali all'ecografia basale. La CEUS consente in questi casi un'agevole distinzione, dimostrano il normale enhancement delle regioni interessate.

La milza accessoria presenta un enhancement costantemente parallelo a quello della milza, risultando quindi isoecogena in tutte le fasi. Inoltre, in fase precoce, è spesso possibile riconoscere un'arteriola proveniente dal peduncolo splenico, che penetra dal polo corrispondente della milza accessoria [1, 3]; questi elementi consentono la differenziazione da altre anomalie della regione perisplenica, compresi i tumori del surrene e della coda pancreatica e le linfadenomegalie ilari [1, 3, 8]. Ciò risulta utile soprattutto nei casi dubbi, a causa della sede inusuale della milza accessoria stessa, della morfologia o del contesto clinico-ecografico del paziente: in una recente casistica [3] è stato dimostrato il valore dello studio CEUS dei pazienti con tumefazione perisplenica, in particolare nella dimostrazione o nell'esclusione di una milza accessoria.

11.6 Patologia diffusa (splenomegalia)

Differenziare le diverse forme di ingrandimento della milza, in base al loro comportamento alla CEUS, sarebbe interessante, specie nei casi di splenomegalia di incerta origine, o per definire un grading della patologia diffusa che sia basato non solo su un criterio dimensionale. Tuttavia gli studi sinora condotti [1], prevalentemente qualitativi, non hanno messo in luce differenze sostanziali: nei soggetti con splenomegalia si rileva una fase iniziale di disomogeneità più prolungata che nei casi normali ed anche un'opacizzazione d'organo leggermente meno intensa e più lenta; queste osservazioni suggeriscono l'impiego della dose piena di SonoVue (4,8 ml) nei soggetti con splenomegalia. Informazioni maggiori potranno forse essere ottenute da analisi qualitative della perfusione d'organo [4].

11.7 Infarti

Gli infarti splenici possono talvolta creare problemi diagnostici e diagnostico-differenziali. Spesso ecograficamente si percepisce solo un'accennata disomogeneità della tessitura parenchimale in una porzione della milza [5]. Quando non presenta il classico aspetto cuneiforme, l'infarto può simulare, allo studio ecografico basale, una lesione focale, mentre la CEUS ne consentirà un'agevole differenziazione [6, 9-11]. Al contrario, patologie infiltranti della milza, come le forme linfomatose a sviluppo periferico e capsulo-pericapsulare, possono essere confuse con lesioni infartuali. In tutte queste circostante la CEUS può fornire informazioni addizionali ed è da preferire alla TC.

Allo studio CEUS gli infarti splenici parziali appaiono come aree vagamente cuneiformi, con base verso la capsula ed apice verso l'ilo, ipo-anecogene senza segni di microcircolo interno [1] (Figg. 11.2-11.4). La cospicuità aumenta con il passare dei secondi, grazie all'intensa impregnazione del parenchima sano adiacente, per cui aree infartuali che appaiono isoecogene o tenuemente ipoecogene in basale divengono evidenti dopo iniezione del mezzo di contrasto. Anche in base all'epoca dell'infarto i margini dell'area infartuata possono essere più o meno netti, con un'eventuale sottile rima iperecogena periferica d'impregnazione, e l'ecotessitura può essere più o meno disomogenea [2, 5]. In fase di arrivo del mezzo di contrasto è spesso riconoscibile un'arteria che punta verso l'area infartuata e che poi si tronca penetrandovi all'interno [2] (Fig. 11.5). La CEUS permette di controllare l'evoluzione degli infarti, nel senso di una regressione o talora, per quelli più estesi, di un'ascessualizzazione; un infarto inveterato può creare immagini atipiche, di

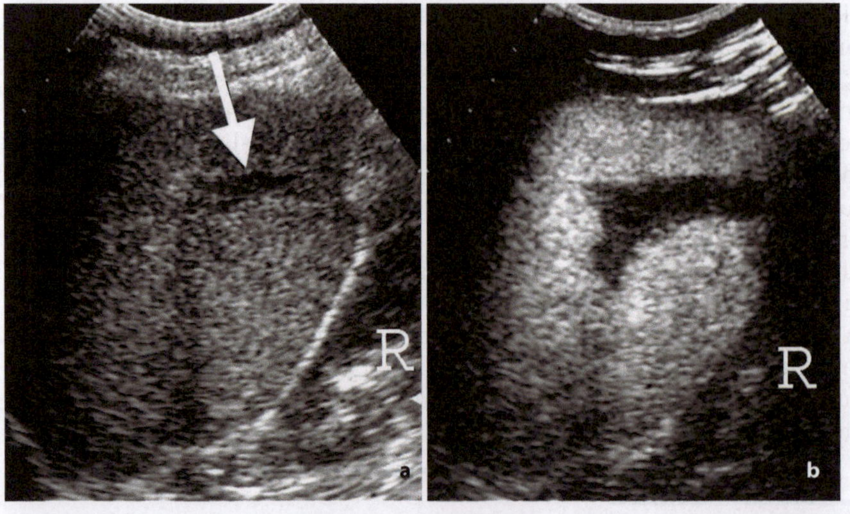

Fig. 11.2 a, b

Infarto splenico. **a** L'immagine in ecografia basale dimostra una banda ipoecogena infartuale (*freccia*), ben più visibile dopo somministrazione e.v. del mezzo di contrasto (**b**) (*R*, rene)

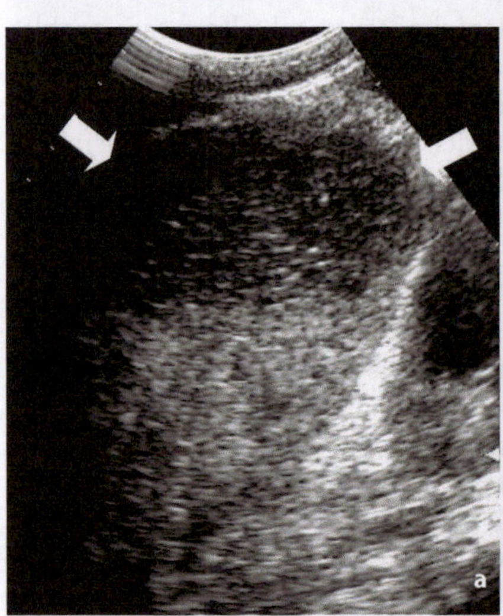

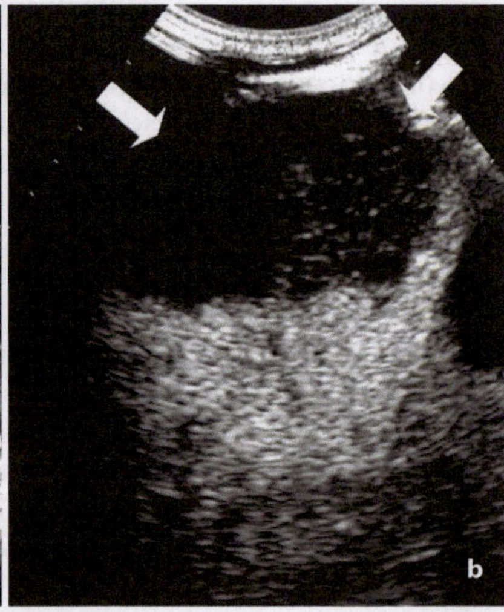

Fig. 11.3 a, b

Infarto splenico. L'immagine evidenzia un infarto del polo splenico inferiore (*frecce*) senza (**a**) e con mezzo di contrasto e.v. (**b**). Si noti come il contrasto lesione-parenchima sia maggiore nell'immagine CEUS

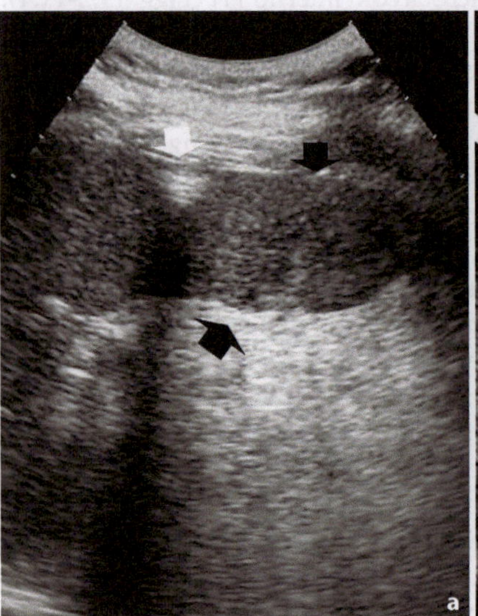

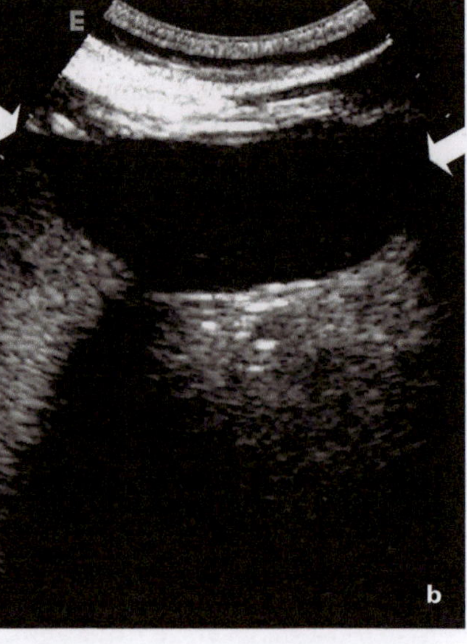

Fig. 11.4 a, b

Infarto splenico dopo emicolectomia sinistra. **a** La US riconosce una tenue disomogeneità del polo splenico inferiore (*frecce nere*); la *freccia bianca* indica l'apice di un drenaggio peritoneale. **b** La CEUS evidenzia con un contrasto, e quindi con una confidenza, nettamente superiore la lesione infartuale (*frecce*), che risulta anche più ampia di quanto non sospettato all'US. La paziente aveva riferito un intenso dolore al fianco sinistro tre giorni dopo la resezione colica

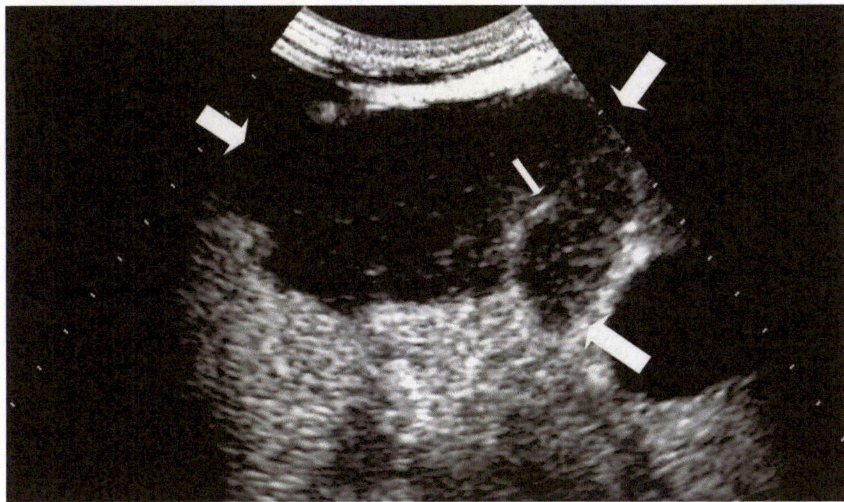

Fig. 11.5

Infarto splenico. La CEUS dimostra l'area di aperfusione (*frecce grandi*) e l'arteria afferente "tronca" (*freccia piccola*)

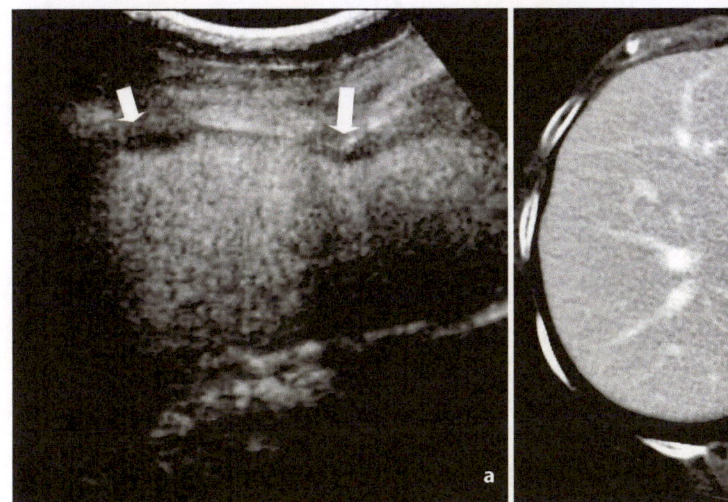

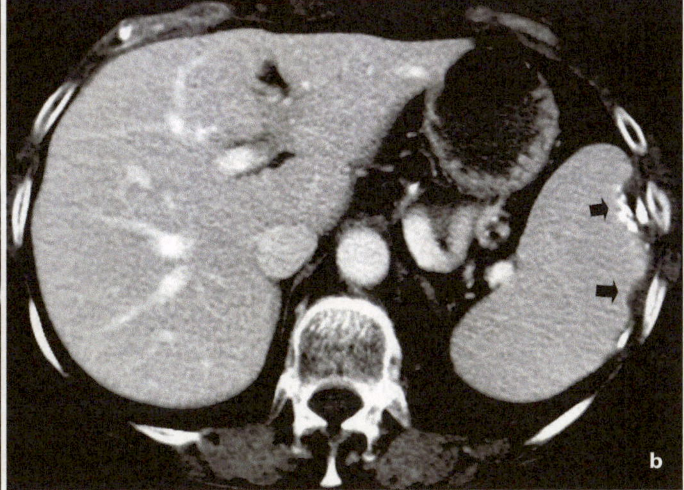

Fig. 11.6 a, b

Esiti di infarto splenico. **a** La CEUS riconosce un profilo splenico ondulato ed a tratti ispessito da bande di mancato enhancement (*frecce*). **b** Ottimale correlazione TC

irregolarità sottocapsulare disomogenea e parzialmente calcifica, chiariti dalla CEUS (Fig. 11.6).

Negli infarti massivi la milza, totalmente od in ampia parte con risparmio di qualche limitata porzione polare superiore nutrita dai vasi gastrici brevi, risulta non perfusa in tutte le fasi vascolari. Il confronto con il rene sinistro, normalmente impregnato, consente un rapido inquadramento del reperto [1, 5].

Leggermente diverso rispetto all'infarto è in quadro dell'ischemia, più o meno diffusa a seconda che interessi l'arteria splenica oppure i suoi rami di divisione: l'area appare alla CEUS ipoecogena, ma con persistenza di qualche segnale di microcircolo e di qualche arteriola opacizzata nell'area patologica, oltre ad una minore demarcazione rispetto al parenchima sano (Fig. 11.7).

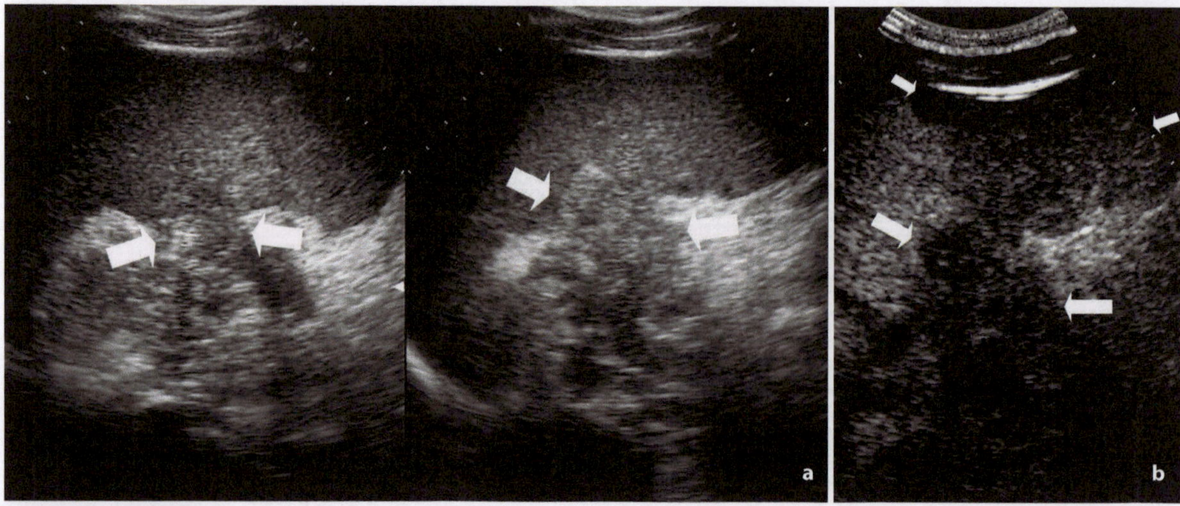

Fig. 11.7 a, b

Ischemia splenica in paziente con carcinosi peritoneale da tumore colico. **a** La US evidenzia un'infiltrazione neoplastica dell'ilo splenico (*frecce*) ma una sostanziale omogeneità della milza. **b** La CEUS conferma il coinvolgimento tumorale (*frecce grandi*), ma identifica anche una ridotta perfusione, consensuale, di una parte del parenchima (*frecce piccole*)

11.8 Ascessi

Gli ascessi intrasplenici, piuttosto rari nel soggetto immunocompetente, appaiono alla CEUS come lesioni più o meno ipoecogene, specie in fase parenchimografica piena, con eventuale presenza di una rima periferica di impregnazione e di setti interni. Le componenti necrotico-colliquative non mostrano alcun enhancement (Fig. 11.8).

Gli ascessi sottocapsulari e perisplenici, così come quelli prodottisi dopo splenectomia, appaiono come raccolte anecogene con margini più o meno spessi e irregolari impregnati dal mezzo di contrasto [1, 2]. Nel caso di raccolte sterili non si rileva invece alcun enhancement parietale.

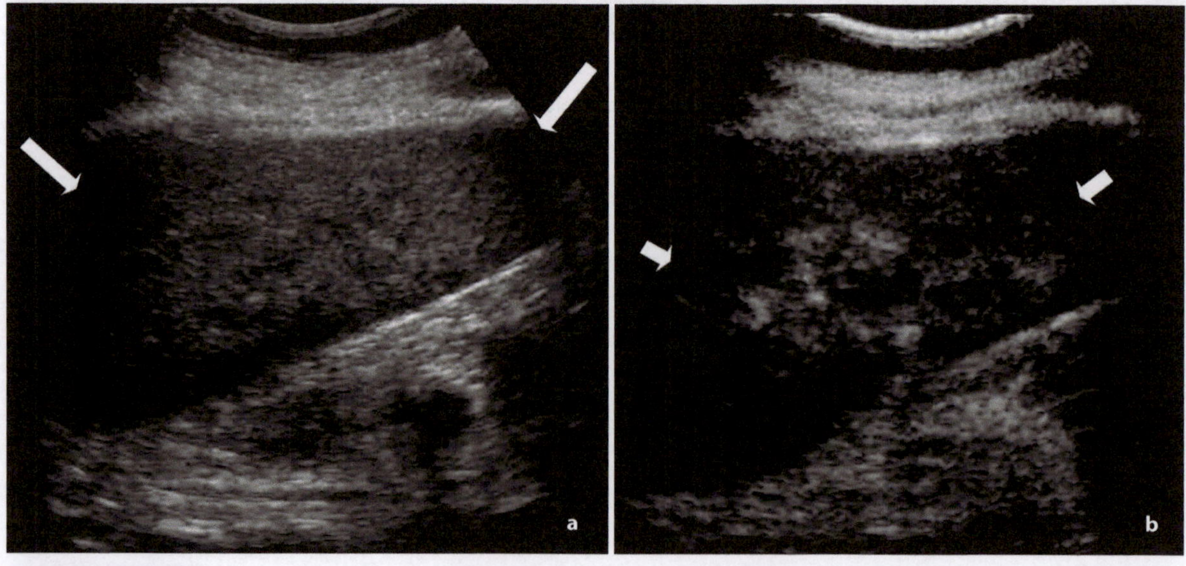

Fig. 11.8 a, b

Ascessi splenici in paziente con AIDS. **a** La US dimostra una tenue disomogeneità ed ipoecogenicità della milza (*frecce*). **b** La CEUS evidenzia una netta e diffusa disomogeneità dell'organo da infiltrati flogistici (*frecce*)

11.9 Lesioni focali

Le cisti spleniche non determinano solitamente problemi diagnostici, se non quando mal delimitate o con contenuto disomogeneo. In questi casi, specialmente nei pazienti oncologici, può essere utile un approfondimento con CEUS. In questo caso le cisti appariranno come difetti anecogeni, totalmente privi di movimento interno di microbolle nel contesto del parenchima iperecogeno. Generalmente una o più chiazze ecogene all'interno del parenchima splenico vengono considerate indicative di angiomi, senza necessità di un approfondimento diagnostico [9, 10]. In qualche caso, tuttavia, può essere opportuna una conferma con CEUS. I piccoli angiomi capillari appaiono costantemente isoecogeni (isovascolari) in tutte le fasi contrastografiche; la loro non riconoscibilità allo studio CEUS è considerata diagnostica [1]. Gli angiomi più voluminosi, cavernosi, così come gli amatomi, presentano invece un proprio pattern di impregnazione, che può essere quello dell'enhancement globulare centripeto e persistente, frequente negli angiomi epatici, quello di impregnazione contrastografica intensa, omogenea e persistente (i grossi angiomi ritengono talmente il mezzo di contrasto all'interno da creare una forma di ombra acustica posteriore distalmente) o infine quello di impregnazione intensa e omogenea ma transitoria e seguita da una tenue ipoecogenicità, senza particolare microcircolo interno, che non deve essere confusa con la netta ipoecogenicità delle lesioni maligne [2, 12] (Fig. 11.9).

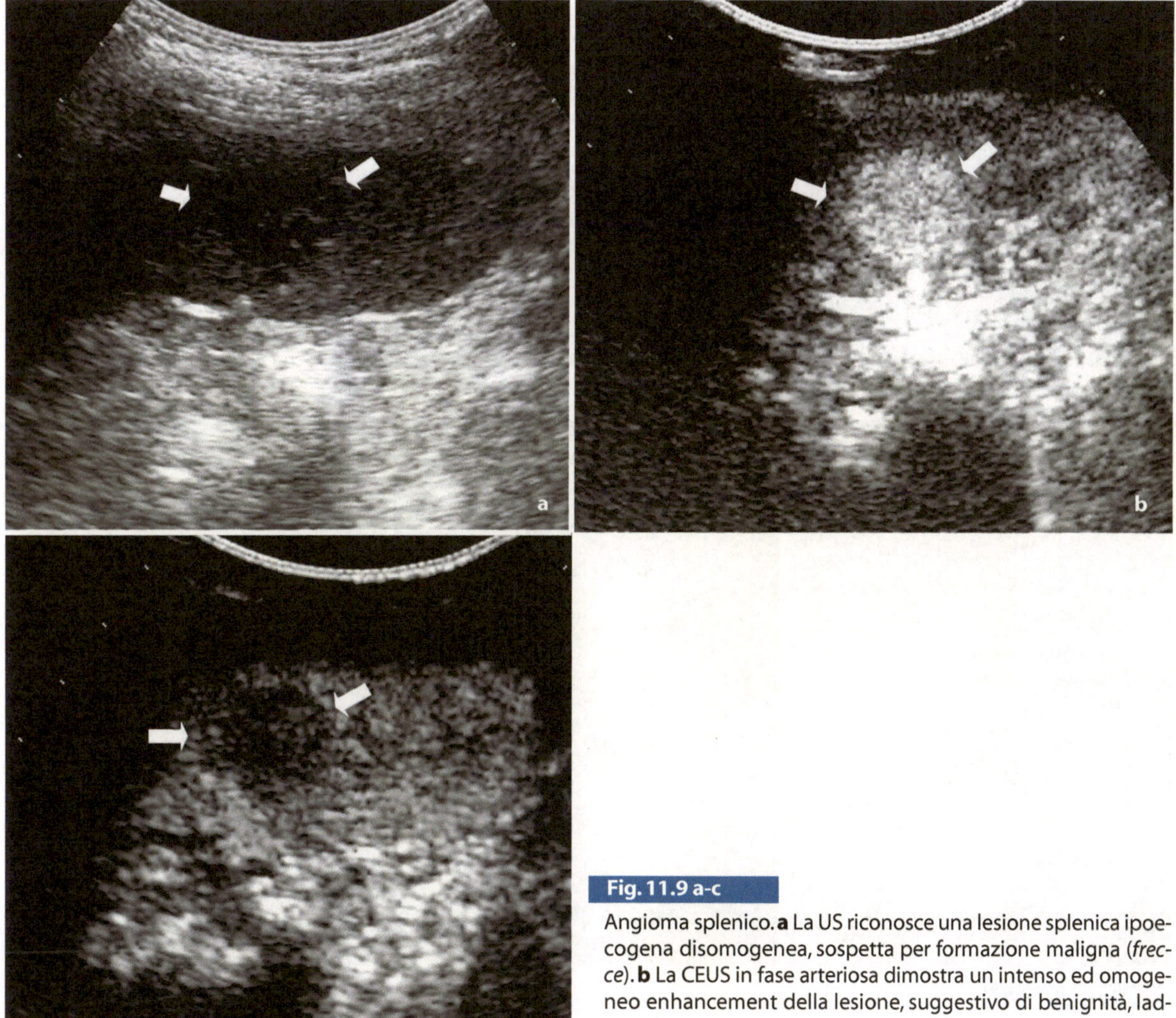

Fig. 11.9 a-c

Angioma splenico. **a** La US riconosce una lesione splenica ipoecogena disomogenea, sospetta per formazione maligna (*frecce*). **b** La CEUS in fase arteriosa dimostra un intenso ed omogeneo enhancement della lesione, suggestivo di benignità, laddove la scansione in fase venosa (**c**) evidenzia una tenue ipoecogenicità, più aspecifica

Le lesioni maligne sono rappresentate soprattutto dalle localizzazioni linfomatose (morbo di Hodgkin e linfomi non Hodgkin) e da quelle metastatiche (melanoma, carcinoma polmonare, tumori digestivi, tumori ginecologici, ecc.).

L'aspetto CEUS è similare e sicuramente non è possibile porre una diagnosi differenziale di certezza tra i due diversi gruppi di lesioni, che peraltro insorgono in due categorie differenti di pazienti (Figg. 11.10-12). Sia i noduli linfomatosi che le metastasi appaiono isoecogeni (non riconoscibili) oppure più o meno nettamente ipoecogeni in US basale [9, 10], mentre dopo somministrazione del mezzo di contrasto ecografico risultano nettamente ipoecogeni, ben evidenti rispetto allo sfondo parenchimale [1, 6, 13]. Nei linfomi si rilevano inoltre, specie nel primo minuto dall'iniezione, alcune arteriole perilesionali, che raggiungono i bordi per poi penetrare all'interno; nelle metastasi l'angioarchitettura è più anarchica, con vasi opacizzati disposti irregolarmente.

Molto importante nelle lesioni maligne è, inol-

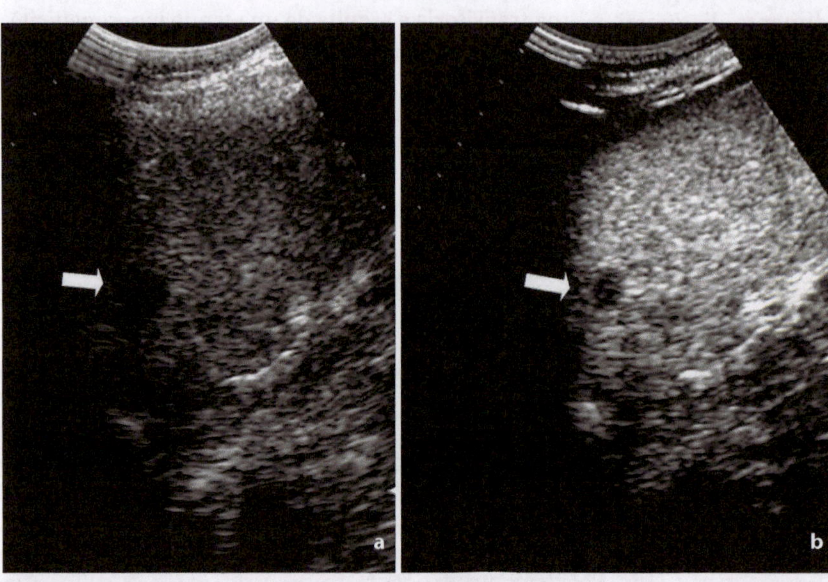

Fig. 11.10 a, b

Linfoma splenico. L'immagine dimostra una piccola lesione ipoecogena, prima (**a**) e dopo (**b**) l'iniezione del mezzo di contrasto (*freccia*). Mentre all'US l'aspetto è omogeneo, la CEUS dimostra fini echi endolesionali dovuti al microcircolo

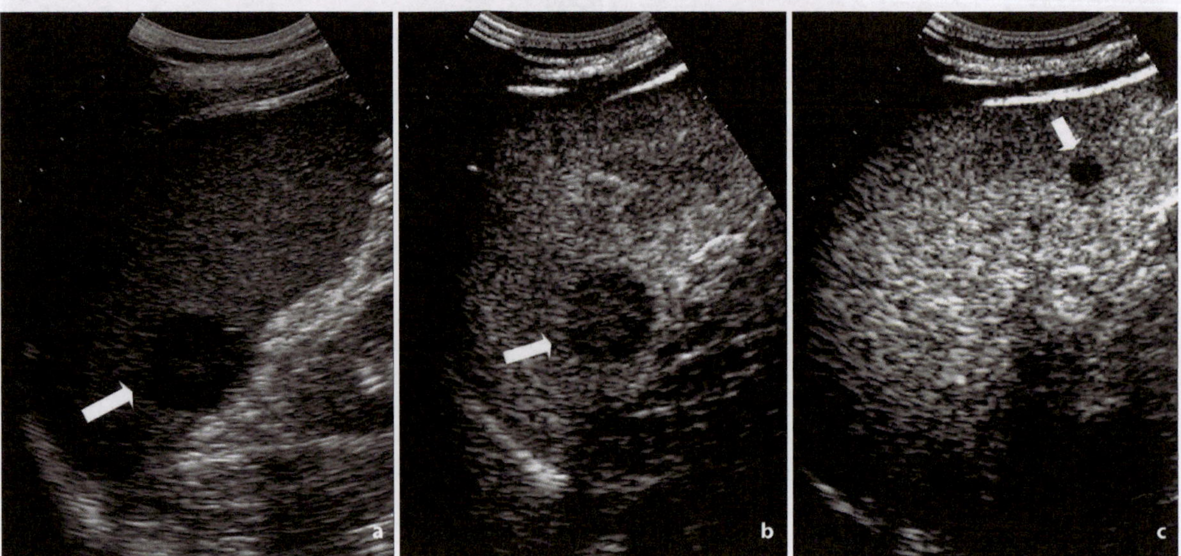

Fig. 11.11 a-c

Linfoma splenico. **a** L'US dimostra una lesione ipoecogena linfomatosa macronodulare (*freccia*). **b** La CEUS conferma tale reperto, ma evidenzia anche almeno un'altra focalità (**c**, *freccia*)

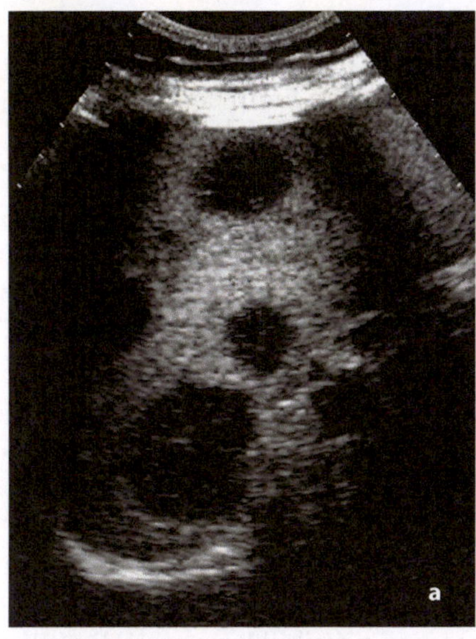

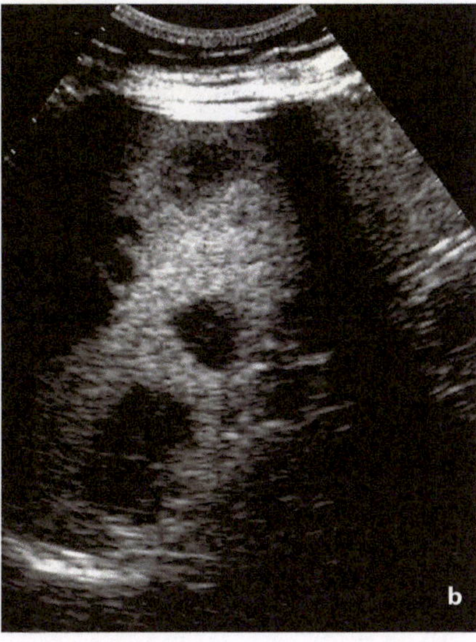

Fig. 11.12 a, b
Metastasi spleniche da melanoma. **a, b** La CEUS dimostra multiple lesioni ipoecogene disomogenee, ben evidenti rispetto al parenchima circostante impregnato dal mdc e.v.

tre, il riscontro, negli esami CEUS in real-time, di un "pullulare" di echi che è proprio espressione del microcircolo lesionale. Questo dato, possibilmente da quantificare, rappresenta, già sul piano qualitativo, un indicatore del livello di "attività" lesionale, cosa molto utile per la gestione della malattia da parte dell'oncologo o dell'ematologo [1, 13]. Nei pazienti trattati per via sistemica, infatti, è possibile rilevare con CEUS, in caso di responsività, una riduzione e poi perdita sia del macrocircolo peri ed intralesionale che del microcircolo intralesionale, con la lesione trattata che diviene nettamente anecogena, a stampo [1, 13]. Analogamente a quanto avviene per la PET, peraltro in grado di offrire una valutazione anche delle localizzazioni extraddominali del linfoma, il riscontro di questa risposta perfusionale alla CEUS appare un elemento predittivo precoce di risposta alla chemioterapia: a lungo termine (spesso diversi mesi) si osserverà infatti, in questi casi, la progressiva riduzione dimensionale e poi la scomparsa della lesione trattata.

11.10 Traumi

L'ecografia ha un'elevata sensibilità nell'individuazione del versamento peritoneale nei soggetti con trauma addominale, tuttavia essa può avere difficoltà nel rilevare la presenza e l'entità della lesione d'organo. La CEUS, con una semeiotica tutta mutuata dalla TC, consente invece un'accurata dimostrazione diretta dei focolai traumatici [7]. La CEUS può essere particolarmente utile in determinati scenari: studio al letto del paziente, pazienti con instabilità emodinamica, pazienti con trauma diretto o localizzato al fianco sinistro, soggetti con trauma lieve e scarso sospetto di traumatismo splenico, follow-up dei pazienti con lesioni traumatiche gestite conservativamente [7, 14, 15]. In tutte queste circostanze uno studio CEUS potrebbe, molte volte, essere preferibile ad una valutazione TC.

Le lesioni traumatiche appaiono alla CEUS come immagini ipoecogene, più o meno evidenti rispetto al parenchima splenico [6, 7, 14-17]. Le contusioni risultano alla CEUS come aree mal delimitate di tenue ipoecogenicità, le lacerazioni come strie o bande ipoecogene, lineari o ramificate, più o meno perpendicolari rispetto alla superficie dell'organo. In questo caso sarà importante riconoscere i rapporti spaziali con l'ilo splenico, poiché le lacerazioni più prossime all'ilo sono più facilmente associate a sanguinamenti importanti e tali da meritare un trattamento cruento. Gli ematomi risultano anecogeni, più o meno omogenei e a margini più o meno netti. I focolai traumatici complessi appaiono come aree e bande ipo-anecogene confluenti, essendo la sommatoria di contusione, lacerazione ed ischemia (per un'ulteriore trattazione dell'argomento, cfr. Capitolo "Traumi dell'addome").

In caso di emorragia in atto, è possibile constatare l'uscita dai vasi del mezzo di contrasto ecografico, rilevabile come una raccolta o un getto iperecogeno all'interno della milza o intorno a questa, nel contesto dell'ematoma perisplenico [18, 19] (l'argomento dei sanguinamenti attivi è anche trattato nel Capitolo "Vasi addominali").

11.11 Limiti dello studio ecocontrastografico

Alcune note limitazioni allo studio ecografico della milza persistono immodificate in ambito CEUS. Esse comprendono la difficoltà di esaminare soggetti obesi o meteorici e di esplorare il polo splenico profondo e le porzioni sottodiaframmatiche del parenchima, il possibile mascheramento ad opera della flessura colica sinistra, la necessità, almeno in parte, di una collaborazione del paziente per quanto riguarda l'inspirazione ed il fatto che il segnale del parenchima splenico impregnato dal mezzo di contrasto non è sempre uniforme ed in molti casi tende ad essere leggermente più debole a livello delle porzioni profonde dell'organo.

Le porzioni più superficiali dell'organo, specie quando la milza ha dimensioni normali, possono impregnarsi così intensamente del mezzo di contrasto da oscurare, seppur in maniera transitoria, l'esplorazione della parte profonda; questo fenomeno sembra dose-dipendente e suggerisce l'impiego di una dose di SonoVue non superiore a 2,4 ml nei soggetti con milza di normali dimensioni [1]. Nei pazienti con angiomi splenici voluminosi vi può essere una sorta di ombra acustica posteriore che ostacola parzialmente l'esplorazione delle porzioni di milza distali all'angioma stesso.

Bisogna inoltre segnalare che la patologia splenica, pur di diversa natura, è eminentemente ipovascolare e che quindi le possibilità di caratterizzazione sono solo parziali: per le lesioni focali si può sicuramente discriminare tra benigno e maligno, ma poi non vi sono patterns specifici (a differenza di quanto descritto nel capitolo relativo alle lesioni epatiche). Questi limiti sono comunque condivisi anche dalle altre metodiche di imaging.

La splenomegalia non costituisce invece un limite: sebbene il campo di vista ecografico sia limitato, lo studio CEUS in tempo reale consente l'esplorazione adeguata dell'intero organo, anche in caso di ingrandimento massivo.

11.12 *Pitfalls*

I *pitfalls* interpretativi nello studio CEUS della milza sono nel complesso modesti. È stato già segnalato come, nella fase iniziale della contrastografia, l'enhancement splenico possa apparire disomogeneo e marezzato, con possibili immagini di pseudolesioni, prevalentemente ipovascolari. Tuttavia, l'esplorazione della medesima regione anatomica dopo alcune decine di secondi, dimostrandone l'isoecogenicità con il resto della milza, ne permette l'inquadramento corretto. Le coste possono creare delle ombre acustiche posteriori che simulano delle lesioni spleniche, soprattutto infartuali, ma l'esplorazione della medesima regione con diverso posizionamento della sonda ne consente la distinzione. Lo stravaso contrastografico, citato a proposito dei traumi, non deve essere confuso con calcificazioni, pseudoaneurismi, aree parenchimali indenni nel contesto di focolai traumatici e vasi normali (cfr. Capitolo "Vasi addominali") [2, 14].

Bibliografia

1. Catalano O, Lobianco R, Sandomenico F et al (2003) Real-time contrast-enhanced ultrasound of the spleen: examination technique and preliminary clinical experience. Radiol Med 106:338-356
2. Catalano O, Sandomenico F, Vallone P et al (2006) Contrast-enhanced sonography of the spleen. Semin Ultrasound CT MR 27:426-433
3. Görg C, Bert T (2006) Second-generation sonographic contrast agent for differential diagnosis of perisplenic lesions. AJR Am J Roentgenol 186:621-626
4. Lim AKP, Patel N, Eckersley RJ et al (2004) Evidence for spleen-specific uptake of a microbubble contrast agent: a quantitative study in healthy volunteers. Radiology 231:785-788
5. Görg C, Schwerk WB, Görg K (1991) Sonography of focal lesions of the spleen. AJR Am J Roentgenol 156:949-953
6. Thorelius L (2004) Contrast-enhanced ultrasound for extrahepatic lesions: preliminary experience. Eur J Radiol 51[Suppl]:S31-38
7. Catalano O, Lobianco R, Sandomenico F et al (2003) Splenic trauma: evaluation with contrast-specific sonography and a second-generation contrast medium: preliminary experience. J Ultrasound Med 22:467-477
8. Ota T, Ono S (2004) Intrapancreatic accessory spleen: diagnosis using contrast enhanced ultrasound. Br J Radiol 77:148-149
9. Görg C, Graef C, Bert T (2006) Contrast-enhanced sonography for differential diagnosis of an inhomogeneous spleen of unknown cause in patients with pain in the left upper quadrant. J Ultrasound Med 25:729-734
10. Robertson F, Leander P, Ekberg O (2001) Radiology of the spleen. Eur Radiol 11:80-95

11. Seeger M, Folsch UR (2004) Diagnosis of acute splenic infarction by echo-signal-enhanced ultrasound. Dtsch Med Wochenschr 129:876-879
12. Chou YH, Chiou HJ, Tiu CM et al (2004) Splenic hamartoma: presentation on contrast-enhanced sonography. J Clin Ultrasound 32:425-428
13. Tafuto S, Catalano O, Barba G et al (2006) Real-time contrast-enhanced specific ultrasound in staging and follow-up of splenic lymphoma. Front Biosci 11:2224-2229
14. Catalano O, Nunziata A, Cusati B et al (2004) Real-time, contrast-specific sonography imaging of acute splenic disorders: a pictorial review. Emerg Radiol 11:15-21
15. Oldenburg A, Hohmann J, Skrok J et al (2004) Imaging of paediatric splenic injury with contrast-enhanced ultrasonography. Pediatr Radiol 34:351-354
16. Sparano A, Acampora C, di Nuzzo L et al (2006) Color power Doppler US and contrast-enhanced US features of abdominal solid organ injuries. Emerg Radiol 12:216-222
17. Valentino M, Serra C, Zironi G et al (2006) Blunt abdominal trauma: emergency contrast-enhanced sonography for detection of solid organ injuries. AJR Am J Roentgenol 186:1361-1367
18. Catalano O, Sandomenico F, Mattace Raso M et al (2005) Real-time, contrast-enhanced sonography: a new tool for detecting active bleeding. J Trauma 59:933-939
19. Catalano O, Cusati B, Nunziata A et al (2006) Active abdominal bleeding: contrast-enhanced sonography. Abdom Imaging 31:9-16

12 Tumori renali

Emilio Quaia

12.1 Introduzione

L'ecografia di base in scala di grigi, unitamente alle tecniche definite armonica tissutale e *compound imaging* (Sono-CT), rappresenta una tecnica affidabile nell'identificazione precoce dei tumori renali. L'armonica tissutale ed il *compound imaging* consentono di aumentare il rapporto segnale/rumore, ridurre gli echi di disturbo (*speckle*) e di rappresentare correttamente le superfici curve senza perdita in risoluzione spaziale e di contrasto. Nella caratterizzazione dei tumori renali solidi l'ecografia di base permette di identificare diversi pattern ecografici caratteristici, come negli angiomiolipomi oppure nel tumore renale a cellule chiare. Il color ed il power Doppler non aumentano l'accuratezza dell'ecografia di base nella caratterizzazione dei tumori renali solidi, in quanto i tumori benigni e maligni possono presentare un'architettura vascolare assolutamente simile. I tumori cistici sono caratterizzabili all'ecografia di base solo quando presentano caratteristiche francamente benigne come la presenza di pareti sottili ed il contenuto liquido assolutamente transonico.

L'ecografia con mezzo di contrasto ha aperto nuove prospettive nella caratterizzazione delle masse renali. In particolare, le tecniche ecografiche contrasto-specifiche consentono di ottenere un'elevata sensibilità per il segnale non lineare prodotto dalle microbolle e di valutare la perfusione delle lesioni renali, solide e cistiche, in tempo reale.

12.2 Ecografia con mezzo di contrasto - Tecnica di scansione

Come nel fegato, anche nel rene le microbolle possono essere insonate ad alta oppure a bassa potenza acustica. La tecnica a bassa potenza d'insonazione (indice meccanico compreso tra 0,1 e 0,2) è la tecnica attualmente impiegata, dato che consente di valutare l'enhancement della lesione renale in tempo reale. Dopo aver attivato la tecnica ecografica contrasto-specifica, esistono tre parametri fondamentali che devono essere regolati prima di procedere alla scansione con mezzo di contrasto: la potenza d'insonazione, l'amplificazione del segnale e la focalizzazione del fascio ultrasonoro. Una scorretta regolazione di questi parametri, prima della sommnistrazione delle microbolle, può essere solo parzialmente compensata da regolazioni successive alla somministrazione.

Il primo parametro che occorre regolare è la potenza d'insonazione, in modo da ottenere un rapporto ottimale tra segnale ricevuto e percentuale di rottura delle microbolle. La maggior parte degli ecografi riporta automaticamente il fascio ultrasonoro ad un valore di indice meccanico di default, correlato al tipo di indagine che si intende eseguire, ed al preset dell'ecografo che viene selezionato. Peraltro, l'indice meccanico ottimale non può essere definito in termini assoluti, data l'ampia variabilità di questo indice nelle varie apparecchiature ed alle caratteristiche peculiari del singolo paziente. In ogni caso l'indice meccanico dovrebbe essere compreso tra 0,08 e 0,21, con i limiti appena descritti. Ove l'apparecchiatura riporti la potenza di insonazione in Pascal (Pa) il range corretto è compreso tra 30 e 70 kPa. L'operatore può comunque ridurre la potenza d'insonazione ove risulti evidente un'eccessiva rottura delle microbolle dopo la somministrazione.

L'amplificazione del segnale rappresenta un ulteriore parametro critico da regolare all'inizio dell'indagine, dato che l'impiego di un'eccessiva amplificazione del segnale, prima della somministrazione delle microbolle, potrebbe precludere l'identificazione di reperti importanti dopo la somministrazione delle microbolle. Dato che l'obbiettivo principale è quello di sopprimere il segnale prodotto dai tessuti stazionari e di esaltare il segnale proveniente dalle microbolle, l'amplificazione deve essere minima prima della somministrazione delle microbolle, in particolare a livello delle aree più superficali. Molte apparecchiature presentano dei sistemi automatici di regolazione dell'amplificazione del segnale, ma l'ecografista deve comunque operare una scrupolosa regolazione dell'amplificazione per ottenere una visibilità ottimale della lesione e dell'enhancement nei confronti del parenchima adiacente.

La zona di focalizzazione del fascio ultrasonoro deve essere posizionata immediatamente al di sotto della lesione renale da valutare, in modo da ottenere una corretta distribuzione della potenza d'insonazione e da ridurre la percentuale di distruzione delle microbolle.

12.3 Fasi dinamiche a livello renale dopo somministrazione di mezzo di contrasto ecografico

Diversamente dai mezzi di contrasto impiegati in TC o in RM, che possiedono una fase interstiziale nei tessuti, i mezzi di contrasto ecografici permangono all'interno dei vasi senza presentare questa fase. Le microbolle presentano una fase corticale renale dopo circa 15-20 secondi dalla somministrazione endovenosa, mentre i vasi della midollare renale si riempiono progressivamente dopo circa 30-40 secondi dalla somministrazione. Questo si verifica perché la midollare renale presenta una perfusione globale più bassa rispetto a quella della corticale (circa 400 vs 190 ml/min/100 grammi di tessuto). Dato che non esiste una fase tubulare, o escretiva, come nei mezzi di contrasto iodati o a base di gadolinio, nell'ecografia con mezzo di contrasto è corretto distinguere una fase cortico-midollare precoce (da 15 a 40 secondi dalla somministrazione delle microbolle), definita anche arteriosa, ove è evidente la differenziazione cortico-midollare a livello renale, da una fase cortico-midollare tardiva (da 45 a 120 secondi), definita anche semplicemente tardiva, dove l'enhancement renale appare omogeneo, coinvolgendo sia la componente corticale che midollare.

12.4 Tumori renali solidi

L'aspetto ipoecogeno, a volte associato alla presenza di un *rim* anecogeno e di una o più minima componente cistica intratumorale, viene spesso osservato nei tumori a cellule renali tipo a cellule chiare. L'aspetto iperecogeno omogeneo con morfologia triangolare sottocaspulare, associato o meno alla presenza di cono d'ombra posteriore, viene invece considerato caratteristico dell'angiomiolipoma renale. Altri aspetti tipici, come la presenza di uno *scar* centrale a carattere ipoecogeno nei confronti del resto della lesione, sono stati descritti anche per l'oncocitoma renale.

L'ecografia di base in scala di grigi possiede una bassa accuratezza nella caratterizzazione delle masse renali, soprattutto se queste presentano un diametro inferiore ai 4 centimetri, dato che le lesioni benigne e maligne presentano spesso aspetti simili. Approssimativamente il 30% dei piccoli carcinomi renali, infatti, appaiono come masse iperecogene, mentre gli angiomiolipomi atipici con aspetto iso-ipoecogeno oppure debolmente iperecogeno rappresentano una percentuale compresa dal 6 al 29%. Le masse renali benigne e maligne con dimensioni superiori ai 4 centimetri possono frequentemente presentare un aspetto disomogeneo per la loro frequente presenza di una componente emorragica, oppure necrotica, intratumorale e di calcificazioni periferiche o centrali.

Il power ed il color Doppler possono dimostrare diversi patterns di vascolarizzazione nei tumori renali solidi. In particolare viene seguita la classificazione di Jinzaki [1]. La presenza di vasi intra-tumorali (*pattern* 1) oppure penetranti (*pattern* 2) viene considerata tipica dei tumori renali benigni, in particolare dell'angiomiolipoma, mentre la presenza di vasi periferici (*pattern* 3), oppure penetranti e periferici (*pattern* 4), è ritenuta tipica del carcinoma a cellule renali, pur presentando aspetti simili anche il 20% degli angiomiolipomi renali.

All'ecografia con mezzo di contrasto si possono riconoscere vari *pattern* di enhancement dei tumori renali solidi dopo la somministrazione di microbolle [2]. In particolare si riconoscono quattro patterns fondamentali (Fig. 12.1): a) assente, non c'è differenza di ecogenicità a livello della lesione prima e dopo la somministrazione di mezzo di contrasto; b) a *spot*, minimi distinti *spot* ecogeni all'interno della lesione; c) diffuso-omogeneo, coinvolge l'intera lesione con ecogenicità omogenea; d) diffuso-disomogeneo, coinvolge l'intera lesione ma presenta un'ecogenicità disomogenea.

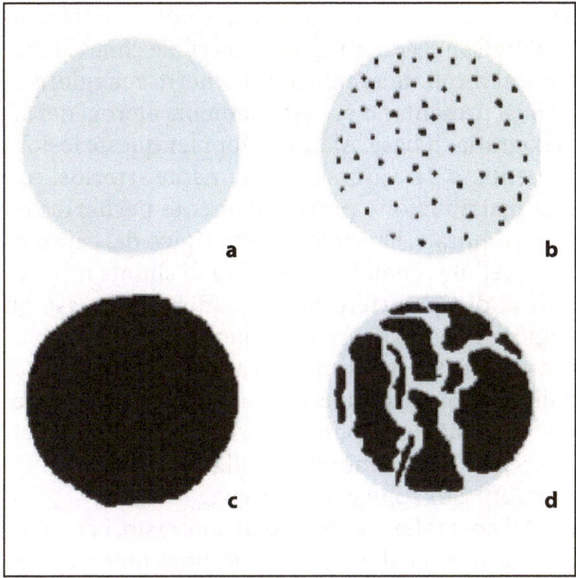

Fig. 12.1 a-d

Lo schema rappresenta i diversi *pattern* di enhancement che possono essere osservati nei tumori renali solidi dopo la somministrazione dei mezzi di contrasto a base di microbolle. **a** assente; **b** a *spot*; **c** diffuso omogeneo; **d** diffuso disomogeneo

12.4.1 Tumori renali solidi benigni

Adenoma embrionario metanefrico. È un tumore renale benigno che presenta un aspetto eterogeneo all'ecografia di base mentre al color Doppler può presentare dei vasi arteriosi intra-tumorali. Dopo la somministrazione di mezzo di contrasto tale lesione presenta un enhancement diffuso e prevalentemente disomogeneo [3] in fase arteriosa e tardiva [2].

Angiomiolipoma. È un tumore renale relativamente infrequente, con una prevalenza compresa tra 0,3 e 3%, ed è prevalente nelle donne rispetto agli uomini. Al suo interno si trovano vari componenti istologiche corrispondenti a cellule muscolari lisce, elementi vascolari, tessuto adiposo ed elementi mieloidi in diverse proporzioni. Gli angiomiolipomi atipici senza componente adiposa rappresentano circa il 5% di tali tumori. Gli angiomiolipomi inferiori ai 3 cm appaiono tipicamente iperecogeni all'ecografia di base e presentano margini netti, mentre gli angiomiolipomi di grandi dimensioni appaiono spesso disomogenei a causa della componente solida, adiposa ed emorragica. Il color Doppler dimostra vasi con distribuzione intratumorale, oppure penetrante, e più raramente anche periferica o mista.

Dopo la somministrazione di microbolle l'angiomiolipoma tipico si presenta prevalentemente isovascolare al parenchima renale adiacente, in modo omogeneo oppure lievemente disomogeneo [2, 3], oppure può presentare un aspetto francamente ipovascolare [2] con enhancement persistente a *spot*, oppure ancora un aspetto francamente isovascolare rispetto al parenchima renale adiacente. Gli angiomiolipomi atipici possono presentare un aspetto ipervascolare durante la fase arteriosa con aspetto isovascolare in fase tardiva [2].

Oncocitoma. L' oncocitoma renale rappresenta il 2-3% di tutti i tumori renali ed è costituito da cellule con nuclei piccoli, uniformi e rotondeggianti, e con citoplasma eosinofilo. Da un punto di vista macroscopico tale lesione appare, in sezione, di colore brunastro per la lipopigmentazione determinata dai mitocondri, con o senza calcificazioni nel contesto e, nella maggior parte dei casi, senza aree di necrosi o di emorragia, ma con una cicatrice centrale costituita da stroma fibromixoide a ricca componente liquida. Gli oncocitomi di grandi dimensioni con una cicatrice stellata centrale di aspetto ipoecogeno all'ecografia possono presentare, al loro interno, dei vasi che presentano una caratteristica distribuzione a ruota di carro al color/power Doppler. Dopo la somministrazione di microbolle, l'oncocitoma presenta un enhancement diffuso ed omogeneo nella fase arteriosa, con progressiva isovascolarità in fase tardiva [2]. L'enhancement di questa lesione benigna, come nel caso degli angiomiolipomi ipervascolari, può essere indistinguibile da una lesione maligna.

12.4.2 Tumori renali solidi maligni

Carcinoma a cellule renali. Il carcinoma a cellule renali di tipo solido è il più comune tumore maligno dei reni, rappresentando circa il 2% di tutte le neoplasie. Da un punto di vista istopatologico i diversi istotipi sono rappresentati dalle varianti: a cellule chiare (70-80%), a cellule papillari (10-15%); a cellule granulari (5%), a cellule cromofobe (5%), a cellule sarcomatose (1-2%), carcinoma dei dotti collettori (1%), carcinoma midollare (1-2%). I primi quattro tipi cellulari presentano un *pattern* di crescita prevalentemente di tipo espansivo, mentre i rimanenti presentano un *pattern* di crescita prevalentemente di tipo infiltrativo.

I carcinomi a cellule renali solidi con dimensioni < 3 cm appaiono prevalentemente ipoecogeni all'ecografia di base, anche se circa il 30% può presentarsi come una massa iperecogena. La presenza di un rim anecogeno o di minute cisti intratumorali suggerisce la natura a cellule chiare. I carcinomi a cellule renali con diametro maggiore di 3 cm si presentano prevalentemente eterogenei all'ecografia di base. Al color Doppler queste lesioni presentano dei vasi prevalentemente arteriosi con una distribuzione prevalentemente periferica ed intratumorale. Un altro aspetto tipico del carcinoma a cellule renali è la presenza di shunts intratumorali di tipo artero-venoso, anche se spesso gli angiomiolipomi di grandi dimensioni possono presentare un aspetto simile. I carcinomi a cellule renali con diametro superiore ai 4 cm presentano frequentemente un aspetto disomogeneo a causa della necrosi intratumorale e della presenza di calcificazioni e di zone di emorragia.

All'ecografia con mezzo di contrasto, i carcinomi a cellule renali solidi < 3 cm presentano un enhancement diffuso omogeneo (Fig. 12.2), oppure

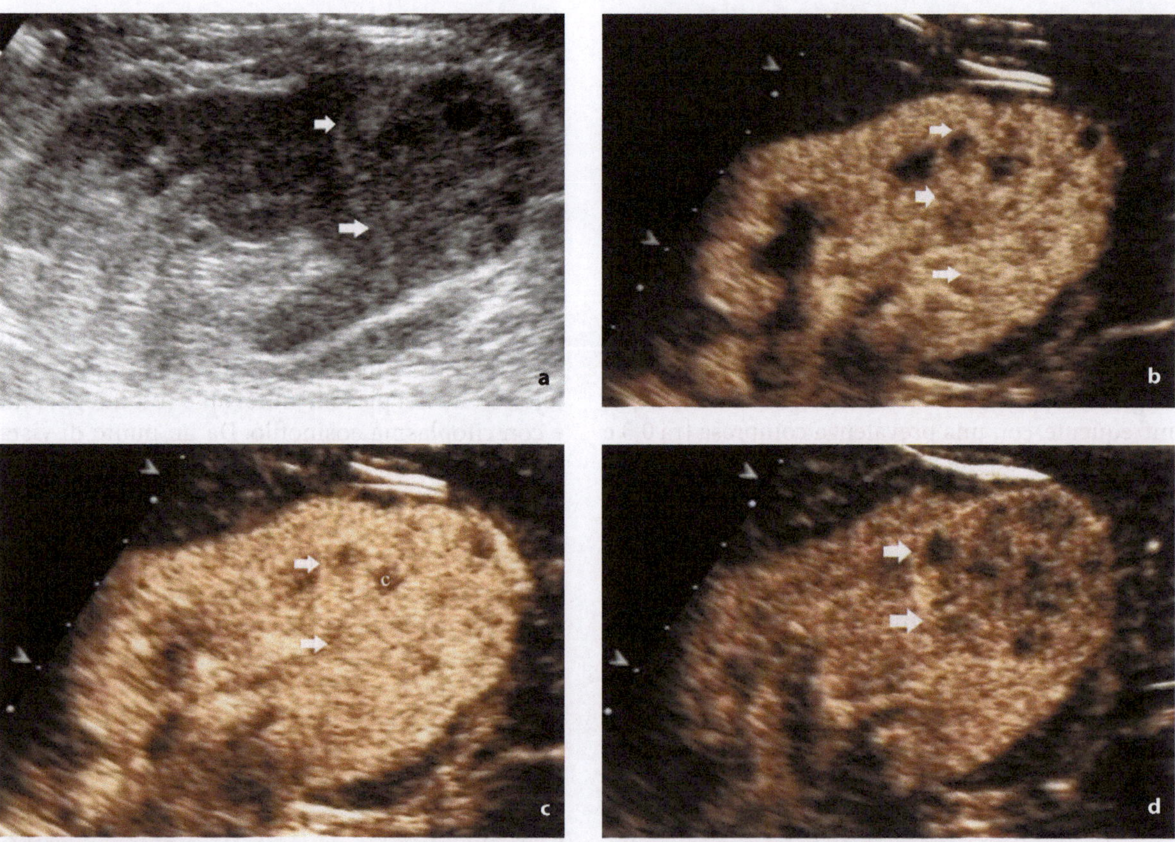

Fig. 12.2 a-d
Tumore renale a cellule chiare. **a** Una massa renale disomogenea (*frecce*) viene identificata a livello della regione mesorenale del rene sinistro all'ecografia di base. Dopo somministrazione di mezzo di contrasto ecografico si assiste alla presenza di enhancement diffuso omogeneo (*frecce*) in fase arteriosa (**b**) e tardiva (**c**), con evidenza di un rim periferico di enhancement corrispondente alla pseudocapsula a circa 3 minuti dalla somministrazione delle microbolle (**d**). Nel contesto della lesione sono evidenti alcune aree cistiche (**c**) tipiche del tumore a cellule renali tipo a cellule chiare

disomogeno (Fig. 12.3), dopo la somministrazione delle microbolle, che appare limitato alla componente tumorale solida [2-6] e che risparmia le aree di necrosi intratumorale e le componenti emorragiche, oppure cistiche, che aumentano la loro cospicuità nel contesto del tumore rispetto all'ecografia di base (Fig. 12.3). I carcinomi a cellule renali appaiono ipervascolari, o isovascolari, rispetto al parenchima renale adiacente in fase arteriosa con una progressiva riduzione dell'enhancement in fase tardiva. È possibile il riscontro di un *rim* ipervascolare periferico in fase tardiva (Fig. 12.2), corrispondente alla pseudocapsula tumorale periferica [7].

Il carcinoma a cellule renali tipo a cellule papillari può non presentare enhancement significativo dopo la somministrazione delle microbolle, similmente a quanto avviene in TC e RM, oppure può presentare un enhancement ridotto con aspetto comunque ipovascolare rispetto al parenchima renale adiacente nelle varie fasi [2].

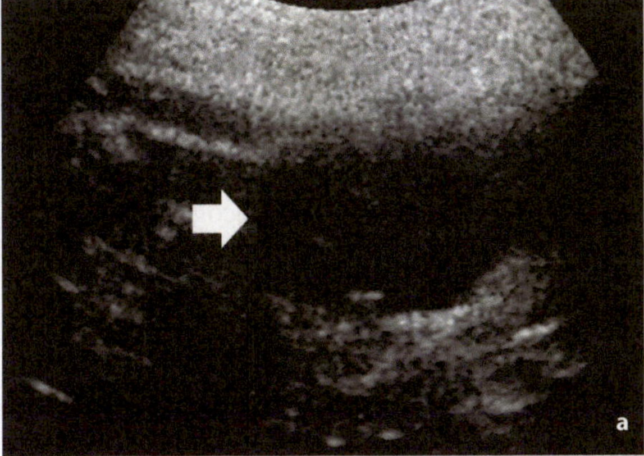

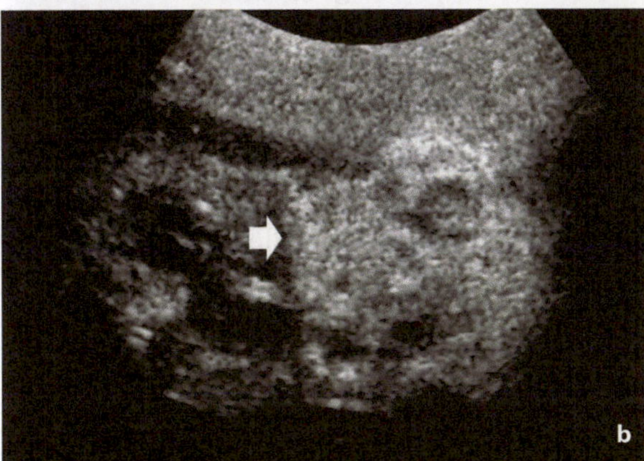

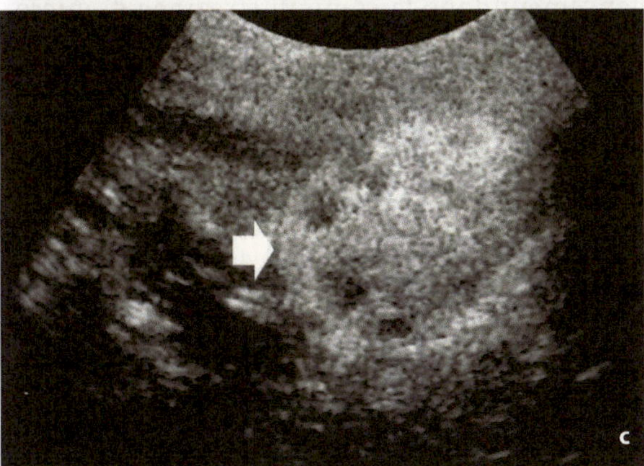

Fig. 12.3 a-c

Tumore renale a cellule chiare. **a** Una massa renale disomogenea (*freccia*) viene identificata a livello del polo renale inferiore del rene sinistro alla ecografia di base. Dopo somministrazione di mezzo di contrasto ecografico si assiste alla presenza di enhancement diffuso disomogeneo (*freccia*) in fase arteriosa (**b**) e tardiva (**c**)

Metastasi renali. La frequenza delle metastasi renali, ricavata da una lunga serie di casi autoptici, è di circa il 7-13%. Le neoplasie primitive del colon, del polmone e della mammella possono presentare metastasi renali. Il pattern più frequente è quello delle lesioni multiple bilaterali. Le metastasi esofitiche solitarie sono proprie del carcinoma del colon, mentre le metastasi da melanoma si estendono allo spazio perinefrico. All'ecografia con mezzo di contrasto le metastasi renali generalmente risultano persistentemente ipovascolari [2] ed appaiono persistentemente ipovascolari rispetto al parenchima renale adiacente.

12.5 Tumori renali cistici

I tumori cistici renali sono classificati in base al loro aspetto in TC secondo la classificazione di Bosniak che comprende 4 tipi. Il tipo 1 è costituito da cisti semplici benigne che possiedono una sottile parete senza setti o calcificazioni al loro interno. Il tipo 2, invece, è costituito da cisti minimamente complicate, rappresentate da lesioni cistiche benigne che possiedono sottili setti, fini calcificazioni di parete oppure a livello dei setti, con a volte enhancement tenue a livello dei setti e della parete della cisti dopo la somministrazione di mezzo di contrasto. Questa categoria comprende anche le cisti intrarenali a margini netti, a carattere iperdenso alle scansioni di base, prive di enhancement e con diametro ≤ 3 cm.

Le cisti più complesse sono classificate come 2F (F indica follow-up) in quanto non rientrano nè nella categoria 2 né nella categoria 3 e possono contenere al loro interno numerosi setti e calcificazioni, possono presentare minimo ispessimento dei setti o della parete con anche minimo enhancement dopo mezzo di contraso. Questa categoria comprende anche le cisti intrarenali a margini netti, a carattere iperdenso alle scansioni di base, prive di enhancement e con diametro > 3 cm.

Le cisti renali di tipo 3 vengono considerate indeterminate in quanto la benignità o la malignità di tali lesioni cistiche non può essere stabilita mediante le tecniche di imaging. Queste lesioni possiedono pareti e setti spessi oppure irregolari. La parete ed i setti possiedono un chiaro ed intenso enhancement alla TC dopo la somministrazione di mezzo di contrasto. Il tipo 4 raggruppa tumori renali cistici, ovvero masse cistiche a carattere francamente maligno caratterizzate dalla presenza di una parete irregolare e dalla presenza di enhancement a livello dei setti e/o nodulazioni periferiche.

La TC è in grado di differenziare una cisti renale iperdensa di tipo 3 dal carcinoma solido a cellule renali grazie alla presenza di enhancement dopo la somministrazione del mezzo di contrasto. L'ecografia di base riesce a distinguere una cisti iperdensa alla TC, e classificata di tipo 3, da un carcinoma a cellule renali con aspetto iso-iperecogeno, ricercando rispettivamente la presenza di un pattern cistico anecogeno, presente nel 30-50% dei casi, oppure di un pattern solido.

L'ecografia con mezzo di contrasto è in grado di rilevare reperti simili alla TC nelle cisti renali complesse [2]. In particolare l'elevata sensibilità delle tecniche contrasto-specifiche al segnale prodotto dalle microbolle è in grado di rilevare l'enhancement presente a livello della parete della cisti, dei setti intracistici oppure dei noduli murali periferici. Lo spessore della parete della cisti renale va misurato dopo la somministrazione del mezzo di contrasto ecografico, dato che questa misura risulta spesso imprecisa all'ecografia di base per il disturbo creato dalla componente corpuscolata, spesso presente all'interno della cisti.

Recentemente Robbin e coll. [8, 9] hanno proposto una classificazione ed uno schema di *work-up* diagnostico per le lesioni cistiche del rene valutate con ecografia di base ed ecografia con mezzo di contrasto. Il tipo 1 include cisti semplici senza potenziale di malignità, ove non è necessario alcun ulteriore *work-up* diagnostico con altre tecniche di imaging. Il tipo 2 include cisti semplici con bassa probabilità di malignità, che presentano pochi sottili setti intracistici oppure alcune calcificazioni periferiche all'ecografia di base. Nel caso non si apprezzi un significativo enhancement a livello dei setti dopo la somministrazione di microbolle non viene suggerito alcun ulteriore *work-up* diagnostico, mentre, ove l'enhancement settale sia presente, viene suggerita la valutazione con TC, che deve essere necessariamente seguita da follow-up ecografico, ove non venga rilevato enhancement dopo la somministrazione di mezzo di contrasto iodato. Il tipo 3 include le cisti a potenziale maligno indeterminato che presentano molti setti intracistici sottili, o spessi, oppure piccoli noduli a livello della parete della cisti. Viene suggerita la rimozione chirurgica della cisti nel caso si apprezzi enhancement dopo la somministrazione di micro-

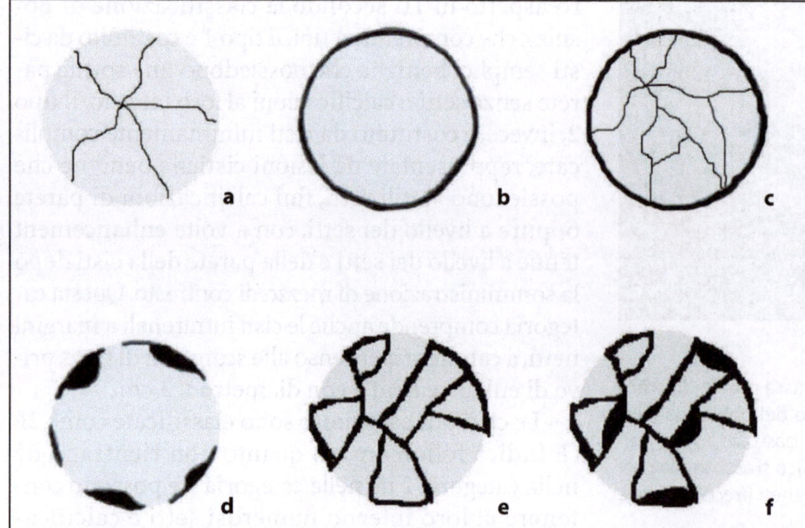

Fig. 12.4 a-f
Lo schema rappresenta i diversi pattern di enhancement che possono essere osservati nei tumori renali cistici dopo la somministrazione dei mezzi di contrasto a base di microbolle. **a-c** Patterns generalmente osservati nelle masse cistiche di tipo benigno. **d-f** Patterns osservati nelle masse cistiche di tipo maligno. **a** Enhancement a livello di setti sottili (< 2 mm in spessore). **b** Enhancement esclusivamente periferico a livello della parete. **c** Enhancoment periferico e settale in setti sottili (< 2 mm in spessore). **d** Enhancement in noduli parietali. **e** Enhancement parietale e settale in setti spessi. **f** Enhancement che coinvolge la parete, i setti intracistici ispessiti e i noduli murali e settali

bolle, mentre viene suggerita la valutazione con TC e follow-up ecografico ove l'enhancement sia assente. Il tipo 4 include le cisti ad alto potenziale di malignità che presentano molti setti intracistici spessi, grandi noduli di parete periferici oppure noduli periferici con enhancement dopo la somministrazione di microbolle. Viene suggerita la chirurgia nel caso venga rilevato enhancement dopo la somministrazione di microbolle, mentre viene suggerita la valutazione mediante TC e follow-up ecografico ove l'enhancement sia assente.

Recentemente è stato inoltre documentato come l'ecografia con mezzo di contrasto sia una tecnica appropriata, al pari della TC multifasica, nella classificazione secondo Bosniak delle cisti renali complesse [10].

La classificazione dei possibili patterns di enhancement nelle lesioni renali cistiche dopo la somministrazione di mezzo di contrasto ecografico è rappresentata nella Figura 12.4.

12.5.1 Tumori renali cistici benigni

Cisti renali con setti a carattere benigno (tipo 1-2 alla TC). In questo genere di formazioni cistiche si può o meno apprezzare enhancement nel contesto dei setti che presentano, però, sempre spessore sottile (< 2 mm), spesso associato alla presenza di enhancement periferico a livello della parete (Figg. 12.5, 12.6). La presenza di enhancement a livello dei setti e della parete periferica non preclude la classificazione della cisti come benigna, data l'alta sensibilità dell'ecografia con mezzo di contrasto al segnale prodotto dalle microbolle.

Cisti renali complesse di natura infiammatoria ed emorragica (tipo 3 alla TC). Le cisti infiammatorie o emorragiche presentano contenuto ecogeno corpuscolato, a volte indistinguibile dal contenuto solido all'ecografia di base (Fig. 12.7), ed una sottile parete periferica caratterizzata dall'assenza di segnale vascolare al color Doppler. Dopo la somministrazione di microbolle si osserva spesso la presenza di enhancement a livello della parete periferica della cisti, che risparmia sempre la componente emorragica corpuscolata ed i coaguli presenti all'interno della cisti sia nella fase arteriosa che in quella tardiva (Fig. 12.7).

Nefroma cistico multiloculare (tipo 3 alla TC). È una neoplasia poco frequente costituita da multiple lesioni cistiche di dimensioni variabili separa-

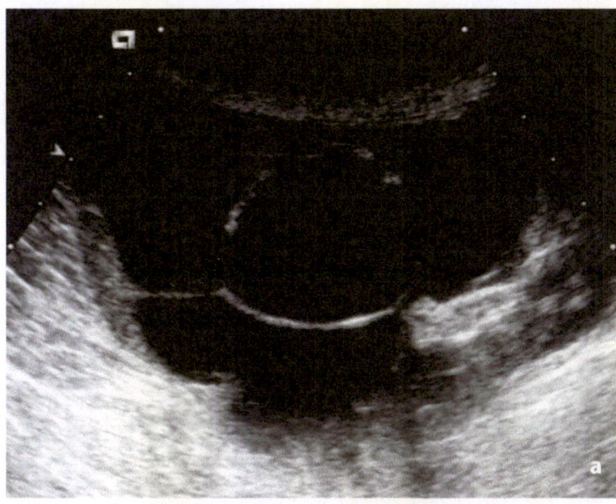

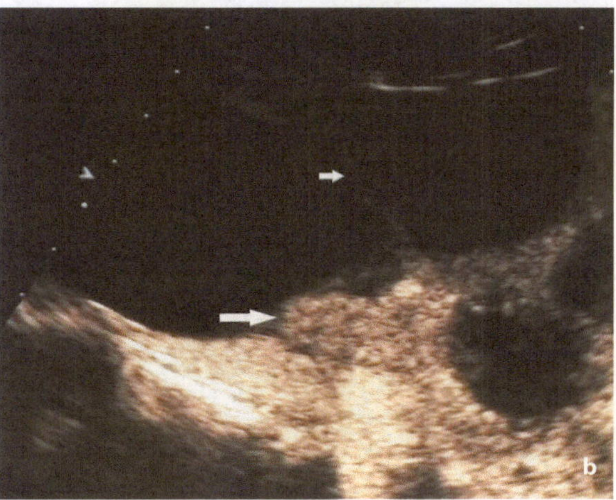

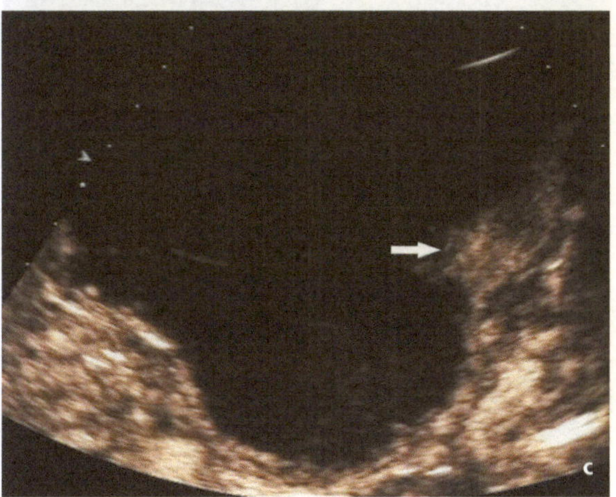

Fig. 12.5 a-c

Cisti renale minimamente complicata (tipo 2 alla TC). **a** Una massa renale francamente cistica e con alcuni setti sottili nel contesto viene identificata a livello del rene sinistro alla ecografia di base. Dopo somministrazione di mezzo di contrasto ecografico (tecnica ecografica contrasto-specifica, *contrast pulse sequencing*) si assiste alla presenza di tenue enhancement (*frecce*) a livello di alcuni setti (**b**) e della parete periferica (**c**)

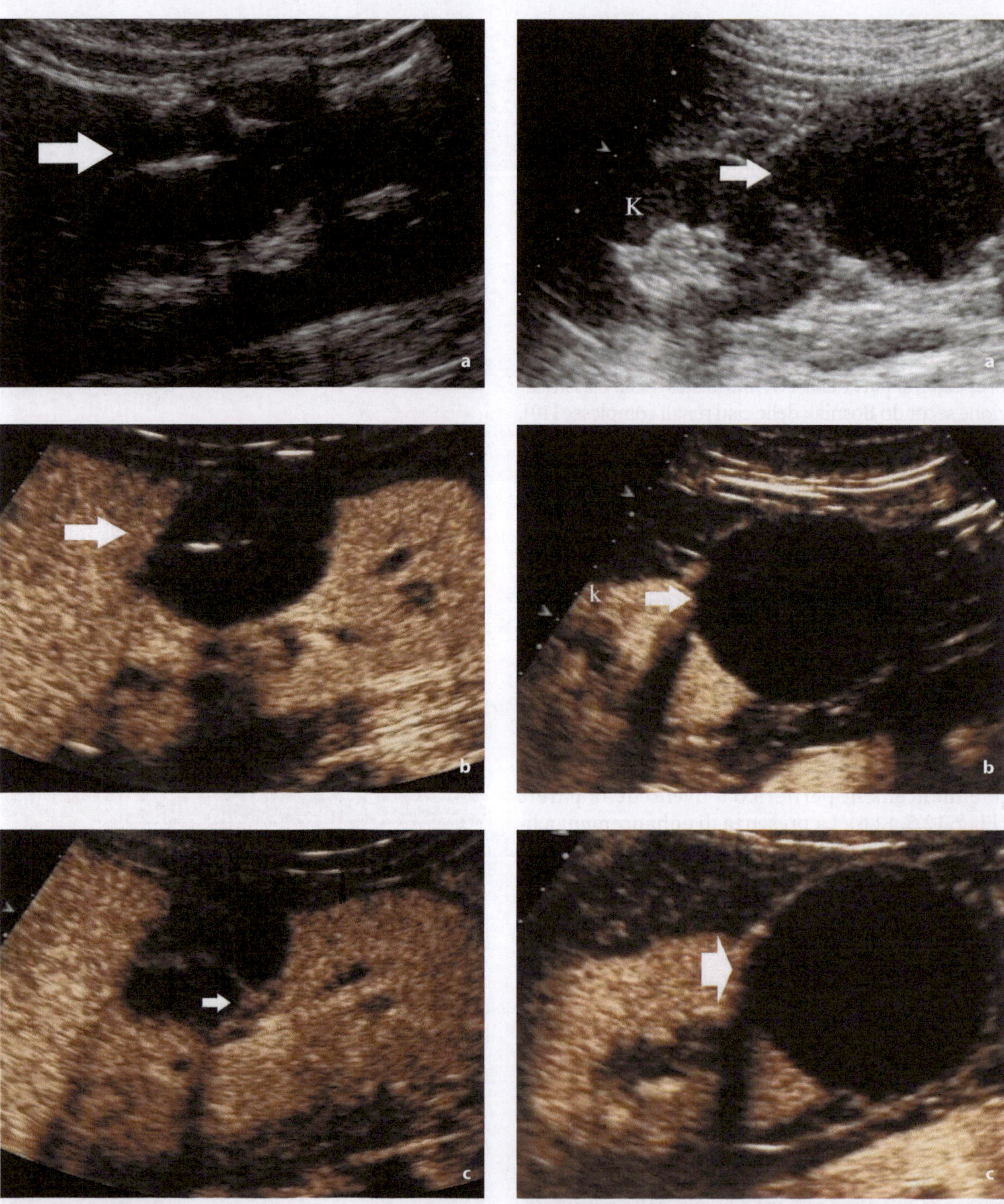

Fig. 12.6 a-c

Cisti renale minimamente complicata (tipo 2 alla TC). **a** Una massa renale francamente cistica, con multipli setti sottili nel contesto, viene identificata a livello della regione mesorenale del rene destro all'ecografia di base. Dopo somministrazione di mezzo di contrasto ecografico (tecnica ecografica contrasto-specifica, *contrast pulse sequencing*) si assiste alla presenza di tenue enhancement (*frecce*) a livello di alcuni setti (**b**) e della parete periferica (**c**)

Fig. 12.7 a-c

Cisti renale complessa a contenuto corpuscolato (coagulo). **a** Una massa renale disomogenea (*freccia*) viene identificata a livello del polo renale inferiore del rene sinistro alla ecografia di base. La massa presenta aspetto disomogeneo ed appare simili ad una lesione solida. Dopo la somministrazione di mezzo di contrasto ecografico si assiste all'assenza persistente di enhancement (*frecce*) sia in fase arteriosa (**b**) che tardiva (**c**) nel contesto della lesione, dovuta alla mancanza di enhancement nel contesto della componente emorragica e dei coaguli contenuti all'interno della cisti

te da setti a spessore variabile ma prevalentemente sottili. Le cisti contengono al loro interno del fluido emorragico e non sono in comunicazione tra loro. Solo raramente si possono trovare all'interno della parete dei setti o delle calcificazioni. Questa neoplasia possiede una capsula fibrosa periferica; le cisti sono delimitate da uno strato di cellule epiteliali cuboidali e lo stroma che costituisce i setti è composto da tessuto connettivo lasso con poche cellule al suo interno. Alla TC con mezzo di contrasto i setti non possiedono enhancement. Dopo la somministrazione di microbolle si può osservare enhancement a livello di alcuni setti ed a livello della parete (Fig. 12.8). Anche in questo caso la presenza di enhancement a livello dei setti e della parete periferica non preclude la classificazione della cisti come benigna, data l'alta sensibilità dell'ecografia con mezzo di contrasto al segnale prodotto dalle microbolle. Tuttavia, spesso questa lesione entra in diagnosi differenziale con i tumori renali cistici, in particolare quando i setti presentano enhancement a carattere diffuso associato alla presenza di enhancement a livello della parete periferica.

12.5.2 Tumori renali cistici maligni

Carcinoma a cellule renali cistico (tipo 3 o 4 alla TC). I tumori a cellule renali e la variante papillare possono presentare un pattern di tipo cistico. La variante a cellule renali cistica può presentarsi come una lesione di grandi dimensioni, rotondeggiante oppure polilobata, può apparire come una lesione

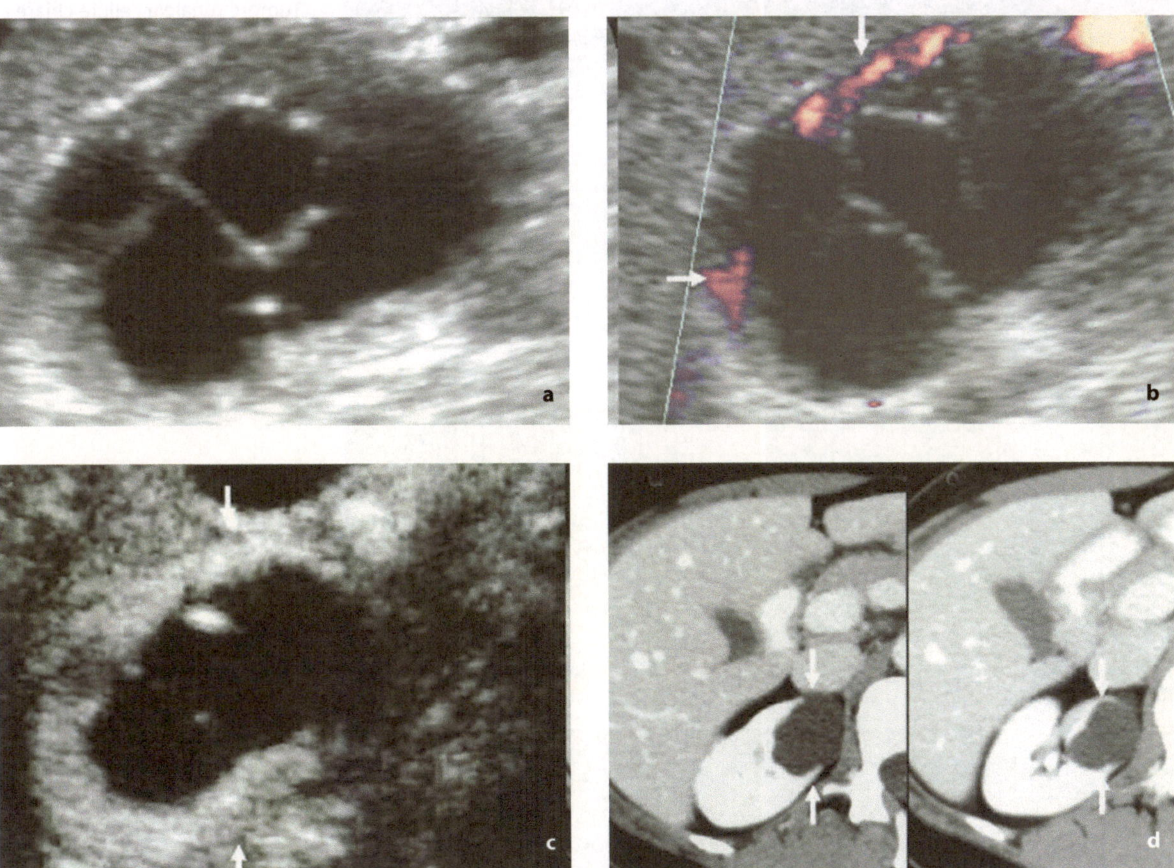

Fig. 12.8 a-d

Nefroma cistico multiloculare. **a** Una massa renale francamente cistica e con molti setti viene identificata a livello del rene destro all'ecografia di base, che non presenta segnali vascolari alla valutazione mediante power Doppler (**b**). **c** Dopo la somministrazione di mezzo di contrasto ecografico la lesione presenta enhancement a livello della parete e di alcuni setti a spessore sottile oppure spesso. **d** La TC rivela la presenza di enhancement periferico a livello della parete (*frecce*) nel quadro della cisti di tipo 3 secondo Bosniak. Riprodotta da [11], con autorizzazione

cistica a carattere ecogeno corpuscolaro, presentare una parete periferica sottile e regolare, oppure evidenziarsi come una lesione tumorale pseudocistica con una parete periferica irregolare o caratterizzata da noduli esofitici periferici. La parete periferica e le lesioni nodulari presentano spesso segnali vascolari al color Doppler. Alla TC con mezzo di contrasto sia i setti intralesionali che i noduli di parete presentano enhancement diffuso. Dopo la somministrazione di microbolle si apprezza un enhancement a livello della parete, che appare frequentemente spessa ed irregolare, a livello dei setti intracistici ed a livello dei noduli periferici (Fig. 12.9), oppure diffuso, coinvolgente sia la parete periferica che i setti intracistici, con aspetto anche nodulare (Fig. 12.10).

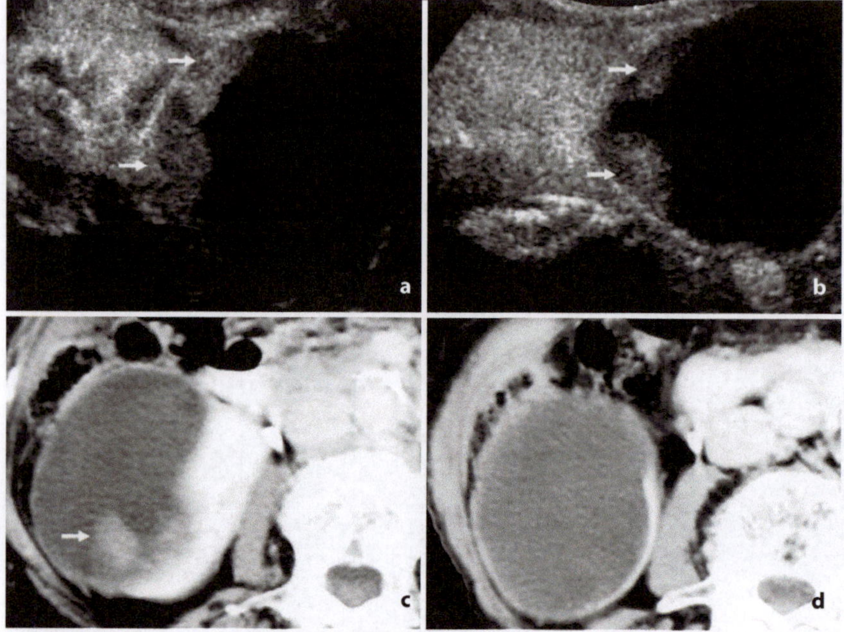

Fig. 12.9 a-d

Tumore renale a cellule chiare a carattere cistico. **a, b** Una massa francamente cistica al rene destro presenta, dopo somministrazione di microbolle, un enhancement diffuso (*frecce*) a livello della parete ispessita e dei noduli solidi murali periferici. **c, d** La TC conferma il quadro descritto all'ecografia con mezzo di contrasto, con evidenza di enhancement murale periferico (*frecce*). Riprodotta da [11], con autorizzazione

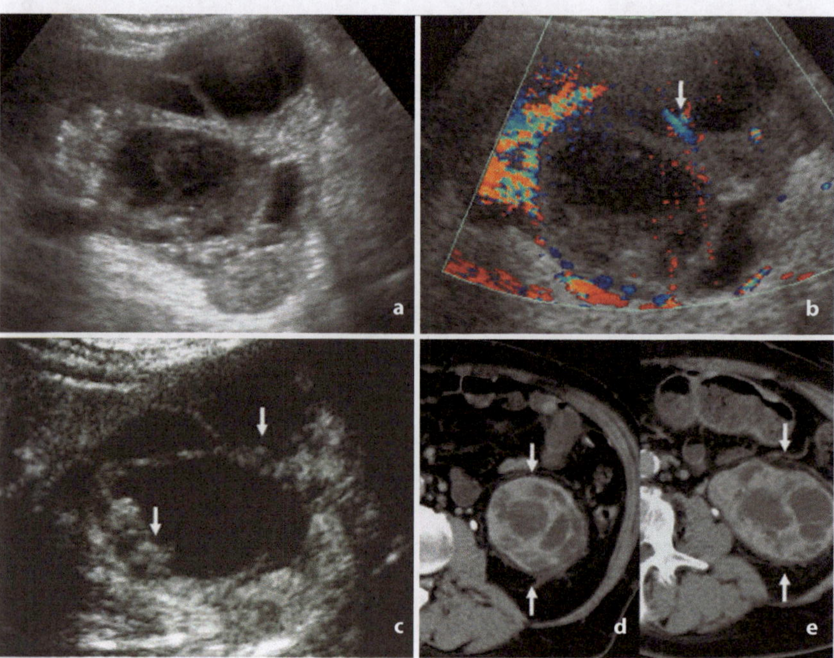

Fig. 12.10 a-e

Tumore renale a cellule chiare a carattere cistico. **a-c** Una massa francamente cistica al rene destro presenta, dopo somministrazione di microbolle, un enhancement diffuso (*frecce*) a livello della parete ispessita, dei noduli solidi murali periferici e dei setti intratumorali a carattere anche nodulare. **d, e** La TC conferma il quadro descritto all'ecografia con mezzo di contrasto, con evidenza di enhancement murale periferico e settale diffuso (*frecce*). Riprodotta da [11], con autorizzazione

12.6 Indicazioni all'ecografia con mezzo di contrasto

L'ecografia con mezzo di contrasto trova indicazione nella valutazione della vascolarizzazione dei tumori renali solidi, nell'identificazione della pseudocapsula tumorale, nella valutazione dell'estensione della componente necrotica intratumorale priva di enhancement e nell'identificazione dell'enhancement nel contesto di un trombo neoplastico. L'identificazione di un aspetto ipervascolare in fase arteriosa orienta per l'esistenza di neoplasia maligna, pur tenendo presente la possibile presenza di neoplasia maligna ipovascolare (generalmente di tipo papillare) e di neoplasia benigna ipervascolare come gli angiomiolipomi atipici e gli oncocitomi. L'utilità dell'ecografia con mezzo di contrasto è, per tali ragioni, limitata nelle lesioni renali solide e le neoplasie renali di aspetto ipoecogeno all'ecografia di base vengono generalmente operate.

Il secondo importante settore per l'applicazione della ecografia con mezzo di contrasto è la differenziazione dei tumori renali dagli pseudotumori, rappresentati dall'ipertrofia delle colonne del Bertin o dalla lobature fetali marginali del rene. Gli pseudotumori risultano isovascolari al parenchima renale adiacente in tutte le fasi dopo la somministrazione delle microbolle.

Il terzo settore è rappresentato dalla caratterizzazione delle cisti renali con pattern complesso all'ecografia di base; l'ecografia di base permette di caratterizzare le cisti classificate come Bosniak 1 o 2 alla TC, l'ecografia con mezzo di contrasto può essere invece impiegata per differenziare le cisti renali di tipo 3 a contenuto corpuscolato, come le cisti infiammatorie o emorragiche, dai tumori renali solidi, in base all'assenza di enhancement. Le cisti renali indeterminate all'ecografia di base dovrebbero essere sempre valutate con ecografia con mezzo di contrasto per identificare enhancement nel contesto dei setti intracistici o dei noduli di parete, che suggeriscono la malignità della lesione. Qualora questi reperti vengano identificati, la lesione dovrebbe essere successivamente studiata con TC con mezzo di contrasto per consentire una corretta stadiazione della neoplasia. L'ecografia con mezzo di contrasto è molto efficace nelle cisti renali tipo Bosniak 4 per identificare enhancement nel contesto della componente solida della lesione e distinguerla dalla componente pseudocistica post-necrotica.

Un quarto ed ultimo settore è rappresentato dall'identificazione delle metastasi renali che si presentano ipovascolari rispetto al parenchima renale circostante e che risultano quindi meglio identificabili rispetto all'ecografia di base.

Per quanto concerne i pazienti, l'ecografia con mezzo di contrasto trova indicazione nei portatori di una massa renale indeterminata all'ecografia di base e con insufficienza renale, acuta o cronica. L'impiego della TC e della RM è generalmente controindicata in questi pazienti e l'ecografia con mezzo di contrasto rappresenta una valida alternativa per la valutazione della vascolarizzazione della lesione secondo i criteri prima descritti. Una seconda tipologia di pazienti è rappresentato da quelli sottoposti a follow-up per la presenza di masse renali solide e cistiche di dubbia natura, ove l'ecografia con mezzo di contrasto può essere impiegata in modo alterno alla TC.

Bibliografia

1. Jinzaki M, Okhuma K, Tanimoto A et al (1998) Small solid renal lesions: usefulness of power Doppler US. Radiology 209:549-550
2. Quaia E (2005) Characterization and detection of renal tumors. In: Quaia E (ed) Contrast media in Ultrasonography: Basic principles and clinical applications. Springer, Berlin Heidelberg New York, pp 223-244
3. Quaia E, Siracusano S, Bertolotto M et al (2003) Characterization of renal tumours with Pulse Inversion Harmonic Imaging by intermittent high mechanical index technique. Preliminary results. Eur Radiol 13:1402-1412
4. Robbin ML, Lockhart ME, Barr RG (2003) Renal Imaging with Ultrasound Contrast: current status. Radiol Clin N Am 41:963-978
5. Tamai H, Takiguchi Y, Oka M et al (2005) Contrast-enhanced ultrasonography in the diagnosis of solid renal tumors. J Ultrasound Med 24:1635-1640
6. Correas JM, Claudon M, Tranquart F et al (2006). The Kidney: Imaging with Microbubble Contrast Agents. Ultrasound Q 22:53-66
7. Ascenti G, Gaeta M, Magno C et al (2004) Contrast-enhanced second-harmonic sonography in the detection of pseudocapsule in renal cell carcinoma. AJR Am J Roentgenol 182:1525-1530
8. Robbin ML (2001) Ultrasound contrast agents: a promising future. Radiol Clin North Am 39:399-414
9. Robbin ML, Lockhart ME, Barr RG (2003) Renal Imaging with ultrasound contrast: current status. Radiol Clin North Am 2003; 41:963-978

10. Ascenti G, Mazziotti S, Zimbaro G et al (2007) Complex cystic renal masses: Characterization with contrast-enhanced US. Radiology 243:158-165
11. Quaia E (2005) Caracterization and detection of renal tumors. In: Contrast media in ultrasonography: basic principles and clinical applications. Springer, Heidelberg, New York

13 Valutazione della perfusione renale

Emilio Quaia, Alexia Rossi

13.1 Quantizzazione della perfusione renale mediante ecografia con mezzo di contrasto

13.1.1 Principio della quantizzazione del segnale

Il rene rappresenta l'organo con la maggiore perfusione (volume di sangue/volume organo) (Fig. 13.1). La quantizzazione della perfusione di un organo parenchimale può essere eseguita anche mediante eco-contrasto utilizzando tecniche ecografiche contrasto-specifiche e mezzi di contrasto di nuova generazione dotati di prolungata persistenza a livello del circolo ematico periferico. L'assunzione di base è che esista una relazione lineare tra la concentrazione delle microbolle e l'intensità del segnale video. Dopo la somministrazione delle microbolle il rene può essere insonato ad alta potenza acustica al fine di determinare la rottura delle microbolle e la progressiva riperfusione del letto vascolare renale da parte delle microbolle dei piani adiacenti (Figg. 13.2, 13.3). La ci-

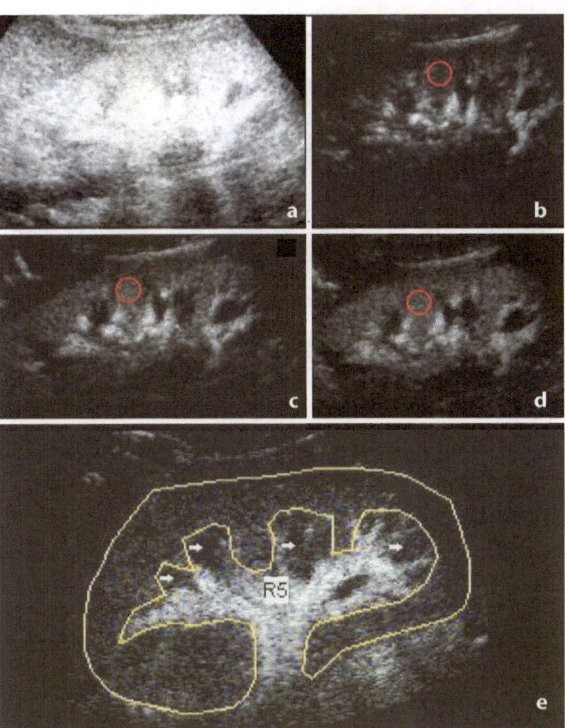

Fig. 13.2 a-e

Tecnica di quantizzazione della perfusione renale mediante ecografia con mezzo di contrasto. La tecnica viene anche definita del bolo negativo. **a** Dopo un primo impulso ad elevata potenza di insonazione che serve a distruggere le microbolle presenti nel volume di rene compreso nella scansione (indice meccanico 1,2), il progressivo riempimento del letto vascolare (**b-d**) viene valutato mediante una bassa potenza di insonazione (indice meccanico 0,1-0,2 a seconda delle apparecchiature). Il progressivo incremento del segnale renale a livello parenchimale è determinato dal progressivo riempimento del letto vascolare da parte delle microbolle e può essere quantizzato posizionato una regione di interesse (*cerchio*) a livello corticale. **e** La corretta quantizzazione del segnale viene ottenuta mediante una singola regione di interesse, comprendente la componente corticale renale escludendo la midollare (*frecce*) che, presentando una perfusione inferiore rispetto alla corticale, determinerebbe una sottostima della perfusione parenchimale. Riprodotta da [1], con autorizzazione

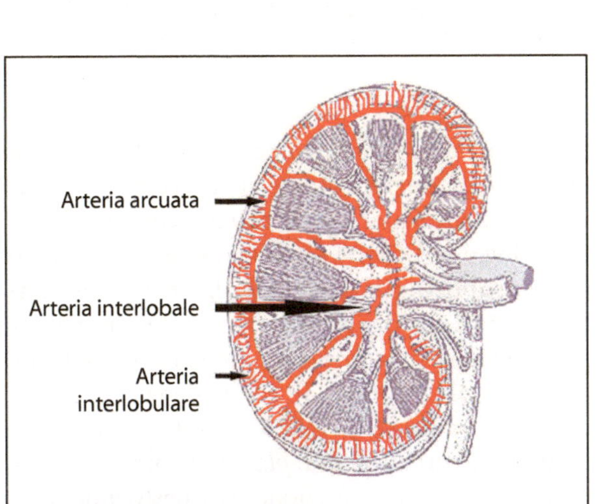

Fig. 13.1

Anatomia vascolare normale del rene. Sono indicate le principali arterie parenchimali

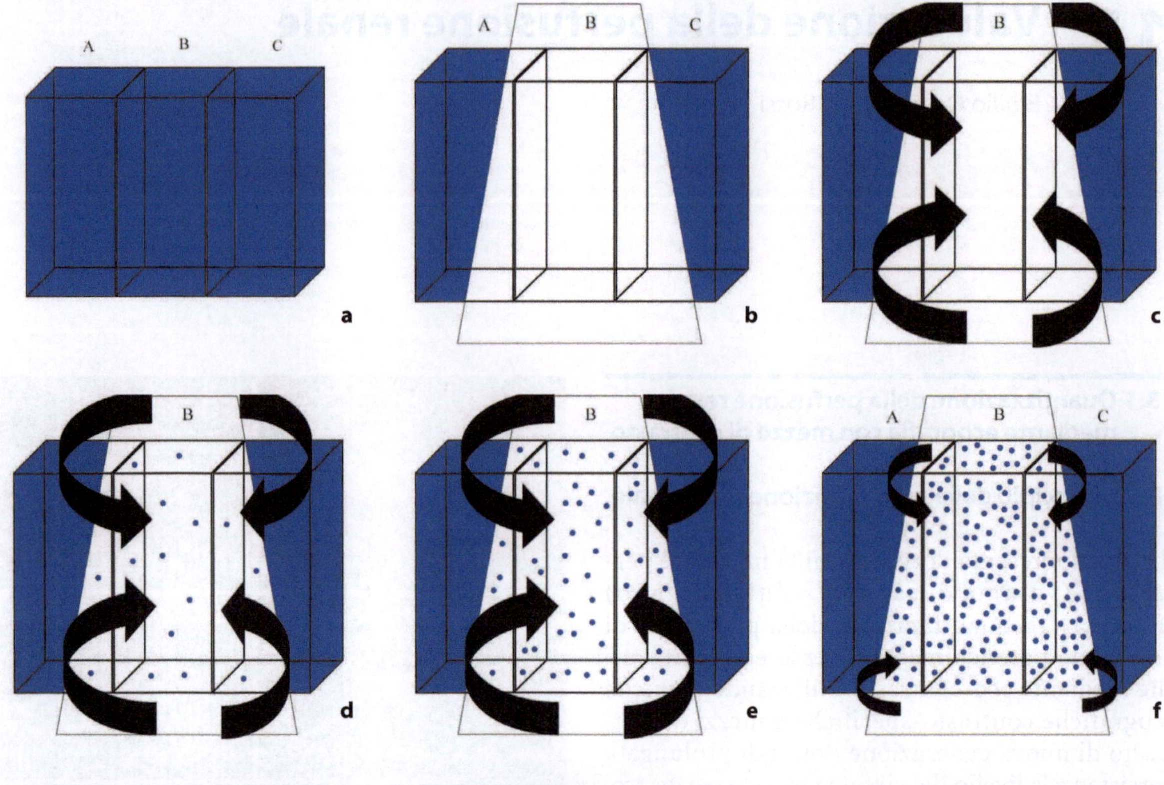

Fig. 13.3 a-g

Lo schema rappresenta la tecnica del "bolo negativo" ed il progressivo riempimento del volume d'insonazione da parte delle microbolle fino al raggiungimento della saturazione in tre volumi di parenchima renale adiacenti (contrassegnati da *A, B, C*). **a** Nella situazione di pieno riempimento del parenchima renale da parte delle microbolle i tre volumi presentano un riempimento omogeneo. **b** Nella fase di distruzione delle microbolle determinata da una serie di impulsi (in numero da 4 a 8) ad alta potenza di insonazione il volume centrale e parte dei volumi laterali, compresi nell'area di insonazione, vengono totalmente svuotati dalle microbolle. **c** Immediatamente dopo l'impulso ad elevata potenza acustica inizia l'insonazione a bassa potenza acustica, con il progressivo riempimento dei volumi di parenchima renale precedentemene svuotati dalle microbolle (**d**-**g**)

netica di riempimento del letto vascolare renale può essere valutata mediante una selettiva quantizzazione del segnale a livello della corticale renale e nella successiva approssimazione dei dati ottenuti [1].

13.1.2 Modelli matematici

Il modello matematico che rappresentare la distribuzione delle microbolle a livello del letto vascolare renale corrisponde ad una cinetica di tipo bicompartimentale che identifica la progressiva distribuzione delle microbolle dai vasi renali principali, sede della distribuzione iniziale (funzione di input), alle arteriole glomerulari (compartimento 1), fino alle arteriole midollari (compartimento 2) (Fig. 13.4). Molte funzioni matematiche sono state proposte per l'approssimazione dei dati (Fig. 13.5). La funzione matematica più impiegata per l'approssimazione dei dati è la esponenziale negativa ($A(1 - e^{-at})$) [2, 3]. La pendenza del primo tratto della curva è correlato alla velocità delle microbolle, mentre la fase di *plateau* è correlata al volume ematico renale frazionario. Questo modello è comunque valido solo se viene assunto che un numero costante di microbolle entra nella ROI per unità di tempo. Il modello sigmoide è stato recen-

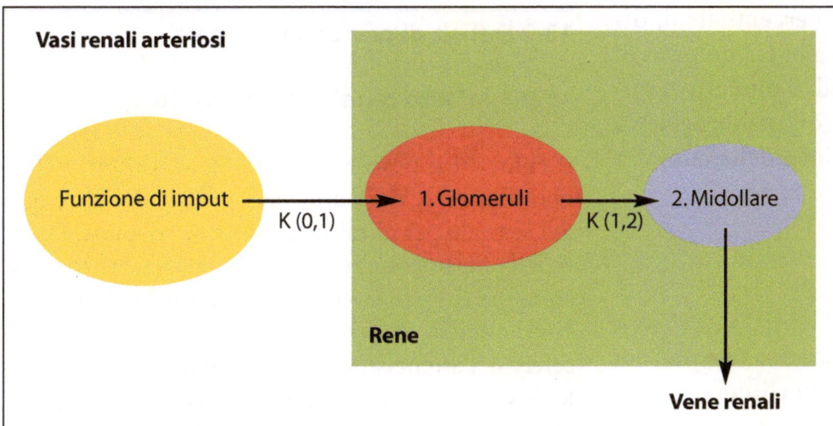

Fig. 13.4

La distibuzione delle microbolle a livello del parenchima renale segue una cinetica di tipo bicompartimentale. Ad una distribuzione iniziale delle microbolle a livello delle arterie renali principali fino alle arterie interlobulari (funzione di input), segue la distribuzione delle microbolle a livello delle arteriole glomerulari (compartimento *1*), e quindi ai vasi della midollare (compartimento *2*) con costanti di distribuzione rispettivamente K (0, 1) e K (1, 2)

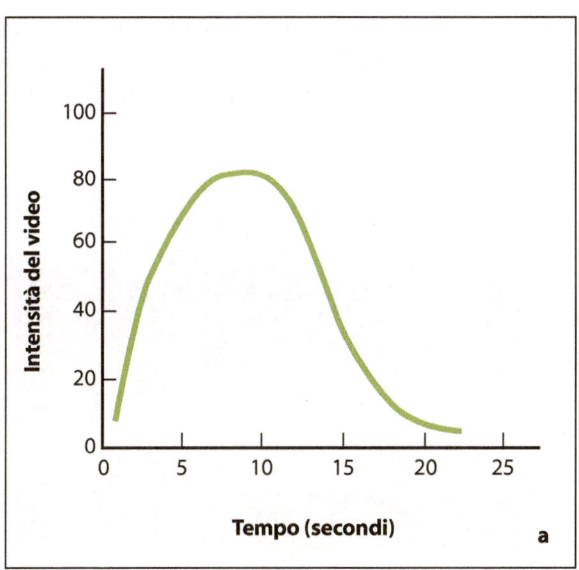

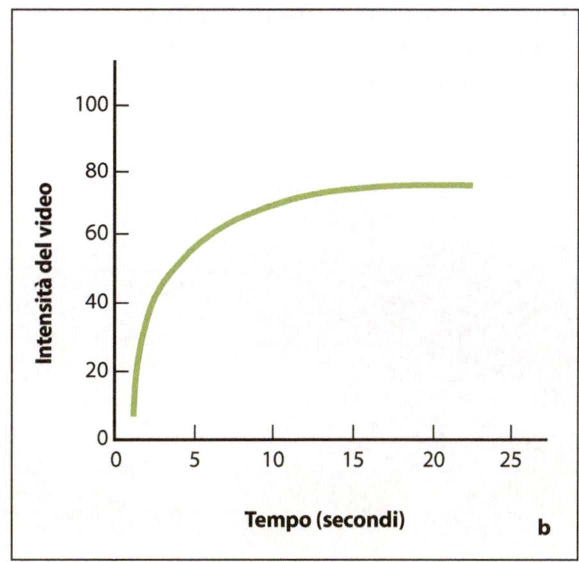

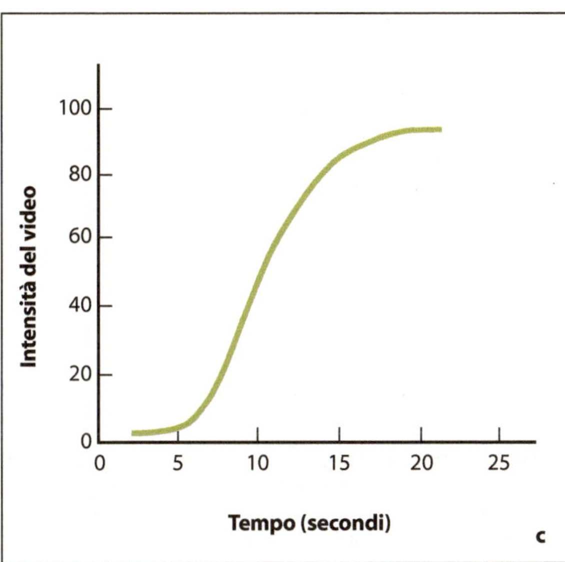

Fig. 13.5 a-c

Le diverse funzioni matematiche utilizzate per l'approssimazione dei dati ottenuti mediante la tecnica di riempimento del parenchima renale dopo insonazione ad alta potenza. Sull'asse delle ascisse è rappresentato il tempo, mentre sull'asse delle ordiante è rappresentata l'intensità del segnale. **a** La funzione gamma-variata viene utilizzata se la somministrazione delle microbolle viene eseguita in bolo, anche se questa tecnica va evitata se l'obiettivo è valutare la perfusione renale. **b** La funzione esponenziale negativa è la più utilizzata per approssimare il progressivo riempimento del parenchima renale. Dato che anche a bassa potenza di insonazione la distruzione delle microbolle non è nulla, la funzione sigmoide (**c**) tiene conto della distruzione delle microbolle che avviene nel tratto vascolare che si pone a monte rispetto al piano ove è stata posizionata la regione di interesse e che determina la deformazione in senso sigmoide della curva

temente proposto in quanto la percentuale di distruzione di microbolle, anche a bassa potenza di insonazione, non è nullo e quindi il numero di microbolle che entra nella ROI non è costante nel tempo, determinando la deformazione della curva in senso sigmoide [4].

13.1.3 Applicazioni cliniche

La quantizzazione della perfusione renale può essere utilizzata in molte situazioni cliniche [1] tra cui la riduzione della perfusione renale dovuta alla nefronagiosclerosi (Fig. 13.6) oppure la stenosi serrata (> 85%) dell'arteria renale principale (Fig. 13.7). Mediante softwares dedicati è possibile ottenere delle mappe parametriche di perfusione renale (Fig. 13.8).

13.2 Deficit di perfusione renale

13.2.1 Infarto renale segmentario

Il color ed il power Doppler sono limitati nell'identificazione dei flussi lenti a causa del filtraggio del segnale per eliminare il clutter tissutale. Difetti della perfusione renale, che si manifestano spesso come infarti, si verificano in molteplici situazioni cliniche come il tromboembolismo, l'aterosclerosi, l'aneurisma dell'aorta o dell'arteria renale, la stenosi o l'occlusione dell'arteria renale, l'occlusione venosa acuta, l'endocardite batterica subacuta (emboli settici), le vasculiti. Anche alcune pielonefriti focali si manifestano come difetti di perfusione. La causa più comune di infarto renale è comunque il tromboembolismo che consegue a patologie cardiovascolari che possono determina-

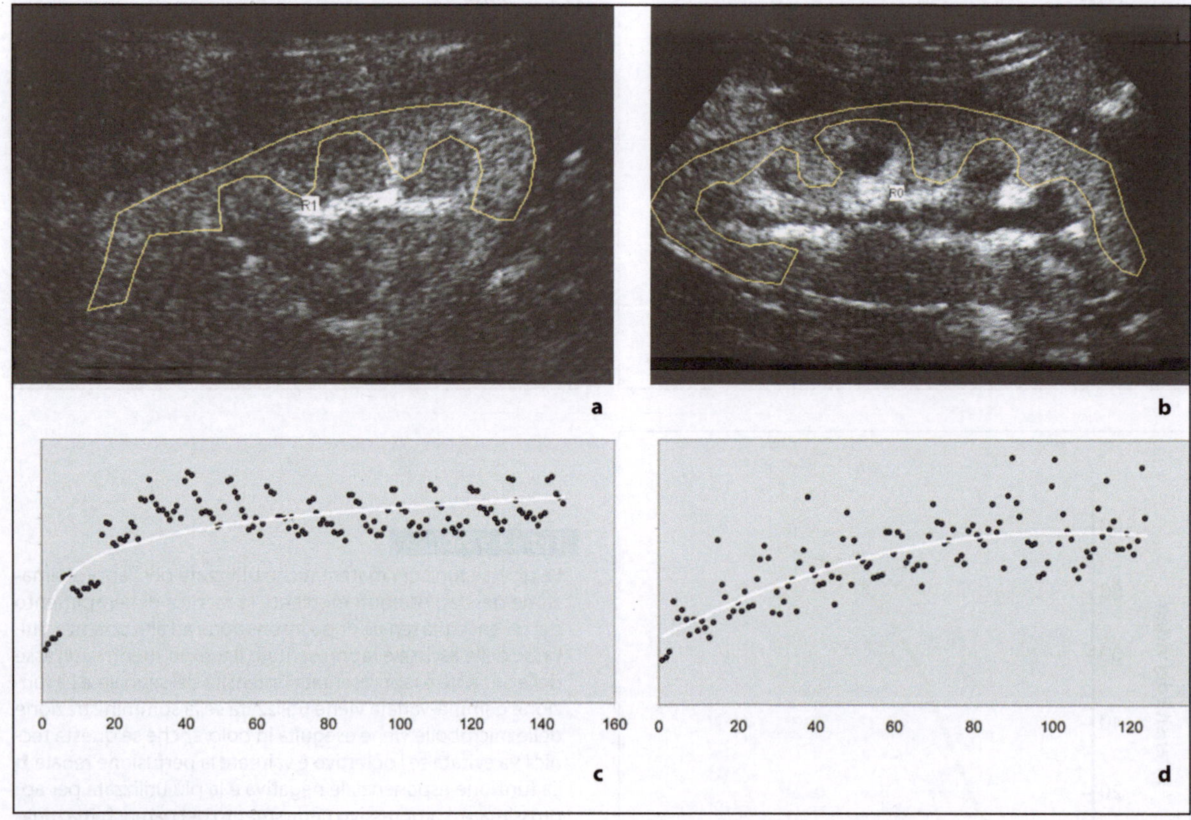

Fig. 13.6 a-d

La quantizzazione della perfusione con mezzo di contasto ecografico rileva la differenza di perfusione renale tra un soggetto di 28 anni (**a**) ed un soggetto di 70 anni (**b**), entrambi con funzionalità renale normale (clearance della cretinina nella norma). Il soggetto di 28 anni (**c**) presenta una perfusione renale nettamente superiore rispetto al soggetto anziano (**d**) dovuta alla presenza di nefroangiosclerosi nel soggetto anziano, espressa dalla minore pendenza del tratto iniziale della curva

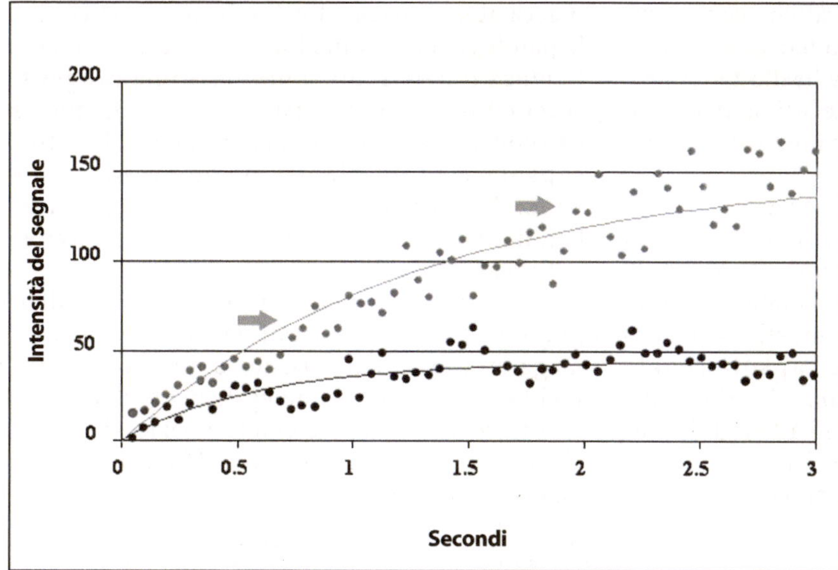

Fig. 13.7
Differenza della perfusione renale identificata dalle curve di perfusione tra un soggetto normale (*frecce* e dati rappresentati in *grigio*) ed un soggetto con stenosi dell'arteria renale (dati rappresentati in *nero*). Nel soggetto con stenosi dell'arteria renale il primo tratto della curva presenta una pendenza minore, determinata dalla ridotta velocità del sangue che perfonde la regione valutata ed un ridotto *plateau* determinato dal ridotto volume frazionario di sangue presente nel parenchima renale

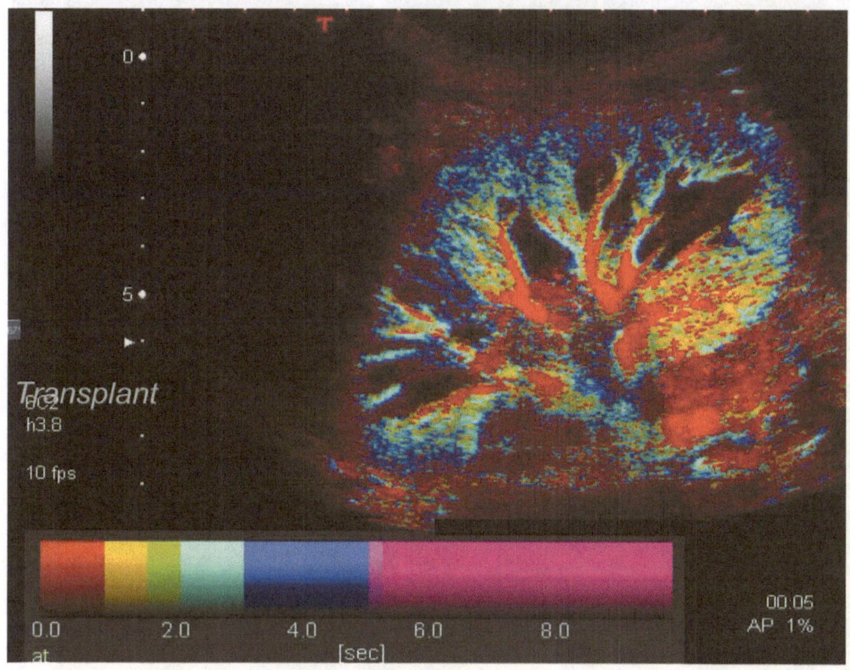

Fig. 13.8
Mappa parametrica della velocità di riempimento dei vasi renali da parte delle microbolle in rene trapiantato. I vasi di maggiori dimensioni presentano tempi di riempimento ridotti a causa dell'elevata velocità di flusso. (Da Toshiba, con autorizzazione)

re infarti renali multipli. La manifestazione clinica più frequente è il dolore al fianco o al dorso, ad insorgenza improvvisa, accompagnato o meno da ematuria, proteinuria, febbre e leucocitosi.

Il color e il power Doppler sono le indagini di prima istanza per rilevare i difetti di perfusione renale, ma presentano bassa sensibilità come conseguenza della loro bassa sensibilità ai flussi lenti. Il color Doppler dimostra un'accuratezza globale nell'evidenziare gli infarti renali parziali pari al 20%. La TC con mezzo di contrasto rappresenta la tecnica standard di riferimento per rilevare i difetti di perfusione renale che si presentano come lesioni ipovascolari focali a forma di cuneo, all'interno di un parenchima renale normalmente perfuso.

I mezzi di contrasto ecografici a base di microbolle e le nuove tecniche ecografiche contrasto-specifiche hanno permesso di ottenere una maggiore risoluzione di contrasto a livello tissutale e consentono di eliminare gli artefatti da *blooming* e la dipendenza dall'angolo che invece caratterizzano il color Doppler.

I difetti di perfusione su base vascolare e gli infarti renali si presentano ipovascolari ovvero anche come aree ad enhancement tardivo rispetto al parenchima renale normale adiacente [5-7] e presentano spesso una morfologia a cuneo con base a livello della capsula renale (Fig. 13.9). I difetti di perfusione di minori dimensioni sono spesso ascrivibili all'embolia colesterinica determinata dall'embolizzazione di cristalli di colesterolo che si staccano da una placca ateromasica a livello di vaso aortico. Tale patologia determina l'insorgenza di un'insufficienza renale acuta e presenta una prognosi severa. I difetti di perfusione causati da questa patologia presentano in genere una sede sottocapsulare ed un diametro compreso tra 3 e 7 mm. L'ecografia con mezzo di contrasto rivela tali difetti di perfusione come aree a carattere ipovascolare sottocapsulari.

L'ecografia con mezzo di contrasto è quindi in grado di rilevare difetti di perfusione uguali o maggiori ai 5 mm di massimo diametro [6] e dovrebbe essere sempre impiegata per escludere un eventuale infarto renale in tutti i pazienti anziani che si presentano con un dolore al fianco simile ad una colica renale.

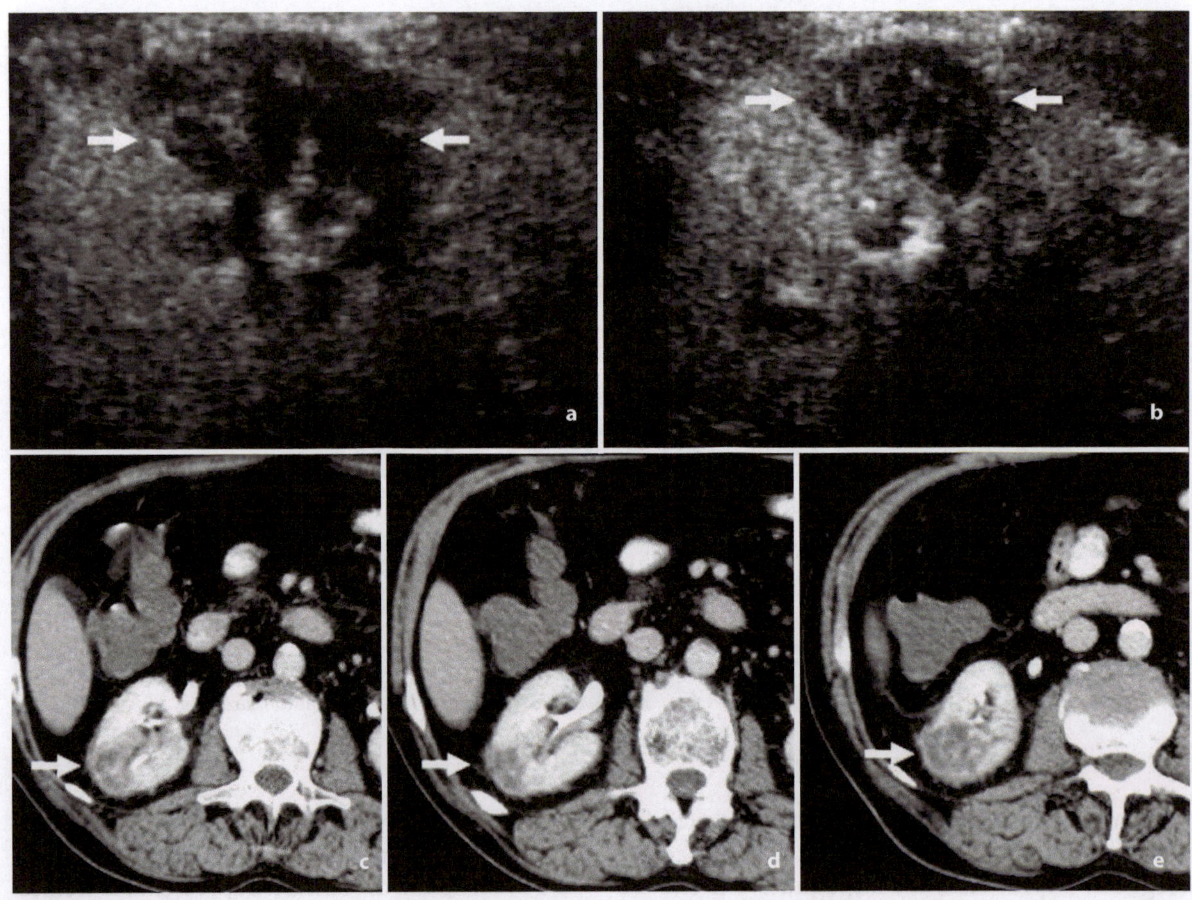

Fig. 13.9 a-e

Paziente di 65 anni che si presenta in regime di urgenza per intenso dolore al fianco destro simile ad una colica renale. **a, b** All'ecografia con mezzo di contrasto il rene di destra presenta un chiaro deficit di perfusione a base corticale (*freccia*). **c-e** La TC con mezzo di contrasto conferma la presenza di una regione di parenchima renale ipovascolare (*freccia*) che risulta essere legata ad un'area di necrosi parenchimale infartuale. Riprodotta da [1], con autorizzazione

13.2.2 Necrosi corticale acuta

La necrosi corticale acuta è una rara causa di insufficienza renale acuta ed è conseguenza di una necrosi ischemica della corticale renale con risparmio della midollare. L'evento può essere sia multifocale che diffuso ed è spesso bilaterale. Questa condizione può essere associata alle complicanze della gravidanza, quali l'*abruptio placentae* e l'aborto settico, della sepsi, dello shock o della disidratazione severa. La TC con mezzo di contrasto dimostra enhancement a carico delle arterie interlobari ed arcuate, che si trovano in prossimità della corticale renale; questi segni possono essere associati alla presenza di un *rim* di enhancement in sede corticale sottocapsulare. Nel caso vi sia il sospetto clinico concreto di necrosi corticale acuta non è opportuna l'esecuzione della TC con la somministrazione di mezzo di contrasto iodato per non aggravare ulteriormente lo stato di insufficienza renale acuta del paziente. L'ecografia con mezzo di contrasto si propone, pertanto, come tecnica alternativa. Infatti, la necrosi renale corticale acuta può essere diagnosticata utilizzando questa metodica ed appare come una zona ipovascolare diffusa (Fig. 13.10) e spesso disomogenea che circoscrive i reni [5, 7]. L'ecografia con mezzo di contrasto, utilizzando tecniche ecografiche contrasto-specifiche, dovrebbe essere sempre impiegata per escludere la presenza di necrosi corticale renale, in particolare nei pazienti anziani con dolore al fianco senza storia precedente di coliche renali e con insufficienza renale ingravescente.

13.2.3 Pielonefrite acuta focale ed ascesso renale

Il color ed il power Doppler presentano un'accuratezza diagnostica migliore, rispetto all'ecografia di base in scala dei grigi, nella diagnosi della pielonefrite focale. Le aree focali renali colpite dal processo infettivo risultano spesso meno visibili dopo la somministrazione del mezzo di contrasto ecografico rispetto a come appaiono all'ecografia di base in scala dei grigi ed al color Dop-

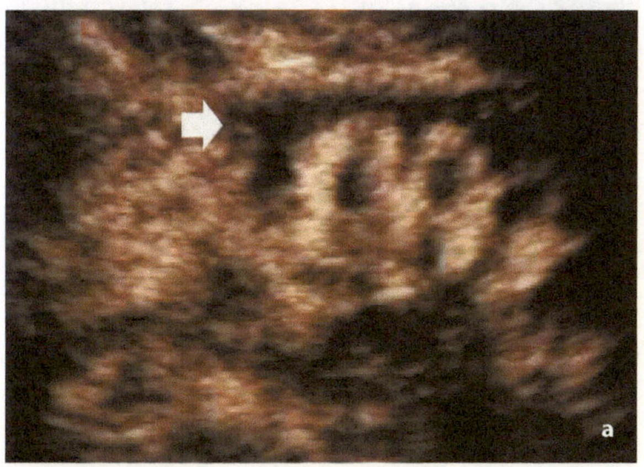

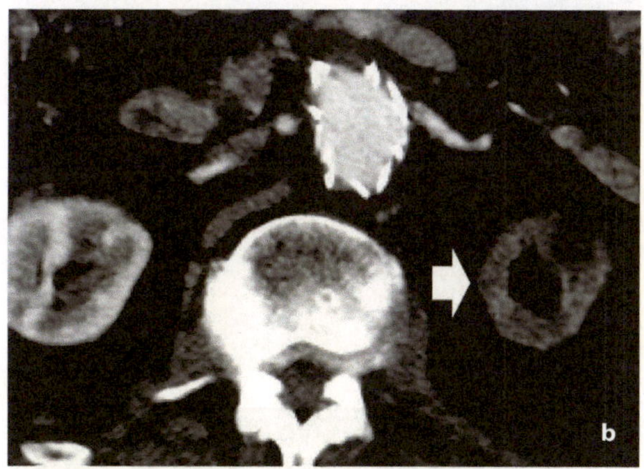

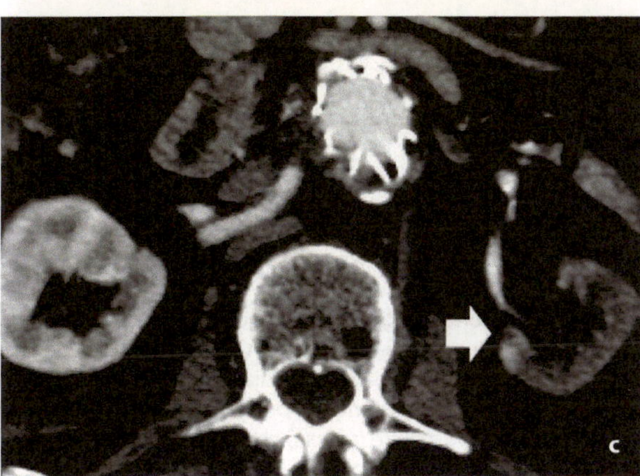

Fig. 13.10 a-c

Necrosi corticale acuta in soggetto di 70 anni portatore di endoprotesi aortica. Il posizionamento della endoprotesi aortica aveva determinato una stenosi serrata a livello dell'ostio della arteria renale di sinistra con conseguente sviluppo di ischemia renale diffusa e necrosi corticale acuta con associata insufficienza renale ingravescente. **a** Il rene sinistro presenta una diffusa area corticale con assenza di perfusione (*freccia*) dopo la somministrazione di microbolle. **b, c** La TC con mezzo di contrasto documenta l'assenza di vascolarizzazione a livello del rene di sinistra (*freccia*). Nel contesto dell'aorta addominale è evidente la presenza della'endoprotesi

pler [5, 7]. Questo è spiegato dal fatto che le microbolle sono interamente intravascolari e i vasi renali risultano ben visibili nelle aree focali infette, mentre il color Doppler raffigura solamente i vasi renali di grandi dimensioni che sono dislocati dalla presenza dell'edema infiammatorio. L'ecografia con mezzo di contrasto è in grado di rilevare la presenza di una pielonefrite acuta focale nel caso in cui i vasi renali siano compressi dall'edema circostante. In questo caso l'area colpita dal processo infettivo si presenta di forma triangolare, similmente ai difetti di perfusione renale (Fig. 13.11). La presenza di un accesso renale nel contesto della regione del parenchima interessato dal processo infiammatorio viene suggerita dalla presenza di una lesione rotondeggiante persistentemente ipovascolare dopo la somministrazione di microbolle (Fig. 13.12).

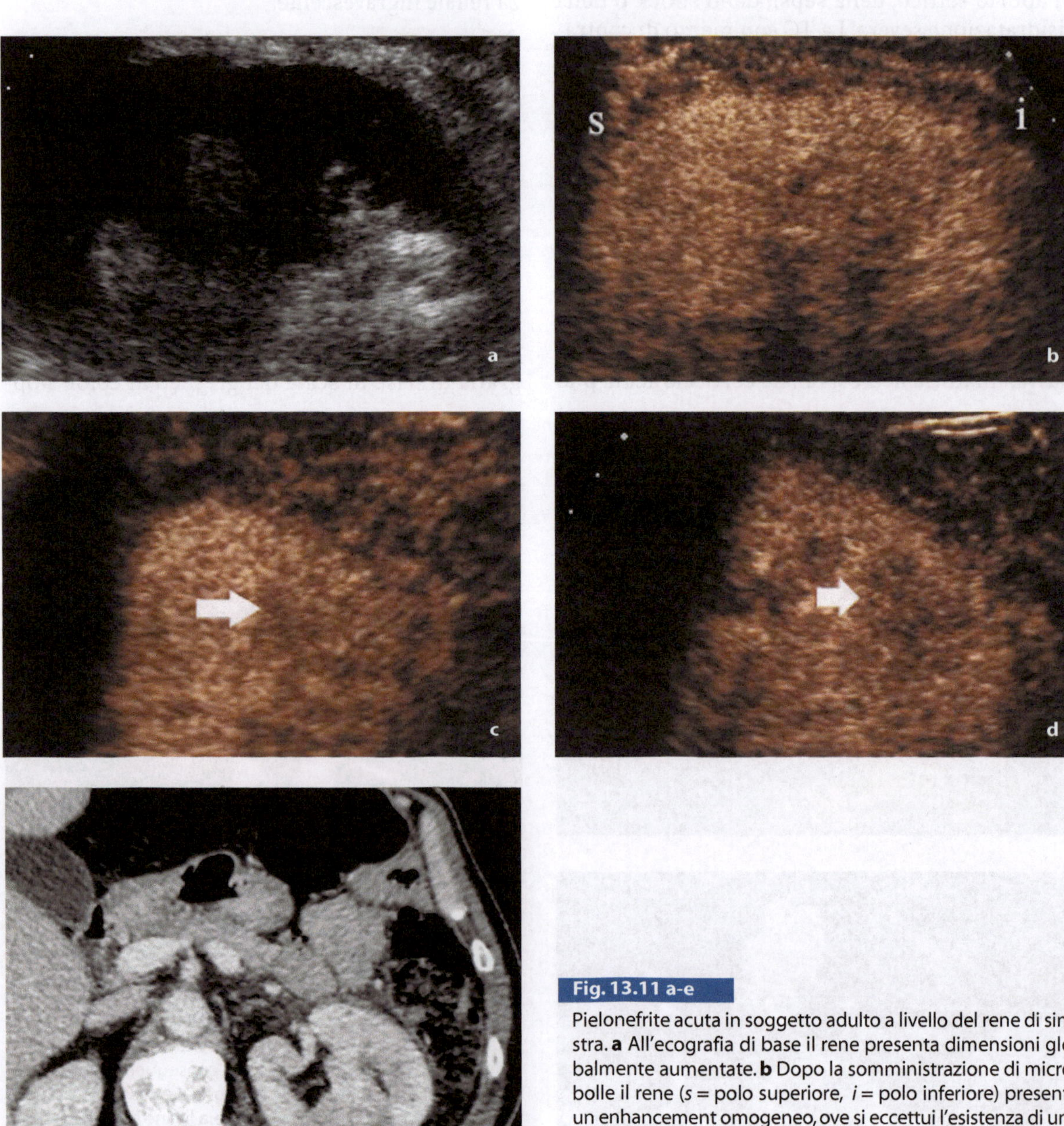

Fig. 13.11 a-e

Pielonefrite acuta in soggetto adulto a livello del rene di sinistra. **a** All'ecografia di base il rene presenta dimensioni globalmente aumentate. **b** Dopo la somministrazione di microbolle il rene (*s* = polo superiore, *i* = polo inferiore) presenta un enhancement omogeneo, ove si eccettui l'esistenza di una regione a base corticale che appare tenuamente ipovascolare rispetto al parenchima renale adiacente (**c**, **d**). **e** La TC con mezzo di contrasto conferma la presenza di tale regione parenchimale ipovascolare (*freccia*) che risulta essere legata ad un'area di edema infiammatorio

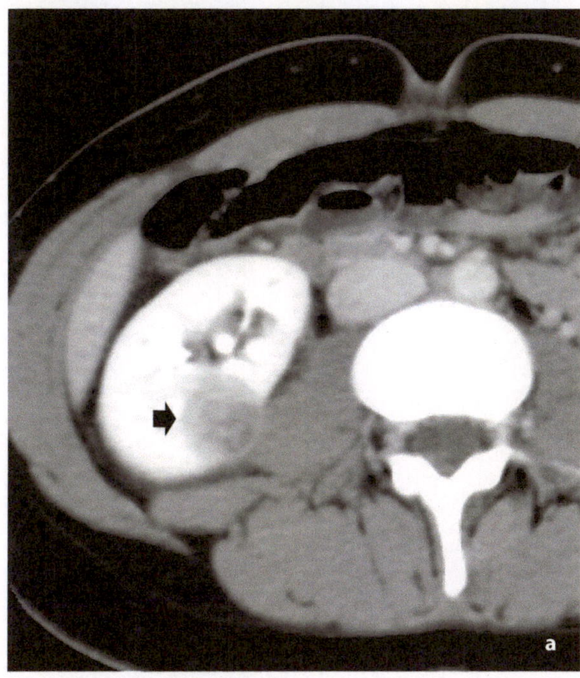

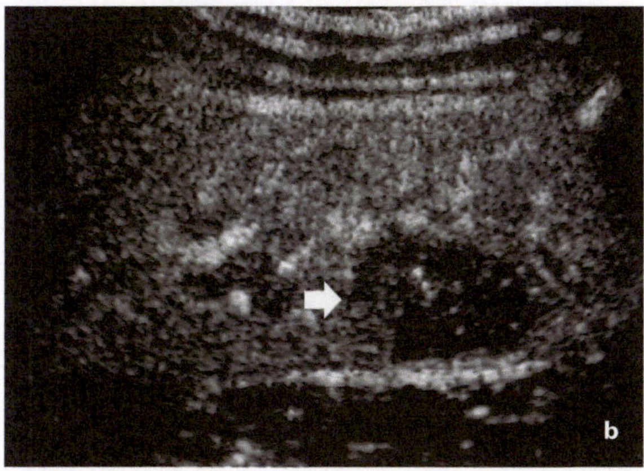

Fig. 13.12 a, b

Ascesso renale in un soggetto con febbre persistente da 1 settimana. **a** All'indagine TC con mezzo di contrasto, a livello del rene di destra esiste una formazione rotondeggiante (*freccia*) di aspetto ipovascolare rispetto al rene. **b** All'ecografia con mezzo di contrasto la lesione rotondeggiante appare persistentemente ipovascolare

Bibliografia

1. Quaia E (2005) Quantitative analysis of renal perfusion at contrast-enhanced US. In: Quaia E (ed) Contrast Media in ultrasonography: basic principles and clinical applications. Springer, Berlin Heidelberg New York, pp 255-263
2. Wei K, Ananda R, Jayaweera AR et al (1998) Quantification of myocardial blood flow with ultrasound-induced destruction of microbubbles administered as a constant venous infusion. Circulation 97:473-483
3. Wei K, Le E, Bin JP et al (2001) Quantification of renal blood flow with contrast-enhanced ultrasound. J Am Coll Cardiol 37:1135-1140
4. Lucidarme O, Franchi-Abella S, Correas JM et al (2003) Blood flow quantification with contrast-enhanced US: "entrance in the section" Phenomenon-Phantom and Rabbit Study. Radiology 228:473-479
5. Quaia E, Siracusano S (2005) Detection of renal perfusion defects. In: Quaia E (ed) Contrast Media in ultrasonography: basic principles and clinical applications. Springer, Berlin Heidelberg New York, pp 245-253
6. Quaia E, Siracusano S, Palumbo A et al (2006) Detection of focal renal perfusion defects in rabbits after sulfur hexafluoride-filled microbubble injection at low transmit power ultrasound insonation. Eur Radiol 16:166-172
7. Correas JM, Claudon M, Tranquart F et al (2006). The Kidney: Imaging with Microbubble Contrast Agents. Ultrasound Q 22:53-66

14 Applicazioni dell'ecografia con mezzo di contrasto nel rene trapiantato

Francesco Maria Drudi, Vito Cantisani, Guido Alfano, Ugo D'Ambrosio, Lucia Sabato

14.1 Introduzione

Il trapianto renale è ormai considerato un efficace trattamento per pazienti allo stadio terminale nell'insufficienza renale [1]. Durante gli anni '70 e '80, il tasso di successo, dei trapianti da cadavere è salito progressivamente. Infatti, grazie all'introduzione dell'uso della ciclosporina, negli anni '80, il trapianto da donatore cadavere ha presentato un tasso di sopravvivenza dopo un anno del 70%, aumentato all'82% nella metà degli anni '90 e all' 88% nel 1998 . La mortalità dopo l'impianto risulta più alta nel primo anno ed è correlata con l'età del paziente. Il trapianto garantisce un miglioramento dell'aspettativa e dello stile di vita, rispetto ai pazienti in dialisi. Infatti la vita media di un rene trapiantato da cadavere varia da 7 a 10 anni, mentre varia da 15 a 20 anni quando si tratta di un organo da donatore vivente [1]. Questo grazie ad un miglioramento delle tecniche chirurgiche, agli efficaci regimi di immunosoppressione, all'abbinamento dell'istocompatibilità ed alla stretta sorveglianza dell'impianto mediante metodiche di imaging ed esami laboratoristici.

La necrosi tubulare acuta (NTA) può causare immediatamente oliguria oppure può seguire un breve periodo di iniziale normofunzionalità del rene trapiantato. La sovrapposizione di rigetto su NTA è comune e la diagnosi differenziale può risultare difficile senza biopsia. La terapia con ciclosporina può causare NTA prolungata e alcuni pazienti rimangono oligurici fino a quando la dose di ciclosporina non viene ridotta drasticamente. Una stretta sorveglianza clinica e un'accurata valutazione diagnostica sono pertanto indispensabili per migliorare l'efficacia del trapianto renale, e quindi la qualità di vita dei pazienti ed i tassi di sopravvivenza del trapianto.

14.2 Valutazione diagnostica

14.2.1 Imaging integrato

Lo studio ultrasonografico (US) è, tradizionalmente, l'indagine iniziale eseguita nella valutazione della disfunzione del trapianto renale [2, 3]. L'ecografia è un esame economico, senza impiego di radiazioni ionizzanti e facilmente accettato dai pazienti. La posizione superficiale del trapianto renale all'interno della fossa iliaca è ideale per la valutazione ecografia. Nel periodo postoperatorio, l'esame ecografico può essere effettuato al letto del paziente per rilevare le cause di disfunzione dell'organo trapiantato e può essere utilizzato per effettuare la biopsia o il drenaggio percutaneo. L'US ha anche dimostrato di essere una tecnica di studio efficace per le complicanze vascolari del trapianto [4]. L'ecografia non ha tuttavia un'elevata sensibilità e specificità nella determinazione della causa di idronefrosi e non fornisce informazioni di tipo funzionale [3]. L'US può anche presentare difficoltà nella valutazione dei piccoli vasi ematici, a causa di limitazioni anatomiche e tecniche. Ulteriori svantaggi inerenti a tutti gli esami ultrasonografici è la dipendenza dall'operatore e l'influenza della qualità e modernità delle apparecchiature. Recentemente la RM si sta affermando come indagine diagnostica alternativa nella valutazione del trapianto renale, grazie alla panoramicità ed alla multiparametricità, all'assenza di utilizzo di radiazioni ionizzanti e di mezzo di contrasto non completamente nefrotossico . Studi recenti hanno mostrato l'utilità della RM nella valutazione del trapianto renale e della regione peri-renale, nell'identificazione di complicanze vascolari e nella valutazione delle idronefrosi, ma il suo ruolo non si è ancora completamente affermato, a causa degli alti costi che ne hanno finora limitato la diffusione sul territorio [5].

Nel caso di rigetto del rene trapiantato il reperto RM più caratteristico, utilizzando le sequenze T1 pesate, è la perdita di differenziazione cortico-midollare. Risulta invece ancora limitata la capacità della RM, come delle altre metodiche diagnostiche, nella differenziazione delle cause di malfunzionamento dei trapianti, come la NTA e gli stati flogistico-infettivi.

Ad oggi, pertanto, grazie al basso costo economico, all'innocuità della metodica ed alla facile accettabilità da parte dei pazienti, l'ecografia con il modulo color o power Doppler è la metodica d'indagine non invasiva più utilizzata nello studio della perfusione e dello stato morfofunzionale del rene, sia nel periodo pre-trapianto che in quello post-trapianto [6-9]. Nel destinatario di trapianto renale la compromissione progressiva delle arteriole compromette la perfusione renale e rende conto della maggioranza dei rigetti dell'innesto [6,7] (Fig. 14.1). Attualmente la perfusione dell'organo trapiantato è valutata attraverso la misurazione dell'indice di resistenza e di perfusione mediante Doppler pulsato. Questi parametri provvedono comunque alla valutazione della perfusione renale solo a livello delle arterie di calibro maggiore, senza dare informazione dettagliate circa la perfusione delle arteriole preglomerulari (Fig. 14.2). I reni clinicamente caratterizzati da sclerosi vascolare prima del trapianto mostrano una buona funzionalità renale a dispetto di un alto indice di resistenza. Metodi capaci di misurare la perfusione del parenchima renale, come le metodiche di medicina nucleare, presentano significative limitazioni, quali l'invasività ed il costo delle apparecchiature [10-12].

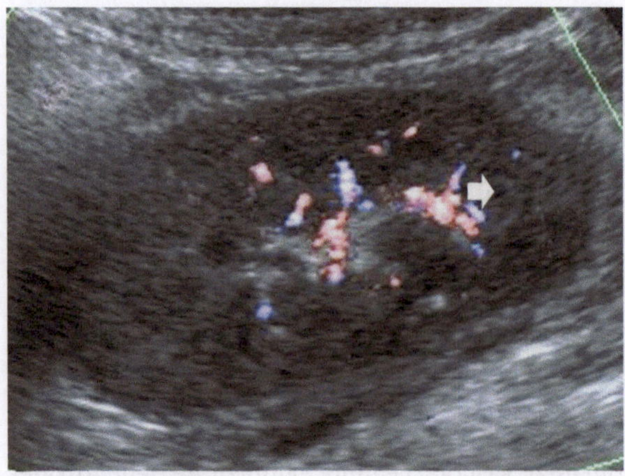

Fig. 14.1

La scansione longitudinale dell'esame color-power-Doppler rivela la presenza di un'area ipoecogena (*freccia*) con scarsa vascolarizzazione nella porzione medio-anteriore del rene

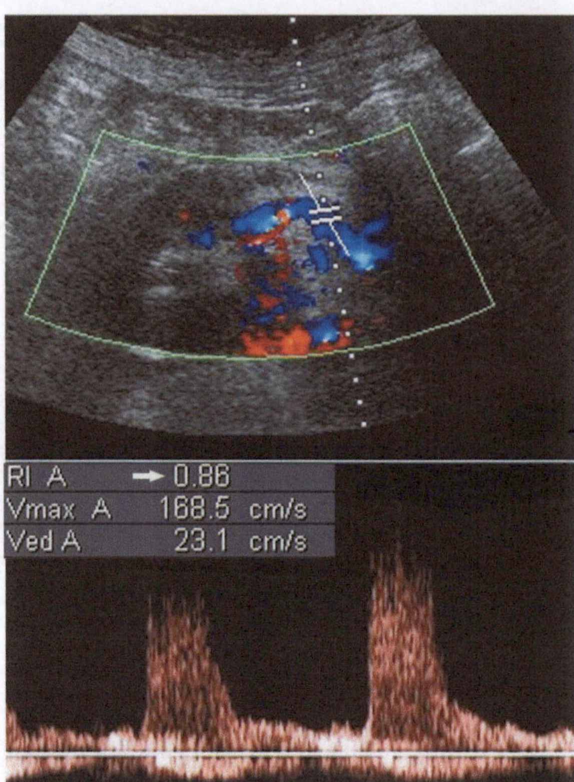

Fig. 14.2

La valutazione color-Doppler evidenzia significativa elevazione dell'Indice di Resistenza (0,86) a livello dell'arteria renale (*freccia*)

14.2.2 Ecografia con mezzo di contrasto

L'introduzione di mezzi di contrasto ecografici ha recentemente fornito nuove possibilità e prospettive all'imaging ultrasonografico, e quindi alla sua possibilità di valutare più efficacemente e con quantificazioni oggettive l'efficacia della vascolarizzazione parenchimale. In particolare l'introduzione dei mezzi di contrasto di nuova generazione a base di perfluorocarburi, oppure esafluoruro di zolfo, ha fornito la possibilità di ottenere una migliore e oggettiva visualizzazione della vascolarizzazione del rene trapiantato in tempo reale. Ad oggi, peraltro, sono ancora pochi i lavori pubblicati in letteratura riguardanti la valutazione dei trapianti renali mediante ecografia con mezzo di contrasto, e la maggior parte delle esperienze si riferiscono a studi condotti con l'utilizzo di mezzi di contrasto di prima generazione, e quasi tutti si propongono di aumentare l'efficacia del colordoppler. Dalla loro analisi si evince, tuttavia, che l'ecocontrastografia ha valide potenzialità anche nello studio del rene, in quanto migliora la rilevazione di una vascolarizzazione alterata, non solo individuando le alterazioni dei vasi più grandi, ma anche valutando rami arteriosi terminali. L'ecocontrastografia è diventata una tecnica diagnostica valida nella valutazione dei deficit perfusionali parenchimali renali, riuscendo a fornire ulteriori informazioni all'esame eco-color-power-Doppler. In genere l'esame ecografico basale riesce a individuare alterazioni parenchimali grossolane, quali la perdita della differenziazione cortico-midollare, l'aumento o la riduzione volumetrica del parenchima renale, la presenza di alterazioni dei margini o la presenza di aree ipoecogene più o meno estese, solitarie o multiple. Il color ed il power Doppler, con l'ausilio degli indici di resistenza può evidenziare aree di ridotta vascolarizzazione parenchimale oppure aree con aumento degli indici di resistenza.

L'utilizzo del mezzo di contrasto ecografico consente una migliore visualizzazione dei deficit di perfusione parenchimale, indicando con maggiore precisione l'estensione del danno rispetto all'ecografia di base (Fig. 14.3). È importante ricordare che le microbolle non presentano una tossicità renale e che l'esame può esser effettuato anche in pazienti con rialzo dei valori ematici della cretinina. Oltre alla valutazione della vascolarizzazione del parenchima renale, specificatamente ai danni da ischemia renale nel periodo pre e post-trapiantato, l'ecocontrastografia trova anche impiego nella miglior caratterizzazione di lesioni renali solide o cistiche e nell'identificazione di pielonefriti acute a carattere ascessuale [13]. Esistono comunque poche pubblicazioni inerenti l'utilizzo dell'ecocontrastografia nella valutazione del trapianto renale [13-17]; in particolare Wiesmann e coll. [15] hanno riportato un'ottimale valutazione della perfusione renale usando inizialmente un elevato indice meccanico per rompere le microbolle e valutando il progressivo riempimento del letto vascolare renale mediante insonazione a bassa potenza. La corticale e la midollare renale hanno dimostrato un enhancement omogeneo nei reni di volontari sani ed in reni trapiantati funzionali, mentre hanno rivelato una significativa riduzione dell'enhancement nei reni non funzionali in pazienti con insufficienza renale cronica. Schwenger e coll. [17], hanno riportato la propria esperienza nell'utilizzo dell'ecocontrastografia in tempo reale nella valutazione della perfusione microvascolare del tessuto usando le microbolle nella rilevazione della nefropatia cronica del trapianto con sensibilità (91% vs 82%, $p < 0,05$), specificità (82% vs 64%, $p < 0,05$) e accuratezza (85% vs 73%, $p < 0,05$) più elevate rispetto agli indici convenzionali di resistenza del color Doppler.

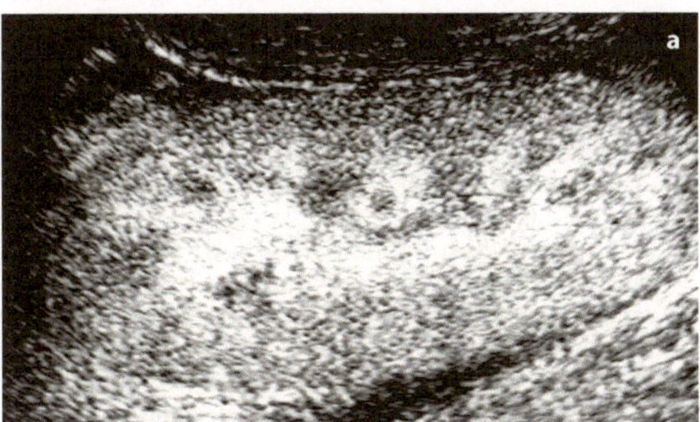

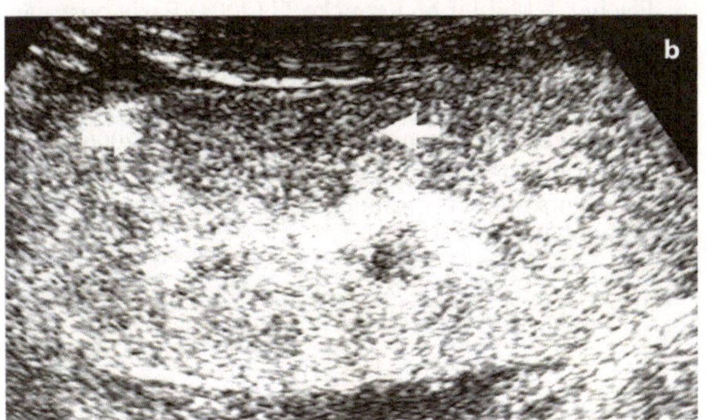

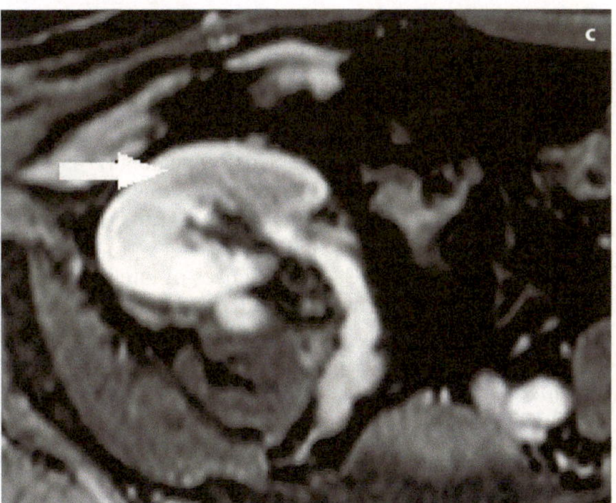

Fig. 14.3 a-c

a La valutazione ecografica dopo somministrazione di mezzo di contrasto durante la fase arteriosa non rileva l'area ipoecogena riscontrata all'esame con power Doppler. **b** Durante la fase venosa dell'esame ecocontrastografico si evidenzia l'area ipovascolare (*frecce*) nella porzione media del rene. **c** La scansione RM T1 pesata dopo somministrazione di mezzo di contrasto (gadolinio DTPA) sul piano assiale conferma l'area ipovascolare (*freccia*)

14.2.3 Tecnica di esecuzione dell'esame

L'esame ecocontrastografico viene eseguito usando una sonda convex 3,5 MHz in B-mode o una sonda lineare da 7,3-13 MHz e include color e power doppler. Gli esami ecocontrastografici sono stati effettuati usando un basso potere d'insonazione (basso indice meccanico significa IM < 0,2) per evitare la distruzione delle microbolle; presetting selezionati sono disponibili per ogni tipo di macchina, adattando i parametri all'imaging contrastografico.Usando ago-cannule da 20 Gauge, il mezzo di contrasto viene iniettato endovena con un bolo di 5 ml (1ml/secondo), seguito da una soluzione fisiologica di 3-10 ml in bolo. L'iniezione aggiuntiva di 5 ml, se richiesta, permette di ottenere una migliore ottimizzazione della precedente procedura. Ogni iniezione di mezzo di contrasto può essere fatta con un intervallo di 10 minuti, tempo necessario per la scomparsa pressochè completa delle microbolle dal circolo periferico.

Un software specifico di quantificazione ecografico (Qontrast, Bracco, Milano), basato sull'intensità del segnale del pixel-per-pixel nel tempo, può essere usato per ottenere quantitativamente le aree di perfusione per ogni regione di interesse. Questo software analizza le sequenze temporali delle immagini. L'intensità del segnale è calcolata per ogni pixel in funzione del tempo, espresso in secondi, generando così mappe parametriche della perfusione.

14.3 Conclusioni

È ormai comprovato che il color ed il power Doppler forniscono segni diretti ed indiretti, mediante la valutazione degli indici di resistenza, della funzionalità del rene trapiantato. L'ecografia con mezzo di contrasto rappresenta una tecnica efficace nella valutazione del rene trapiantato nel periodo pre e post-trapianto.

Bibliografia

1. Baxter GM (2003) Imaging in renal transplantation. Ultrasound Q 19:123-138
2. Hohenwalter MD, Skowlund CJ, Erickson SJ et al (2001) Renal transplant evaluation with MR angiography and MR imaging. Radiographics 21:1505-1517
3. Schubert RA, Gockeritz S, Mentzel HJ et al (2000) Imaging in ureteral complications of renal transplantation: value of static fluid MR urography. Eur Radiol 10:1152-1157
4. Tublin ME, Dodd GD III (1995) Sonography of renal transplantation. Radiol Clin North Am 33:447-459
5. Neimatallah MA, Dong Q, Schoenberg SO et al (1999) Magnetic resonance imaging in renal transplantation. J Magn Reson Imaging 10:357-368
6. Kreis HA, Ponticelli C (2001) Causes of late renal allograft loss: allograft dysfunction, death, and other factors. Transplantation 71:5-9
7. Howard RJ, Patton PR, Reed AI et al (2002) The changing causes of graft loss and death after kidney Transplantion 73:1923-1928
8. Radermacher J, Mengel M, Ellis S et al (2003) The renal arterial resistance index and renal allograft survival. N Engl J Med 349:115-124
9. Drudi FM, Pretagostini R, Padula S et al (2004) Color Doppler Ultrasound in renal transplant: role of Resistive Index versus Renal Cortical Ratio in the evaluation of renal transplant diseases. Nephron Clin Pract 98:67-72
10. Wei K, Le E, Bin JP et al (2001) Quantification of renal blood flow with contrast-enhanced ultrasound. J Am Coll Cardiol 37:1135-1140
11. Aukland K (1980) Methods for measuring renal blood flow: total flow and regional distribution. Annu Rev Physiol 42:543-555
12. Young LS, Regan MC, Barry MK et al (1996) Methods of renal blood flow measurement. Urol Res 24:149-160
13. Correas JM, ClaudonM, Tranquart F et al (2006) The kidney: imaging with microbubble contrast agents. Ultrasound Q 22:53-66
14. Schwenger V, Korosoglou G, Hinkel UP (2006) Real-time contrast-enhanced sonography of renal transplant recipients predicts chronic allograft nephropathy Am J Transplant 6:609-611
15. Wiesmann M, Bergmann-Koster CU, Kreft B (2004) Renal perfusion imaging using contrast-enhanced phase-inversion ultrasound. Clin Nephrol 62:423-431
16. Fischer T, Muhler M, Kroncke TJ (2004) Early postoperative ultrasound of kidney transplants: evaluation of contrast medium dynamics using time-intensity curves. Rofo 176:472-477
17. Schwenger V, Korosoglou G, Hinkel UP et al (2006) Real-time contrast-enhanced sonography of renal transplant recipients predicts chronic allograft nephropathy. Am J Transplant 6:609-615

15 Valutazione della terapia ablativa dei tumori renali

Maria Franca Meloni, Fabrizio Calliada, Chiara Giovanna Alberzoni, Anna Abate, Francesco Franzoso

15.1 Introduzione

Le terapie interstiziali sono largamente utilizzate per il trattamento dei tumori epatici primitivi e secondari [1, 2]. Si sono infatti dimostrate delle valide alternative terapeutiche nei pazienti affetti da tumori epatici primitivi o secondari, non eleggibili per la chirurgia, con significativa riduzione della mortalità e morbilità. La radiofrequenza (RF) è fra queste la più diffusa, e negli ultimi 5 anni è stata utilizzata su circa 5.000 lesioni epatiche con l'approvazione della *Food and Drug Administration* (FDA) [3]. Le sue applicazioni sono state ampliate grazie all'efficacia dimostrata sui tumori del fegato, coinvolgendo altri organi e strutture quali polmone [4], rene [5], tiroide [6], mammella [7], osso [8], prostata [9].

L'adenocarcinoma del rene costituisce circa il 3% di tutte le neoplasie dell'età adulta e l'85-90% di tutti i tumori renali. Il sottotipo "a cellule chiare", in particolare, rappresenta l'80% di tutte le neoplasie renali [3]. Negli ultimi 50 anni l'incidenza del tumore renale a cellule chiare si è dimostrata in aumento [10]. La diagnosi è incidentale in circa i due terzi dei casi, soprattutto grazie all'avanzamento tecnologico delle metodiche di imaging [11]. La nefrectomia radicale rappresenta il *gold standard* per il trattamento del tumore renale localizzato [12]. L'uso della *nephron-sparing surgery* viene applicato in pazienti in cui è importante preservare la funzionalità renale, o anche in pazienti con rene controlaterale normale, ma con tumore piccolo e unilaterale.

La RF, essendosi dimostrata nel trattamento delle lesioni focali epatiche una terapia minimamente invasiva a favore di interessanti risultati, sta trovando recentemente un'ampia applicazione nel trattamento delle lesioni focali del rene; i dati emergenti dalla letteratura dimostrano un'elevata efficacia loco-regionale con conservazione della funzionalità renale a vantaggio di una riduzione dei tempi dell'anestesia generale, accorciamento dei tempi di ricovero e breve convalescenza. Inoltre, rispetto alla chirurgia standard, si è osservata una riduzione della morbilità e mortalità, permettendo peraltro il trattamento di pazienti non candidati alla chirurgia.

Le dimensioni e la localizzazione del tumore si sono dimostrati fattori determinanti per il successo del trattamento. Le lesioni di dimensioni superiori ai 5 cm ed a localizzazione centrale sono infatti considerati a rischio di inefficacia terapeutica [13]; per contro la RF si è dimostrata una valida opzione terapeutica in tumori inferiori ai 3 cm, con una risposta completa all'imaging, compresa fra il 79 e il 100% [14-16]. Recentemente la crioterapia viene preferita alla RF per i tumori a localizzazione polare inferiore, poiché il calore sviluppato durante il trattamento potrebbe determinare una stenosi ureterale [17]. Un recente lavoro di confronto RF vs crioterapia ha dimostrato un'alta percentuale di risposta completa all'imaging per entrambe le terapie con il 100% vs 98%, a parità di una bassa percentuale di complicanze, sovrapponibili a quelle riportate per la nefrectomia parziale [18].

15.2 Radiofrequenza

15.2.1 Tecnica

La RF, attraverso un ago-elettrodo inserito nel tessuto neoplastico, eroga una corrente alternata ad alta frequenza (460-500KHz), determinando la conversione dell'energia di un'onda elettromagnetica in calore. Nel tessuto il calore prodotto induce distruzione cellulare e denaturazione delle proteine già a partire da una temperatura di 50 °C applicata per 4-6 minuti [19]. L'elettrodo viene inserito direttamente all'interno del tumore utilizzando come sistema di guida l'ecografia, la TC o la RM.

La maggior parte dei sistemi di RF utilizzati sono monopolari e richiedono il posizionamento di un elettrodo passivo sulla schiena o sulle cosce, affinché il circuito elettrico sia attivo. Attualmente vengono utilizzati almeno 3 sistemi di RF monopolare, ed il volume di necrosi ottenuto, nonché la sua morfologia, hanno differenti caratteristiche a seconda della tecnologia utilizzata [20]. Alcuni studi sperimentali riportano i risultati riguardo l'utilizzo della RF bipolare o multipolare sul rene dell'animale [21].

Nel nostro Centro vengono utilizzati aghi-elettrodo a punta "raffreddata" di 17 Gauge, elettricamente isolati per tutta la loro lunghezza, ad eccezione della punta esposta attiva, che può variare da 1 a 3 cm. L'ago viene collegato ad un generatore di corrente capace di erogare energia con una potenza massima di 150 Watt. Durante il trattamento è possibile monitorare contemporaneamente l'amperaggio, l'impedenza del tessuto e la temperatura sulla punta dell'ago. Una pompa peristaltica permette la circolazione di soluzione fisiologica raffreddata a 2-4 °C all'interno del circuito idraulico che attraversa l'ago, permettendo di mantenere la temperatura sulla punta esposta intorno ai 20 °C con lo scopo di evitare la carbonizzazione del tessuto che determinerebbe l'autolimitazione del trattamento, con ridotto volume di necrosi ottenuto che raggiungerebbe un diametro massimo di 1,6 cm [22].

Quando l'ago-elettrodo attivo viene inserito sotto guida ecografica all'interno del tessuto neoplastico e l'elettrodo passivo è ben posizionato, l'attivazione del generatore di corrente determina la chiusura del circuito e l'inizio del trattamento (Fig. 15.1). La formazione di un'area iperecogena che aumenta progressivamente nella sede del trattamento è dovuta alla vaporizzazione ed alla cavitazione intra-tissutale, e corrisponde alla necrosi tumorale indotta. È obbligatorio effettuare l'estrazione dell'ago ad una temperatura intorno ai 70-80 °C, riaccendendo il generatore senza attivare la circolazione della fisiologica raffreddata, allo scopo di evitare il *seeding* [23].

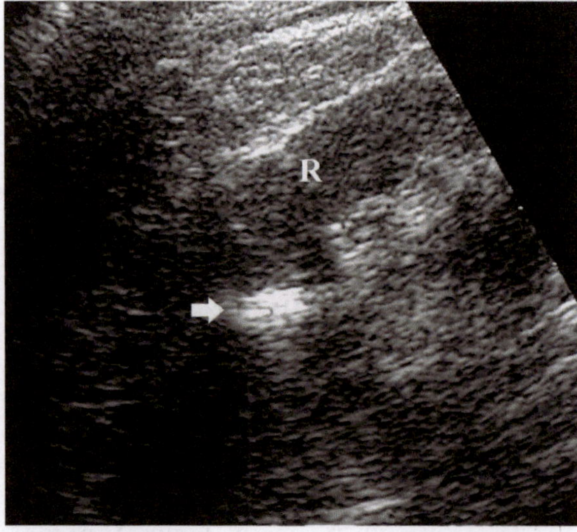

Fig. 15.1

Ago-elettrodo inserito all'interno di una lesione renale di 2 cm, con evidenza della iperecogenicità sull'estremità distale durante l'erogazione di energia (*freccia*). *R*, rene

15.2.2 RF nel trattamento del tumore renale

Selezione dei pazienti. La chirurgia, includendo sia la nefrectomia radicale che la *sparing-surgery*, continua ad essere il *gold standard* per il trattamento del tumore del rene [10]. Negli ultimi anni, grazie all'applicazione delle terapie ablative ad organi diversi dal fegato, molti centri includono fra esse il trattamento del tumore renale. Il razionale della terapia con RF si basa sulla lenta evoluzione che caratterizza il tumore a cellule chiare, sulla ripetibilità del trattamento, sul basso tasso di complicanze riportate, sia maggiori che minori, e su una dimostrata efficacia locale [8, 15, 16]. La presenza di metastasi a distanza non è considerata una controindicazione assoluta, essendo riportati in letteratura numerosi casi in cui il trattamento del tumore primitivo ha determinato la regressione delle metastasi extra-renali già presenti [24].

L'arruolamento dei pazienti deve essere fatto da un team multidisciplinare costituito da urologo, radiologo interventista ed internista. Vengono valutati i criteri di inoperabilità, che possono essere di tipo clinico, quali la compromissione dello stato generale (cardiopatia, diabete, insufficienza renale), la presenza di pregressa neoplasia in altro distretto, pazienti monorene, oppure criteri di tipo tecnico, legati a importanti problemi di coagulazione, patologie correlate che pongano controindicazione all'anestesia generale prolungata, obesità, età avanzata o infine il rifiuto all'intervento da parte del paziente.

Le dimensioni del tumore, la localizzazione, l'istologia e la presenza di metastasi a distanza influenzano la risposta al trattamento [25]. La RF è controindicata in tumori di dimensioni superiori ai 5 cm, per la difficoltà di ottenere una necrosi completa, e/o con localizzazione centrale, a causa del furto di calore determinato dalla vicinanza dei grossi vasi dell'ilo [1]. Alla luce dei risultati ottenuti, l'indicazione alla RF sussiste solo per tumori capsulati, esofitici o comunque periferici e di dimensioni inferiori a 5 cm. In pazienti con lesioni di dimensioni superiori, se non monorene, può essere eseguito un trattamento combinato con embolizzazione dei vasi afferenti al tumore, seguito da trattamento con RF. Infine, la scarsa invasività della metodica si è dimostrata valida anche per la conservazione della funzionalità renale che, dopo il trattamento, non risulta essere sostanzialmente alterata.

Management del paziente. Il paziente selezionato per il trattamento deve eseguire una stadiazione *total-body*, con TC o RM, per escludere la presenza di metastasi a distanza. Vengono inoltre valutati i valori ematochimici della funzionalità renale ed i parametri coagulativi, i cui limiti rimangono invariati rispetto a quelli utilizzati per il trattamento delle lesioni epatiche [2]. La terapia viene eseguita in regime di ricovero, in anestesia generale o spinale, utilizzando la guida ecografica o TC. Il giorno dopo il trattamento il paziente dovrà ripetere il controllo della funzionalità renale, l'esame delle urine, la valutazione dei parametri coagulativi ed i controlli dell'imaging, che verranno successivamente ripetuti nel follow-up.

15.3 Ruolo della CEUS nel management del paziente con tumore renale sottoposto a RF

L'ecografia ha sempre giocato un ruolo fondamentale nelle terapie ablative permettendo, in maniera semplice, veloce e sicura, il raggiungimento del target senza l'utilizzo di raggi X. Scarse erano invece le informazioni utili sull'efficacia terapeutica, sia a breve che a lungo termine, con il solo color Doppler e power Doppler. La recente introduzione dei mezzi di contrasto, e l'avanzamento tecnologico dei software delle apparecchiature ecografiche, ha aperto nuove prospettive riguardo il ruolo dell'ecografia nell'esecuzione delle terapie ablative e nei controlli di efficacia a breve e lungo termine.

Non ci sono dati che dimostrino una differente vascolarizzazione dopo CEUS fra lesioni renali benigne e maligne [26]. La vascolarizzazione del tumore dopo l'iniezione del mezzo di contrasto può determinare una iperecogenicità, isoecogenicità o ipoecogenicità corrispondenti ad una iper, iso o ipovascolarizzazione rispetto al parenchima renale circostante. Nella nostra esperienza l'11,1% dei tumori trattati presentava una vascolarizzazione disomogenea (3/27), il 59,2% (16/27) presentava una vascolarizzazione maggiore del parenchima renale mantenuta anche in fase tardiva, mentre il 29,6% (8/27) presentava una vascolarizzazione meno intensa del parenchima renale.

Una questione chiave, dopo il trattamento con RF, è la valutazione dell'efficacia terapeutica. La TC e la RM sono considerate il gold standard e largamente utilizzate nei pazienti oncologici sottoposti ai controlli periodici [8, 15, 16, 19].

L'utilizzo della CEUS nei tumori renali sottoposti ad RF rappresenta un aiuto significativo in diversi momenti del trattamento quali la centratura, il monitoraggio e il follow-up a lungo termine, ed è imprescindibile, quindi, da un accurato studio prima della terapia.

Nel nostro Centro, il paziente da sottoporre a terapia con RF viene studiato con TC o RM, effettuati non oltre 30 giorni prima dell'intervento, ed esami della coagulazione e della funzionalità renale. Viene eseguita inoltre un'ecografia di base, per la pianificazione del trattamento e la valutazione del posizionamento del paziente in sala operatoria, ed uno studio con CEUS, per valutare l'entità e l'estensione della vascolarizzazione del tumore. La presenza di una capsula peritumorale, identificata ad una valutazione anatomo-patologica nel 53,8% dei casi, è stata confermata dalla CEUS nell'85,7% [27] e nella nostra esperienza è presente alla CEUS nel 40,7% dei tumori sottoposti ad RF (11/27) (Fig. 15.2). La sua presenza amplifica l'efficacia terapeutica, grazie ad un meccanismo di "effetto forno", già descritto nel trattamento dell'HCC nel fegato cirrotico da Livraghi [2].

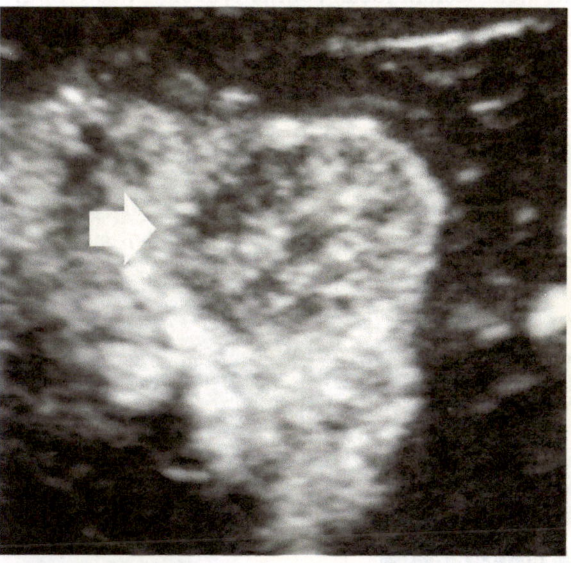

Fig. 15.2

Capsula peritumorale (*freccia*) evidente nella fase tardiva dopo mezzo di contrasto ecografico

15.3.1 Follow-up a breve termine

L'utilizzo della CEUS in sala operatoria è indicato in casi selezionati: la difficoltà ad avere una sufficiente finestra acustica, come avviene nel parenchima epatico, ne rende poco indicato un utilizzo routinario.

Il controllo con CEUS viene eseguito in sala operatoria in tumori di dimensioni superiori ai 4 cm allo scopo di valutare la completezza del trattamento, o, in caso di ripresa di malattia, per evidenziare e centrare l'area da ritrattare. Lo studio del rene e del tumore nell'immediato post-trattamento può infatti risultare difficoltoso a causa delle numerose strutture disomogenee ed iperecogene perirenali, quali muscoli, grasso, anse intestinali, spesso distese per la curarizzazione anestesiologica, che possono rendere difficile la valutazione del risultato. È stata osservata una momentanea riduzione della vascolarizzazione dell'organo nell'immediato post-trattamento, che può rendere difficoltosa la valutazione dell'efficacia terapeutica in questa fase, con scomparsa del fenomeno al controllo con CEUS dopo 24 ore. Nella Figura 15.3 è rappresentata la curva di apprendimento per la comparazione dei risultati CEUS e TC (eseguiti da tutti i pazienti prima ed a 24 ore dal trattamento) nello studio dell'efficacia terapeutica. Nel trattamento di lesioni superiori ai 3 cm, che richiedono spesso più di un'inserzione, il controllo alle 24 ore ha dimostrato, durante lo studio CEUS della fase arteriosa, un cercine di iperemia simile a quello già descritto dopo RF nelle lesioni focali epatiche, di significato flogistico, che scompare nella fase tardiva ed al controllo a 4 mesi, meno evidente allo studio TC (Fig. 15.4).

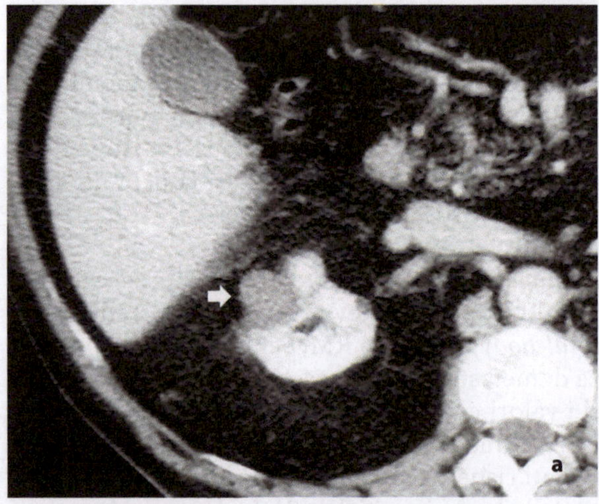

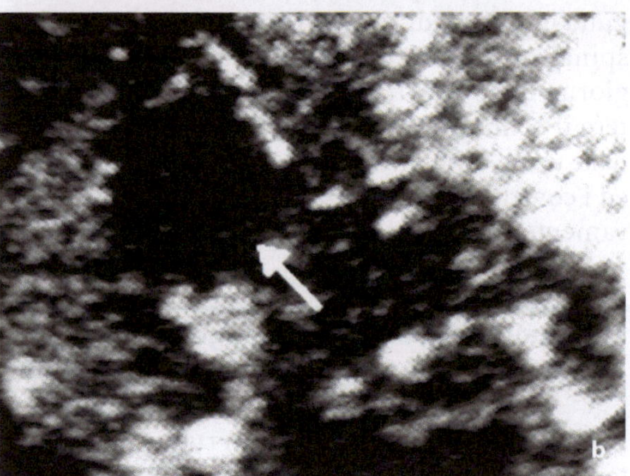

Fig. 15.3 a, b

Valutazione di efficacia a 24 ore dalla RF con TC (**a**) e CEUS (**b**). L'assenza di enhancement (*frecce*), documentata da entrambe le metodiche, conferma una risposta completa al trattamento ablativo

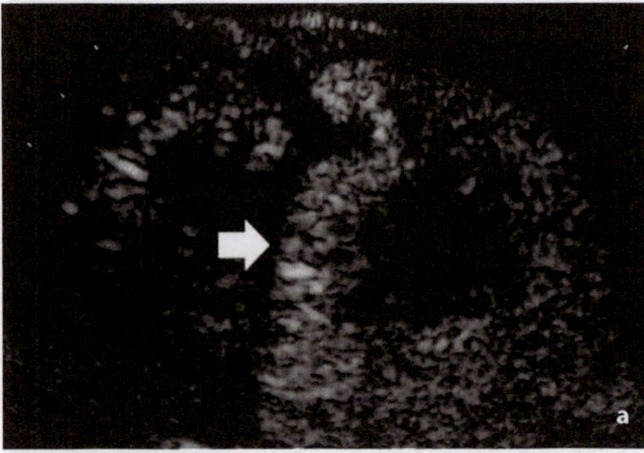

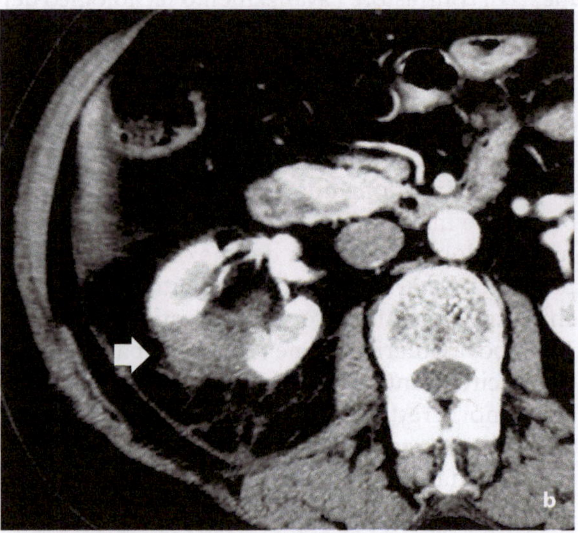

Fig. 15.4 a, b

a Alone di iperemia (*freccia*) dello spessore di circa un cm alla periferia del trattamento che risulta ben evidente alla CEUS, ma non viene dimostrato alla TC (**b**)

Il paziente in assenza di complicanze maggiori, viene poi dimesso il giorno dopo il trattamento.

15.3.2 Follow-up a lungo termine

Il ruolo della CEUS può diventare molto importante nella valutazione dell'efficacia terapeutica a lungo termine dei tumori renali trattati con RF.

Il follow-up dei tumori renali, primitivi e secondari, trattati con terapie ablative viene effettuato ogni 4 mesi con TC o RM. Questo permette, infatti, di valutare sia il risultato della terapia applicata che la ricerca di eventuali nuove lesioni, con grosse implicazioni sia dal punto di vista protezionistico che economico.

Tutti i pazienti con neoplasia renale sottoposti a RF sono stati studiati con CEUS e TC o RM ed esami della funzionalità renale ogni 4 mesi e la risposta completa all'imaging, intesa come assenza di enhancement dopo somministrazione del mezzo di contrasto, nei tumori periferici o esofitici, trattati (23/27) è stata del 91,4%. Al controllo con CEUS si sono avuti due falsi negativi (8,6%); in un caso, infatti, la lesione presentava una localizzazione profonda in paziente obeso, mentre nel secondo caso la lesione presentava una vascolarizzazione povera e disomogenea. È intuitivo che una corretta visualizzazione del tumore alla *base-line* ed una buona vascolarizzazione dello stesso siano indispensabili per poter utilizzare la CEUS in maniera utile ed efficace.

Oggi la CEUS, alla luce dell'esperienza maturata, può giocare un ruolo chiave nel management di questi pazienti. Dopo aver utilizzato le metodiche di imaging quali TC, RM e CEUS prima del trattamento, le stesse vengono ripetute poi ogni 4 mesi per il primo anno. Infatti il residuo, o la ripresa di malattia, è spesso evidente nel follow-up a breve termine (Fig. 15.5). Il trattamento può essere ripetuto e, quando l'assenza di enhancemnet è confermata per un anno sia da CEUS e TC o RM, si passa ad un follow-up ogni 4 mesi con la CEUS ed ogni 8 mesi con CEUS e TC o RM. Se il controllo con CEUS dovesse far sospettare una ripresa di malattia è necessario continuare con l'imaging delle "macchine pesanti" e, qualora il sospetto venisse confermato, si pianifica un'ulteriore seduta di RF; se invece il sospetto non fosse confermato, si continua con l'alternanza di imaging. Questo implica una buona esperienza da parte dell'ope-

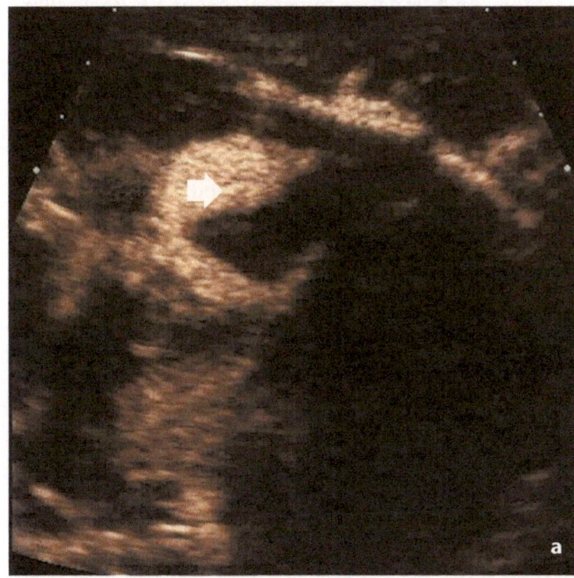

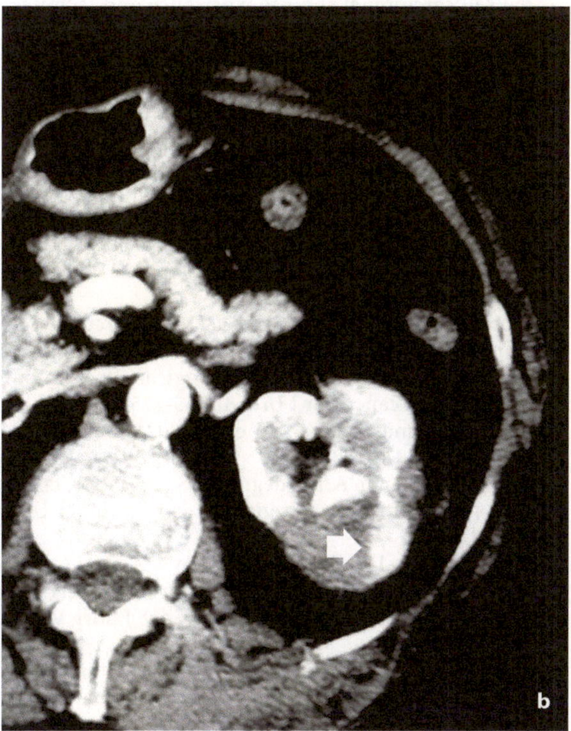

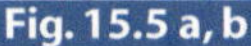
Fig. 15.5 a, b
Ripresa di malattia (*freccia*) ad un anno dal trattamento, evidente sia alla CEUS (**a**) che alla TC (**b**)

ratore nello studio del rene con CEUS per evitare esami superflui, sia da un punto di vista protezionistico che economico. Non ultimo, inoltre, si pone il problema della tossicità dei mezzi di contrasto utilizzati per la TC che spesso sono controindicati in pazienti affetti da insufficienza renale con elevati livelli di creatininemia o in pazienti cirrotici con alterazione delle gammaglobuline. In questi casi viene utilizzata la RM, non sempre comunque gradita al paziente per il particolare posizionamento e per i quali sicuramente la CEUS assume un'ulteriore valenza.

15.4 Conclusioni

La CEUS potrebbe dimostrarsi una sicura ed accurata metodica di imaging per la valutazione dell'efficacia terapeutica dei tumori renali ipervascolarizzati trattati con terapia interstiziale. L'assenza di tossicità, effetti collaterali e controindicazioni della CEUS, rispetto ai mezzi di contrasto usati per la TC o RM, e la mancanza di esposizione a radiazioni fanno della CEUS una metodica particolarmente utile nel follow-up di questa popolazione di pazienti che spesso presenta anche problematiche di insufficienza renale.

Bibliografia

1. Atkins MB, Avigan DE, Bukowski RM et al (2004) Innovations and challenges in renal cancer: Consensus Statement from the First International Conference. Clin Cancer Res 10[Suppl]:6277-6281
2. Livraghi T, Goldberg SN, Lazzaroni S et al (1999) Small HCC: treatment with radiofrequency ablation versus ethanol injection. Radiology 210:655-661
3. Hines-Peralta A, Goldberg SN (2004) Review of radiofrequency ablation for renal cell carcinoma. Clin Cancer Res 10[Suppl]:6328-6334
4. Dupuy DE, Zagoria RJ, Akerley W et al (2000) Percutaneous Radiofrequency of malignancies in the lung. AJR Am J Roentgenol 174:57-9
5. Gervais DA, Mc Govern FJ, Arellano RS et al (2003). Renal cell carcinoma: clinical experience and technical success with radiofrequency ablation of 42 tumors. Radiology 226:417-424
6. Dupuy DE, Monchik JM, Decrea C et al (2001) Radiofrequency ablation of regional recurrence from well-differentiated thyroid malignancy. Surgery 130:971-977
7. Geoffrey SS, Birdwell RL, Ikeda DM et al (1999) Radiofrequency ablation of breast cancer: first report of an emergency technology. Arch Surg 34:1064-1068
8. Rosenthal DI, Hornicek FJ, Wolfe MW et al (1998) Changes in the management of osteoid osteoma. J Bone Joint Surg 80:815-821
9. Zlotta AR, Djavan B, Matos C et al (1998) Percutaneous transperineal radiofrequency ablation of prostate tumor: saftey, feasibility, and pathological effect on human prostate cancer. Br J Urol 81:265-275
10. Jemal A, Thomas A, Murray T et al (2002) Cancer Statistic. Cancer J Clin 52:23-27
11. Pantuk AJ, Zisman A, Belldegrum AS (2001) The changing natural history of renal cell carcinoma. I Urol 166:297-301
12. Barbalias GA, Liatsikos EN, Tsintayis A et al (1999) Adenocarcinoma of the kidney: nephron-sparing surgical approach vs radical nephrectomy. J Surg Oncol 72:156-161
13. Gervais DA, Mc Govern FJ, Arellano RS et al (2005) Radiofrequency ablation of renal cell carcinoma: part 1. Indications, results and role in patient management over 6-year period and ablation of 100 tumors. AJR Am J Roentgenol Jul 185:64-71
14. Pavlovich CP, Walther MM, Choyke PL et al (2002) Percutaneous radiofrequency ablation of small renal tumors: initial results. J Urol 167:10-15
15. Matsumoto ED, Johnson DB, Ogan K et al (2005) Short-term efficacy of temperature-based radiofrequency ablation of small renal tumors. Urology 65:877-881
16. Farrell MA, Charboneau WJ, DiMarco DS et al (2003) Imaging-guided radiofrequency ablation of solid renal tunors. AJR Am J Roentgenol 180:1509-1513
17. Farrell M, Charboneau W, Atwell TD et al (2005) Image-guided percutaneous Crioablation of solid renal tumors: an alternative to percutaneous RF, RSNA 2005, Chicago
18. Hegarty NJ, Gill IS, Desai MM et al (2006) Probe-ablative nephron-sparing surgery: cryoablation versus radiofrequency ablation. Urology 68:7-13
19. Goldberg SN, Gazelle GS, Muller PR (2000) Thermal ablation therapy for focal malignancy: a unified approach to underlying principles, techniques, and diagnostic imaging guidance. AJR Am J Roentgenol 174:323-331
20. Hacker A, Vallo S, Weiss C et al (2005) Minimally invasive treatment of renal cell carcinoma: comparison of 4 different monopolar radiofrequency devices. Eur Urol 48:584-592
21. Hacker A, Vallo S, Weiss C et al (2006) Technical characterization of a new bipolar and multipolar radiofrequency device for minimally invasive treatmen of renal tumors. BJU Int 97:822-828
22. McGahan JP, Browning PD, Brock JM et al (1990) Hepatic ablation using radiofrequency electrocautery. Invest Radiol 25:267-270
23. Livraghi T, Lazzaroni S, Meloni F et al (2005) Risk of tumor seeding after percutaneous radiofrequency ablation for HCC. Br J Surg 92:856-858
24. Sanchez-Ortiz RF, Tannir N, Ahrar K (2003) Spontaneous regression of pulmonary metastases from renal cell carcinoma after radio frequency ablation of primary tumor: an in situ tumor vaccine? J Urol 170:178-179

25. Zagoria RJ, Hawkins AD, Clark PE et al (2004) Percutaneous CT-guided radiofrequency ablation of renal neoplasms: factors influencing success. AJR Am J Roentgenol 183:201-207
26. Quaia E (2005) Characterization and detection of renal tumors. Springer, Berlin Heidelberg New York, pp 223-244
27. Ascenti G, GaetaM , Magno C et al (2004) Contrast-Enhanced Second-Harmonic Sonography in the detection of pseudocapsule in renal cell carcinoma. AJR Am J Roentgenol 182:1525-1530

16 Traumi dell'addome

Orlando Catalano, Roberto Lobianco

16.1 Introduzione

In molti paesi europei ed asiatici l'ecografia (US) viene utilizzata per la valutazione iniziale dei pazienti con trauma addominale, sia isolato che nel contesto di un protocollo per lo studio del politraumatismo [1, 2]. In America settentrionale, invece, l'imaging è basato soprattutto sulla tomografia computerizzata (TC), caratterizzata, peraltro, da una maggiore invasività, in termini di radiazioni ed impiego di mezzi di contrasto, e da un maggior costo [1]. Solo recentemente negli USA è stato compreso il valore degli ultrasuoni in questo ambito, sebbene con una modalità d'impiego piuttosto discutibile, quale la *Focused Assessment with Sonography for Trauma* (FAST) [3-6]. La FAST è una tecnica utilizzata soprattutto da emergentisti che mira al riconoscimento del solo versamento peritoneale, rappresentando così il sostituto, non invasivo e rapido, del lavaggio peritoneale diagnostico. Tuttavia, se lo studio del paziente emodinamicamente instabile si è da sempre giovato di un rapido studio ecografico, l'utilità pratica della FAST nel paziente stabile non appare ancora sufficientemente provata, anche perché la presenza o l'assenza del versamento non si correla necessariamente con la presenza o l'assenza di una lesione parenchimale, né l'entità del versamento si correla necessariamente con la gravità della lesione e la necessità di un trattamento cruento [2].

Sicuramente l'ecografia, sia eseguita come FAST che praticata in maniera completa per la valutazione anche dei parenchimi, presenta delle significative limitazioni, soprattutto in termini di panoramicità e di sensibilità per la detezione diretta delle lesioni d'organo (soprattutto renali, ma anche epatiche e spleniche, oppure dei visceri cavi) [2] (Fig. 16.1). Questo rappresenta un limite specialmente nei pazienti in cui la lesione traumatica non si accompagna a versamento e spiega la tendenza a ricorrere alla TC [7-11].

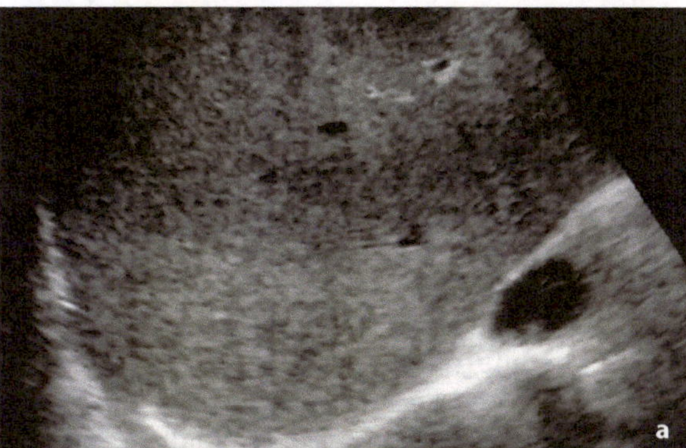

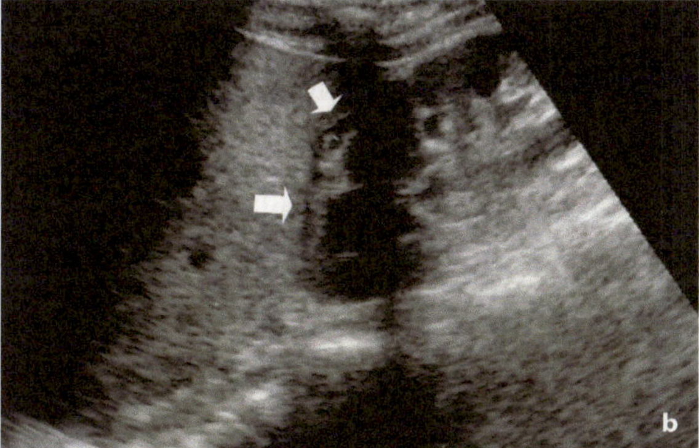

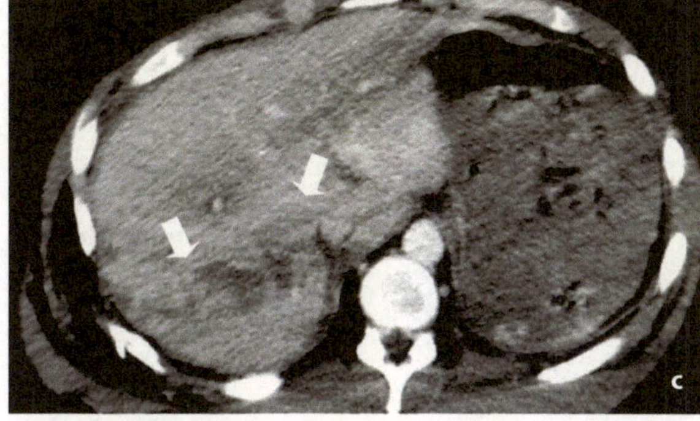

Fig. 16.1 a-c

Falso negativo parziale dell'US. **a** Lo studio parenchimale con US non dimostra lesioni epatiche. **b** Si rileva solo una minima falda liquida nello spazio epato-renale (*frecce*). **c** La TC evidenzia invece un ampio focolaio lacerativo del dorso della grande ala epatica (*frecce*). La panoramicità della metodica consente anche di cogliere, a destra, fratture costali ed enfisema sottocutaneo

Il razionale dell'impiego della CEUS nei traumi rientra proprio nel tentativo di ridurre il divario US-TC, impiegando un'ecografia "a pieno potenziale", concettualmente antitetica alla FAST. Le possibilità tecnico-metodologiche sono varie: l'impiego delle sonde ad alta frequenza (>7,5 MHz) può essere utile sia nel riconoscere piccole raccolte liquide (Fig. 16.2) che nel rilevare le lesioni parenchimali (Fig. 16.3), quantomeno nei bambini e negli adulti magri [12]. L'armonica tissutale è più efficace dell'imaging in fondamentale nel rilevare sia il versamento che i parenchimi [13, 14]. La distensione vescicale, mediante introduzione di liquido transcatetere, può teoricamente aiutare nel riconoscimento di piccole falde liquide pelviche [15, 16]. Il controllo ecografico a distanza di tempo dall'esame iniziale (solitamente 2 ore) può consentire di cogliere aspetti non individuabili in un primo momento. Il color e power Doppler può aiutare nell'individuazione di lesioni parenchimali, visualizzate come difetti di vascolarizzazione [17, 18] (Fig. 16.4). Infine, l'iniezione del mezzo di contrasto ecografico, specie se associata ad un'acquisizione in tempo reale, permette di rilevare con maggior confidenza le lesioni traumatiche e di riconoscere elementi non accessibili all'US basale, come ad esempio l'emorragia attiva [20-26].

Per quanto riguarda la CEUS, questa si è in particolare dimostrata più sensibile dell'ecografia e sensibile quasi quanto la TC nell'identificazione delle lesioni d'organo. Rispetto all'US, la CEUS si correla meglio con i reperti morfodimensionali della TC. Con l'impiego della CEUS vengono "perse", rispetto alla TC, solo lesioni minori, non associate ad emoperitoneo e non in grado di influenzare morbidità e mortalità del paziente [25-27]. Ciò può consentire una miglior selezione dei soggetti da sottoporre a TC ed una riduzione dei tempi di osservazione per coloro che non richiedono uno studio TC.

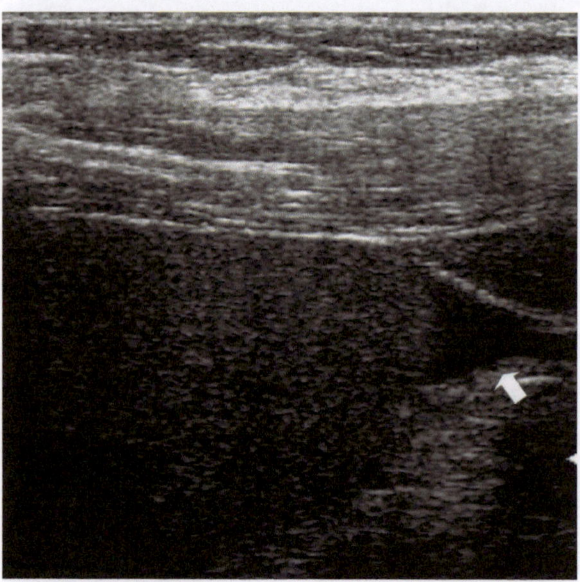

Fig. 16.2

Valore delle sonde superficiali. Identificazione di minima falda liquida (*freccia*) contigua al polo splenico inferiore con sonda ad alta frequenza

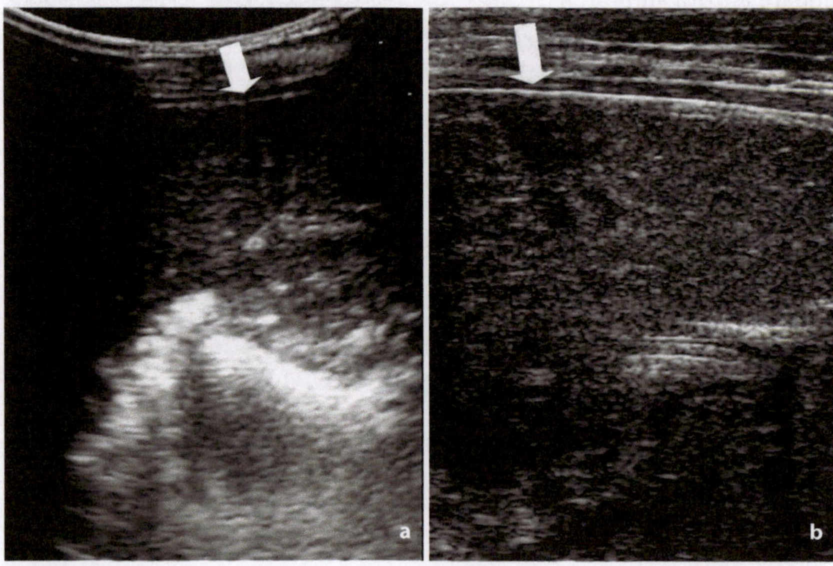

Fig. 16.3 a, b

Valore delle sonde superficiali. **a** Lacerazione splenica (*freccia*) rilevata con sonda internistica. **b** Miglior definizione con sonda superficiale

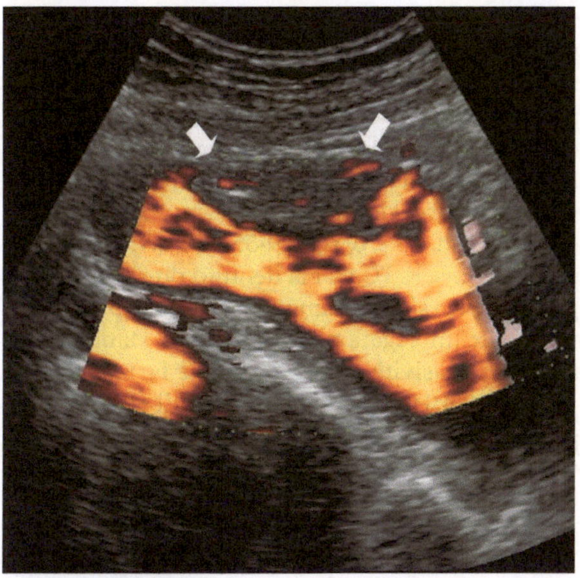

Fig. 16.4

Valore delle tecniche Doppler. Il power Doppler mette in evidenza un difetto di vascolarizzazione (*frecce*) dovuto ad una lesione traumatica renale

16.2 Metodologia d'esame

La valutazione CEUS non viene mai praticata in prima istanza, ma sempre dopo uno studio ecografico basale, accurato seppur, date le circostante, spesso rapido. Esso deve mirare alla ricerca del versamento peritoneale ed, al tempo stesso, all'esplorazione dei parenchimi e deve contemplare la possibilità anche di emorragia retroperitoneale, versamento pleurico o versamento pericardico. Di volta in volta l'operatore può decidere di utilizzare anche sonde superficiali, se non altro nei bambini e negli adulti magri, e/o il power Doppler, quantomeno a livello renale.

Lo studio CEUS viene eseguito in estemporanea, non richiedendo digiuno o analisi preliminari, né comportando sovraccarico particolare, in pazienti che talora si trovano in stato di shock ed insufficienza pre-renale. L'enhancement dei parenchimi addominali dura un tempo sufficiente (fino a 4-5 minuti) da consentirne una buona valutazione, in particolare del fegato, della milza e dei reni. Per ottimizzare lo studio, è comunque anche possibile frazionare i 4,8 ml di SonoVue in due boli, impiegando il primo per i reni ed il secondo per il fegato e la milza, oppure il primo per il rene destro ed il fegato ed il secondo per il rene sinistro e la milza [26, 27]. Il razionale della sequenza rene-fegato-milza, sia essa in bolo singolo che in due frazioni, è quella di studiare per primi i reni, caratterizzati da un enhancement intenso ma transitorio, e per ultima la milza, con un'opacizzazione molto persistente (che in fase iniziale ha un aspetto marezzato che può indurre in false positività) [23-25]. Bisogna anche dire che lo studio CEUS, in molti casi, non è così sistematico: spesso l'operatore ha già visto o sospettato la sede della lesione traumatica ed in questo caso l'eventuale ulteriore studio ecocontrastografico viene eseguito in maniera mirata.

Una volta focalizzata la sede del traumatismo è possibile eseguire dei flash a più alto indice meccanico, al fine di ottenere una sorta di riperfusione e quindi di poter meglio osservare le caratteristiche del focolaio traumatico e l'eventuale presenza di uno stravaso contrastografico.

La disponibilità attuale di ecografi implementati con software per CEUS e trasportabili rende conto della possibilità di praticare l'esame anche al di fuori del Servizio di Radiologia, ad esempio nel "filtro" del Pronto Soccorso od al letto di degenza del paziente.

L'intero esame viene videoarchiviato nell'ecografo, e questo è particolarmente importante in urgenza, poiché l'operatore può revisionare le immagini, ai fini della comprensione completa dei reperti e della refertazione, mentre il paziente viene portato via o prosegue la serie di indagini radiologiche previste.

16.3 Indicazioni allo studio con ecocontrastografia

Le linee guida dell'*European Federation of Societies for Ultrasound in Medicine and Biology* (EFSUMB), pubblicate nel 2004 [28], indicano come possibilità applicative della CEUS (riferite al fegato, ma estensibili agli altri parenchimi addominali): l'indisponibilità o la controindicazione alla TC con mezzo di contrasto e.v., la presenza di artefatti che degradano la qualità delle immagini TC, o comunque un risultato dubbio della TC stessa, la necessità di una rianimazione prima della TC, il monitoraggio di lesioni traumatiche note, il trauma chiuso minore, specie se si tratta di bambini (nei quali peraltro l'uso di SonoVue non è ancora autorizzato). I suggerimenti dell'EFSUMB sicuramente indicano quelli che possono essere gli impieghi più razionali della CEUS: il paziente instabile, il monitoraggio dei casi trattati conservativamente ed il trauma di lieve entità (sebbene per le prime due evenienze non siano ancora state pubblicate casistiche specifiche). Nella nostra esperienza la CEUS può essere indicata: quando l'US basale identifica liquido peritoneale o retroperitoneale ma non individua sicure lesioni d'organo (in alternativa o in fase preliminare alla TC), quando l'US basale già rileva il focolaio traumatico ma è necessaria una migliore definizione di questo (in alternativa o in fase preliminare alla TC, ma in questo caso è generalmente ragionevole praticare direttamente la TC) e quando il sospetto clinico-laboratoristico persiste nonostante la negatività dell'US iniziale oppure vi sono degli indicatori di rischio (fratture costali o vertebrali associate, aumento degli enzimi epatici, microematuria) [19, 20, 26].

Sicuramente la TC è più accurata e panoramica della combinazione US e CEUS, richiedendo, con gli attuali apparecchi multistrato, un tempo di sala praticamente analogo [19, 20]. In molti *trauma centers*, inoltre, gli apparecchi TC sono oggi posti in condizioni di agevole accesso per il paziente traumatizzato, annullando così le necessità del passato del trasporto del paziente nel Servizio di Radiologia. Ciononostante, noi riteniamo che la CEUS possa avere un certo ruolo in vari "scenari", quali la valutazione del paziente emodinamicamente instabile, lo studio al letto del paziente, la valutazione di trauma in presenza di controindicazioni, di artefatti da movimento o posizione, di dubbi interpretativi allo studio TC con mezzo di contrasto e.v. o di soggetti comunque poco idonei allo studio TC (come bambini e donne in gravidanza) ed infine per il monitoraggio delle lesioni che non richiedono un trattamento invasivo [23, 24, 26].

Sicuramente il follow-up dei pazienti non operati costituisce un interessante campo di applicazione futuro della CEUS, sebbene sinora vi siano stati in letteratura solo contributi aneddotici: due casi di trauma splenico pediatrico [21] ed uno di trauma pancreatico pediatrico [29]. Nei diversi centri il monitoraggio delle lesioni traumatiche viene eseguito con US e/o TC [29-35]. Tuttavia, in questi soggetti dove la TC ha già definito presenza, sede e grado delle lesioni traumatiche, la CEUS può essere utilmente impiegata per il follow-up, stante anche la bassa invasività radiobiologica e farmacologica rispetto alla TC, permettendo essa di rilevare tutti gli elementi necessari: entità del versamento peritoneale, estensione del focolaio traumatico, distanza dalla capsula dell'organo in questione, dal suo ilo e dai suoi vasi maggiori, e sviluppo di un sanguinamento attivo o di uno pseudoaneurisma [23, 24, 26].

16.4 Lesioni traumatiche parenchimali

La CEUS in real-time, metodica multiplanare e con elevata risoluzione temporale e di contrasto, consente una valida rappresentazione delle lesioni traumatiche parenchimali che, a prescindere dall'organo in questione, appaiono inevitabilmente come dei difetti di enhancement nel contesto del parenchima sano presente intorno, iperecogeno, e risultando progressivamente più evidenti con il passare dei secondi e l'aumento dell'enhancement circostante [18-20, 23-27, 36-38].

I focolai contusivi, in particolare, appaiono come aree di tenue ipoecogenicità, a margini mal de-

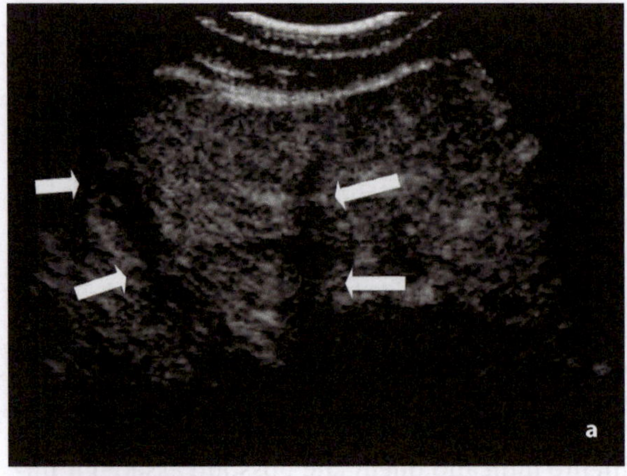

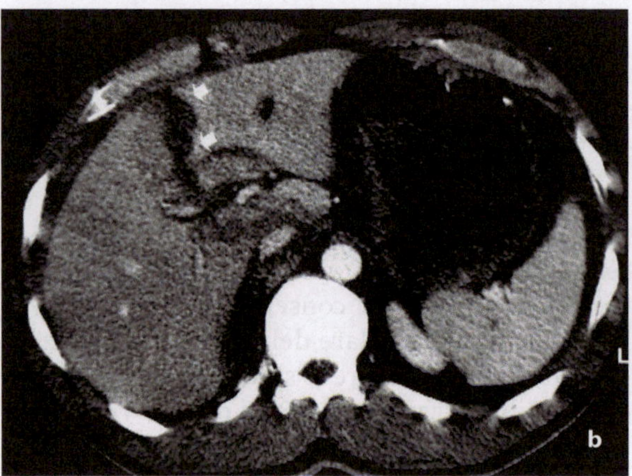

Fig. 16.5 a, b
Lacerazione epatica. **a** La CEUS dimostra delle bande ipodense irradiate (*frecce*). **b** Correlazione TC

finiti, riconoscibili solo, o meglio, dopo l'iniezione e.v. del mezzo di contrasto. Le lacerazioni si presentano piuttosto come strie o bande ipoecogene, eventualmente ramificate o multiple, generalmente disposte (specie nella milza) perpendicolarmente alla superficie d'organo e possono raggiungere o meno quest'ultima discontinuandola; di solito esse appaiono più ampie sul versante periferico che su quello ilare ed è necessario definirne i rapporti spaziali con le strutture vascolari dell'ilo. Gli ematomi appaiono come aree di più o meno marcata ipoecogenicità, localizzate a livello intraparenchimale o sottocapsulare, di variabile morfologia (ovalare, lenticolare, ecc.). Gli infarti parziali si presentano come aree di completa avascolarità, a margini netti e definiti e con morfologia generalmente settoriale. Gli infarti totali (avulsione/dissecazione/lacerazione peduncolare) comportano il mancato enhancement di un organo (Figg. 16.5-16.7).

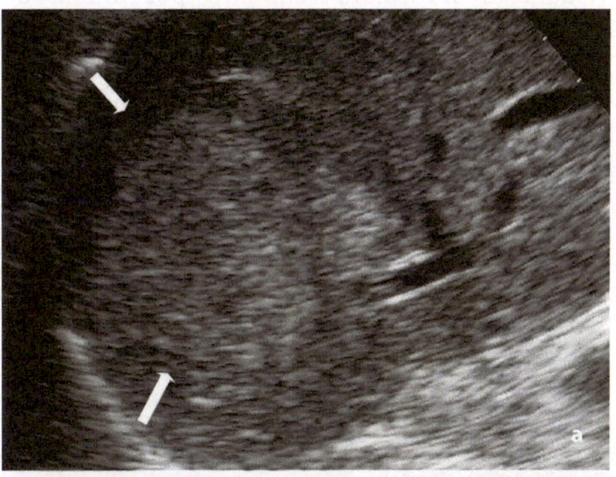

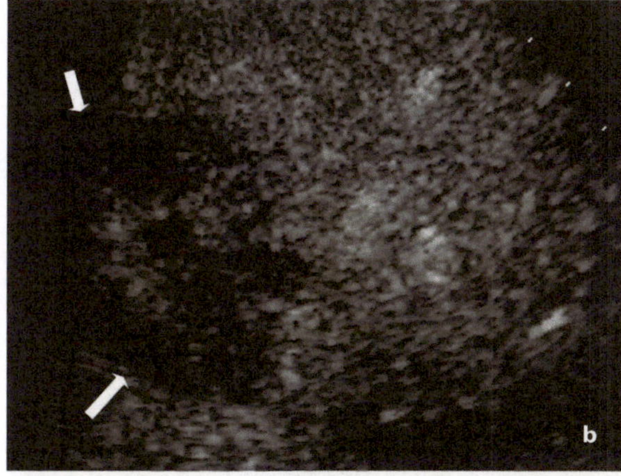

Fig. 16.6 a, b

Focolaio lacerocontusivo epatico. **a** La US evidenzia un'ampia chiazza ecogena similangiomatosa (*frecce*). **b** La CEUS tuttavia ne dimostra la natura traumatica, con un difetto ipoecogeno disomogeneo

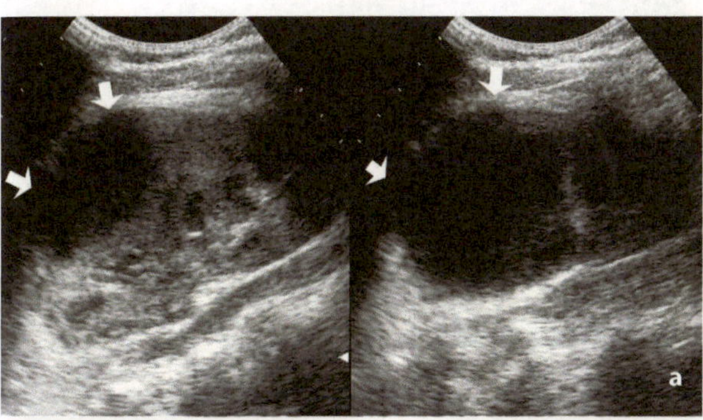

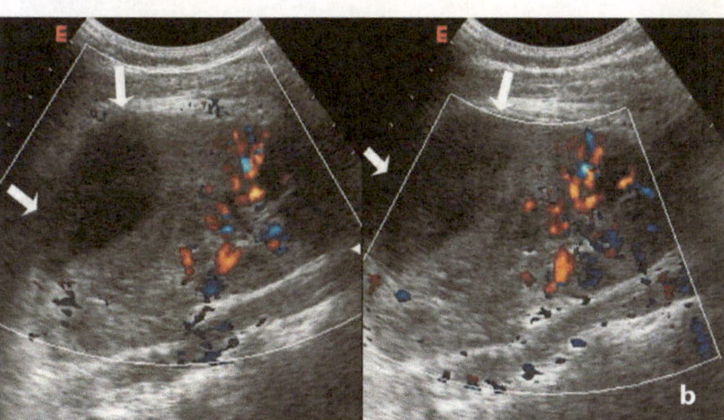

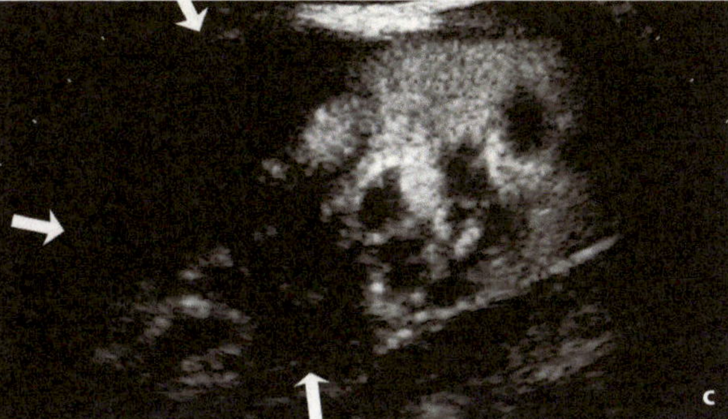

Fig. 16.7 a-c

Focolaio lacerativo renale con associato ematoma sottocapsulare. **a** La US dimostra una raccolta liquida ipo-anecogena (*frecce*), con limitata disomogeneità del parenchima renale vero e proprio. **b** Il power Doppler direzionale identifica un reperto analogo, con area di difettosa vascolarizzazione nel parenchima immediatamente adiacente l'ematoma (*frecce*). **c** La CEUS identifica invece un ampio focolaio lacerocontusivo renale (*freccia lunga*) associato all'ematoma (*frecce corte*)

I focolai traumatici ampi hanno un aspetto più complesso, con componenti ipoecogene ed anecogene coesistenti, quale rappresentazione della presenza di fenomeni contusivi, fenomeni lacerativi, raccolte ematiche intralesionali e fenomeni ischemici da lesione vasale (Figg. 16.8, 16.9) [19, 20, 23, 24, 26, 27, 36]. Nelle lesioni epatiche e spleniche di aspetto stellato, o francamente complesso, è inoltre frequente riconoscere aree di enhancement parenchimale interposto alle porzioni ipoecogene lacerative, che sono quindi isoecogene rispetto alle porzioni parenchimali circostanti il focolaio traumatico e che non devono essere confuse con stravasi del mezzo di contrasto nel contesto dell'ipoecogenicità traumatica [20, 38].

In alcuni casi, in particolare a livello epatico, è possibile rilevare in fase arteriosa una tenue iperecogenicità del parenchima sano circostante la lesione traumatica, rispetto a quello più distante [20, 38]. Probabilmente il reperto è attribuibile a fenomeni "reattivi" del parenchima circostante il focolaio lacerativo. Il corrispettivo in US basale di questo reperto a "bersaglio" è spesso dato da una tenue, ampia e disomogenea iperecogenicità: in questi casi l'US potrebbe pertanto sovrastimare le dimensioni del focolaio, laddove la CEUS dimostra come solo la parte più centrale sia effettivamente di tipo lacerativo mentre il resto sia di tipo reattivo [38].

Ruotando opportunamente la sonda è possibile visualizzare il focolaio traumatico per tutta la sua estensione, definendo con precisione, ad esempio, tutto il decorso di una lacerazione (laddove in TC è comunque necessaria, da parte del radiologo, una ricostruzione mentale tra le diverse scansioni per comprendere appieno l'estensione della lesione traumatica) (Fig. 16.10).

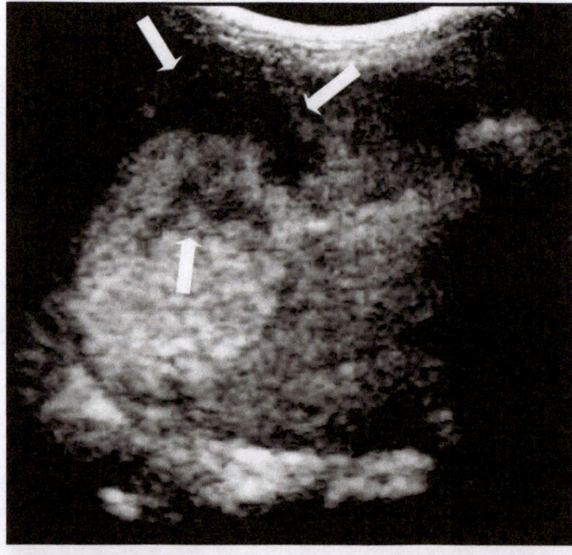

Fig. 16.8

Lacerazione splenica in soggetto pediatrico. La CEUS dimostra un focolaio lacerativo complesso e pluriramificato a livello mesosplenico (*frecce*)

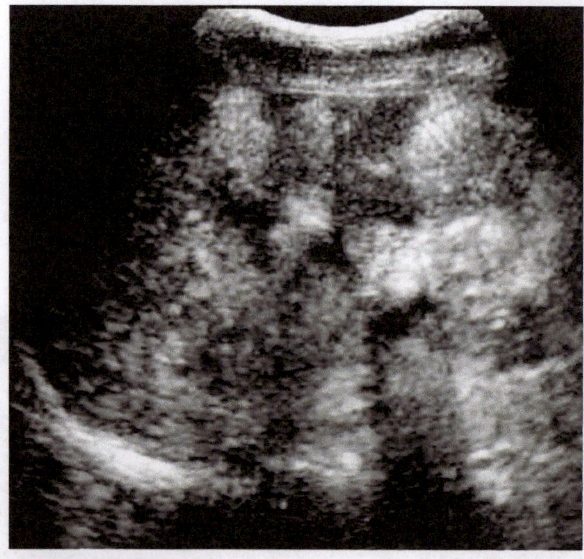

Fig. 16.9

Lacerazione splenica. La CEUS documenta un aspetto a carta geografica, con aree di più netta ipoecogenicità su base lacerocontusiva ed aree di più tenue ipoecogenicità su base ipoperfusiva

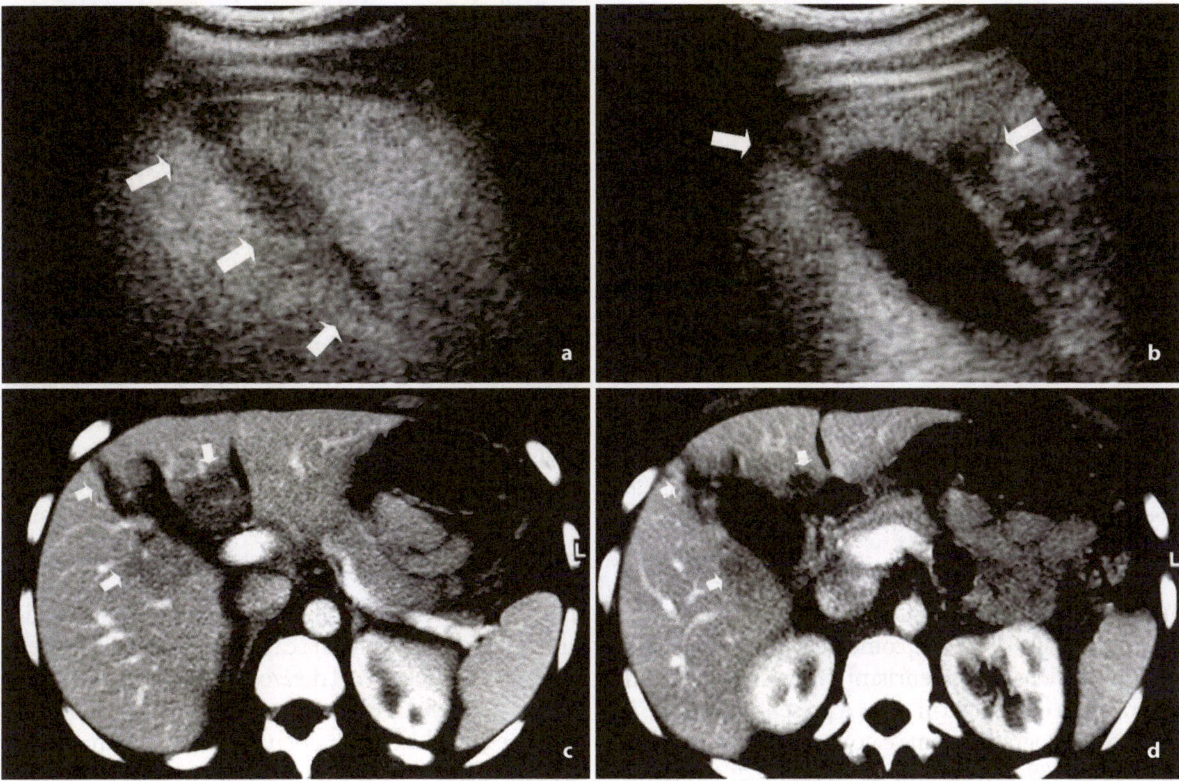

Fig. 16.10 a-d

Lacerazione epatica. **a, b** La CEUS evidenzia, con opportuna rotazione della sonda, tutta l'estensione longitudinale della lesione, che giunge sino al letto colecistico (*frecce*). **c, d** La TC conferma le plurime aree lacerative

16.4.1 Segni indiretti

Versamento ed ematomi. Grazie alla superiore risoluzione di contrasto della CEUS, è spesso possibile identificare, con maggiore confidenza rispetto all'ecografia basale, piccole falde liquide dovute a versamento nei recessi peritoneali o negli spazi retroperitoneale (Figg. 16.11-16.13). Anche gli ematomi, periorgano o sottocapsulari, vengono meglio delimitati, essendo sostanzialmente privi di contrast enhancement (se non in caso di emorragia attiva) e quindi ben evidenti rispetto al parenchima adiacente contrastato [26, 38].

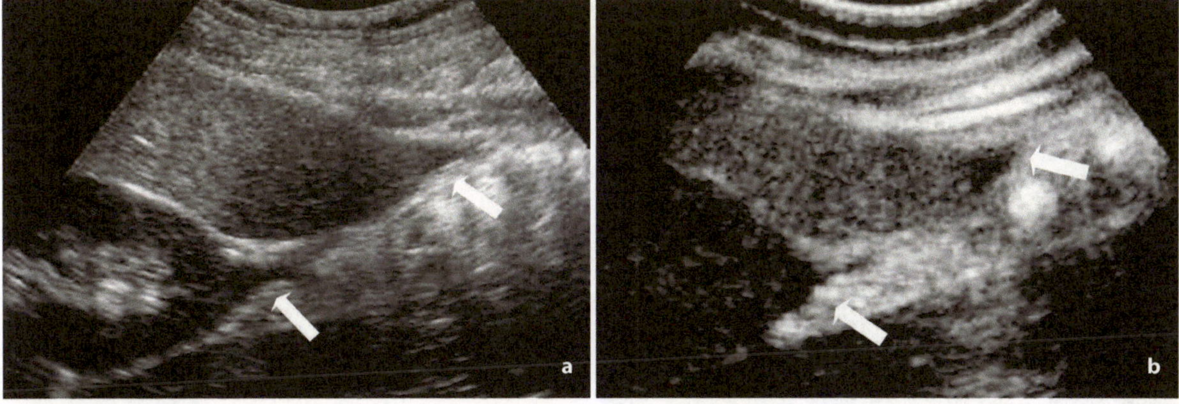

Fig. 16.11 a, b

Segni indiretti: versamento ematico. **a** La US dimostra una minima falda liquida sia a livello intraperitoneale, subito caudalmente alla grande ala epatica, che in sede retroperitoneale, subito caudalmente al polo renale inferiore destro (*frecce*). **b** La CEUS conferma, con un contrasto leggermente superiore, la presenza del liquido (*frecce*)

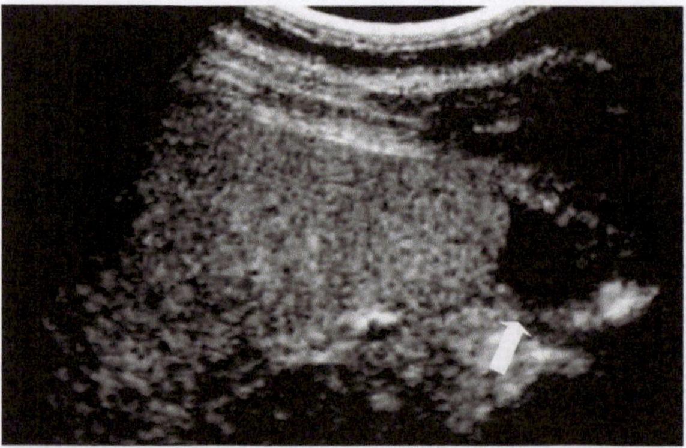

Fig. 16.12

Segni indiretti: versamento ematico. La CEUS dimostra efficacemente un lieve versamento peritoneale (*freccia*) contiguo al polo splenico inferiore. Il liquido risalta rispetto alla milza, intensamente impregnata dal mezzo di contrasto

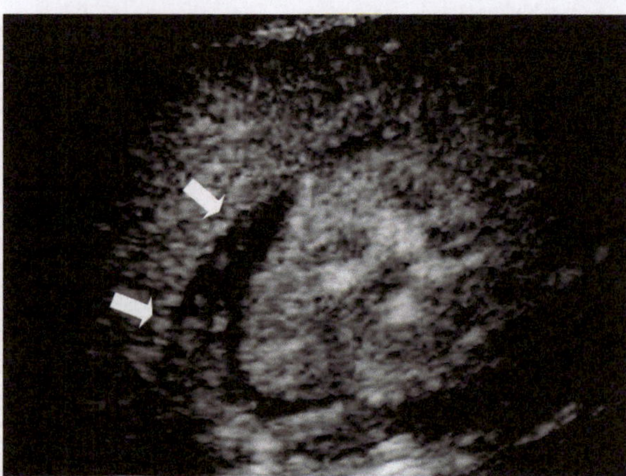

Fig. 16.13

Segni indiretti: ematoma. La CEUS dimostra una raccolta ematica stratificata (*frecce*) nello spazio epato-renale e perirenale

Emorragia attiva. La CEUS può identificare reperti inaccessibili alla US basale, come ischemia e infarti metatraumatici, pseudoaneurismi, stravasi di mezzo di contrasto da emorragia in atto. La presenza di uno stravaso contrastografico, come è noto dalla letteratura inerente la TC [39-41], costituisce un segno di sanguinamento attivo e quindi la necessità di un trattamento cruento, sia esso chirurgico o embolizzante. Alcuni studi sperimentali condotti su animali, peraltro eseguiti prevalentemente con mezzi di contrasto ecografici tissutali, hanno dimostrato la capacità della CEUS di identificare la fuoriuscita del mezzo di contrasto quale segno di trauma indotto [42, 43]. Successivamente alcune casistiche cliniche hanno documentato la buona efficacia nell'identificare le emorragie attive, su base sia traumatica che non traumatica [19, 26, 27, 30, 44, 45] (Figg. 16.14, 16.15) (per un'ulteriore trattazione dell'argomento, cfr. Capitolo "Vasi addominali").

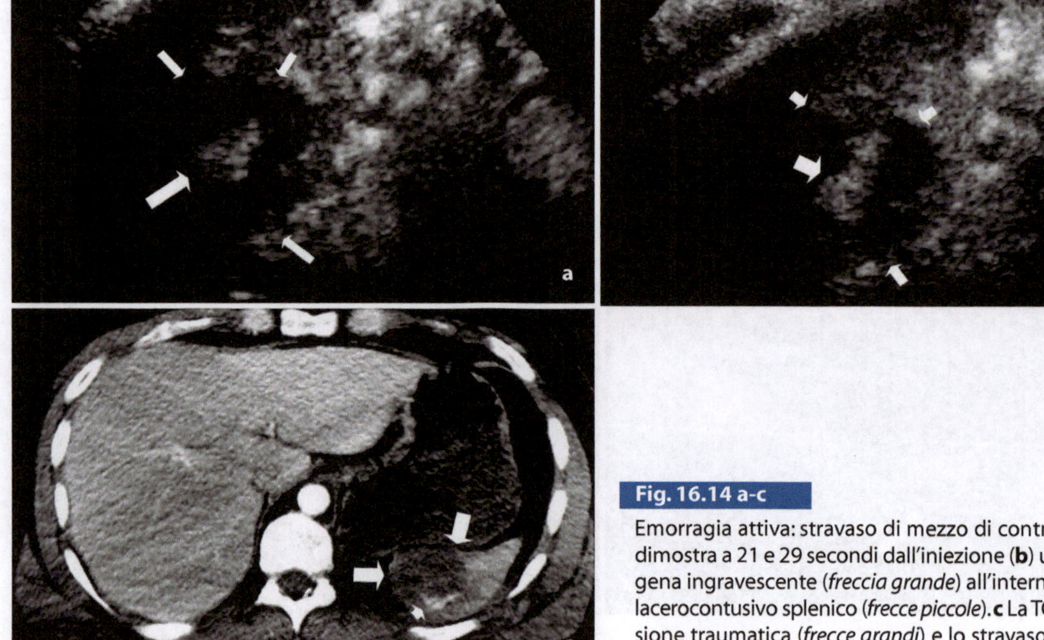

Fig. 16.14 a-c

Emorragia attiva: stravaso di mezzo di contrasto. **a** La CEUS dimostra a 21 e 29 secondi dall'iniezione (**b**) una chiazza ecogena ingravescente (*freccia grande*) all'interno di un focolaio lacerocontusivo splenico (*frecce piccole*). **c** La TC conferma la lesione traumatica (*frecce grandi*) e lo stravaso contrastografico (*freccia piccola*)

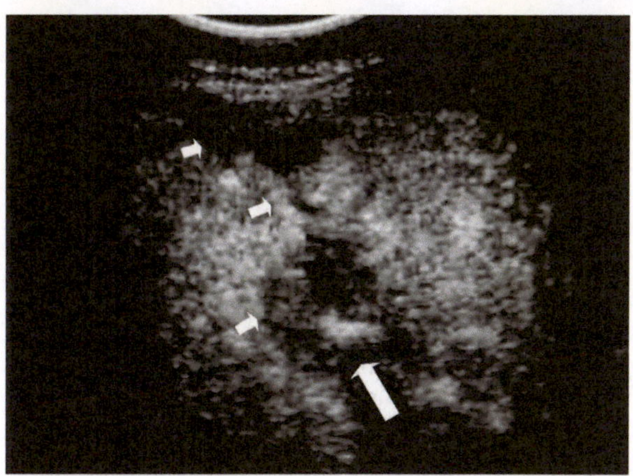

Fig. 16.15

Emorragia attiva: stravaso di mezzo di contrasto. La CEUS documenta una lesione lacerativa epatica (*frecce piccole*) ed un piccolo spandimento contrastografico nel suo contesto (*freccia grande*)

16.5 Limiti dello studio ecocontrastografico

Le limitazioni dell'US nella valutazione di soggetti obesi, meteorici o con lesioni profonde o retroperitoneali, nonché il riconoscimento diretto delle lesioni mesenterico-intestinali, non vengono significativamente ridotte dalla CEUS ed essa non dovrebbe essere impiegata per superare queste difficoltà. Gli attuali sistemi per CEUS, inoltre, hanno alcuni inconvenienti specifici, quali la perdita di risoluzione spaziale e l'incompleta penetrazione in profondità, specie in soggetti obesi o steatosici [23, 24, 26].

Per quanto riguarda il trauma urologico, in particolare, bisogna ricordare come i mezzi di contrasto ecografici non vengano filtrati dai glomeruli e che, pertanto, vi sia il rischio di misconoscere lesioni delle vie escretrici superiori, quali lesioni ca-

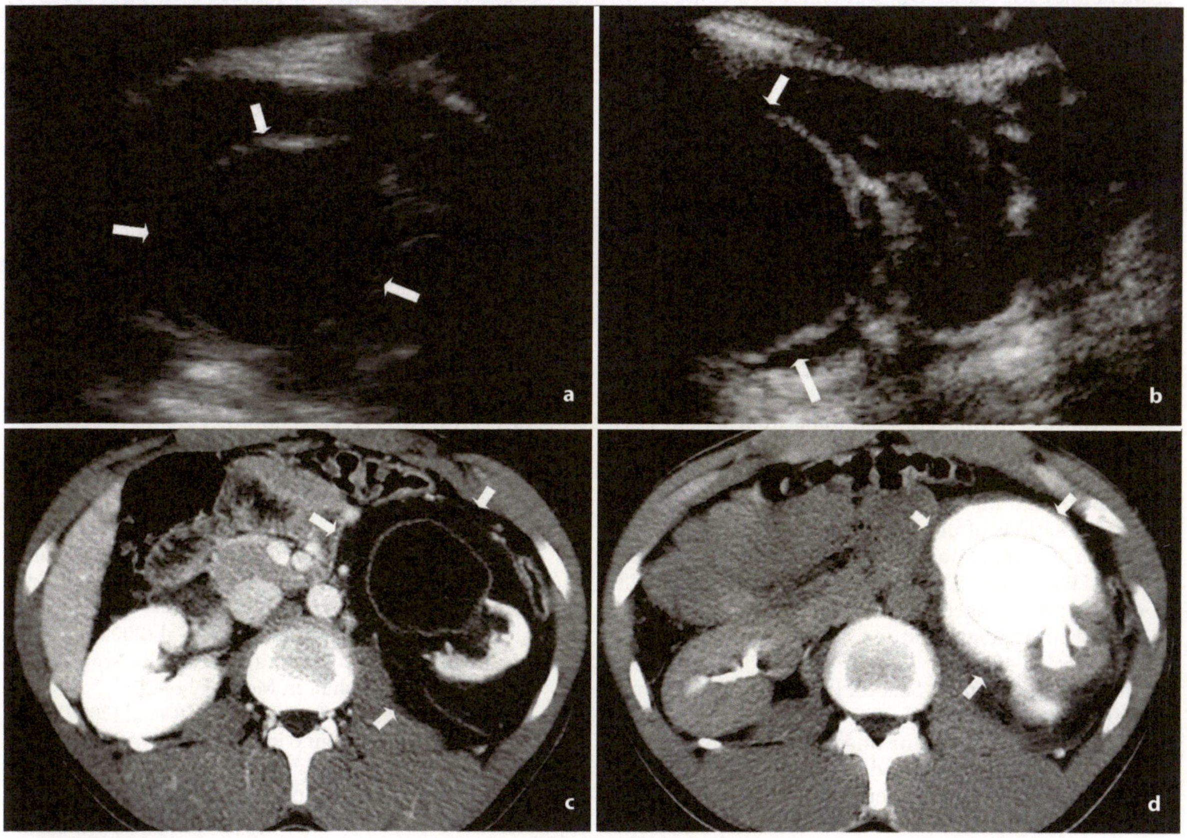

Fig. 16.16 a-d

Pitfall: mancata eliminazione urinaria. **a** La US dimostra un'immagine complex nel rene sinistro, con una formazione similcistica centrale (*frecce*) ed una raccolta liquida aspecifica perirenale. **b** La CEUS evidenzia la perfusione della sottile parete della formazione suddetta (*frecce*), ma non chiarisce il quadro (tranne escludere uno stravaso di mezzo di contrasto dai vasi renali). **c** La TC, in fase di bolo e di eliminazione urinaria (**d**), definisce appieno il quadro, con dimostrazione di uno slargamento cistico della pelvi renale, dal quale il mezzo di contrasto uroangiografico fuoriesce, opacizzando nell'urinoma perirenale (*frecce*, rottura metatraumatica di megabacinetto congenito)

liceali, urinomi comunicanti o, soprattutto, la temibile avulsione del giunto pielo-ureterale (Fig. 16.16).

Chiaramente lo studio di pazienti con traumi di multipli organi addominali non è semplicissimo con la CEUS, e vi è il rischio di misconoscere emorragie attive provenienti da più sedi.

Bibliografia

1. Scaglione M (2004) The use of sonography versus computed tomography in the triage of blunt abdominal trauma: the European perspective. Emerg Radiol 10:296-298
2. Catalano O, Siani A (2004) Focused assessment with sonography for trauma (FAST): what it is, how it is carried out, and why we disagree. Radiol Med 108:443-453
3. Shih H-C, Wen Y-S, Ko T-J et al (1999) Noninvasive evaluation of blunt abdominal trauma: prospective study using diagnostic algorithms to minimize nontherapeutic laparotomy. World J Surg 23:265-270
4. Dolich MO, McKenney MG, Varela JE et al (2001) 2,576 ultrasounds for blunt abdominal trauma. J Trauma 50:108-112
5. McKenney KL, Nunez DB, McKenney MG et al (1998) Sonography as primary screening technique for blunt abdominal trauma: experience with 899 patients. AJR Am J Roentgenol 170:979-985
6. Rothlin MA, Naef R, Amgwerd M et al (1993) Ultrasound in blunt abdominal and thoracic trauma. J Trauma 34:488-495
7. Chiu WC, Cushing BM, Rodriguez A et al (1997) Abdominal injuries without hemoperitoneum: a potential limitation of focused abdominal sonography for trauma (FAST). J Trauma 42:617-623
8. Shanmuganathan K, Mirvis SE, Sherbourne CD et al (1999) Hemoperitoneum as the sole indicator of abdominal visceral injuries: a potential limitation for screening abdominal US for trauma. Radiology 212:423-430
9. Ochsner MG, Knudson MM, Pachter HL et al (2000) Significance of minimal or no intraperitoneal fluid visible on CT scan associated with blunt liver and splenic injuries: a multicenter analysis. J Trauma 49:505-510
10. Yoshii H, Sato M, Yamamoto S et al (1998) Usefulness and limitations of ultrasonography in the initial evaluation of blunt abdominal trauma. J Trauma 45:45-51
11. Poletti PA, Mirvis SE, Shanmuganathan K et al (2000) CT criteria for management of blunt liver trauma: correlation with angiographic and surgical findings. Radiology 216:418-427
12. Stengel D, Bauwens K, Sehouli J et al (2001) Discriminatory power of 3.5 MHz convex and 7.5 MHz linear ultrasound probes for the imaging of traumatic splenic lesions: a feasibility study. J Trauma 51:37-43
13. Schiemann U (2004) Ultrasound in emergency patients: better detection of free intrabdominal fluids by use of tissue harmonic imaging. Eur J Med Res 30:328-332
14. Blaivas M, DeBehnke D, Sierzenski PR et al (2002) Tissue harmonic imaging improves organ visualization in trauma ultrasound when compared to standard ultrasound mode. Acad Emerg Med 9:48-53
15. Brown MA, Casola G, Sirlin CB et al (2001) Blunt abdominal trauma: screening US in 2,693 patients. Radiology 218:352-358
16. Sirlin CB, Brown MA, Andrade-Barreto OA et al (2004) Blunt abdominal trauma: clinical value of negative screening US scans. Radiology 230:661-668
17. Nilsson A, Loren I, Nirhov N et al (1999) Power Doppler ultrasonography: alternative to computed tomography in abdominal trauma patients. J Ultrasound Med 18:669-672
18. Sparano A, Acampora C, di Nuzzo L et al (2006) Color power Doppler US and contrast-enhanced US features of abdominal solid organ injuries. Emerg Radiol 12:216-222
19. Catalano O, Lobianco R, Sandomenico F et al (2003) Splenic trauma: evaluation with contrast-specific sonography and a second-generation contrast medium: preliminary experience. J Ultrasound Med 22:467-477
20. Catalano O, Lobianco R, Mattace Raso M et al (2005) Blunt hepatic trauma: evaluation with contrast-enhanced sonography. J Ultrasound Med 24:299-310
21. Oldenburg A, Hohmann J, Skrok J et al (2004) Imaging of paediatric splenic injury with contrast-enhanced ultrasonography. Pediatr Radiol 34:351-354
22. Blaivas M, Lyon M, Brannam L et al (2005) Feasibility of FAST examination performance with ultrasound contrast. J Emerg Med 29:307-311
23. Thorelius L (2004) Contrast-enhanced ultrasound in trauma. Eur Radiol 14 [Suppl 8]:P43-P52
24. Thorelius L (2003) Contrast-enhanced ultrasound: beyond the liver. Eur Radiol 13:N91-N108
25. Poletti PA, Platon A, Becker CD et al (2004) Blunt abdominal trauma: does the use of a second-generation sonographic contrast agent help to detect solid organ injuries? AJR Am J Roentgenol 183:1293-1301
26. Catalano O, Valentino M, Sidhu P et al (2007) CEUS in abdominal trauma: multicenter study. Abdom Imaging (*in press*)
27. Valentino M, Serra C, Zironi G et al (2006) Blunt abdominal trauma: emergency contrast-enhanced sonography for detection of solid organ injuries. AJR Am J Roentgenol 186:1361-1367
28. Albrecht T, Blomley M, Bolondi L et al (2004) Guidelines for the use of contrast agents in ultrasound – January 2004. Ultraschall in Med 25:249-256
29. Valentino M, Galloni SS, Rimondi MR et al (2006) Contrast-enhanced ultrasound in non-operative management of pancreatic injury in childhood. Pediatr Radiol (*in press*)
30. Goan YG, Huang MS, Lin JM (1998) Nonoperative management for extensive hepatic and splenic injuries with significant hemoperitoneum in adults. J Trauma 45:360-364
31. Pachter HL, Knudson MM, Esrig B et al (1996) Status of nonoperative management of blunt hepatic injuries in 1995: a multicenter experience with 404 patients. J Trauma 40:31-38
32. Parks RW, Chrysos R, Diamond T (1999) Management of liver trauma. Brit J Surg 86:1121-1135

33. Navarro O, Babyn PS, Pearl RH (2000) The value of routine follow-up imaging in pediatric blunt liver trauma. Pediatr Radiol 30:546-550
34. Cuff RF, Cogbill TH, Lambert PJ (2000) Nonoperative management of blunt liver trauma: the value of follow-up abdominal computed tomography scans. Am Surg 66:332-336
35. Mizzi A, Shabani A, Watt A (2002) The role of follow-up imaging in paediatric blunt abdominal trauma. Clin Radiol 57:908-912
36. Miele V, Buffa V, Stassolla A et al (2004) Contrast enhanced ultrasound with second generation contrast agent in traumatic liver lesions. Radiol Med 107:82-91
37. Kim JH, Eun HW, Lee HK et al (2003) Renal perfusion abnormality. Coded harmonic angio US with contrast agent. Acta Radiol 44:166-171
38. McGahan JP, Horton S, Gerscovich EO et al (2006) Appearance of solid organ injury with contras-enhanced sonography in blunt abdominal trauma: preliminary experience. AJR Am J Roentgenol 187:658-666
39. Yao DC, Jeffrey RB, Mirvis SE et al (2002) Using contrast-enhanced helical CT to visualize arterial extravasation after blunt abdominal trauma. AJR Am J Roentgenol 178:17-20
40. Fang JF, Chen RJ, Wong YC et al (2000) Classification and treatment of pooling of contrast material computed tomographic scan of blunt hepatic trauma. J Trauma 49:1083-1088
41. Willmann JK, Roos JE, Platz A et al (2002) Multidetector CT: detection of active hemorrhage in patients with blunt abdominal trauma. AJR Am J Roentgenol 179:437-444
42. Goldberg BB, Merton DA, Liu J-B et al (1998) Evaluation of bleeding sites with a tissue-specific sonographic contrast agent: preliminary experiences in an animal model. J Ultrasound Med 17:609-616
43. Liu J-B, Merton DA, Goldberg BB et al (2000) Contrast-enhanced two- and three-dimensional sonography for evaluation of intra-abdominal hemorrhage. J Ultrasound Med 21:161-169
44. Catalano O, Cusati B, Nunziata A et al (2006) Active abdominal bleeding: contrast-enhanced sonography. Abdom Imaging 31:9-16
45. Catalano O, Sandomenico F, Mattace Raso M et al (2005) Real-time, contrast-enhanced sonography: a new tool for detecting active bleeding. J Trauma 59:933-939

17 Patologia pancreatica

Mirko D'Onofrio, Giulia Zamboni, Enrico Martone, Roberto Pozzi Mucelli

17.1 Introduzione

Lo studio del pancreas rappresenta un'applicazione recente dell'ecografia con mezzo di contrasto (CEUS). La CEUS può contribuire all'identificazione di lesioni pancreatiche, consente la caratterizzazione di lesioni già visibili all'ecografia [1] e può migliorare la stadiazione di alcune lesioni pancreatiche.

L'innovativo utilizzo del mezzo di contrasto nello studio ecografico della patologia pancreatica ne rende necessaria una definizione semeiologica e dunque una descrizione delle sue caratteristiche perfusionali, diffusa e focale, solida e cistica, tumorale e pseudotumorale, in corso di CEUS.

17.2 Perfusione pancreatica

La perfusione del pancreas è alla base della parenchimografia ghiandolare, visibile con CEUS. Le differenze tra lo studio CEUS del pancreas e quello del fegato sono, infatti, sostanziali; in particolare, poiché l'apporto ematico al pancreas è interamente arterioso, il suo enhancement inizia contemporaneamente a quello dell'aorta. Nell'ecografia con mezzo di contrasto il picco di enhancement si verifica 15-20 secondi dopo l'iniezione del mezzo di contrasto. La parenchimografia pancreatica è dunque più precoce e breve di quella del fegato per l'assenza di un apporto ematico venoso come quello portale per il fegato.

Nell'ecografia con mezzo di contrasto del pancreas si ha un marcato enhancement parenchimale nelle fasi contrastografiche precoci [2]; successivamente si assiste ad un progressivo washout del mezzo di contrasto con perdita di ecogenicità ghiandolare. Queste considerazioni, importanti per l'interpretazione della semeiotica delle lesioni pancreatiche, consentono di comprendere le difficoltà, per l'imaging diagnostico, nell'ottenere una corretta caratterizzazione delle lesioni, spesso legate ad uno svantaggioso rapporto tra la fugacità dell'enhancement (*washin*) e della dismissione del contrasto (*washout*) di alcune lesioni pancreatiche rispetto alla rapida parenchimografia d'organo della ghiandola pancreatica. L'ecografia con mezzo di contrasto è l'unica metodica di imaging attualmente in grado di offrire un'osservazione continua e dinamica delle fasi contrastografiche, fatto che faciliterebbe l'identificazione dei circoli tumorali veloci [3].

17.3 Applicazioni cliniche pancreatiche

L'ecografia con mezzo di contrasto migliora la diagnosi ecografica delle malattie infiammatorie del pancreas [4, 5]: con la CEUS l'identificazione e la diagnosi differenziale della flogosi e delle sue eventuali complicanze, come le pseudocisti, sono infatti più affidabili che con l'ecografia convenzionale.

Pancreatite acuta focale. All'ecografia convenzionale, la pancreatite acuta focale appare come un settoriale incremento di volume del pancreas, omogeneamente ipoecogeno[6, 7]. Il segmento di pancreas infiammato mostra aumentata impregnazione di contrasto [7]. L'incremento della parenchimografia, in una lesione focale pancreatica, può essere un elemento utile per la diagnosi. Nella pancreatite acuta severa l'ecografia contrastografica può migliorare l'identificazione e la delimitazione delle aree di necrosi parenchimale, che appaiono come aree avascolari [7].

Pancreatite cronica mass-forming. Generalmente insorge in pazienti con storia di pancreatite cronica e la principale caratteristica istologica è la fibrosi interstiziale progressiva con infiltrato infiammatorio cronico [8]. Ne consegue che la diagnosi differenziale con la patologia neoplastica può essere problematica, non solo per via dei reperti ecografici molto simili [4], ma anche per la somiglianza di sintomi e segni [9]. I reperti ecografici della pancreatite cronica *mass-forming* sono molto simili a quelli dell'adenocarcinoma duttale [4, 8]: nella maggior parte dei casi si ha una massa ipoecogena, con ingrossamento settoriale della ghiandola, generalmente alla testa. La presenza di piccole calcificazioni intralesionali può essere suggestiva della natura infiammatoria, ma è un reperto poco specifico [10]. L'indagine contrastografica e la biopsia sono dunque fondamentali per la diagnosi. L'ecografia con mezzo di contrasto consente una diagnosi differenziale tra pancreatite *mass-forming* ed adenocarcinoma pancreatico [11]. In particolare, mentre l'adenocarcinoma rimane ipoecogeno in tutte le fasi contrastografiche, in rapporto alla sua intensa reazione desmoplastica con bassa densità vascolare media, la massa infiammatoria mostra un enhancement parenchimografico nelle fasi contrastografiche precoci [7]: nelle fasi precoci l'ecogenicità della lesione è simile a quella del parenchima adiacente; nelle fasi tardive l'enhancement diminuisce, con un washout analogo a quello del parenchima normale. La presenza di una parenchimografia simile a quella del pancreas adiacente durante lo studio dinamico è dunque un reperto CEUS a favore dell'eziologia flogistica della lesione [11]. L'intensità di questo enhancement parenchimografico è correlata alla durata del processo infiammatorio [7]: tanto più tale processo è cronico e di lunga durata, tanto meno intensa sarà la parenchimografia intralesionale, verosimilmente in rapporto all'entità della fibrosi associata. D'altro canto, l'enhancement è di solito più intenso e prolungato nella pancreatite *mass-forming* di recente insorgenza (vedi "Pancreatite acuta focale").

Pancreatite cronica autoimmune. È un particolare tipo di pancreatite cronica, di recente definizione istologica, caratterizzata da flogosi periduttale, sostenuta soprattutto da infiltrazione linfocitica, con evoluzione in fibrosi [12]. Le caratteristiche ecografiche sono molto simili a quelle della pancreatite focale, anche se la pancreatite autoimmune può colpire più di frequente l'intera ghiandola o comunque presentare un'estensione maggiore ed una localizzazione ubiquitaria. All'ecografia il pancreas appare ingrossato, generalmente in modo diffuso, con il tipico aspetto ipoecogeno "a salsiccia" (Fig. 17.1), ed il dotto pancreatico principale è assottigliato, compresso dal parenchima ghiandolare [12]. Nella forma focale di pancreatite autoimmune in sede cefalica spesso si ha la sola dilatazione del coledoco [13].

La CEUS mostra chiaramente la vascolarizzazione della pancreatite autoimmune, con un discreto (moderato-marcato) enhancement nelle fasi contrastografiche precoci [13], benché disomogeneo (Fig. 17.1) per l'assottigliamento dei vasi parenchimali. I reperti CEUS possono essere particolarmente utili nella diagnosi differenziale delle forme focali di pancreatite cronica autoimmune [11, 14].

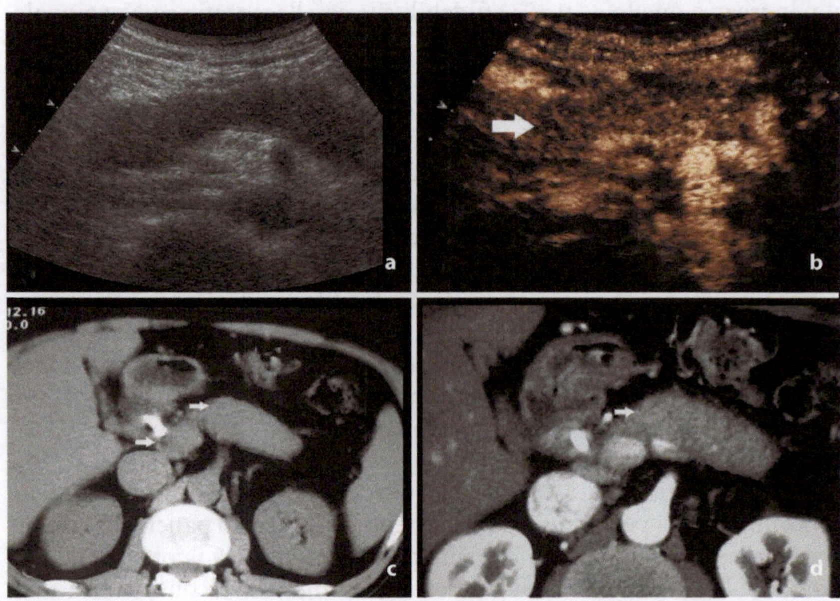

Fig. 17.1 a-d

Pancreatite cronica autoimmune. **a** US: la ghiandola pancreatica risulta diffusamente ipoecogena, lievemente aumentata di volume. Il dotto di Wirsung è compresso, non riconoscibile. **b** CEUS: si dimostra la diffusa, lenta e disomogenea impregnazione del pancreas con quadro di rallentata e disomogenea parenchimografia ghandolare (*freccia*). **c, d** TC: si conferma l'aumento volumetrico della ghiandola pancreatica (*frecce*) in assenza di dilatazioni del dotto di Wirsung; in fase post-contrastografica pancreatica l'enhancement parenchimografico ghiandolare è scarso, tuttavia presente

17.4 Lesioni solide del pancreas

17.4.1 Tumori esocrini

I tumori del pancreas sono distinti in base al tipo istologico secondo la classificazione dell'Organizzazione Mondiale della Sanità [15]. L'adenocarcinoma duttale rappresenta l'80-90% di tutti i tumori del pancreas esocrino.

Adenocarcinoma duttale. L'adenocarcinoma duttale tipicamente si presenta come una massa solida con margini di crescita infiltranti. L'ecografia mostra una lesione ipoecogena (Fig. 17.2), con margini mal definiti, sfumati nel parenchima adiacente, che spesso altera il profilo della ghiandola, anche se a volte, ove sia piccola, è completamente indovata nel parenchima ghiandolare pancreatico. All'esame istologico l'adenocarcinoma è caratterizzato da marcata desmoplasia [15], responsabile della dura consistenza del tumore (Fig. 17.2). La densità vascolare media è bassa e, molto spesso, inferiore a quella del parenchima pancreatico normale. All'ecografia con mezzo di contrasto l'adenocarcinoma duttale presenta scarso enhancement in tutte le fasi contrastografiche (Figg. 17.2, 17.3). I margini e le dimensioni della lesione sono meglio distinguibili, così come le relazioni con i vasi peripancreatici arteriosi e venosi per lo staging locale (Fig. 17.3).

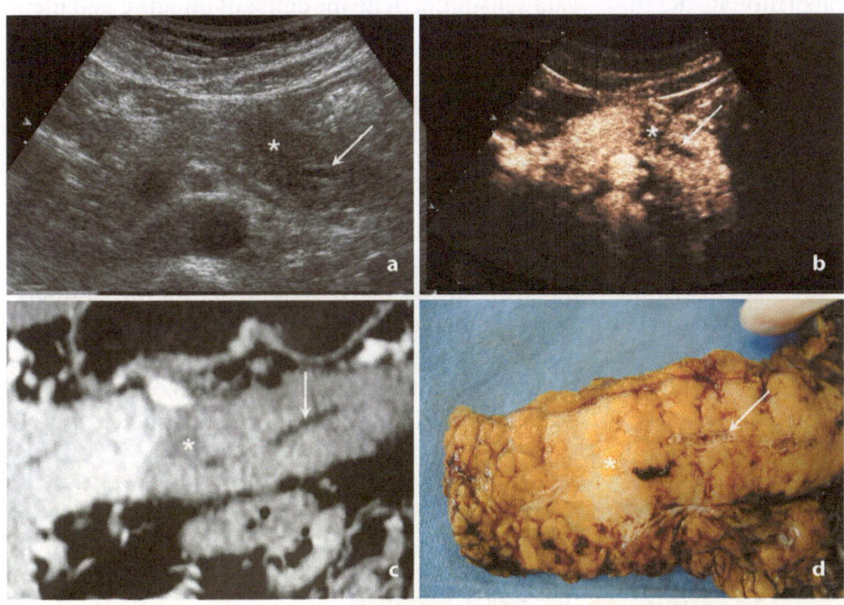

Fig. 17.2 a-d

Adenocarcinoma duttale. **a** US: lesione ipoecogena (*) del corpo pancreatico con lieve dilatazione del dotto di Wirsung a monte (*freccia*). **b** CEUS: la lesione risulta ipovascolarizzata e meglio delimitabile in fase dinamica (*) con dilatazione del dotto di Wirsung a monte (*freccia*). **c** TC: il dotto di Wirsung si segue dilatato (*freccia*) fino in corrispondenza di lesione focale ipodensa in fase pancreatica a margini mal definiti (*). **d** Pezzo operatorio: adenocarcinoma duttale del corpo pancreatico (*) con dilatazione del dotto di Wirsung a monte (*freccia*)

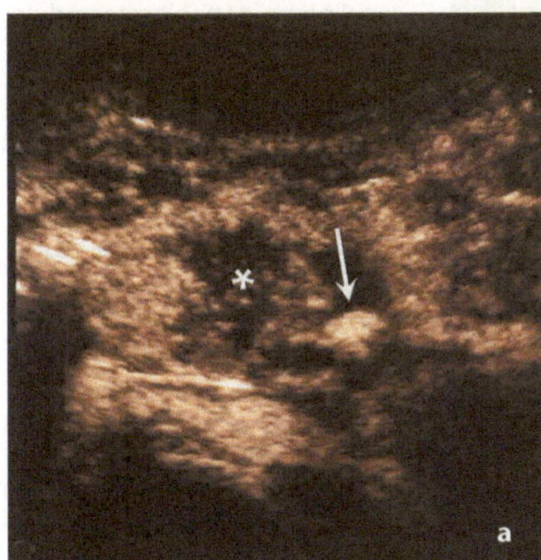

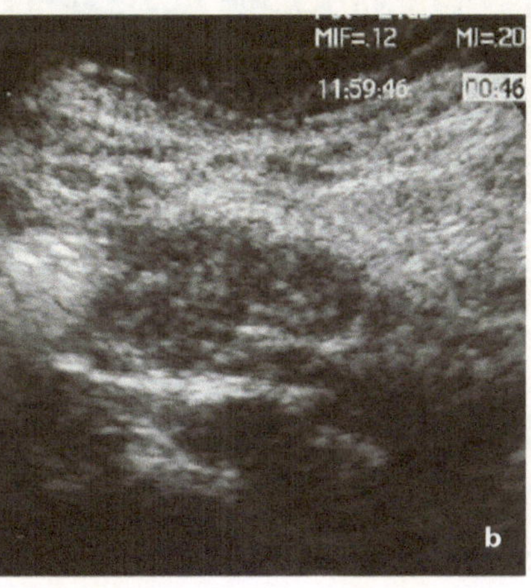

Fig. 17.3 a, b

Adenocarcinoma duttale. **a, b** CEUS: formazione espansiva ipovascolarizzata (*) i cui reali diametri e rapporti risultano meglio riconoscibili in fase postcontrastografia (**a**) rispetto all'indagine B-mode convenzionale (**b**), contemporaneamente rappresentato nell'applicazione del programma di visualizzazione della fase dinamica a schermo diviso (mezzo di contrasto/basale). Risulta inoltre bene evidente l'infiltrazione a manicotto dell'arteria mesenterica superiore (*freccia*) da parte della neoplasia (*)

Lo staging ecografico locoregionale dell'adenocarcinoma è accurato [16] e l'uso del mezzo di contrasto in ecografia può migliorarlo, confermando l'infiltrazione od il coinvolgimento vascolare, arterioso e venoso, da parte della neoplasia [5]. La CEUS, inoltre, migliora lo staging epatico, aumentando l'accuratezza dell'ecografia nell'identificazione e nella caratterizzazione delle metastasi. Dopo lo studio della lesione pancreatica nelle fasi arteriosa, pancreatica e venosa, si procede quindi alla ricerca di metastasi epatiche nella fase sinusoidale dell'enhancement [17].

17.4.2 Tumori endocrini

I tumori endocrini possono causare sintomi clinici specifici, legati alla produzione ormonale del tumore (tumori endocrini funzionanti) o sintomi aspecifici, legati alla crescita espansiva ed alle dimensioni della lesione (tumori endocrini non-funzionanti). All'imaging i tumori endocrini appaiono ipervascolari [18]. La diagnosi differenziale con l'imaging tra tumori endocrini non funzionanti ed adenocarcinoma duttale è di fondamentale importanza per la strategia terapeutica e la prognosi [18]. Il color Doppler (Figg. 17.4, 17.5) mostra un evidente pattern a spots nei tumori endocrini [1], tuttavia anche i tumori endocrini ipervascolari possono presentare un "silenzio" Doppler legato alle dimensioni esigue della lesione o della rete vascolare del tumore [18]. L'ecografia contrastografica mostra differenti pattern di enhancement a seconda delle dimensioni del tumore e dei vasi tumorali. I tumori endocrini voluminosi mostrano un rapido intenso enhancement nelle fasi contrastografiche precoci, ad eccezione delle aree necrotiche intralesionali, con intrappolamento di microbolle nella fase tardiva [1]. Nei tumori endocrini di dimensioni medie, un enhancement di tipo *blush* capillare può essere presente nelle fasi contrastografiche precoci, riflettendo il reperto angiografico più caratteristico di questa neoplasia [19]. Questi tumori possono risultare poi tenuemente ipoecogeni nella fase contrastografica tardiva [1]. Poiché la caratterizzazione dei tumori endocrini non funzionanti è legata soprattutto alla frequente ipervascolarizzazione della lesione [18], è necessaria un'elevata sensibilità delle modalità di imaging nell'identificazione del macro e microcircolo della lesione (Figg. 17.4, 17.5). Infine è riportato come i tumori endocrini non funzionanti possano anche essere ipovascolarizzati [1]: questo è direttamente correlato alla quantità di stroma nella lesione, denso e ialino. In alcuni tumori neuroendocrini ipodensi in TC, tuttavia, alla CEUS si riconosce un netto enhancement [1]: le ottime capacità della CEUS nel dimostrare la vascolarizzazione dei tumori endocrini sono il risultato dell'alto potere di risoluzione del moderno imaging ecografico, delle dimensioni e distribuzione intravascolare del mezzo di contrasto ecografico utilizzato e della risoluzione temporale

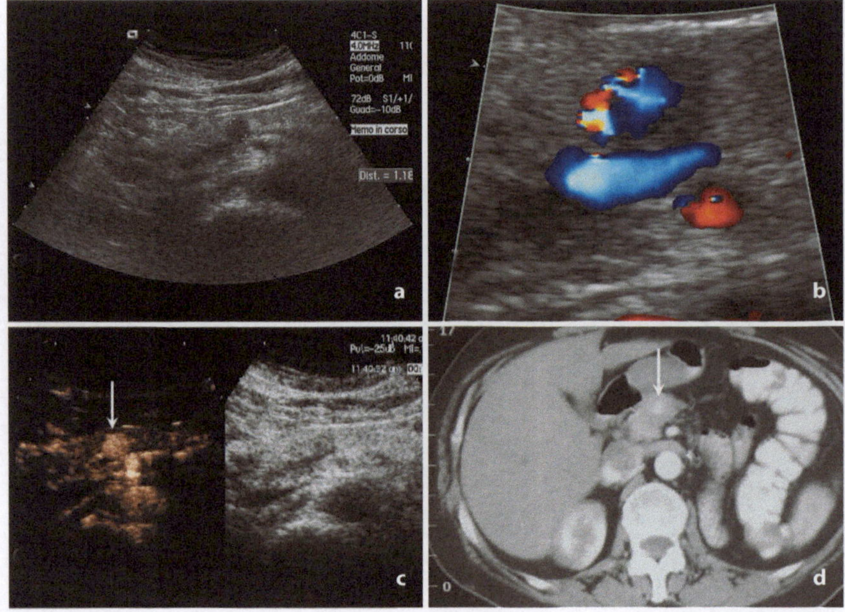

Fig. 17.4 a-d

Insulinoma. **a** US: piccolo nodulo ipoecogeno (diametro di circa 1 cm) dell'istmo pancreatico. **b** Color-Doppler: evidenti segnali vascolari intranodulari. **c** CEUS: rapido ed intenso enhancement della nodulazione dell'istmo pancreatico che diviene nettamente iperecogeno (*freccia*) rispetto al parenchima ghiandolare pancreatico adiacente con cospicuità lesionale molto elevata. **d** TC: in fase pancreatica la lesione risulta debolmente iperdensa (*freccia*) rispetto al parenchima ghiandolare adiacente con scarsa cospicuità lesionale

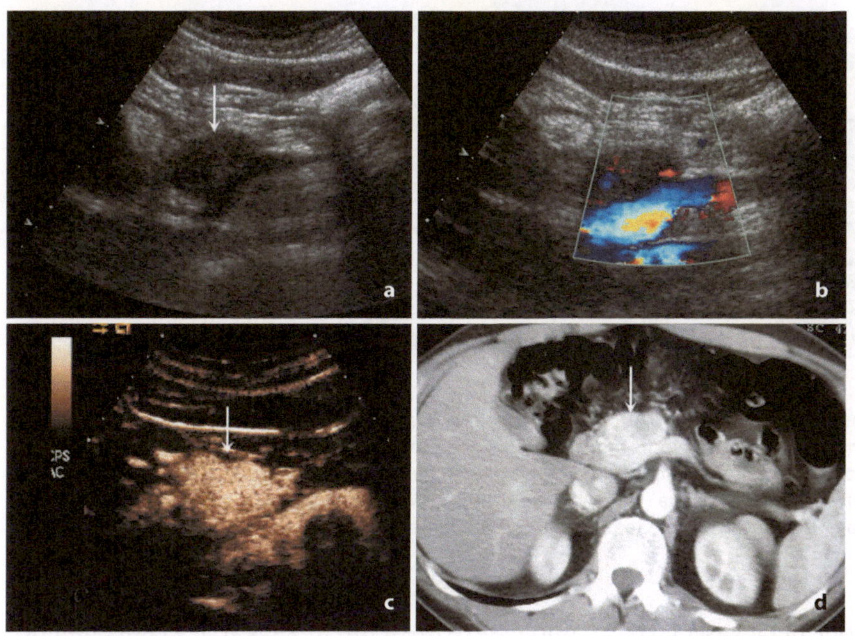

Fig. 17.5 a-d

Tumore endocrino non funzionante. **a** US: massa ipoecogena dell'istmo pancreatico (*freccia*). **b** Color Doppler: radi segnali vascolari intralesionali. **c** CEUS: rapido ed intenso enhancement della massa pancreatica che diviene nettamente iperecogena (*freccia*) in rapporto all'ipervascolarizzazione. **d** CT: in fase pancreatica la lesione risulta ipervascolarizzata, quindi iperdensa (*freccia*), rispetto al parenchima ghiandolare adiacente

dell'indagine. L'indagine CEUS può migliorare l'identificazione [3] e la caratterizzazione dei tumori endocrini [1]; la CEUS, inoltre, ne migliora la stadiazione loco-regionale ed epatica [1].

17.4.3 Metastasi

Le metastasi pancreatiche sono rare. Le più comuni sono quelle da carcinoma renale, a volte multiple (Fig. 17.6). La CEUS può mostrare enhancement delle metastasi pancreatiche da carcinoma renale, essendo queste ipervascolari (Fig. 17.6), consentendo una caratterizzazione e diagnosi differenziale con l'adenocarcinoma duttale [20, 21]. La diagnosi differenziale con i tumori endocrini basata esclusivamente sull'imaging può risultare difficile.

17.4.4 Lesioni pancreatiche cistiche

Pseudocisti. Le pseudocisti sono le più comuni lesioni cistiche del pancreas e sono caratterizzate dalla presenza di una parete fibrosa priva di rivestimento epiteliale [22]; all'imaging possono risultare difficili da differenziare dai tumori cistici del pancreas [22], specie se contenenti inclusi (Fig. 17.7). L'ecografia con mezzo di contrasto migliora la caratterizzazione ecografica delle pseudocisti, rendendone più affidabile la diagnosi dif-

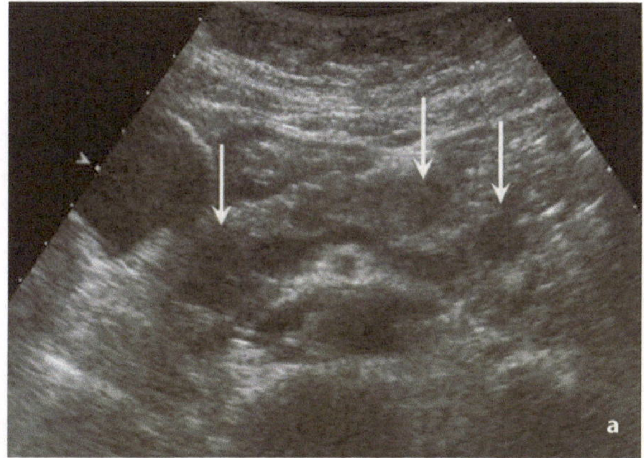

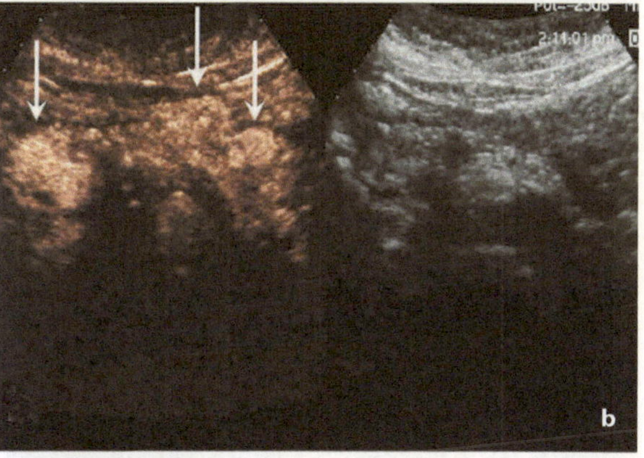

Fig. 17.6 a, b

Metastasi pancreatiche da carcinoma renale. **a** US: multiple piccole nodulazioni ipoecogene al pancreas (*frecce*). **b** CEUS: intenso enhancement delle nodulazioni pancreatiche (*frecce*)

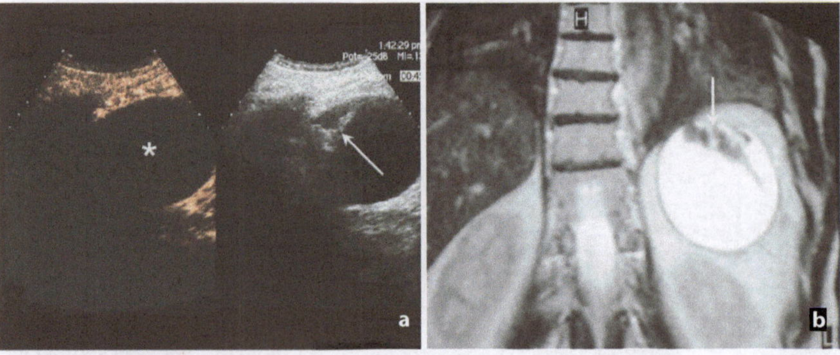

Fig. 17.7 a, b

Pseudocisti. **a** CEUS: voluminosa lesione cistica (*), completamente avascolare in fase dinamica, della coda pancreatica. Anche il grossolano tralcio ecogeno riconoscibile nelle porzioni craniali della lesione (*freccia* nell'immagine basale contemporaneamente rappresentata nella visualizzazione della fase dinamica a sinistra dello schermo diviso) risulta avascolare, quindi non visibile nell'immagine della fase contrastografica a destra dello schermo diviso. **b** RM: nelle porzioni craniali della voluminosa lesione cistica della coda del pancreas (*), iperintensa nelle sequenze T2 pesate, è presente grossolano tralcio ipointenso (*freccia*)

ferenziale grazie alla valutazione della vascolarizzazione degli inclusi intralesionali. Le pseudocisti, anche quando presentano contenuto corpuscolato e disomogeneo all'ecografia basale, essendo avascolari, risultano infatti completamente ed omogeneamente anecogene nella fase dinamica (Fig. 17.7).

Cistoadenoma sieroso. Il cistoadenoma sieroso ha tipicamente natura benigna [23]. La varietà tipica è quella microcistica, caratterizzata da multiple piccole cisti (< 2 cm) separate da setti sottili [22, 24]. I margini sono ben definiti e può essere presente una cicatrice centrale [24]. Alla CEUS l'enhancement dei setti intralesionali migliora l'identificazione della morfologia della lesione (Fig. 17.8). Le più rare forme oligocistiche, o macrocistiche, sono difficilmente differenziabili dagli altri tumori macrocistici del pancreas [23, 25].

Tumori secernenti mucina. I tumori del pancreas secernenti mucina possono originare dai dotti periferici (tumore mucinoso cistico) o dal dotto di Wirsung e dai suoi rami collaterali (Tumore Intraduttale Mucinoso Papillare - TIMP) [26].

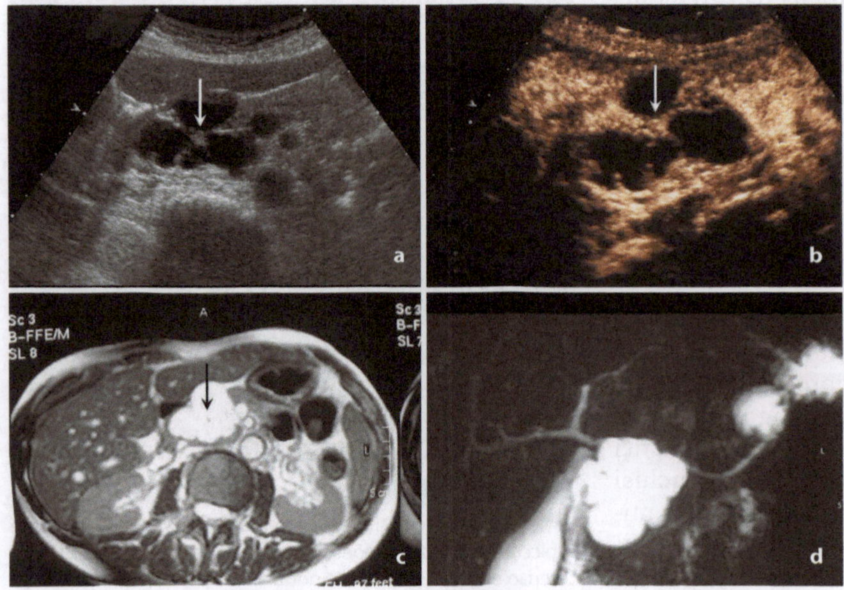

Fig. 17.8 a-d

Cistoadenoma sieroso. **a** US: lesione cistica della testa del pancreas con esili setti intralesionali convergenti verso piccola porzione ecogena centro-lesionale (*freccia*). **b** CEUS: i sottili setti intralesionali risultano vascolarizzati, quindi iperecogeni, in fase dinamica ed orientati raggialmente verso la porzione vascolarizzata iperecogena centrale (*freccia*) da riferire alla porzione fibro-vascolare centrale del cistoadenoma sieroso. **c, d** RM e CWRM: formazione cistica a profili lobulati con piccolo tessuto centro-lesionale, ipointenso nelle immagini T2 pesate (*freccia*), da riferire alla porzione fibro-vascolare del cistoadenoma sieroso verso la quale convergono sottili setti lesionali

Tumore mucinoso cistico. Il cistoadenoma mucinoso (CAM) è un raro tumore primitivo del pancreas, che tuttavia rappresenta il più frequente tumore cistico del pancreas [27]. Il CAM è considerato una lesione premaligna [24, 28, 29] e si presenta come una massa cistica tondeggiante, multiloculata o, meno frequentemente, uniloculata, con dimensioni variabili [30, 31]. La varieta multiloculata è tipica, anche se non patognomonica [32]. Il tipo uniloculato è meno comune e poco specifico ed entra in diagnosi differenziale con le altre lesioni cistiche del pancreas [33], in particolare con le pseudocisti [24, 27, 30-32, 34-38] e la varietà oligocistica del cistoadenoma sieroso [28]. Il CAM può presentare calcificazioni sulle pareti o sui setti [39], noduli parietali e vegetazioni papillari [31], la dimostrazione dei quali è prioritaria, all'imaging, ai fini della caratterizzazione. Il contenuto della cisti può inoltre essere disomogeneo per la presenza di mucina o di emorragia intralesionale.

All'ecografia, il CAM si presenta come una lesione con aree cistiche, separate da setti, con contenuto finemente corpuscolato per la presenza di mucina. L'utilizzo dell'imaging armonico permette di valutare meglio le pareti, i setti, i noduli e le vegetazioni papillari nella parete [27]. Il contenuto del CAM, tuttavia, se molto corpuscolato, può ostacolare l'identificazione dei noduli parietali. La CEUS può contribuire in modo rilevante all'identificazione ecografica dei noduli parietali e dei setti del CAM (Fig. 17.9). In particolare, grazie all'osservazione dinamica delle fasi contrastografiche, permette di dimostrare l'enhancement dei noduli e dei setti che, in virtù della loro vascolarizzazione, diventano iperecogeni e risaltano sullo sfondo del contenuto lesionale avascolare, quindi anecogeno, durante l'imaging dinamico[40]. La CEUS, inoltre, migliora la diagnosi differenziale ecografica tra CAM e pseudocisti.

Tumore intraduttale mucinoso papillare. I Tumori Intraduttali Mucinosi Papillari (TIMP) sono considerati lesioni rare, anche se nell'ultimo decennio sono stati riportati con frequenza crescente [26, 41-43]. Il TIMP è caratterizzato microscopicamente dall'origine e crescita intraduttale [44] che si verifica con produzione di mucina densa che riempie il dotto di Wirsung (variante ductectatica mucino-ipersecernente) o con proliferazione papillare endoluminale (variante papillare-villosa). L'ecografia, generalmente, dimostra dilatazione del dotto pancreatico principale, ma la riconoscibilità ecografica della lesione, tuttavia, è legata alle sue dimensioni: i TIMP di dimensioni adeguate appaiono all'ecografia come masse molto disomogenee, con dilatazione del dotto di Wirsung, di difficile caratterizzazione ecografica. L'indagine CEUS dei TIMP può consentire l'identificazione delle vegetazioni papillari tumorali, soprattutto nella variante papillare-villosa, dimostrandone la vascolarizzazione nella fase dinamica dell'indagine. Tuttavia la diagnosi definitiva di TIMP, attraverso la dimostrazione della comunicazione tra tumore e dotto pancreatico, rimane assai difficile con le metodiche ecografiche [43].

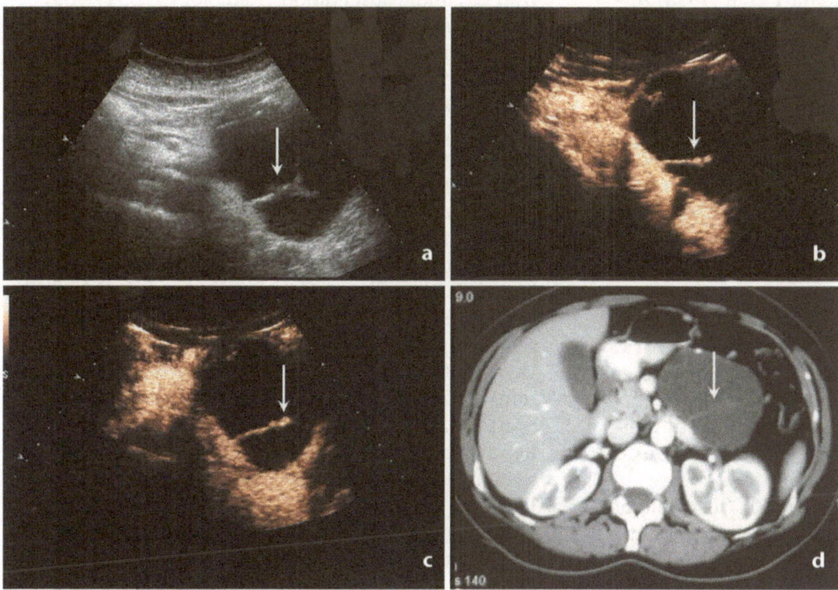

Fig. 17.9 a-d
Cistoadenocarcinoma mucinoso. **a** US: voluminosa lesione cistica del corpo-coda del pancreas, nel cui contesto risulta bene evidente grossolano tralcio ecogeno (*freccia*). **b, c** CEUS: in fase dinamica si identifica la vascolarizzazione del tralcio ecogeno che risulta essere un grossolano setto intralesionale iperecogeno in fase dinamica (*freccia*), sul quale si riconoscono minute nodulazioni (*freccia* in **c**). **d** TC: in fase post-contrastografica pancreatica nella voluminosa lesione cistica del corpo-coda del pancreas si apprezza esile setto iperdenso (*freccia*)

Bibliografia

1. D'Onofrio M, Mansueto G, Falconi M et al (2004) Neuroendocrine pancreatic tumor: value of contrast enhanced ultrasonography. Abdom Imaging 29:246-258
2. Takeda K, Goto H, Hirooka Y et al (2003) Contrast enhanced transabdominal ultrasonography in the diagnosis of pancreatic mass lesions. Acta Radiol 44:103-106
3. D'Onofrio M, Mansueto G, Vasori S et al (2003) Contrast enhanced ultrasonographic detection of small pancreatic insulinoma. J Ultrasound Med 22:413-417
4. Koito K, Namieno T, Nagakawa T et al (1997) Inflammatory pancreatic masses: differentiation from ductal carcinomas with contrast-enhanced sonography using carbon dioxide microbubbles. AJR Am J Roentgenol 169:1263-1267
5. D'Onofrio M, Zamboni G, Faccioli N et al (2006) Ultrasonography of the pancreas. 4. Contrast-enhanced imaging. Abdom Imaging 13 [Epub ahead of print]
6. Loren I, Lasson A, Fork T et al (1999) New sonographic imaging observations in focal pancreatitis. Eur Radiol 9:862-867
7. D'Onofrio M, Zamboni G, Malagò R et al (2005) Pancreatic Pathology. In: Quaia E (ed) Contrast Media in Ultrasonography. Springer Berlin Heidelberg New York, pp 335-347
8. Kim T, Murakami T, Takamura M et al (2001) Pancreatic mass due to chronic pancreatitis: correlation of CT and MR imaging features with pathologic findings. AJR Am J Roentgenol 177:367-371
9. van Gulik TM, Reeders JW, Bosma A et al (1997) Incidence and clinical findings of benign, inflammatory disease in patients resected for presumed pancreatic head cancer. Gastroint End 46:417-423
10. Remer EM, Baker ME (2002) Imaging of chronic pancreatitis. Radiol Clin North Am 40:1229-1242
11. D'Onofrio M, Zamboni G, Tognolini A (2006) Mass-forming pancreatitis: Value of contrast-enhanced ultrasonography. World J Gastroenterol 12:4181-4184
12. Furukawa M, Nobufusa S, Murakana T et al (1998) Autoimmune pancreatitis: radiologic findings in three histologically proven cases. J Comput Assist Tomogr 22:880-883
13. Numata K, Ozawa Y, Kobayashi N et al (2004) Contrast enhanced sonography of autoimmune pancreatitis. Comparison with pathologic findings. J Ultrasound Med 23:199-206
14. Koga Y, Yamaguchi K, Sugitani A et al (2002)Autoimmune pancreatitis starting as a localized form. J Gastroenterol 37:133-137
15. Klöppel G (1999) Pathology of the pancreas. In: Baert AL, Delorme G, Van Hoe L (eds) Radiology of the Pancreas, 2nd ed. Springer Berlin Heidelberg New York, pp 69-100
16. Minniti S, Bruno C, Biasiutti C et al (2003) Sonography versus helical CT in identification and staging of pancreatic ductal adenocarcinoma. J Clin Ultrasound 31:175-182
17. Solbiati L, Tonolini M, Cova L et al (2001) The role of contrast-enhanced ultrasound in the detection of focal liver lesions. Eur Radiol 11:15-26
18. Procacci C, Carbognin G, Accordini S et al (2001) Non-functioning endocrine tumors of the pancreas: possibilities of spiral CT characterization. Eur Radiol 11:1175-1183
19. Rossi P, Allison DJ, Bezzi M et al (1989) Endocrine tumors of the pancreas. Radiol Clin North Am 27:129-161
20. Megibow AJ (2003) Secondary pancreatic tumors: Imaging. In: Procacci C (ed) Imaging of the pancreas. Cystic and rare tumors. Springer Berlin Heidelberg new York, pp 277-288
21. Flath B, Rickes S, Schweigert M et al (2003) Differentiation of pancreatic metastasis of a renal cell carcinoma from primary pancreatic carcinoma by echo-enhanced power Doppler sonography. Pancreatology 3:349-351
22. Procacci C, Biasutti C, Carbognin G et al (2001) Pancreatic neoplasms and tumor-like conditions. Eur Radiol 11 [Suppl 2]:167-192
23. Compagno J, Oertel JE (1978) Mycrocystic adenomas of the pancreas (glycogen-rich cystoadenomas). A clinicopathologic study of 34 cases. Am J Clin Pathol 69:289-298
24. Procacci C, Biasutti C, Carbognin G et al (1999) Characterization of cystic tumors of the pancreas: CT accuracy. J Comput Assist Tomogr 23:906-912
25. Procacci C, Graziani R, Bicego E et al (1997) Serous cystadenoma of the pancreas: report of 30 cases with emphasis on the imaging findings. J Comput Assist Tomogr 21:373-382
26. Procacci C, Graziani R, Bicego E et al (1996) Intraductal mucin-producing tumors of the pancreas: imaging findings. Radiology 198:249-257
27. Hammond N, Miller F, Sica GT et al (2002) Imaging of cystic disease of the pancreas. Radiol Clin North Am 40:1243-1262
28. Cohen-Scali F, Vilgrain V, Brancatelli G et al (2003) Discrimination of unilocular macrocystic serous cystadenoma from pancreatic pseudocyst and mucinous cystadenoma with CT: initial observations. Radiology 228:727-733
29. Compagno J, Oertel JE (1978) Mucinous cystic neoplasm of the pancreas with overt and latent malignancy (cystadenocarcinoma and cystadenoma). A clinicopathologic study of 41 cases. Am J Clin Pathol 69:573-580
30. Buetow P, Rao P, Thompson LD (1998) Mucinous cystic neoplasm of the pancreas: radiologic-pathologic correlation. Radiographics 18:433-449
31. Fugazzola C, Procacci C, Andreis IAB et al (1991) Cystic tumors of the pancreas: evaluation by ultrasonography and computed tomography. Abdom Imaging 16:53-61
32. Sperti C, Cappellazzo F, Pasquali C et al (1993) Cystic neoplasms of the pancreas: problems in differential diagnosis. Am Surg 59:740-745
33. Demos TC, Posniak H, Harmath C et al (2002) Cystic lesions of the pancreas. AJR Am J Roentgenol 179:1375-1388
34. Scott J, Martin I, Redhead D et al (2000) Mucinous cystic neoplasm of the pancreas: imaging features and diagnostic difficulties. Clin Radiol 55:187-192
35. De Lima JE Jr, Javitt MC, Mathur SC (1999) Residents' Teaching Files: Mucinous Cystic Neoplasm of the Pancreas. Radiographics 19:807-811

36. Sachs JR, Deren JJ, Sohn M et al (1989) Mucinous cystadenoma: pitfalls of differential diagnosis. Am J Gastroenterol 84:811-816
37. Kuba H, Yamaguchi K, Shimizu S et al (1998) Chronic asymptomatic pseudocyst with sludge aggregates masquerading as mucinous cystic neoplasm of the pancreas. J Gastroenterol 33:766-769
38. Warshaw AL, Rutledge PL (1987) Cystic tumors mistaken for pancreatic pseudocysts. Ann Surg 205:393-398
39. Procacci C, Carbognin G, Accordini S et al (2001) CT features of malignant mucinous cystic tumors of the pancreas. Eur Radiol 11:1626-1630
40. D'Onofrio M, Caffari S, Zamboni G et al (2004) Contrast-enhanced ultrasonography in the characterization of pancreatic mucinous cystadenoma. J Ultrasound Med 23:1125-1129
41. Procacci C, Megibow AJ, Carbognin G et al (1999) Intraductal papillary mucinous tumor of the pancreas: a pictorial essay. Radiographics 19:1447-1463
42. Procacci C, Carbognin G, Biasiutti C et al (2001) Intraductal papillary mucinous tumors of the pancreas: spectrum of CT and MR findings with pathologic correlation. Eur Radiol 11:1939-1951
43. Procacci C, Schenal G, Dalla Chiara E et al (2003) Intraductal Papillary Mucinous Tumors: Imaging. In: Procacci C MA, (ed) Imaging of the pancreas. Cystic and rare tumors. Springer Berlin Heidelberg New York, pp 97-137
44. Zamboni G, Capelli P, Bogina G et al (2003) Pathology of intraductal cystic tumors. In: Procacci C MA (ed) Imaging of the pancreas. Cystic and rare tumors. Springer Berlin Heidelberg New York, pp 85-94

18 Ecografia con mezzo di contrasto nelle patologie gastroenteriche

Giovanni Maconi, Cristina Bezzio, Gabriele Bianchi Porro

18.1 Introduzione

I mezzi di contrasto per ecografia, come già ampiamente argomentato, sono costituiti da microbolle delle dimensioni di 3-5 μm che, iniettate in bolo, aumentano il segnale ultrasonografico proveniente dal letto vascolare o capillare, e forniscono un'adeguata rappresentazione del flusso ematico del microcircolo di un tessuto o di un organo (ecoangiografia perfusionale). Poiché questi composti non si distribuiscono nei liquidi tissutali ma rimangono nei vasi, la loro cinetica è differente da quella degli altri mezzi di contrasto utilizzati in radiologia per la TC o la RM.

Queste proprietà rendono i mezzi di contrasto ecografici, in particolare quelli di ultima generazione, utili nello studio di alcune patologie del tratto gastroenterico, come le malattie infiammatorie, le neoplasie e le enteriti ischemiche, caratterizzate da alterazioni del microcircolo, quali iperemia e neoangiogenesi di natura flogistica o neoplastica, e le alterazioni di natura ischemica.

18.2 Malattie infiammatorie dell'intestino

Nell'ambito delle malattie infiammatorie, lo studio del microcircolo con mezzo di contrasto ecografico è stato ben documentato nella malattia di Crohn, nella colite ulcerosa e nell'appendicite.

18.2.1 Malattia di Crohn

La malattia di Crohn è una patologia infiammatoria cronica che può interessare qualsiasi parte del tratto gastroenterico, sebbene si localizzi prevalentemente a livello dell'ileo terminale e del colon. La patologia presenta fasi acute caratterizzate da diarrea, dolore addominale, febbre e complicanze intestinali ed extraintestinali sintomatiche e fasi di remissione in cui i sintomi sono lievi o assenti.

Valutazione dell'attività della malattia di Crohn. Nella malattia di Crohn, l'ecografia con mezzo di contrasto è stata principalmente proposta per valutare l'attività della malattia, come indice prognostico di recidiva o di risposta alla terapia, e per diagnosticare e caratterizzare le sue principali complicanze: ascessi, fistole e stenosi.

L'ecografia intestinale, correntemente utilizzata per rilevare o escludere la malattia di Crohn, ha sensibilità variabile tra il 75 e l'88% e specificità del 93-97% [1]. La sensibilità dell'ecografia nell'identificare l'infiammazione delle pareti intestinali nella malattia di Crohn può essere aumentata utilizzando un mezzo di contrasto endovenoso. Nell'unico studio che ha valutato questo aspetto, l'ecografia con mezzo di contrasto (7 ml di Levovist, Schering AG, Berlino, Germania) ha mostrato sensibilità superiore sia all'ecografia convenzionale che all'ecografia associata all'impiego del power Doppler (97% vs 70% vs 77%) [2].

Vari studi hanno inoltre valutato l'utilità dell'ecografia con mezzo di contrasto per determinare l'attività della malattia di Crohn, riportando risultati contrastanti. È stato infatti osservato che nella malattia di Crohn in fase attiva la parete intestinale ispessita mostra un intenso enhancement vascolare al color power Doppler dopo somministrazione di Levovist. Tuttavia, gli stessi studi hanno rilevato che nella malattia in fase quiescente l'enhancement della parete ispessita, dopo somministrazione e.v. di mezzo di contrasto, è variabile, potendo essere sia intenso che lieve (Fig. 18.1), e questo rende poco affidabile l'impiego del Levovist nella definizione dell'attività della malattia [2, 3].

Analoghi risultati sono stati ottenuti con un mezzo di contrasto ecografico a base di esafluoruro di zolfo (SonoVue, Bracco, Milano, Italia), che

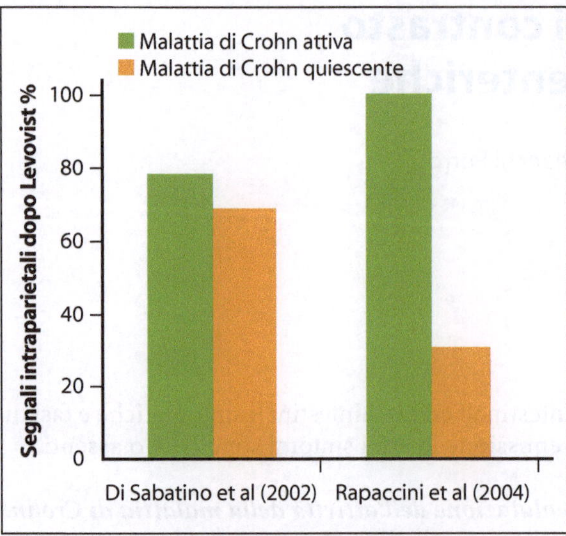

Fig. 18.1

Intensità dell'enhancement della parete intestinale nella malattia di Crohn in fase attiva e nella malattia in fase quiescente, valutato con power color Doppler dopo somministrazione di mezzo di contrasto ecografico a base di microbolle (Levovist). Diversamente dalla fase attiva, dove è osservabile frequentemente un intenso enhancement, nella malattia in fase di remissione gli studi hanno mostrato una differente intensità dell'enhancement della parete ispessita dopo somministrazione di microbolle

permette di stimare accuratamente la perfusione dei vari strati della parete intestinale (Fig. 18.2). È stato infatti dimostrano che l'entità dell'enhancement vascolare della parete, dopo somministrazione di SonoVue, permette di definire accuratamente l'attività clinica e biochimica della malattia di Crohn solo in 2/3 dei pazienti. È stato infatti osservato che, dopo somministrazione di SonoVue alcuni pazienti con malattia di Crohn in remissione mostrano un intenso enhancement pa-

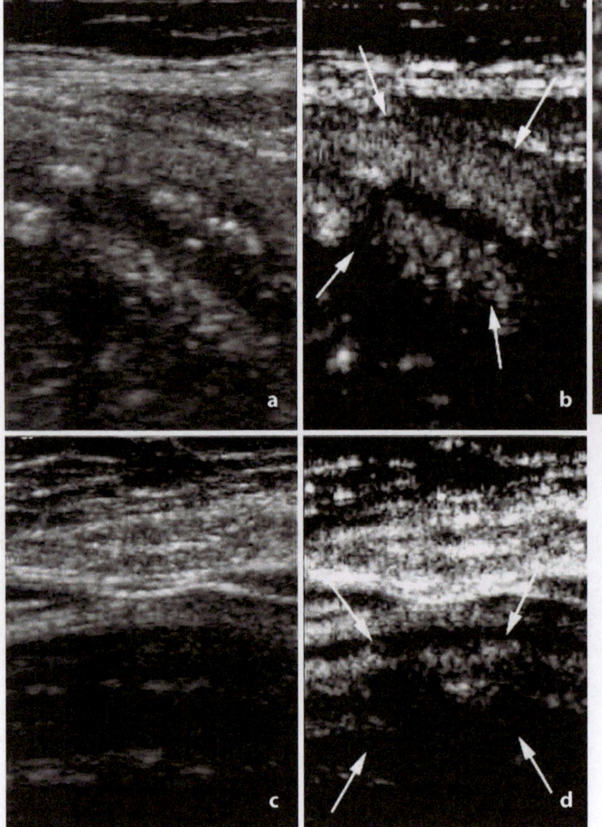

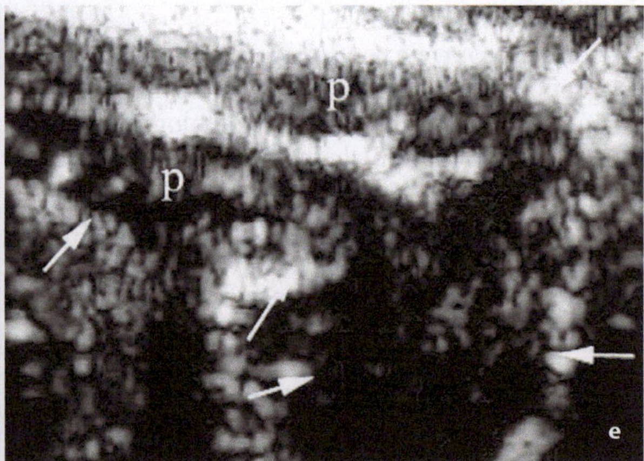

Fig. 18.2 a-e

Vascolarizzazione della parete intestinale in pazienti con diversa attività della malattia di Crohn. **a, b** Intenso enhancement che coinvolge l'intera parete di un'ansa intestinale, generalmente indicativo di neoangiogenesi e di attività della malattia. **a** L'ansa presenta pareti ispessite all'ecografia convenzionale e diffusa ipervascolarizzazione dopo 18-20 secondi dall'iniezione di microbolle a base di esafluoruro di zolfo (SonoVue) (**b**). **c, d** Paziente con malattia di Crohn con attività lieve. **c** All'ecografia di base l'ansa presenta pareti ispessite; **d** dopo la somministrazione di mezzo di contrasto ecografico la vascolarizzazione appare limitata agli strati più superficiali della parete e alla sottomucosa. **e** Debole vascolarizzazione della tonaca sottomucosa in una parete intestinale (*p*), cha appare moderatamente ispessita all'ecografia di base in paziente con malattia di Crohn in stabile remissione

rietale ed altri con malattia attiva hanno pareti scarsamente vascolarizzate [4]. Tuttavia, il grado di perfusione e l'enhacement della parete intestinale dopo somministrazione di mezzo di contrasto potrebbero rappresentare parametri utili per avere una stima diretta della flogosi della parete intestinale, sede della malattia di Crohn, e per valutare il trattamento medico o chirurgico più appropriato, la risposta alla terapia medica ed il rischio di recidiva nella malattia in remissione. È stato dimostrato che i pazienti con malattia di Crohn in fase attiva che presentano pareti ispessite, con elevata intensità del segnale vascolare intraparietale dopo somministrazione di mezzo di contrasto (sia Levovist che SonoVue), hanno un'aumentata percentuale di risposta clinica al trattamento steroideo.

Al contrario, i pazienti con malattia di Crohn in fase attiva e con pareti intestinali ispessite e debole o assente segnale vascolare intraparietale, dopo la somministrazione di Levovist o SonoVue, mostrano ridotta probabilità di successo della terapia medica e un maggior rischio di resezione chirurgica [2-4].

I pazienti con malattia di Crohn in fase di remissione clinica, ma con pareti ispessite e caratterizzate da aumentata intensità del segnale vascolare intraparietale dopo somministrazione e.v. di mezzo di contrasto, hanno un rischio elevato di recidiva [2-4]. Altri studi preliminari sembrano confermare queste ipotesi, ma sono necessarie conferme su casistiche più numerose di pazienti [5, 6].

Caratterizzazione delle stenosi nella malattia di Crohn. Le stenosi complicano oltre la metà dei pazienti con malattia di Crohn e sono la causa più frequente di intervento chirurgico. È noto tuttavia che, quando anche vi sia un'indicazione chirurgica per tale complicanza, la somministrazione di una terapia medica basata sull'impiego di nutrizione parenterale e la somministrazione di corticosteroidi e di antibiotici può migliorare la sintomatologia ostruttiva e ritardare l'intervento chirurgico. La risposta dei pazienti al trattamento medico della malattia di Crohn complicata da stenosi dipende dalla gravità e dalle caratteristiche istologiche del tratto intestinale stenotico, in quanto maggiore è l'infiltrato infiammatorio della stenosi, più elevata sarà la probabilità di risposta al trattamento medico.

La possibilità di discriminare le stenosi infiammatorie da quelle fibrotiche (non responsive alla terapia medica), valutando i markers clinici e biochimici di attività, non è soddisfacente. L'ecografia intestinale può individuare la presenza di stenosi e suggerirne le caratteristiche istopatologiche attraverso la valutazione delle caratteristiche ecostrutturali delle pareti: la perdita della stratificazione ne suggerisce una natura infiammatoria, mentre la persistenza della stratificazione depone per una natura prevalentemente fibrotica [7, 8].

È stato osservato che l'aumento dell'ipoecogenicità delle pareti intestinali a livello delle stenosi è dovuta all'iperemia ed alla neovascolarizzazione correlate all'aumentata risposta infiammatoria. Questa può, pertanto, essere adeguatamente valutata con l'ecografia con mezzo di contrasto. L'ecografia con power Doppler, in combinazione con Levovist, e verosimilmente anche con SonoVue, può essere utilizzata per discriminare le stenosi infiammatorie che appaiono ipervascolarizzate da quelle di natura cicatriziale ipovascolarizzate [9].

Diagnosi delle masse infiammatorie e degli ascessi nella malattia di Crohn. Il Power Doppler e l'ecografia con mezzo di contrasto sono inoltre utili nella diagnosi degli ascessi e delle masse infiammatorie, frequenti complicanze della malattia di Crohn.

Mediante power Doppler o ecografia con mezzo di contrasto e.v. è possibile differenziare le masse infiammatorie ed i flemmoni intra-addominali, che mostrano un segnale intralesionale, dagli ascessi che, al contrario, presentano assenza di contrasto all'interno della lesione e intenso enhancement periferico dopo somministrazione del mezzo di contrasto [10, 11] (Fig. 18.3). A tale riguardo, l'ecografia con mezzo di contrasto è particolarmente utile nelle lesioni di piccole dimensioni, dove l'accuratezza può essere superiore a quella della TC [11]. La determinazione ecografica del flemmone in uno stadio iniziale, con l'impiego mezzo di contrasto e.v., permette di istaurare tempestivamente un corretto approccio terapeutico e di prevenire l'eventuale sviluppo di un ascesso.

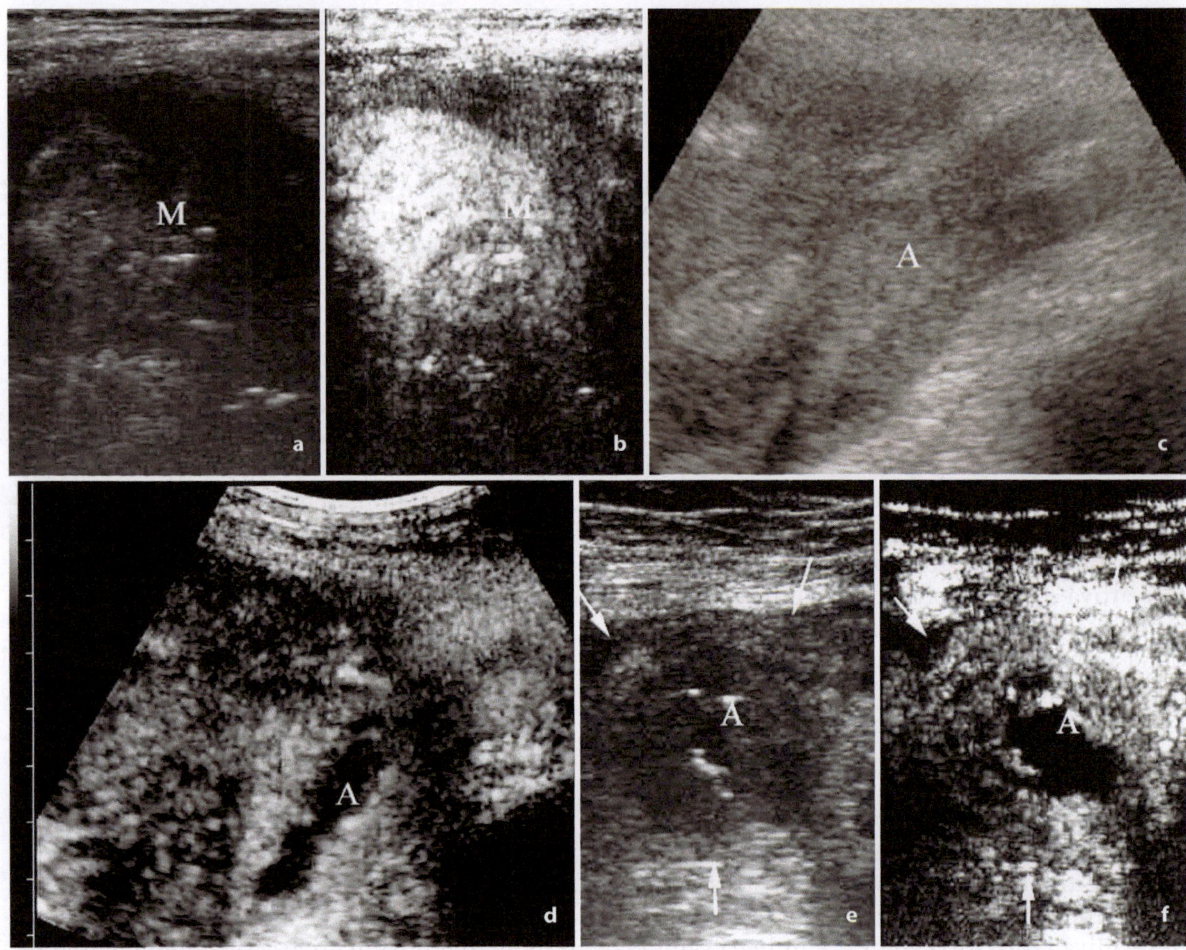

Fig. 18.3 a-f

a Massa infiammatoria (*M*) valutata in ecografia convenzionale e dopo la somministrazione di microbolle (**b**), caratterizzate da intenso un segnale vascolare intralesionale. **c** Ascesso del muscolo psoas (*A*) osservato con ecografia convenzionale e dopo somministrazione di mezzo di contrasto ecografico (**d**). L'ascesso presenta area priva di contrasto all'interno della lesione e intenso enhancement periferico dopo somministrazione del contrasto. **e** Ascesso (*A*) della parete addominale in paziente con malattia di Crohn valutato con ecografia convenzionale. **f** Dopo somministrazione del mezzo di contrasto ecografico presenta assenza di contrasto all'interno della lesione e intenso enhancement periferico; l'impiego del mezzo di contrasto ecografico delinea l'estensione dell'ascesso in modo ottimale e migliore rispetto all'ecografia di base, e permette di scegliere il migliore approccio terapeutico

18.2.2 Appendicite

Con l'ecografia trans-addominale l'appendice cecale normale è infrequentemente osservabile e raramente mostra segnali vascolari intraparietali all'esame eco-Doppler, a causa dell'esiguità e della lentezza del flusso ematico nei suoi vasi. Al contrario, nell'appendicite acuta, i vasi appendicolari si dilatano, il flusso ematico all'interno delle sue pareti aumenta, così come lo spessore parietale ed il diametro appendicolare [12]. Il riscontro di un aumentato flusso intraparietale nell'appendicite acuta mediante un esame ecografico trans-addominale, o trans-vaginale, con eco-Doppler incrementa la specificità diagnostica, ulteriormente migliorabile utilizzando un mezzo di contrasto endovenoso. A tale riguardo Incesu et al [12] ha studiato 50 pazienti con sospetta appendicite acuta, dimostrando che l'impiego del power Doppler ha una accuratezza diagnostica dell'80%, migliorabile sino al 98% se associata all'impiego del mezzo di contrasto endovenoso.

18.3 Ischemia intestinale

Lo studio con ecografia della microperfusione intestinale può essere utile nei pazienti con sospetta ischemia intestinale. Hata et al. [13] hanno osservato in 51 pazienti che l'assenza o la ridotta perfusione delle pareti intestinali all'ecografia con mezzo di contrasto endovenoso (in questo studio SHU-508) è un segno affidabile di ischemia intestinale e permette di identificare la patologia con una sensibilità ed una specificità rispettivamente dell'85% e del 100% [13].

18.4 Malattie neoplastiche

18.4.1 Cancro gastrico

Il cancro gastrico, in particolare se in stadio avanzato e localizzato nell'antro, può essere facilmente essere rilevato all'ecografia trans-addominale come una massa o un aumento dello spessore della parete (Fig. 18.4). Nella maggior parte dei casi è possibile osservare mediante power Doppler, con o senza mezzo di contrasto, un'aumentata vascolarizzazione delle pareti gastriche.

È stato osservato che nel cancro gastrico l'intensità del segnale vascolare intraparietale, espressa come indice di vascolarizzazione al color-power Doppler (rapporto tra il numero di pixel colorati all'interno in una regione di interesse e il numero totale di pixel in quella stessa regione), non è correlata alla morfologia, alla dimensione ed alla localizzazione del tumore, ma all'invasione dei vasi ed alla variante istologica della neoplasia e rappresenta un fattore prognostico indipendente, inversamente correlato alla sopravvivenza dei pazienti [15].

La vascolarizzazione del tumore, valutata con color-power Doppler, con o senza mezzo di contrasto, è correlata alla neoangiogenesi, alla sua invasività ed al rischio di metastasi. Per tale motivo, l'osservazione di un'elevata vascolarizzazione della massa tumorale con ecografia con mezzo di contrasto può rappresentare un indice prognostico sfavorevole nei pazienti con cancro gastrico in fase avanzata (stadio 3) [15].

La possibilità di stimare con accuratezza la vascolarizzazione e la neoangiogenesi mediante ecografia con mezzo di contrasto endovenoso potrebbe fornire informazioni utili per orientare le decisioni terapeutiche, per pianificare la chemioterapia e la terapia antiangiogenetica dei tumori gastrici [16, 17].

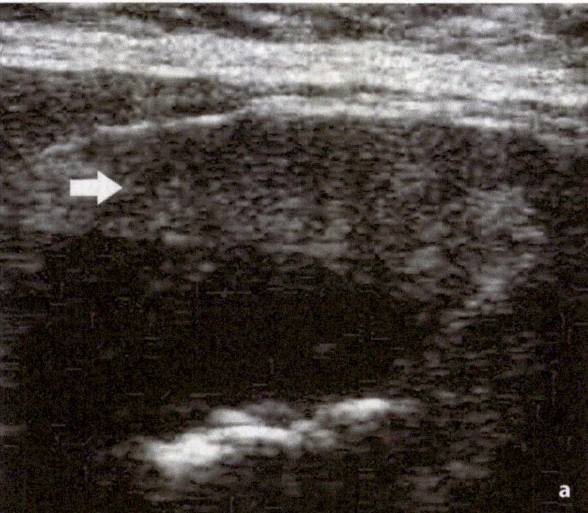

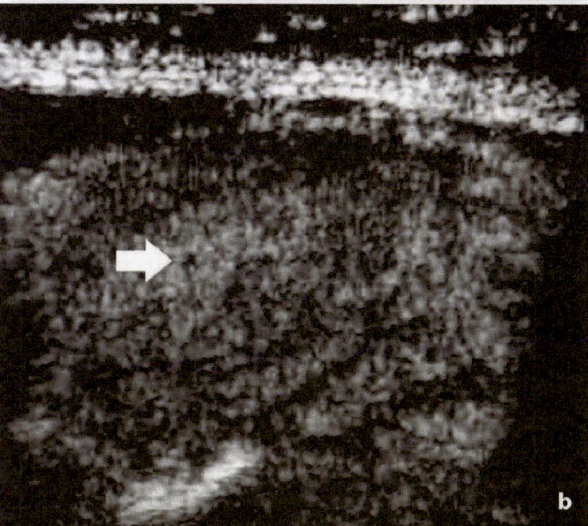

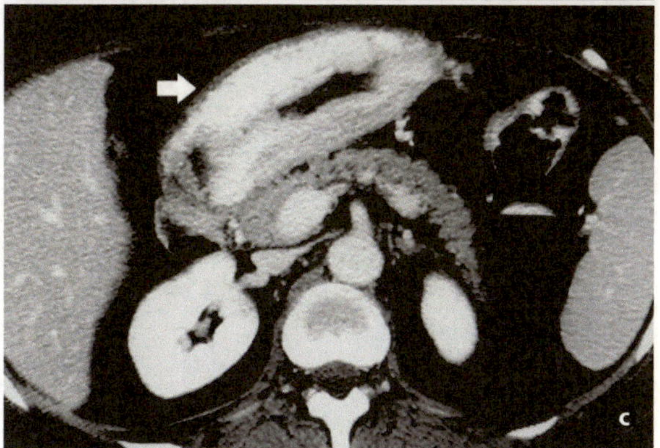

Fig. 18.4 a-c

Neoplasia infiltrante dell'antro gastrico caratterizzata ecograficamente da pareti ispessite (*freccia*) e da ecostruttura ipoecogena disomogenea. **b** Dopo la somministrazione di mezzo di contrasto ecografico si rileva un'intesa vascolarizzazione (*freccia*) indicativa di neoangiogenesi neoplastica. **c** Corrispettivo all'indagine TC con mezzo di contrasto: l'ispessimento della parete gastrica (*freccia*) è ben documentato. Riprodotta da [14], con autorizzazione

18.4.2 Carcinoma colon-rettale

All'ecografia dell'addome, il carcinoma del colon retto si presenta come massa infiltrante la parete intestinale, di dimensioni variabili, o come ispessimento eccentrico della parete con contorni irregolari [18]. La valutazione della vascolarizzazione del cancro del colon retto, attraverso l'ecografia transaddominale con color o power Doppler, non fornisce informazioni rilevanti per quanto riguarda la diagnosi differenziale delle lesioni sospette. Studi recenti hanno tuttavia dimostrato che la valutazione della vascolarizzazione del carcinoma colon-rettale e la stima dell'indice di vascolarizzazione possono fornire importanti parametri prognostici. Un elevato indice di vascolarizzazione è infatti associato a infiltrazione linfonodale ed alla possibile presenza di metastasi a distanza, ed è quindi considerato un indice prognostico sfavorevole. I mezzi di contrasto endovenosi possono migliorare la rilevazione e la quantificazione ultrasonografica dell'angiogenesi anche in tumori scarsamente vascolarizzati, rendendo possibile osservare in vivo piccoli vasi intratumorali (minori di 40 μm di diametro) ed aree *hot spots* che corrispondono ad aree con elevata densità di vasi all'esame istologico o di aree non vascolarizzate (Fig. 18.5).

18.4.3 Tumori stromali gastroenterici

I tumori stromali del tratto gastroenterico (GIST) originano da cellule mesenchimali primitive, differenziate in tessuto muscolare o nervoso, in vari tratti del tubo digerente, sebbene colpiscano prevalentemente lo stomaco ed il piccolo intestino. L'aspetto clinico più rilevante dei GIST è la definizione della loro natura e dalla prognosi. Le dimensioni e l'ecostruttura di queste lesioni sono criteri utilizzati per predirne il comportamento, ma sono l'aspetto istologico e la conta mitotica i parametri prognostici più affidabili. Lo studio della vascolarizzazione mediante ecografia con mezzo di contrasto è stato recentemente proposto per definirne la natura dei GIST.

Sulla base delle caratteristiche ecografiche e del comportamento vascolare dopo somministrazione di Levovist, i GIST possono essere classificati in due tipi: a) GIST con scarsa vascolarizzazione e con sola rappresentazione dei vasi periferici delle lesioni; b) GIST caratterizzati da una ricca vascolarizzazione con abbondanti vasi che si distribuiscono dalla periferia alla parte centrale del tumore. Sulla base di questa classificazione, Fukuta et al. [16] ha studiato 13 lesioni stromali gastroenteriche: 5 mostravano flusso esclusivamente periferico e sono state correttamente classificate come

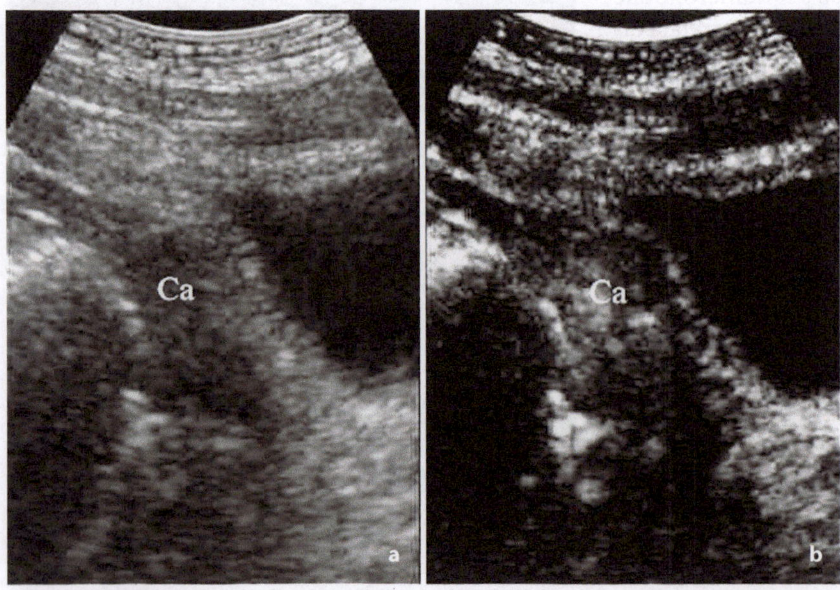

Fig. 18.5 a, b

Adenocarcinoma del sigma. **a** All'ecografia convenzionale la neoplasia (*Ca*) è caratterizzata da pareti ispessite e da ecostruttura ipoecogena. **b** Dopo la somministrazione di microbolle si apprezza irregolare vascolarizzazione della neoplasia

benigne, mentre 7 delle 8 lesioni con ricca vascolarizzazione risultarono di origine maligna. Sulla base di questi dati preliminari è quindi possibile che l'ecografia con mezzo di contrasto possa rappresentare un utile strumento diagnostico nella diagnosi e nel follow-up delle lesioni stromali del tratto gastroenterico (Figg. 18.6, 18.7).

Un altro importante campo di impiego dell'ecografia con mezzo di contrasto endovenoso è la valutazione della risposta delle lesioni stromali gastroenteriche e delle sue metastasi dopo trattamento con Imatinib mesilato (Glivec, Novartis, Horsham, UK): interessanti studi preliminari hanno infatti documentato che l'intenso enhancement delle lesioni, e soprattutto la riduzione dello stesso dopo 7 e 14 giorni dall'inizio del trattamento, rappresentano criteri di risposta precoce al trattamento con Glivec nei tumori stromali gastroenterici.

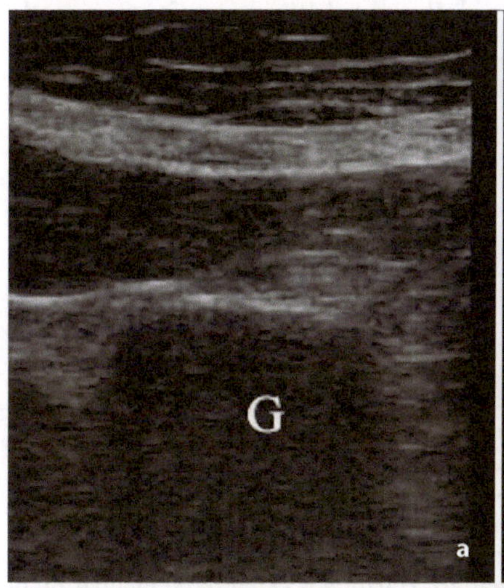

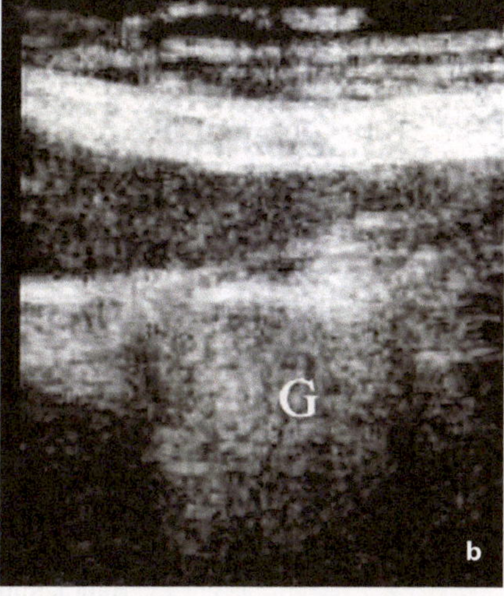

Fig. 18.6 a, b

a Tumore stromale dello stomaco (*G*) valutato con ecografia convenzionale e dopo la somministrazione di microbolle a base di esafluoruro di zolfo (**b**). Il tumore dimostra diffusa ed omogenea vascolarizzazione dopo la somministrazione di mezzo di contrasto ecografico

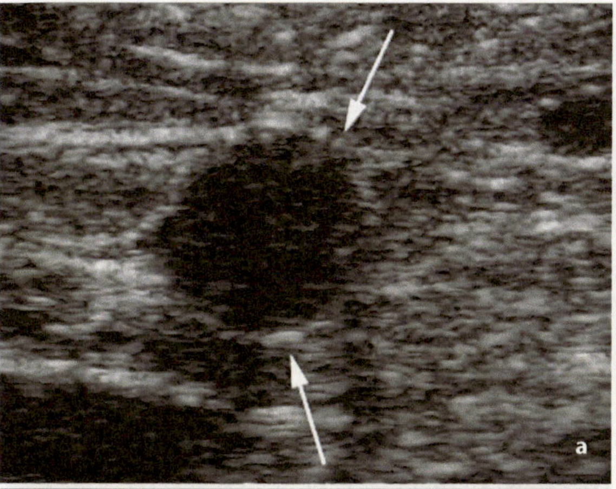

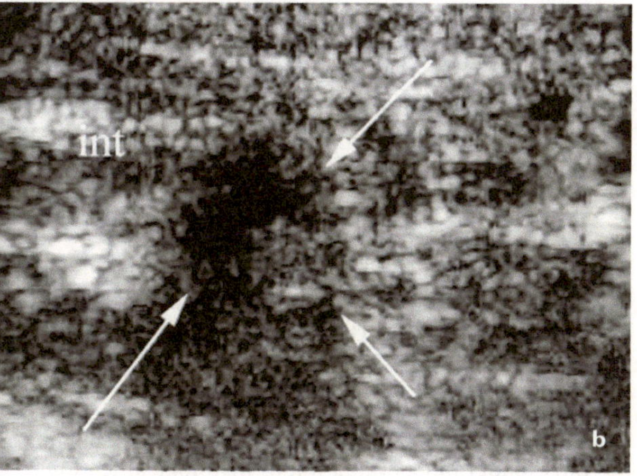

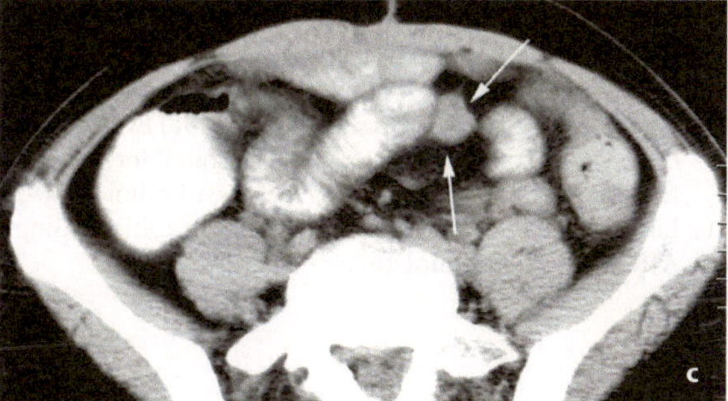

Fig. 18.7 a-c

a Tumore stromale (*frecce*) del piccolo intestino valutato con ecografia convenzionale. **b** A 20 secondi dalla somministrazione di microbolle a base di esafluoruro di zolfo si apprezza disomogenea captazione prevalentemente periferica della lesione connessa alla parete intestinale (*int*). **c** All'indagine entero-TC la neoplasia presenta sviluppo esofitico

18.5 Conclusioni

I principali campi di applicazione dell'ecografia addominale con mezzo di contrasto sono la malattia di Crohn e le neoplasie maligne del tratto gastroenterico.

Il mezzo di contrasto può essere utilizzato per identificare la vascolarizzazione della parete intestinale nella malattia di Crohn; la vascolarizzazione di parete è parzialmente correlata al grado di infiammazione ed all'attività della malattia, ma può essere sfruttato a scopo prognostico e nel follow-up dopo trattamento medico. Inoltre, la valutazione della vascolarizzazione può essere utilizzata per lo studio delle complicanze della malattia di Crohn, come le masse infiammatorie, gli ascessi e le stenosi. Nelle neoplasie del tratto gastrointestinale la valutazione ultrasonografica della parete con mezzo di contrasto può fornire parametri prognostici in relazione all'invasività del tumore ed all'indice di sopravvivenza dei pazienti. È infatti possibile valutare l'entità della neoangiogenesi ed il potenziale metastatico della neoplasia e monitorare, nelle lesioni non operabili, l'efficacia di un eventuale trattamento medico.

Bibliografia

1. Fraquelli M, Colli A, Casazza G et al (2005) Role of US in detection of Crohn disease: meta-analysis. Radiology 236:95-101
2. Di Sabatino A, Fulle I, Ciccocioppo R et al (2002) Doppler enhancement after intravenous Levovist injection in Crohn's disease. Inflamm Bowel Dis 8:251-257
3. Rapaccini GL, Pompili M, Orefice R et al (2004) Contrast-enhanced power Doppler of the intestinal wall in the evaluation of patients with Crohn disease. Scand J Gastroenterol 39:188-194
4. Robotti D, Cammarota T, Debani P et al (2004) Activity of Crohn disease: value of Color-Power-Doppler and contrast-enhanced ultrasonography. Abdom Imaging 29:648-652
5. Guidi L, De Franco A, De Vitis I et al (2006) Contrast-enhanced ultrasonography with SonoVue after infliximab therapy in Crohn's disease. Eur Rev Med Pharmacol Sci 10:23-26
6. De Pascale A, Garofalo G, Perna M et al (2006) Contrast-enhanced ultrasonography in Crohn's disease. Radiol Med (Torino) 111:539-550
7. Parente F, Maconi G, Bollani S et al (2002) Bowel ultrasound in assessment of Crohn's disease and detection of related small bowel strictures: a prospective comparative study versus x ray and intraoperative findings. Gut 50:490-495
8. Maconi G, Carsana L, Fociani P et al (2003) Small bowel stenosis in Crohn's disease: clinical, biochemical and ultrasonographic evaluation of histological features. Aliment Pharmacol Ther 18:749-756
9. Kratzer W, von Tirpitz C, Mason R et al (2002) Contrast-enhanced power Doppler sonography of the intestinal wall in the differentiation of hypervascularized and hypovascularized intestinal obstructions in patients with Crohn's disease. J Ultrasound Med 21:149-157
10. Maconi G, Sampietro GM, Russo A et al (2002) The vascularity of internal fistulae in Crohn's disease: an in vivo power Doppler ultrasonography assessment. Gut 50:496-500
11. Esteban JM, Maldonado L, Sanchiz V et al (2001) Activity of Crohn's disease assessed by colour Doppler ultrasound analysis of the affected loops. Eur Radiol 11:1423-1428
12. Incesu A, Azicioglu AK, Selcuk MB et al (2004) Contrast-enhanced power Doppler US in the diagnosis of acute appendicitis. Eur J Radiol 50:201-209
13. Hata J, Kamada T, Haruma K et al (2005) Evaluation of bowel wall ischemia with contrast-enhanced US: initial experience. Radiology 236:712-715
14. Quaia E (2005) Intestinal pathology. In: Contrast media in ultrasonography: basic principles and clinical applications. Springer, Heidelberg, Berlin, New York
15. Chen CN, Cheng YM, Lin MT et al (2002) Association of color Doppler vascularity index and microvessel density with survival in patients with gastric cancer. Ann Surg 235:512-518
16. Gee MS, Saunders HM, Lee JC et al (2001) Doppler ultrasound imaging detects changes in tumor perfusion during antivascular therapy associated with vascular anatomic alterations. Cancer Res 61:2974-2982
17. Krix M, Kiessling F, Vosseler S et al (2003) Comparison of intermittent-bolus contrast imaging with conventional power Doppler sonography: quantification of tumour perfusion in small animals. Ultrasound Med Biol 29:1093-1103
18. Fukuta N, Kitano M, Maekawa K et al (2005) Estimation of the malignant potential of gastrointestinal stromal tumors: the value of contrast-enhanced coded phase-inversion harmonics US. J Gastroenterol 40:247-255
19. Lassau N, Koscielny S, Opolon P et al (2001) Evaluation of contrast-enhanced color Doppler ultrasound for the quantification of angiogenesis in vivo. Invest Radiol 36:50-55
20. Lim JH (1996) Colorectal cancer: sonographic findings. AJR Am J Roentgenol 167:45-47

19 Vasi addominali

Orlando Catalano, Alfredo Siani

19.1 Introduzione

Il maggior interesse applicativo dell'ecocontrastografia (CEUS) è chiaramente dato dai piccoli vasi intraparenchimali ed intralesionali, in gran parte al di sotto della sensibilità dell'US fondamentale ed anche di quella del color e power Doppler. Tuttavia, anche lo studio dei grossi vasi addominali può offrire delle utili possibilità di impiego per la CEUS, sebbene in questo campo la "concorrenza", del color Doppler da un lato e della TC dall'altro, sia consistente e quindi le applicazioni della CEUS siano, almeno allo stato attuale, limitate se non "di nicchia". D'altro canto, lo studio dei grossi vasi con color e power Doppler è stato il primo ambito di impiego dei mezzi di contrasto ecografici, alla metà degli anni '90, allorquando questi venivano definiti come "agenti ecoamplificatori" e venivano utilizzati, appunto, per incrementare un segnale Doppler altrimenti scarso.

La possibilità di un'esplorazione CEUS in tempo reale si unisce alla possibilità di ricircolazione del mezzo di contrasto e quindi alla persistente opacizzazione vasale per alcuni minuti. Ciò offre all'esaminatore un tempo più che sufficiente per esaminare il distretto vascolare in questione, anche perché l'impiego addizionale del mezzo di contrasto viene comunque fatto per valutare aspetti specifici, non sufficientemente chiariti dall'ecografia basale. Sono stati suggeriti anche utilizzi più panoramici, ad esempio nel corso della valutazione color Doppler del sistema arterioso periferico degli arti, ma questo risulta poco ragionevole, stante anche la sensibilità al flusso degli attuali sistemi Doppler. Bisogna poi considerare che il mezzo di contrasto altera il rilievo dello spettro flussimetrico al Doppler pulsato, sia come intensità di segnale che per la presenza di artefatti da rumore (*bubble-noise artifact*), e come quindi la flussimetria vasale vada di regola ottenuta in condizioni basali, e non dopo iniezione del mezzo di contrasto. Studi in vivo ed in vitro hanno infatti dimostrato che la presenza delle microbolle influenza le misurazioni Doppler [1].

19.2 Metodologia d'esame

Lo studio CEUS in *real-time* consente di esplorare a lungo il vaso in questione, alla ricerca delle alterazioni patologiche. In particolare nella valutazione dell'*endoleak* dopo posizionamento di protesi aortiche si compiono scansioni longitudinali e soprattutto trasversali dell'aorta addominale. L'esplorazione può e deve essere protratta per diversi minuti, anche fino a 10-12, poiché non di rado l'*endoleak* si produce in maniera molto lenta e diviene apprezzabile dopo alcuni minuti dall'iniezione del mezzo di contrasto.

L'operatore può decidere, nel corso dell'acquisizione in tempo reale, di aggiungere un *flash* a più elevata pressione acustica, con la conseguente rottura delle microbolle in quella determinata sezione anatomica: ciò risulta particolarmente utile nella ricerca degli *endoleak* e degli stravasi di mezzo di contrasto, permettendo, ad esempio, di rifocalizzare l'osservazione in un'area anatomica non inclusa, o solo marginalmente inclusa, nel campo di vista in un primo momento e di differenziare il reperto da altre evenienze (cfr. "Pitfalls"). L'operatore può inoltre passare estemporaneamente dalla modalità CEUS di nuovo in quella US fondamentale o, con alcuni sistemi, può ottenere una rappresentazione contemporanea delle due modalità in dual display. Questo risulta ad esempio utile per la differenziazione tra stravaso e calcificazioni, poiché solo quest'ultime sono riconoscibili nella modalità US convenzionale.

Sia nello studio Doppler del flusso vasale che in quello CEUS, nelle sue diverse applicazioni, si tendono ad utilizzare volumi contenuti di SonoVue, generalmente 1,2 o 2,4 ml [2-5].

Così come per il Doppler, bisogna inoltre cercare di utilizzare la finestra anatomica che consenta la più ampia esposizione del vaso all'esplorazione ecografica, ma soprattutto la minore profondità dalla superficie di appoggio della sonda.

19.3 Anatomia ecocontrastografica

La CEUS in tempo reale consente la valutazione dinamica del flusso, normale e patologico, nei grossi vasi. Questi vengono opacizzati in maniera praticamente uniforme, con modeste disomogeneità locali correlate alle modifiche vorticose al flusso, come nei punti di biforcazione o negli aneurismi. Il lume vasale diviene intensamente iperecogeno in maniera indipendente dall'angolazione e quindi senza le aree di scarso/assente segnale e gli artefatti che caratterizzano il color Doppler (Figg. 19.1, 19.2).

La delimitazione della parete vasale risulta molto netta ed è possibile definire con precisione la superficie delle placche, almeno nei vasi superficiali, riconoscendo irregolarità o vere e proprie ulcerazioni, evitando così i potenziali falsi positivi e negativi del color Doppler. Se ne ottiene un'immagine di opacizzazione vasale, simile a quella dell'angiografia digitale (si parla anche, con qualche rischio di confusione terminologica, di angio-US), ma con la rappresentazione diretta della parete vasale, valore aggiunto rispetto all'angiografia [6, 7].

19.4 Indicazioni allo studio con ecocontrastografia

Lo studio CEUS dei grossi vasi addominali può essere praticato, in alcuni casi, in maniera estemporanea, per chiarire specifici aspetti non definiti a sufficienza dalla valutazione ecografica e color Doppler, soprattutto quando, in urgenza o in ele-

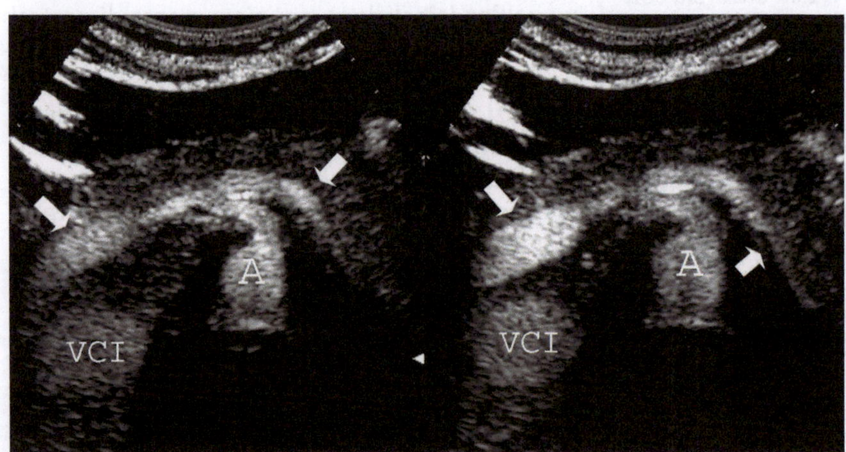

Fig. 19.1
Anatomia CEUS dei vasi addominali. A prescindere dal rapporto tra fascio ultrasonoro e decorso vasale, l'enhancement luminale è comunque intenso e tale da opacizzare omogeneamente qualsiasi segmento vasale contenuto nella scansione, in particolare sistema portale (*frecce*), aorta (*A*) e vena cava inferiore (*VCI*)

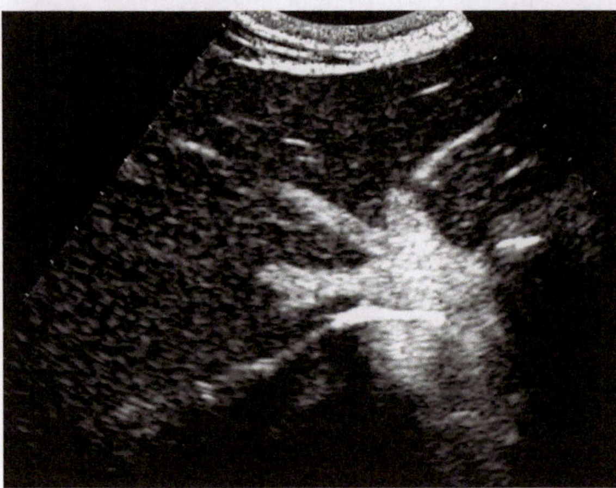

Fig. 19.2
Anatomia CEUS dei vasi addominali. Il mezzo di contrasto evidenzia la confluenza delle vene sovraepatiche nella vena cava inferiore, omogeneamente e senza stravasare all'esterno

zione, l'ecografia viene eseguita come prima indagine. In altri casi, come nel follow-up degli aneurismi aortici trattati con endoprotesi, l'impiego del mezzo di contrasto ecografico può essere eseguito in maniera pressoché routinaria, quantomeno nei casi in cui si sospetti un possibile *endoleak* ed il color Doppler risulti negativo o comunque insufficiente.

Le patologiche dei grossi vasi addominali che si possono giovare di una valutazione CEUS comprendono: l'*endoleak* dopo posizionamento percutaneo di protesi endoaneurismatiche, il sanguinamento (eventualmente attivo) e l'infiammazione (eventualmente fino alle raccolte ascessuali) dopo posizionamento di protesi vascolari chirurgiche, la trombosi di un vaso o di una sua protesi luminale, la stenosi vasale, la dissecazione con creazione di flap intimale, gli pseudoaneurismi anastomotici post-chirurgici (differenziazione da raccolte non vascolari come ematomi, sieromi o linfoceli), la rottura in atto di aneurismi, la diagnostica differenziale degli aneurismi splancnici (specie se parzialmente trombizzati), gli aneurismi infiammatori dell'aorta e la fibrosi retroperitoneale [8]. La CEUS è particolarmente utile in condizioni di basso flusso, ad esempio nel riconoscimento delle stenosi vasali preostruttive, nella ricerca degli *endoleak* su *stent* aortici, nella caratterizzazione delle raccolte perianastomotiche dopo chirurgia, o nell'identificazione di minimi flussi residui all'interno di aneurismi viscerali trattati con embolizzazione transcatetere [8, 9].

Negli aneurismi, dove il flusso è spesso lento, lo studio Doppler può incontrare difficoltà, ad esempio nel rilievo della trombosi luminale degli aneurismi sottorenali [8]. All'opposto vi possono essere al color Doppler segnali artefattuali all'interno del trombo, tali da simulare una condizione di prerottura; la CEUS, in questi casi, può consentire di escludere la diffusione del mezzo di contrasto nel trombo e quindi la condizione di instabilità aneurismatica [8].

Un'applicazione interessante della CEUS è data dall'individuazione delle fonti emorragiche attive, tramite l'identificazione della fuoriuscita di mezzo di contrasto [10, 11]. Lo stravaso contrastografico costituisce un noto segno angiografico e TC di emorragia in atto a livello di un vaso di significative dimensioni [12-15]. Esso può essere dovuto a traumi, chiusi o penetranti, oppure a cause non traumatiche, quali rottura di aneurismi o masse, terapia anticoagulante, procedure chirurgiche o radiointerventistiche [12-14, 16]. L'individuazione dello stravaso è importante perché generalmente indica la necessità di un trattamento cruento (chirurgico o embolizzante) [12-14]. Inoltre, il riconoscimento della sede dello stravaso identifica la localizzazione della fonte emorragica stessa e ciò ne agevola e velocizza il reperimento sia al tavolo chirurgico che in corso di cateterismo arterioso [12].

La CEUS è stata utilmente impiegata nella valutazione degli ematomi pulsanti e degli pseudoaneurismi, di origine iatrogena o post-traumatica, ed in particolare di quelli dopo puntura arteriosa femorale. La CEUS può essere infatti di ausilio nella differenziazione tra ematomi complicati e non complicati: escludere uno stravaso attivo in un ematoma pulsante, o in generale in una massa di aspetto complex all'ecografia basale, può consentire di evitare ulteriori approfondimenti diagnostici oppure atti terapeutici non necessari [8].

In campo oncologico, infine, si può cogliere molto bene con la CEUS la macro-angioarchitettura tumorale, con rami arteriosi che emergono dai grossi vasi regionali, si portano verso la massa più o meno dislocati e poi si suddividono ripetutamente penetrandovi all'interno. Questa valida rappresentazione dei vasi afferenti ad una lesione neoplastica può essere utile per la pianificazione dell'intervento chirurgico o emboloterapico, nonché per la stadiazione tumorale ed il riconoscimento delle infiltrazioni vasali.

19.5 Stenostruzioni vasali

In assenza degli artefatti da movimento, che possono invece degradare l'immagine Doppler, i vasi vengono dimostrati nitidamente nel loro decorso, cosa che può rendere più agevole il posizionamento del volume campione per l'analisi flussimetrica, specie per i vasi di minor calibro come le arterie splancniche. Peraltro, come segnalato nel paragrafo introduttivo, la presenza delle microbolle può intensificare il segnale Doppler e influenzare quindi le conclusioni diagnostiche dell'operatore. I mezzi di contrasto risultano comunque utili nelle condizioni di studio subottimale, a causa del basso volume di flusso, della bassa velocità di flusso e/o dell'elevata attenuazione del segnale, riducendo il numero di esami duplex non diagnostici [3].

Le esperienze con color/power Doppler e CEUS, e con mezzi di contrasto di I e II generazione, hanno dato risultati incoraggianti. L'impiego del mezzo di contrasto incrementa il numero di esami duplex conclusivi e la concordanza tra questi e l'imaging di riferimento a livello delle arterie addominali, seppur in maniera meno significativa che in corrispondenza delle arterie cerebrali, di quelle carotidee o di quelle periferiche [3]. L'impiego del mezzo di contrasto rende l'analisi delle arterie più rapida e confidente, ma non aumenta necessariamente l'accuratezza della metodica. Conclusioni simili sono state ottenute nello studio delle arterie renali, così come a livello del tratto extracranico delle carotidi (specie per distinguere ostruzioni e stenosi preocclusive) o delle arterie degli arti inferiori (specie per la visualizzazione Doppler delle arterie distali al ginocchio o, comunque, nei segmenti "difficili") e nella valutazione delle stenosi intracraniche [2, 17-21]. Alcuni Autori hanno anche utilizzato le tecniche Doppler per la valutazione post-trattamento, ad esempio prima e dopo angioplastica nei soggetti con insufficienza mesenterica cronica [22]. L'impiego del mezzo di contrasto riduce la frequenza del ricorso all'arteriografia per dimostrare la pervietà dell'arteria epatica dopo trapianto epatico [23] o la pervietà dei cateteri intrarteriosi per la chemioterapia locoregionale [24].

Lo studio di pervietà può riguardare qualsiasi vaso addomino-pelvico, arterioso e venoso, accessibile all'esplorazione ecografica (Figg. 19.3, 19.4). Il riconoscimento di un'ostruzione completa, dove il flusso è del tutto assente, e di una stenosi iperserrata, dove il flusso è rallentato ma presente, può essere difficoltoso con le tecniche Doppler, mentre

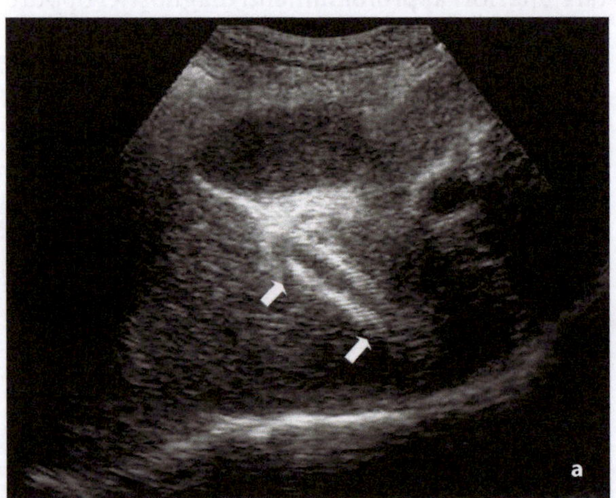

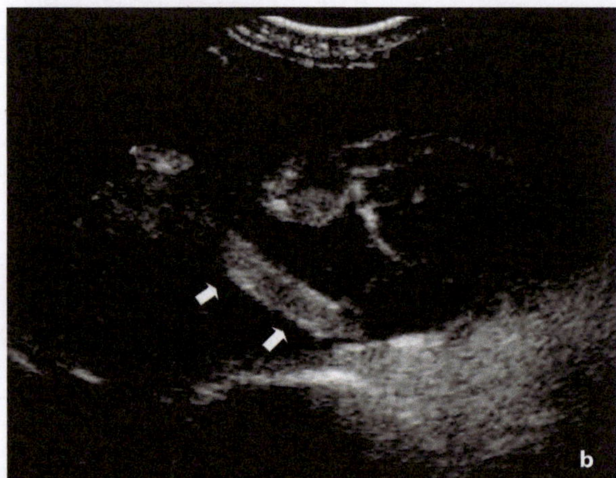

Fig. 19.3 a, b

Controllo di TIPS. **a** La US dimostra la protesi a livello dello *shunt* porto-sistemico (*frecce*). **b** La CEUS ne documenta la pervietà (*frecce*)

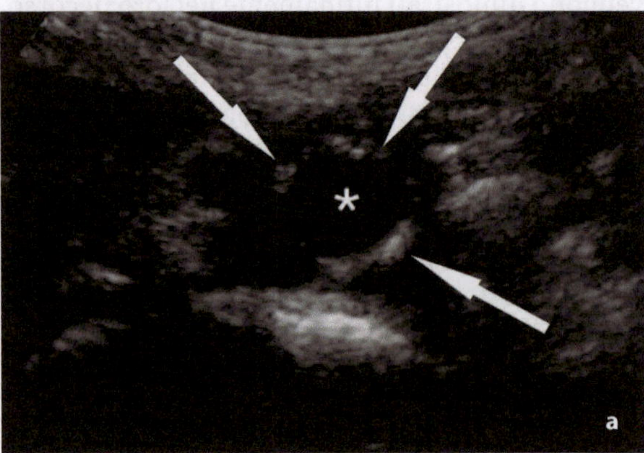

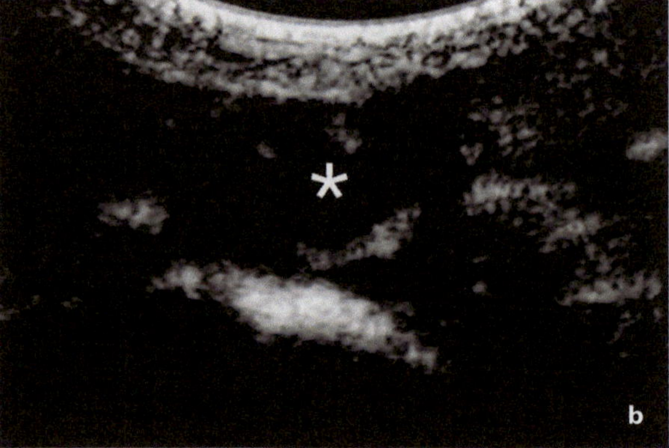

Fig. 19.4 a, b

Trombosi di endoprotesi aortica. **a** La scansione trasversale US dimostra l'anecogenicità del lume aortico (*) e l'iperecogenicità della protesi (*frecce*). **b** La scansione trasversale CEUS documenta la mancata opacizzazione del lume aortico (*)

risulta più agevole con la CEUS [25]. Anche stenosi di minor grado, ma intensamente calcifiche, possono simulare un'ostruzione o comunque essere sovrastimate sul piano morfologico dal color Doppler, mentre la CEUS permette una più accurata definizione dei limiti rispettivi del lume e della parete vasale [25]. La diagnosi di placca ulcerata può giovarsi, quantomeno a livello delle arterie superficiali, dello studio CEUS: percepire il debole segnale di colore proveniente dal fondo della placca complicata può non essere agevole con le tecniche Doppler, mentre la CEUS consente una migliore definizione della superficie della placca.

Uno dei vantaggi della CEUS è di poter anche valutare lo stato del parenchima a valle del vaso con steno-struzione, identificando, ad esempio, territori ischemici o infartuali, rispettivamente come aree di ridotto o di assente enhancement (Fig. 19.5). È stata dimostrata anche la possibilità di rilevare variazioni dei tempi di circolo collegate alla patologia stenosante, come evidenziato ad esempio nei soggetti con arteriopatia periferica, con l'aumento dell'intervallo di tempo tra iniezione e.v. periferica ed enhancement dei muscoli del polpaccio [26].

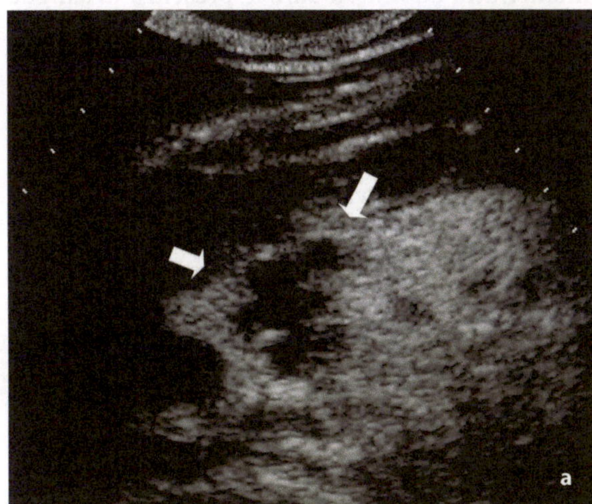

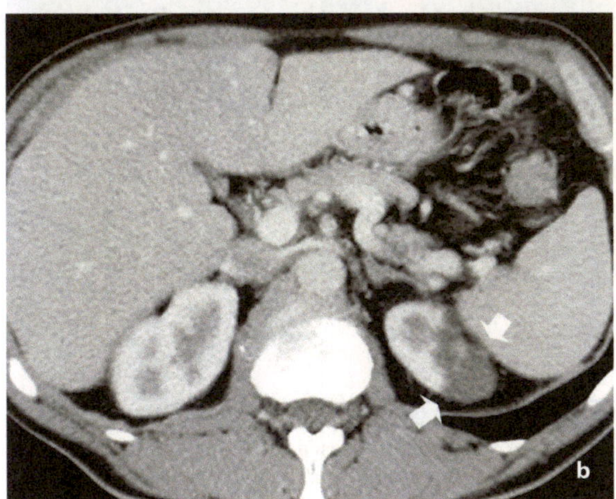

Fig. 19.5 a, b

Infarto segmentario renale. **a** La CEUS evidenzia un difetto cuneiforme dell'enhancement renale (*frecce*), poi confermato dalla TC (**b**)

Nell'ambito dello studio della patologia ateromasica stenosante bisogna anche segnalare la possibilità della CEUS di valutare la neoangiogenesi all'interno della placca, che avviene a partire dai vasa vasorum: le placche vascolarizzate hanno una maggiore tendenza all'ulcerazione ed alla rottura di quelle fibrose. La CEUS dimostra questi piccolissimi vasi, ben al di sotto della risoluzione Doppler, come una serie di strie ecogene in movimento all'interno della placca stessa [27, 28]. Si tratta di un'applicazione tuttavia attuabile solo a livello delle arterie superficiali e segnatamente delle carotidi.

19.6 Gli endoleak nelle protesi aortiche

Il trattamento interventistico degli aneurismi dell'aorta addominale con protesi endovasali posizionate per via percutanea (*endograft*) è divenuto un'importante alternativa alla chirurgia laparotomica. La sacca aneurismatica viene completamente esclusa dal flusso e quindi arresta la sua crescita; ne consegue una progressiva coartazione. La sorveglianza dopo il posizionamento dell'endoprotesi è importante per riconoscere le complicanze a breve e lungo termine e soprattutto gli *endoleak*, definibili come la persistente perfusione ematica nello spazio tra protesi e sacca: le forze pressorie continuano ad agire e la sacca può espandersi progressivamente, anziché aderire alla protesi, e ciò può comportare la necessità di un trattamento al fine di prevenire la rottura aneurismatica [29]. L'esclusione incompleta della sacca può essere primaria (<1 mese dalla procedura) o secondaria (>1 mese) e questa differenza è importante perché molti *endoleak* primari si risolvono spontaneamente [30, 31].

Si distinguono cinque tipologie di *endoleak* [4, 32]:

I *leak* periprotesico, che si determina a livello della zona d'inserzione, prossimale o distale, del *graft* alla parete vasale, per inadeguata o inefficace adesione;

II flusso retrogrado, non dipendente dall'endoprotesi e dovuto a vasi collaterali pervi (arterie lombari, arteria mesenterica inferiore, ecc.);

III soluzioni di continuo della protesi stessa, oppure scarsa adesione o disconnessione delle componenti (generalmente due) che costituiscono la protesi;
IV porosità intrinseca della parete protesica;
V endotensione con accrescimento della sacca, pur senza evidenza di *endoleak* macroscopico.

Le prime due tipologie di *endoleak* sono le più frequenti.

Per la detezione degli *endoleak* sono state utilizzate sia le diverse tecniche Doppler (Doppler, color-Doppler e power Doppler, eventualmente anche con l'ausilio di mezzi di contrasto ecoamplificatori), sia la RM e soprattutto l'arterio-TC, considerata come standard di riferimento [33-35]. I casi positivi e passibili di trattamento devono poi essere confermati dall'angiografia.

La CEUS può consentire una valida dimostrazione degli *endoleak* [4, 5, 8, 29] (Figg. 19.6, 19.7), che costituiscono una condizione di flusso basso ed extraluminale, di solito praticamente inaccessibile all'US basale e che può essere misconosciuta anche alla valutazione Doppler [8].

Le tecniche Doppler, in particolare il Doppler spettrale, ma anche il color ed il power Doppler, sono modalità più focalizzate e richiedono che la sede dell'*endoleak* sia inclusa nel volume-campione o nel box colore per essere identificata. Con la CEUS in real-time, priva tra l'altro di artefatti legati al flusso nel lume protesico, è invece possibile esplorare tutta l'estensione dell'aorta addominale alla ricerca dell'eventuale sede dell'*endoleak*.

Anche la TC, pur importantissima nello studio degli aneurismi, prima e dopo la procedura, può misconoscere le forme di *endoleak* più lente ad instaurarsi, anche ricorrendo ad una tecnica di acquisizione bifasica [4, 5]. In un recente studio [5] tutti gli *endoleak* identificati dalla CEUS venivano confermati dall'aortografia, mentre la TC ne misconosceva il 44%, specie quelli a flusso lento.

L'esplorazione ecocontrastografica deve mirare innanzitutto ad individuare la presenza di sangue opacizzato dal mezzo di contrasto all'interno della sacca, ma deve anche definire il tempo intercorso tra l'iniezione del mezzo di contrasto e la comparsa dell'*endoleak* (*washin*), il tempo intercorso tra l'iniezione del mezzo di contrasto e la scomparsa dell'endoleak (*washout*), la visualizzazione dei vasi afferenti e dei vasi efferenti e la presenza di vere e proprie ca-

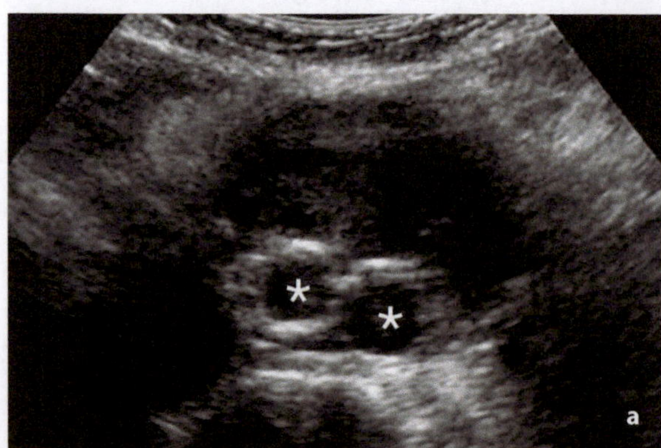

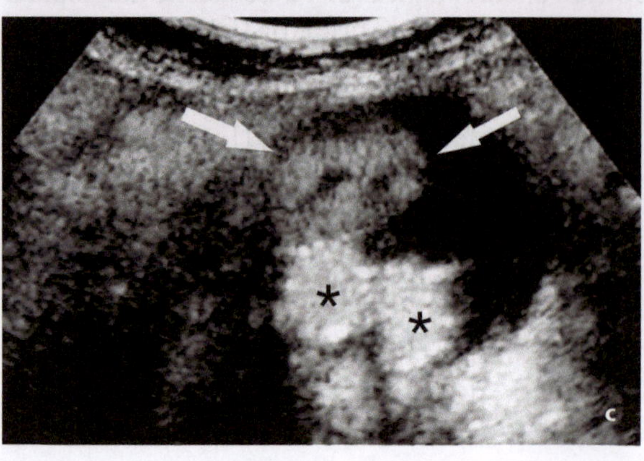

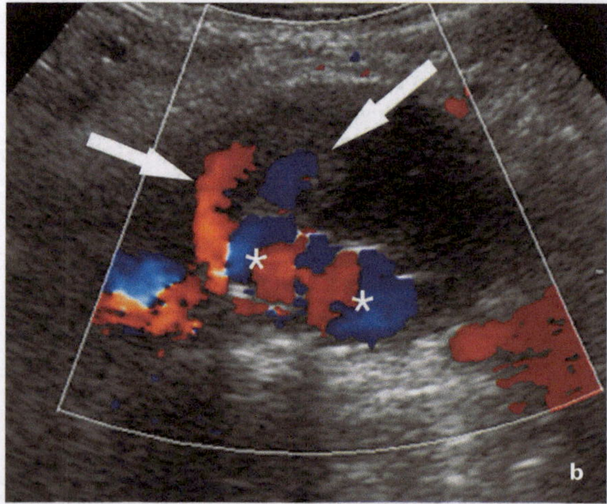

Fig. 19.6 a-c
Endoleak dopo endoprotesi aortica. **a** La scansione US trasversale documenta i due canali protesici (*) e la disomogeneità della sacca circostante. **b** La scansione trasversale color-Doppler senza mezzo di contrasto dimostra segnale di flusso (*frecce*) esternamente alla protesi (*). **c** La scansione trasversale CEUS evidenzia la fuoriuscita del mezzo di contrasto (*frecce*) dal lume protesico (*)

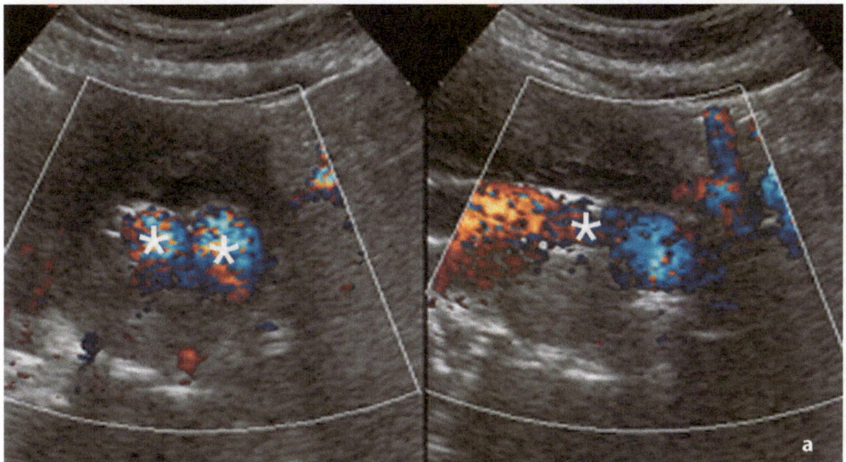

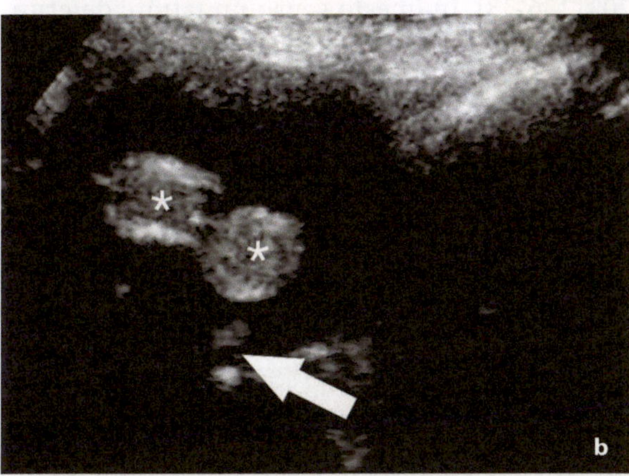

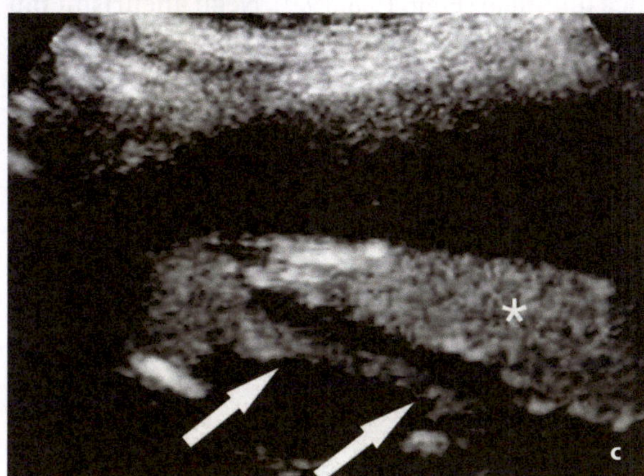

Fig. 19.7 a-c

Endoleak dopo endoprotesi aortica. **a** L'immagine dual con power Doppler direzionale, in scansione trasversale e longitudinale, non evidenzia segnale di flusso esternamente alla protesi (*). **b** La scansione CEUS trasversale dimostra la fuoriuscita di mezzo di contrasto (*freccia*) dal lume protesico (*). **c** La scansione CEUS longitudinale conferma il leak posteriore (*frecce*) dal lume protesico (*)

vità di riempimento all'interno della sacca [5].

Allo studio CEUS si rileva l'opacizzazione del lume protesico e, con una latenza variabile, un rivolo od un vero e proprio getto, iperecogeno, che dalla parete protesica diffonde all'interno della sacca; quest'ultima è ipo-anecogena e quindi il segnale proveniente dal mezzo di contrasto extraprotesico, penetratovi, viene agevolmente individuato; talora il sangue opacizzato si raccoglie in una vera e propria cavità all'interno della sacca trombizzata.

Il segnale all'interno della sacca tende a persistere alcuni minuti, per poi scomparire: eventuali flash ad alto indice meccanico, determinando la rottura delle microbolle ristagnanti, possono comunque rendere meglio riconoscibile il mezzo di contrasto penetrato nella sacca [2].

In altri casi l'*endoleak* appare come un tenue e diffuso aumento di ecogenicità della sacca e si produce in maniera lenta e graduale. È quanto si verifica nelle forme di endotensione, particolarmente difficili da riconoscere con la TC [2].

Negli *endoleak* di tipo I e III, originanti direttamente dalla protesi, la comparsa dell'immagine diagnostica è piuttosto rapida ed avviene, almeno inizialmente, nelle porzioni della sacca contigue alla protesi stessa. Nell'*endoleak* di tipo II si osserva invece l'opacizzazione sequenziale del ramo arterioso afferente, poi della sacca ed infine di eventuali arterie efferenti.

Lo studio CEUS degli *endoleak* di tipo II è particolarmente importante ai fini terapeutici [5]. La CEUS consente infatti di discriminare due forme di *endoleak*: quelli "iperdinamici" (*washin* <100 s e/o *washout* <520 s) si associano con minore frequenza di quelli "ipodinamici" (*washin* >100 s e/o *washout* >520 s) all'incremento dimensionale dell'aneurisma. In particolare, un tempo di *washout* >520 secondi costituisce un indicatore indipendente di aumento volumetrico ≥1 ml/mese.

Alcuni Autori [8] hanno anche utilmente impiegato la CEUS come guida al trattamento percutaneo con trombina degli *endoleak* stessi.

La CEUS può quindi porsi come alternativa efficace e paucinvasiva allo studio degli *endoleak* con l'arterio-TC, considerata sinora lo standard di riferimento. Ciò soprattutto se si considera che questi pazienti eseguono un follow-up periodico per il quale la CEUS appare una metodica più idonea rispetto alla TC [29].

19.7 Aneurismi e rottura aneurismatica

Gli aneurismi dell'aorta o dei vasi addomino-pelvici vengono intensamente opacizzati dal mezzo di contrasto ecografico, con netto contrasto rispetto alla parete e/o alla quota di apposizione trombotica luminale (Figg. 19.8, 19.9). Negli aneurismi più voluminosi il flusso interno appare vorticoso, con il sangue iperecogeno che assume un andamento spiraliforme nel lume della sacca.

Negli aneurismi infiammatori si rileva l'intenso enhancement del tessuto flogistico perianeurismatico, che diviene iperecogeno; lo stesso dicasi per i fenomeni infiammatori post-chirurgici, ove si può rilevare un tessuto flogistico iperecogeno che circonda la protesi aortica.

La rottura di aneurismi addominali, ed in particolare di quello aortico, costituisce un'emergenza assoluta, che richiede l'immediato inquadramento diagnostico ed il tempestivo trattamento. I casi non trattati hanno una prognosi quasi sempre infausta ed anche la mortalità dei pazienti operati in urgenza è elevata, oscillando tra il 35 ed il 70% [36-38]. In questo senso un fattore determinante è dato dal "consumo" di tempo preoperato-

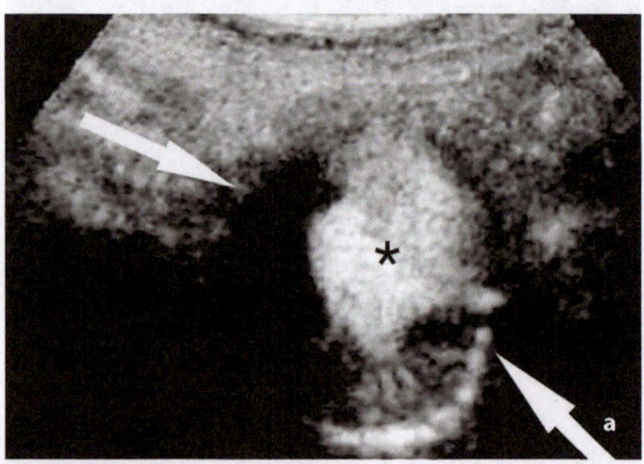

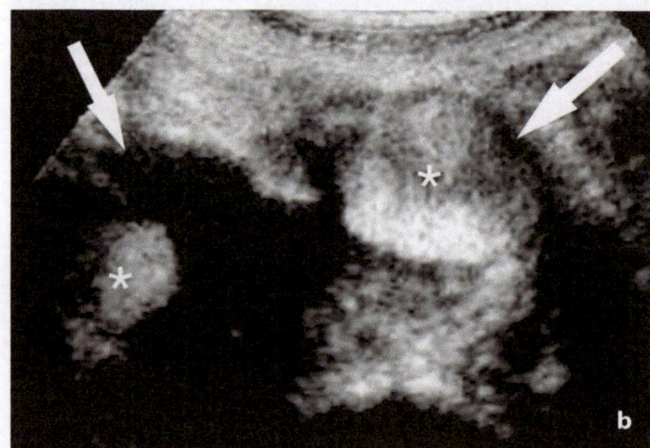

Fig. 19.8 a, b

Aneurisma dell'aorta addominale. **a** Scansione CEUS trasversale della porzione distale dell'aneurisma infrarenale (*frecce*), con enhancement luminale (*) e trombosi periferica. **b** Scansione CEUS trasversale più caudale che dimostra la dilatazione delle arterie iliache comuni (*frecce*)

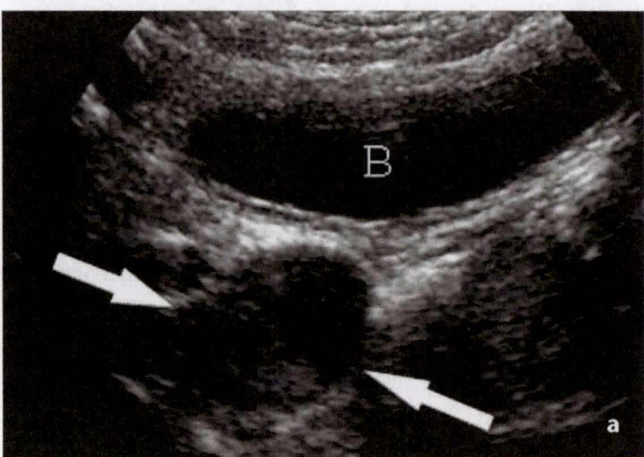

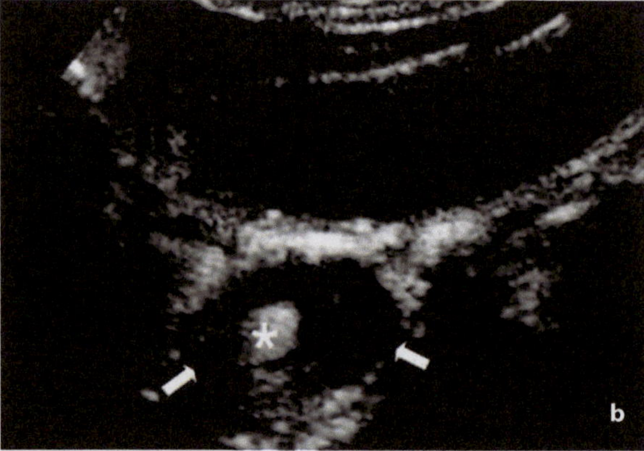

Fig. 19.9 a, b

Aneurisma dell'arteria ipogastrica. **a** Scansione US pelvica obliqua che evidenzia una formazione ipoecogena (*frecce*) posteriormente ed alla destra della vescica (*B*). **b** Scansione CEUS pelvica obliqua che dimostra l'opacizzazione del lume aneurismatico (*)

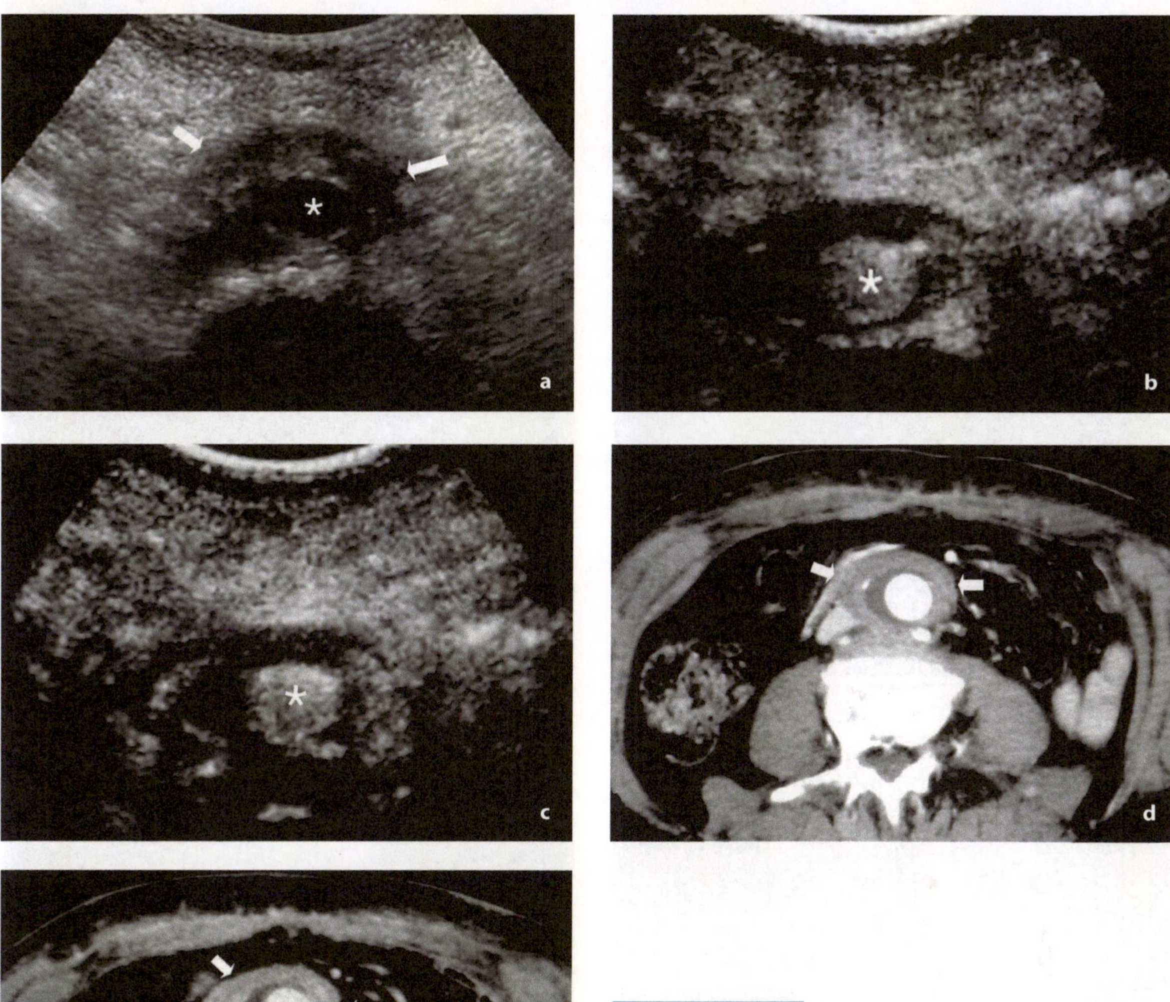

Fig. 19.10 a-e

Infiammazione su protesi aortica chirurgica. **a** Scansione US trasversale che evidenzia un tessuto spesso e disomogeneo intorno al lume aortico (*). **b** Scansione CEUS trasversale, a 41 secondi dall'iniezione, che evidenzia il parziale enhancement del tessuto periprotesico. **c** Scansione CEUS trasversale a 112 secondi che documenta l'ulteriore enhancement del tessuto suddetto. **d** Scansione TC in fase precoce che conferma lo spesso tessuto periprotesico (*frecce*). **e** Scansione TC in fase venosa che evidenzia l'enhancement tardivo del suddetto tessuto

rio, dal momento della comparsa della sintomatologia a quello dell'intervento chirurgico, compreso il tempo necessario per la diagnosi corretta. Molti Autori ritengono che, quantomeno nei soggetti con presentazione clinica tipica, non si debba ricorrere a valutazioni approfondite prima del trattamento e che quindi un rapido studio ecografico di conferma rappresenti, in questi soggetti, una scelta ragionevole.

Certamente la TC è la metodica più efficace e panoramica nello studio dei pazienti con rottura aneurismatica [37, 39-41]. Tuttavia, in molti Centri si tende sempre più alla valutazione ecografica del paziente al momento dell'arrivo in Pronto Soccorso, riservando lo studio TC solo ai soggetti più stabili sul piano emodinamico o che hanno uno stato di rottura dubbia (ad esempio una possibile rottura contenuta).

Sicuramente l'ecografia basale ha un'elevata sensibilità nell'identificare la presenza di un aneurisma, ma riconosce in maniera diretta la presenza di un'emorragia in corso solo in una parte di questi, soprattutto quelli con forme più eclatanti [42-48]. Invece, nel limitatissimo numero di casi sinora pubblicati [8, 49, 50], la CEUS sembrerebbe efficace nell'identificazione diretta della rottura (Figg. 19.11-19.13). In questi casi la CEUS può individuare: il rallentato enhancement ed il prolungato enhancement del lume aneurismatico che si "lava" in maniera più lenta del solito (evidentemente quali segni già del ridotto output cardiaco); la presenza di un'area focale di mancato enhancement della parete vasale (quale indicatore della necrosi parietale e del punto di rottura); lo spandimento di mezzo di contrasto nel trombo periluminale (sotto forma di un'immagine ecogena

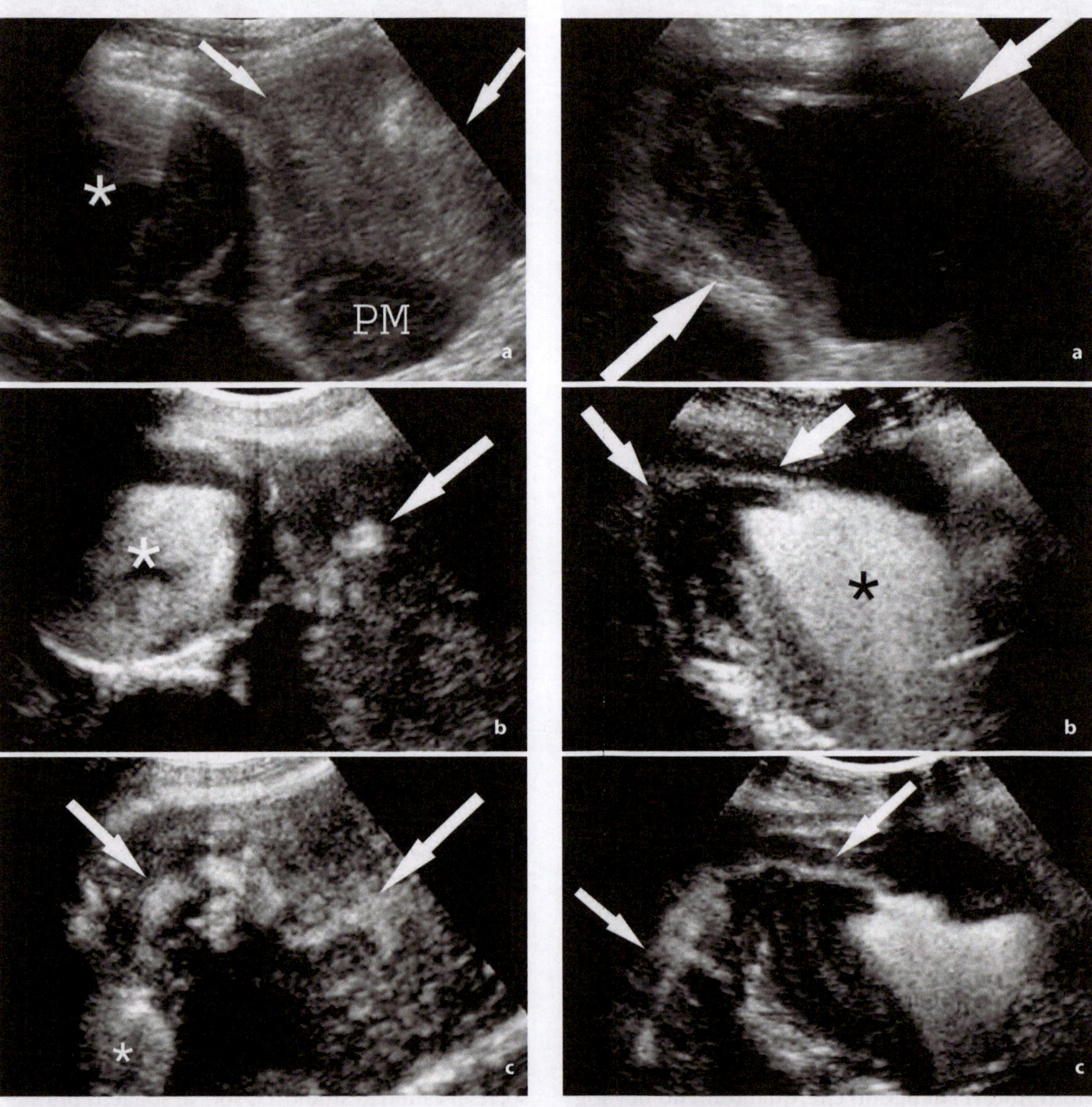

Fig. 19.11 a-c

Rottura di aneurisma dell'aorta addominale. **a** Scansione US trasversale che documenta l'aneurisma (*) ed un ampio ematoma retroperitoneale sinistro (*frecce*) (*PM*, muscolo psoas). **b** Scansione trasversale CEUS che dimostra l'opacizzazione del lume aneurismatico (*) e lo stravaso di mezzo di contrasto (*freccia*). **c** Successiva scansione trasversale CEUS che evidenzia l'aumento della raccolta stravasata (*frecce*)

Fig. 19.12 a-c

Rottura di aneurisma dell'aorta addominale. **a** Scansione US trasversale che evidenzia un ampio aneurisma (*frecce*) con trombo eccentrico e disomogeneo. **b** Scansione CEUS trasversale che dimostra l'enhancement del lume aneurismatico (*) e la diffusione del mezzo di contrasto attraverso il trombo (*frecce*). **c** Scansione CEUS trasversale che identifica chiaramente il mezzo di contrasto stravasato al di fuori dell'aorta (*frecce*)

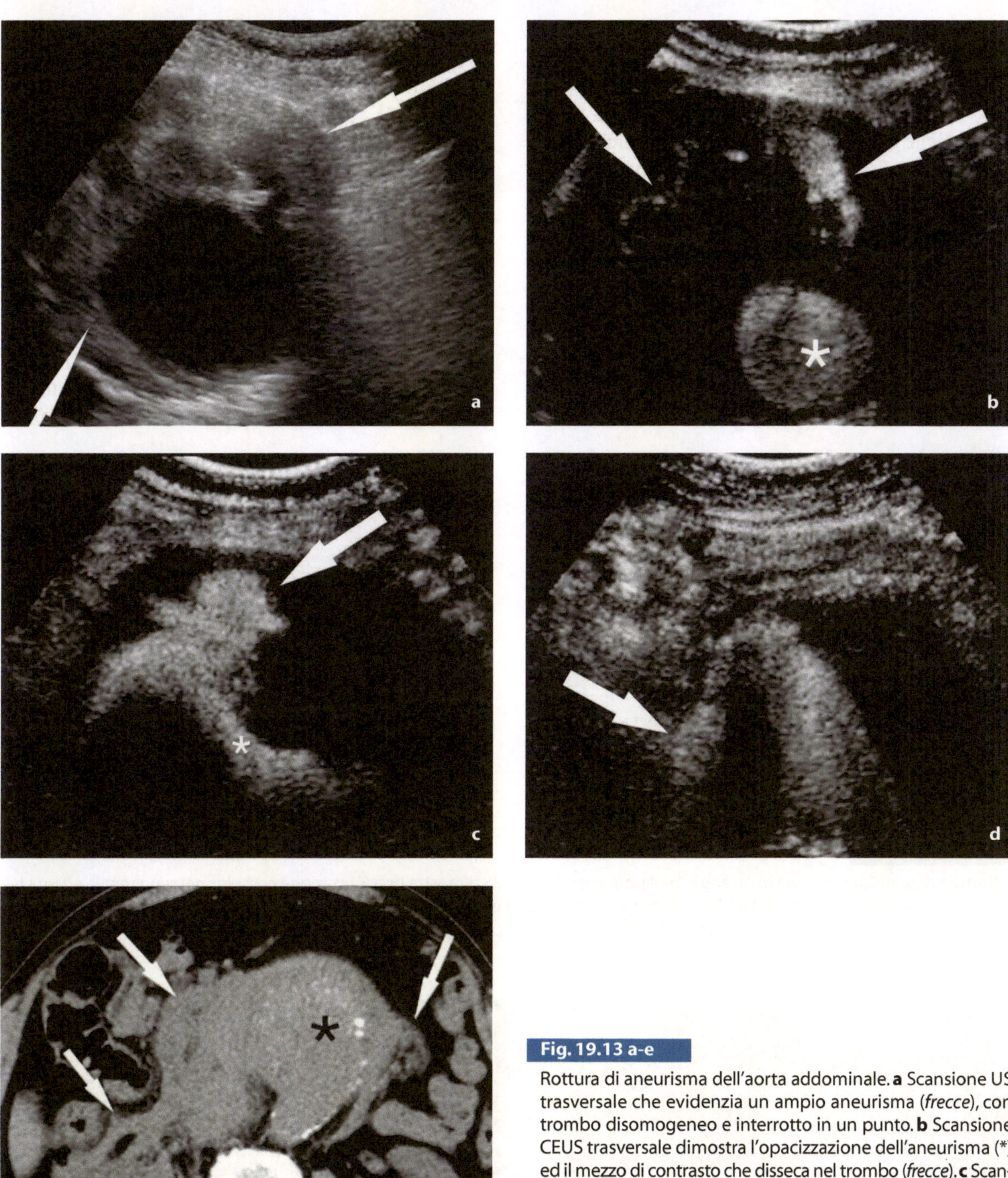

Fig. 19.13 a-e

Rottura di aneurisma dell'aorta addominale. **a** Scansione US trasversale che evidenzia un ampio aneurisma (*frecce*), con trombo disomogeneo e interrotto in un punto. **b** Scansione CEUS trasversale dimostra l'opacizzazione dell'aneurisma (*) ed il mezzo di contrasto che disseca nel trombo (*frecce*). **c** Scansione CEUS longitudinale che conferma la fuoriuscita del mezzo di contrasto (*freccia*). **d** Scansione CEUS trasversale che evidenzia la raccolta extra-aortica del mezzo di contrasto (*frecce*). **e** Scansione TC diretta che evidenzia l'aneurisma (*) e l'emorragia retroperitoneale (*frecce*)

più o meno ramificata e dissecante il trombo stesso) e la fuoriuscita di mezzo di contrasto dalle pareti aneurismatiche. Quest'ultima è rilevabile pochi secondi dopo l'opacizzazione del lume aortico e si presenta, allo studio in real-time, come un getto iperecogeno, pulsante, serpentiforme, che disseca i piani adiposi periaortici per poi raccogliersi in sede declive al lato dell'aneurisma [49, 50].

19.8 Emorragie attive

L'US viene ampiamente utilizzata in Italia per lo studio delle urgenze addominali, traumatiche e non traumatiche. Essa consente il riconoscimento di versamento ematico, coaguli ed ematomi, ma non è in grado di indicare se il sanguinamento sia ancora in atto al momento dell'esame o se si è spontaneamente arrestato [15, 51, 52]. Negli ultimi anni alcuni studi sperimentali hanno dimostrato la possibilità di identificare, con l'impiego di mezzi di contrasto ecografici *blood-pool* od anche tissutali, la fuoriuscita dello stesso, quale segno di emorragia in atto [51-53]. Anche nella pratica clinica è stato possibile identificare questo reperto, nel corso di traumi [54-56], terapia anticoagulante [8], sanguinamento colecistico spontaneo [57], emorragia digestiva [58], rottura spontanea di masse addominali [10] e rottura di aneurismi dell'aorta addominale [50]. La CEUS è infatti in grado di identificare il segnale proveniente dal sangue, anche quando pressoché stazionario e proveniente da localizzazioni extravasali, grazie alla presenza in esso di mezzo di contrasto [57, 58]. Anche se non sono note né la quantità di sangue né la velocità del sanguinamento necessari per essere rilevati alla CEUS, certamente le possibilità di questa metodica, rapida, paucinvasiva ed eseguibile al letto del paziente, sono molto interessanti (Figg. 19.14, 19.15).

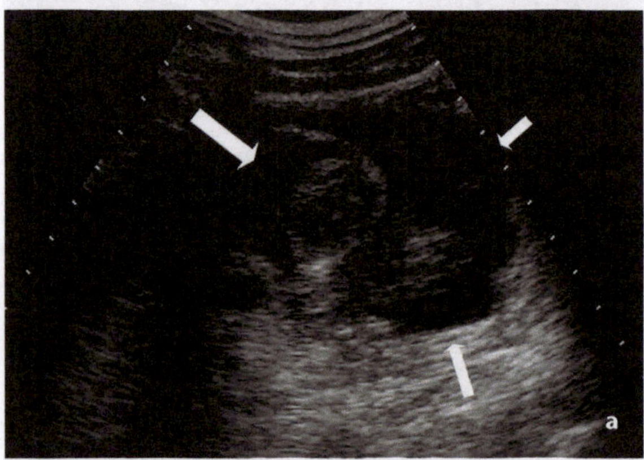

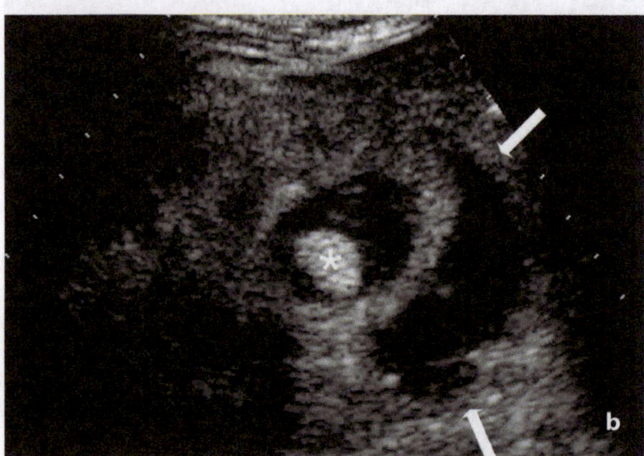

Fig. 19.14 a, b

Rottura di pseudoaneurisma in un angiomiolipoma renale. **a** La US dimostra una formazione complex nel seno renale ed una falda liquida perirenale (*frecce*). **b** La CEUS conferma il reperto, ma evidenzia anche una formazione delimitata, a contenuto ematico, intensamente opacizzata (*), al momento non sanguinante

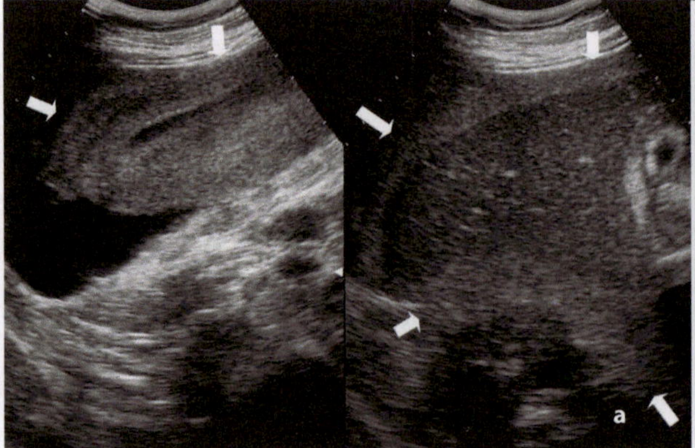

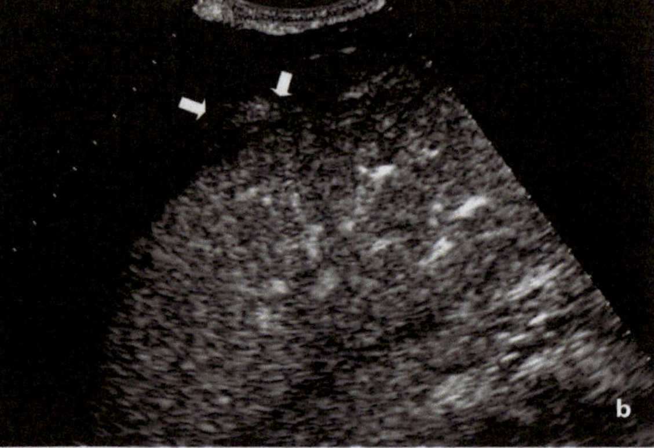

Fig. 19.15 a, b

Emoperitoneo dopo posizionamento di drenaggio epatico esterno, in paziente con linfoma avanzato e severa piastrinopenia. **a** La US, eseguita qualche ora dopo la procedura, documenta liquido libero in sede periepatica ed anche coaguli ecogeni stratificati (*frecce*). **b** La CEUS evidenzia lo stillicidio attivo di mezzo di contrasto dalla superficie epatica (*frecce*)

Analogamente a quanto avviene per la TC [12-14], lo stravaso attivo viene definito come una raccolta di mezzo di contrasto, isoecogena rispetto ai vasi adiacenti ed iperecogena rispetto ai parenchimi circostanti [10, 11, 50, 54-56]. Questa iperecogenicità focale non è riconoscibile in ecografia basale, né quando l'operatore estemporaneamente passa dalla modalità CEUS a quella in fondamentale.

Ancora, analogamente a quanto avviene in TC [14], è possibile distinguere due forme di stravaso: un'immagine lacunare, rotondeggiante-ovalare, di pooling iperecogeno, riconoscibile soprattutto negli spandimenti intraparenchimali, ed un getto iperecogeno serpentiforme, rilevabile soprattutto negli spandimenti extraparenchimali [50, 54-56].

Lo stravaso di mezzo di contrasto viene identificato pochi secondi dopo l'enhancement del vaso corrispondente, generalmente comunque nel primo minuto dall'iniezione [56], per poi spandersi intorno alla fonte emorragica ed eventualmente raccogliersi in sede declive. In real-time è possibile osservare la natura pulsante dei getti di maggiore portata e quella subcontinua delle emorragie minori. Dopo un eventuale flash ad alto indice meccanico l'ecogenicità scompare temporaneamente, sia dal vaso opacizzato che dall'area di stravaso, per poi ricomparire dopo pochi secondi prima a livello intravasale e poi livello extravasale [50, 54-56].

La possibilità di uno studio in tempo reale di questi fenomeni appare particolarmente interessante, con un'ottimale rappresentazione dinamica. Con gli apparecchi TC convenzionali vi era talora il rischio di misconoscere uno stravaso a causa della scarsa risoluzione di contrasto presente; con gli apparecchi spirali ed, ancor più, multistrato, lo stravaso viene riconosciuto più frequentemente e più agevolmente ma, proprio l'estrema velocità dell'acquisizione, può teoricamente causare un "passaggio" troppo precoce a livello della sede emorragica e quindi un misconoscimento della stessa (anche se ciò può essere ovviato con un'acquisizione multifasica).

19.9 Limiti dello studio ecocontrastografico

I pazienti obesi e meteorici costituiscono chiaramente una limitazione, specie nello studio dei vasi profondi. Inoltre, sebbene l'acquisizione a basso indice meccanico consenta l'esplorazione per vari minuti dei vari ambiti anatomici, l'US è meno panoramica della TC e può misconoscere reperti profondi o sincroni (ad es. stravasi contrastografici in più di una sede).

Le calcificazioni vascolari e le placche calcifiche possono parzialmente oscurare il riconoscimento del segnale ecocontrastografico nel tratto luminale corrispondente.

Rispetto al color-Doppler, nella CEUS vi è l'assenza degli artefatti e della dipendenza dall'angolo d'insonazione ma vi è parimenti il problema dell'attenuazione del segnale in profondità. L'assenza di una codifica direzionale può talora creare difficoltà nel riconoscimento della direzione del flusso vasale e quindi nell'identificazione anatomica di un vaso. Nella valutazione degli *endoleak*, ad esempio, ciò può creare difficoltà nel riconoscere se un ramo arterioso sia responsabile dell'afflusso e del deflusso ematico dalla sacca aneurismatica. Peraltro la stessa detezione di questi rami arteriosi, quando particolarmente sottili, può risultare difficoltosa.

Bisogna anche ricordare che se la CEUS è indipendente dall'angolo di insonazione, e quindi permette meglio di opacizzare tutti i punti del lume vasale con un elevato contrasto lume/parete, è anche vero che oggi esistono sistemi alternativi, tipo B-mode, che anche senza impiego del mezzo di contrasto (ed i relativi costi), consentono di ottenere i medesimi risultati.

19.10 *Pitfalls*

Nella ricerca degli *endoleak* si è già segnalato come uno studio CEUS interrotto troppo precocemente possa misconoscere le forme a flusso più lento, rilevabili talora solo 5-7 minuti dopo l'iniezione del mezzo di contrasto. È inoltre importante esplorare tutto il vaso e non limitare l'esplorazione ad una sola area, ad esempio quella dove la sacca aneurismatica appare più ampia.

Lo stravaso contrastografico può essere simulato da alcune evenienze: calcificazioni, vasi normali, porzioni parenchimali indenni nel contesto di focolai traumatici [10, 11, 55]. Le calcificazioni, che possono creare dubbi interpretativi soprattutto negli aneurismi, sono peraltro già riconoscibili in basale e non si modificano alla CEUS neanche dopo un eventuale flash ad alta pressione sonora [11, 50]. I rami arteriosi normali si opacizzano, così come lo stravaso, subito dopo l'arteria maggiore da cui provengono; tuttavia essi hanno una propria anatomia definita e presentano un decorso regolare, eventualmente ramificato, e non serpentiforme e dissecante come lo stravaso [11, 50]. Infine, le aree indenni nei focolai traumatici sono isoecogene, e non iperecogene, rispetto al parenchima sano ed il reperto, a differenza dello stravaso, non si modifica significativamente nel corso dell'osservazione [10, 11].

Bibliografia

1. Ressner M, Brodin LA, Jansson T et al (2006) Effects of ultrasound contrast agents on Doppler tissue velocity estimation. J Am Soc Echocardiogr 19:154-164
2. Sidhu PS, Allan PL, Cattin F et al (2006) Diagnostic efficacy of SonoVue, a second generation contrast agent, in the assessment of extracranial carotid or peripheral arteries using colour and spectral Doppler ultrasound: a multicentre study. Br J Radiol 79:44-51
3. Spinazzi A, Llull JB (2002) Diagnostic performance of SonoVue-enhanced color duplex sonography of vascular structures Acad Radiol 9 [Suppl 1]:246-250
4. Napoli V, Bargellini I, Sardella SG et al (2004) Abdominal aortic aneurysm: contrast-enhanced US for missed endoleaks after endoluminal repair. Radiology 233:217-225
5. Bargellini I, Napoli V, Petruzzi P et al (2005) Type II lumbar endoleaks: hemodynamic differentiation by contrast-enhanced ultrasound scanning and influence on aneurysm enlargement after endovascular aneurysm repair. J Vasc Surg 41:10-18
6. Sirlin CB, Lee YZ, Girard MS et al (2001) Contrast-enhanced B-mode US angiography in the assessment of experimental in vivo and in vitro atherosclerotic disease. Acad Radiol 8:162-172
7. Kono Y, Pinnell SP, Sirlin CB et al (2003) Carotid arteries: contrast-enhanced US angiography-Preliminary clinical experience. Radiology 230:561-568
8. Martegani A, Aiani L, Borghi C (2004) The use of contrast-enhanced ultrasound in large vessels. Eur Radiol 14[Suppl 8]:73-86
9. Glen P, MacQuarrie J, Imrie CW et al (2004) A novel application of ultrasound contrast: demonstration of splenic arterial bleeding. Br J Radiol 77:333-334
10. Catalano O, Sandomenico F, Mattace Raso M et al (2005) Real-time, contrast-enhanced sonography: a new tool for detecting active bleeding. J Trauma 59:933-939
11. Catalano O, Cusati B, Nunziata A et al (2006) Active abdominal bleeding: contrast-enhanced sonography. Abdom Imaging 31:9-16
12. Yao DC, Jeffrey RB, Mirvis SE et al (2002) Using contrast-enhanced helical CT to visualize arterial extravasation after blunt abdominal trauma. AJR Am J Roentgenol 178:17-20
13. DiGiacomo JC, McGonigal MD, Haskal ZJ et al (1996) Arterial bleeding diagnosed by CT in hemodynamically stable victims of blunt trauma. J Trauma 40:249-252
14. Fang JF, Chen RJ, Wong YC et al (1998) Pooling of contrast material on computed tomography mandates aggressive management of blunt hepatic injury. Am J Surg 176:315-319
15. Mortele KJ, Cantisani V, Brown DL et al (2003) Spontaneous intraperitoneal hemorrhage: imaging features. Radiol Clin North Am 41:1183-1201
16. Ochsner MG (2001) Factors of failure for nonoperative management of blunt liver and splenic injuries. World J Surg 25:1393-1396
17. Claudon M, Plouin PF, Baxter GM (2000) Renal arteries in patients at risk of renal arterial stenosis: multicenter evaluation of the echo-enhancer SHU 508A at color and spectral Doppler US. Radiology 214:739-746
18. Giannini M, Almeida Rollo H, Sonetti Yoshida W et al (2004) Value of ultrasonographic contrast in duplex scanning of leg arteries. Comparison with conventional duplex scanning and arteriography. Int Angiol 23:263-269
19. Elberg JP, Hansen MA, Jensen F et al (2003) Ultrasound contrast-agent improves imaging of lower limb occlusive disease. Eur J Endovasc Surg 25:23-28
20. Droste DW, Jürgens R, Nabavi DG et al (1999) Echo-contrast-enhanced ultrasound of extracranial internal carotid artery high-grade stenosis and occlusion. Stroke 30:2302-2306
21. Klötzsch C, Bozzato A, Lammers G et al (2002) Contrast-enhanced three-dimensional transcranial color-coded sonography of intracranial stenoses. AJNR Am J Neuroradiol 23:208-212
22. Drelich-Zbroja A, Jargiello T, Szymanska A et al (2003) The diagnostic value of Levovist in Doppler imaging of visceral arteries in patients with abdominal angina before and after angioplasty. Eur J Ultrasound 16:225-235
23. Sidhu PS, Shaw AS, Ellis SM et al (2004) Microbubble ultrasound contrast in the assessment of hepatic artery patency following liver transplantation: role in reducing frequency of hepatic artery arteriography. Eur Radiol 14:21-30
24. Puls R, Stroszczynski C, Hildebrandt B et al (2000) Imaging of intra-arterial port catheter systems by power-Doppler sonography using contrast media-preliminary results. Ultraschall Med 21:176-179
25. Ohm C, Bendick PJ, Monash J et al (2005) Diagnosis of total internal carotid occlusions with duplex ultrasound and ultrasound contrast. Vasc Endovascular Surg 39:237-243
26. Duerschmied D, Olson L, Olschewski M et al (2006) Contrast ultrasound perfusion imaging of lower extremities in peripheral arterial disease: a novel diagnostic method. Eur Heart J 27:310-315
27. Cosgrove D (2004) Future prospects for SonoVue and CPS. Eur Radiol 14 [Suppl 8]:116-124
28. Martin RP, Larikis S (2004) Contrast for vascular imaging. Cardiol Clin 22:313-320
29. Dill-Macky M (2006) Aortic endografts: detecting endoleaks using contrast-enhanced ultrasound. Ultrasound Quart 22:49-52
30. van Marrewijk C, Buth J, Harris PL et al (2002) Significance of endoleaks after endovascular repair of abdo-

minal aortic aneurysms: The EUROSTAR experience. J Vasc Surg 35:461-473
31. Wain RA, Marin ML, Ohki T et al (1998) Endoleaks after endovascular graft treatment of aortic aneurysms: classification, risk factors, and outcome. J Vasc Surg 27:69-78
32. White GH, May J,Waugh RC et al (1998) Type III and type IV endoleak: toward a complete definition of blood flowin the sac after endoluminal AAA repair. J Endovasc Surg 5:305-309
33. Bendick PJ, Bove PG, Long GW et al (2003) Efficacy of ultrasound scan contrast agents in the noninvasive follow-up of aortic stent grafts. J Vasc Surg 37:381-385
34. McWilliams RG, Martin J, White D et al (2002) Detection of endoleak with enhanced ultrasound imaging: comparison with biphasic computed tomography. J Endovasc Ther 9:170-179
35. Henao EA, Hodge MD, Felkai DD et al (2006) Contrast-enhanced duplex surveillance after endovascular abdominal aortic aneurysm repair: improved efficacy using a continuous infusion technique. J Vasc Surg 43:259-264
36. Burger T, Meyer F, Tautenhahn J et al (1999) Ruptured infrarenal aortic aneurysm - a critical evaluation. Vasa 28:30-33
37. Lloyd GM, Bown MJ, Norwood MG et al (2004) Feasibility of preoperative computer tomography in patients with ruptured abdominal aortic aneurysm: a time-to-death study in patients without operation. J Vasc Surg 39:788-791
38. Sebesta P, Klika T, Zdrahal P et al (1998) Ruptured abdominal aortic aneurysm: role of initial delay on survival. J Mal Vasc 23:3611-367
39. Adam DJ, Bradbury AW, Stuart WP et al (1998) The value of computed tomography in the assessment of suspected ruptured abdominal aortic aneurysm. J Vasc Surg 27:431-437
40. Garg M (1989) The CT appearance of ruptured abdominal aortic aneurysm. Australas Radiol 33:154-156
41. Weinbaum FI, Dubner S, Turner JW (1987) The accuracy of computed tomography in the diagnosis of retroperitoneal blood in the presence of abdominal aortic aneurysm. J Vasc Surg 6:11-16
42. Barkin AZ, Rosen CL (2004) Ultrasound detection of abdominal aortic aneurysm. Emerg Med Clin N Am 22:675-682
43. Hendrickson RG, Dean AJ, Costantino TG (2001) A novel use of ultrasound in pulseless electrical activity: the diagnosis of an acute abdominal aortic aneurysm rupture. J Emerg Med 21:141-145
44. Jones PG, Peak S, McClelland A et al (2003) Emergency ultrasound credentialling for focused assessment sonography in trauma and abdominal aortic aneurysm: a practical approach in Australasia. Emerg Med (Freemantle) 15:54-62
45. Miller J, Grimes P, Miller J (1999) Case report of an intraperitoneal ruptured abdominal aortic aneurysm diagnosed with bedside ultrasonography. Acad Emerg Med 6:661-664
46. Miller J, Miller J (1999) Small ruptured abdominal aneurysm diagnosed by emergency physician ultrasound. Am J Emerg Med 17:174-175
47. Shuman WP, Hastrup W, Kohler TR et al (1988) Suspected leaking abdominal aortic aneurysm: use of sonography in the emergency room. Radiology 168:117-119
48. Catalano O, Siani A (2005) Ruptured abdominal aortic aneurysm. categorization of sonographic findings and report of 3 new signs. J Ultrasound Med 24:1077-1083
49. Catalano O, Lobianco R, Sandomenico F et al (2004) Real-time, contrast-enhanced sonographic imaging in emergency radiology. Radiol Med 108:454-469
50. Catalano O, Lobianco R, Cusati B et al (2005) Contrast-enhanced sonography for diagnosis of ruptured abdominal aortic aneurysm. AJR Am J Roentgenol 184:423-427
51. Goldberg BB, Merton DA, Liu J-B et al (1998) Evaluation of bleeding sites with a tissue-specific sonographic contrast agent: preliminary experiences in an animal model. J Ultrasound Med 17:609-616
52. Liu JB, Merton DA, Goldberg BB et al (2000) Contrast-enhanced two - and three-dimensional sonography for evaluation of intra-abdominal hemorrhage. J Ultrasound Med 21:161-169
53. Luo W, Zderic V, Carter S et al (2006) Detection of bleeding in injured femoral arteries with contrast-enhanced sonography. J Ultrasound Med 25:1169-1177
54. Catalano O, Lobianco R, Sandomenico F et al (2003) Splenic trauma: evaluation with contrast-specific sonography and a second-generation contrast medium: preliminary experience. J Ultrasound Med 22:467-477
55. Catalano O, Lobianco R, Mattace Raso M et al (2005) Blunt hepatic trauma: evaluation with contrast-enhanced sonography. J Ultrasound Med 24:299-310
56. Poletti PA, Platon A, Becker CD et al (2004) Blunt abdominal trauma: does the use of a second-generation sonographic contrast agent help to detect solid organ injuries? AJR Am J Roentgenol 183:1293-1301
57. Kawamura H, Yasunobu A, Nakajima A et al (2005) Diagnosis of hemorrhage from the gallbladder with the use of contrast-enhanced sonography. J Ultrasound Med 24:1583-1586
58. Ueno N, Kawamura H, Hoshino T et al (2006) Detection of alimentary tract hemorrhage on contrast-enhanced ultrasonography. J Ultrasound Med 25:683-686

20 Reflusso vescico-ureterale

Anna Lia Valentini, Renata Vitale

20.1 Introduzione

Si definisce reflusso vescico-ureterale (RVU) un disordine anatomico e urodinamico che consiste nella risalita dell'urina dalla vescica in uno o entrambi gli ureteri, a causa di un'incontinenza del dispositivo valvolare formato dall'estremità distale dell'uretere e dalla parete vescicale (giunzione vescico-ureterale - GVU). Esso può raggiungere il parenchima renale mediante il reflusso intrarenale generando, in tal modo, danni parenchimali, documentati da cicatrici o *scar* corticali , e conducendo a complicanze gravi, quali insufficienza renale cronica e ipertensione. Pur essendo solitamente congenito, il RVU può insorgere anche in epoca post-natale e nei pazienti adulti, in particolare in quelli sottoposti a trapianto di rene con neoanastomosi uretero-vescicale. In età pediatrica, il RVU rappresenta l'uropatia più frequente, con un'incidenza che varia dall'1-2% nella popolazione pediatrica generale al 30-40 % nei bambini con infezioni ricorrenti delle vie urinarie (UTI), ed è la prima causa di danno renale nell'infanzia [1]. L'età influenza notevolmente il reflusso, poiché spesso esso è semplicemente legato all'immaturità del meccanismo sfinteriale. Anche il sesso sembra inoltre influenzare l'incidenza del RVU: l'80% delle diagnosi in epoca neonatale riguarda il sesso maschile e sembra che ciò sia da riferire a più elevate pressioni minzionali; in età infantile tale percentuale può ridursi fino al 20% [2].

20.2 Eziopatogenesi

È possibile distinguere il RVU in primitivo, o primario, determinato da un'alterazione congenita, organica o funzionale della giunzione vescico-ureterale, e secondario, conseguente a una patologia vescicale o sottovescicale [3]. IL RVU può inoltre essere distinto in attivo e passivo: il primo presenta ancora una fase di compenso, grazie a una buona tonico-cinesi dell'uretere sovrastante spesso ipertrofico, e si manifesta soltanto in fase sistolica (minzionale), è spesso parziale e può essere intermittente; il secondo si osserva anche in fase diastolica (di riempimento). Per comprendere l'eziopatogenesi del RVU primario è necessario fare alcuni richiami all'anatomia ed alla fisiologia della GUV. La competenza di tale struttura è fisiologicamente garantita da quattro fattori: dimensioni e localizzazione dell'ostio ureterale, lunghezza del tratto sottomucoso dell'uretere, muscolatura del trigono e dell'uretere distale, frequenza e ampiezza della peristalsi ureterale.

I meccanismi anti-reflusso sono due: attivo e passivo; il primo è legato all'attività peristaltica dell'uretere ed alla contrazione delle fibre del trigono superficiale, che determinano un momentaneo allungamento della porzione sottomucosa dell'uretere durante la contrazione detrusoriale, il secondo è rappresentato dalla compressione della porzione sottomucosa dell'uretere da parte dell'urina a causa del crescente riempimento vescicale. In caso di RVU primario entrambi i meccanismi risultano compromessi per la presenza di un'alterazione del normale processo di formazione della GUV e della gemma ureterale. Per comprendere le possibili anomalie di sviluppo della GUV (anomalie di sede, di posizione, di ampiezza degli ureteri e degli osti ureterali oltre che di lunghezza del tratto sottomucoso dell'uretere) è di fondamentale importanza partire dalle acquisizioni sull'embriogenesi di tali distretti [4, 5]. La gemma ureterale deriva nel maschio dal dotto di Wolff (da cui originano anche le vie seminali) e nella donna dal dotto di Gartner (cordone fibroso che decorre nella parete vaginale bilateralmente). Tali dotti, a loro volta, originano dalla cloaca, a livello della porzione che poi si trasformerà in vescica. È intuitivo che uno sviluppo incompleto, o anomalo, del dotto di Wolff (o Gartner) gioca un ruolo fondamentale nella patogenesi del RVU. Infatti, proprio durante le diverse fasi di sviluppo e di discesa dei dotti, possono verificarsi delle anomalie legate alla sede anatomica di impianto delle gemme ureterali in vescica. Se la gemma ureterale, invece di formarsi nella sede ideale, compare molto bassa sul dotto di Wolff, e quindi troppo vicina alla vescica, prenderà precocemente connessione con la vescica stessa e si troverà quindi in posizione ectopica laterale. In caso contrario, l'uretere avrà un meato ectopico verso il basso e quindi potrebbe non avere rapporti con la vescica. La prima conseguenza clinica di tali considerazioni embriologiche è che gli ureteri ectopici possono trovarsi in posizioni diverse nei due sessi, specie in caso di ectopie basse: nel maschio l'uretere ectopico può inserirsi sull'uretra posteriore e lungo le vie seminali; nella femmina può trovarsi lungo tutta l'uretra, sul vestibolo vaginale e sulle pareti della vagina. Poiché nel maschio lo sfintere ureterale esterno si trova al di sotto dello sbocco delle vie seminali, non si avrà perdita di urina; nella femmina, invece, un eventuale sbocco ureterale ectopico può finire al di sotto del sistema sfinteriale, con conseguente perdita involontaria di urina da ectopia ureterale. L'ectopia ureterale laterale, così come l'insufficiente o anomala lunghezza del tratto sottomucoso dell'uretere, determinano quelle anomalie anatomo-funzionali responsabili della perdita di continenza della GUV, rendendo ragione del RVU primitivo. Vengono inoltre a mancare i meccanismi anti-reflusso sia passivi che attivi, essendo i primi, come già ricordato, legati alla lunghezza del tragitto sottomucoso dell'uretere, i secondi all'apertura a ventaglio delle fibre muscolari terminali dell'uretere controlaterale che, giungendo fino all'uretra posteriore, permettono una chiusura dell'ostio ureterale a grande riempimento vescicale, soprattutto in fase minzionale. Un'ulteriore conseguenza è che la sede di sviluppo della gemma ureterale sul dotto di Wolff è strettamente legata al momento della sua formazione che può risultare, in caso di anomalie, precoce o tardiva. In questi casi risulta compromesso il congiungimento della gemma con il blastema mesonefrico, da cui dipende lo sviluppo del rene: questo spiega il motivo per cui spesso a RVU primitivi si associano anomalie di sviluppo renali quali la riduzione di dimensioni o la presenza di displasia.

Le patologie vescicali e sotto-vescicali responsabili del reflusso secondario sono inquadrabili in tre categorie: 1) patologie neurogene, 2) patologie ostruttive, 3) patologie infiammatorie. Esse possono indurre un aumento di pressione all'interno del sistema escretorio attraverso l'impedimento dello svuotamento vescicale [3, 6-8].

La prima categoria di patologie comprende: la dissinergia detruso-sfinteriale, tipica dei soggetti con vescica neurologica, delle condizioni di vescica instabile (che è considerata da molti Autori il disturbo urodinamico più comune nei bambini con RVU) e di vescica incoordinata (descritta come *non neurogenic-neurogenic bladder*). La vescica instabile è caratterizzata urodinamicamente da un'ostruzione urinaria, causata da una contrazione sfinteriale volontaria durante il riempimento vescicale attuata nel tentativo di mantenere la continenza durante una contrazione involontaria della vescica. La vescica incoordinata, invece, è caratterizzata da un'ostuzione durante la minzione, dovuta ad una contrazione volontaria dello sfintere urinario nel corso della contrazione detrusoriale che determina lo svuotamento vescicale [9, 10]. In entrambi i casi si determina un aumento improvviso della pressione endovescicale durante le contrazioni detrusoriali. Tale aumento pressorio, tuttavia, non è di per sé causa di reflusso, ma è esso stesso indotto dall'aumento di resistenza provocato dalla contrazione sfinteriale. Le alterazioni vescicali ed uretero-vescicali, ovvero l'ispessimento parietale vescicale, i diverticoli vescicali e lo spostamento della giunzione uretero-vescicale, sono tutte indotte da cronico aumento di pressione endo-vescicale.

Nell'ambito delle patologie ostruttive sotto-vescicali, implicate nella patogenesi del RVU, il ruolo più importante è senza dubbio ricoperto dalle valvole uretrali posteriori (PUV), la cui presenza caratterizza un'alterazione congenita della mucosa dell'uretra maschile (in particolare dell'uretra prostatica), responsabile di un ostacolo più o meno severo allo svuotamento vescicale con conseguente compromissione della funzione non solo vescicale, ma anche renale [11]. La classificazione morfologica delle valvole ne contempla tre tipologie: 1) pieghe mucose bicuspidali sotto-montanali che si dirigono verso l'alto (collo vescicale), 2) pliche sopra-montanali che si raccordano con il collo vescicale (molto raro), 3) membrana diaframmatica, sempre sotto-montanale. Tutti e tre i tipi sono situati in prossimità dello sfintere esterno ed attualmente si ritiene che solo il tipo 3 sia realmente responsabile di ostruzione. Comunque, la significatività della relazione tra PUV e RVU è comprovata dal fatto che circa la metà dei soggetti con valvole risulta affetto da reflusso, tra l'altro quasi sempre bilaterale, con un'incidenza che in letteratura varia dal 26 al 72%. La teoria patogenetica più accreditata sostiene che è la patologia vescicale, conseguente alla presenza delle PUV, a determinare il RVU. La presenza delle valvole determina infatti dilatazione dell'uretra a monte, ma, soprattutto in epoca prenatale, è responsabile di modificazioni strutturali, biochimiche e funzionali a livello vescicale, quali l'incremento del tessuto connettivo (prevalentemente collagene) all'interno della parete vescicale e l'iperplasia della muscolatura liscia detrusoriale. Questo comporta sul piano clinico lo sbarramento a livello del collo vescicale (dovuto alla parete iperplasica che affonda nella parte superiore dell'uretra posteriore dilatata), la compressione sull'uretere distale esercitata dalla parete ipertrofica, gli pseudodiverticoli, i diverticoli veri, le trabecolazioni della vescica (vescica a colonne) e le disfunzioni vescicali che favoriscono l'insorgenza di affezioni delle alte vie urinarie.

Altrettanta considerazione meritano le malattie infiammatorie che possono indurre il RVU. Le infezioni urinarie sono, senza alcun dubbio, le prime indiziate ed è infatti comune il riscontro di un RVU insorto in seguito a un'infezione, e scomparso poi a distanza di circa uno-due mesi, o anche di un pre-esistente reflusso di lieve entità che diviene di grado elevato in concomitanza di un episodio infiammatorio[3, 12-13]. Ciò è legato alle alterazioni che i fenomeni flogistici provocano a carico dell'uretere e della GUV. L'edema della mucosa vescicale che si ha nella fase acuta del processo flogistico, interessando anche il meato ureterale, lo rende beante, incapace di chiudersi durante il riempimento vescicale. Inoltre i germi responsabili dell'infezione emettono tossine in grado di determinare la paralisi della muscolatura ureterale, e ciò rende ragione del frequente peggioramento del RVU in corso di infezione urinaria.

Nell'adulto, la patologia da reflusso si osserva soprattutto nei pazienti trapiantati di rene, con ampia variabilità di incidenza (compresa, in letteratura, tra l'1 ed il 44%, con punte del 79% in qualche studio) [14-16]. Per quanto riguarda l'eziopatogenesi del RVU nella popolazione adulta, si annoverano alcune cause già descritte per l'età pediatrica, in particolare quelle su base ostruttiva, infiammatoria e neurologica, evidentemente acquisite nella vita adulta o comunque in epoca post-natale, ma alcuni Autori hanno anche suggerito un possibile ruolo causale delle tecniche chirurgiche di ureteroneocistostomia [15, 16], tant'è che negli ultimi 30 anni sono state messe a punto numerose varianti delle metodiche classicamente utilizzate, proprio allo scopo di ridurre l'incidenza delle complicanze urologiche e anastomotiche.

20.3 Complicanze

Le infezioni ricorrenti delle vie urinarie favoriscono, dal punto di vista patogenetico, l'instaurarsi del RVU. Parimenti, è stato osservato che, a sua volta, il RVU stesso, ostacolando il completo svuotamento vescicale, predispone all'attecchimento di germi all'interno della vescica, creando le condizioni favorevoli alla risalita dell'infezione lungo l'uretere refluente [13].

In casi particolarmente gravi, i germi possono addirittura raggiungere il parenchima renale, determinando la comparsa di pielonefrite. È quindi comprensibile come il RVU, spesso provocato o aggravato dalle infezioni delle vie urinarie, possa a sua volta essere responsabile di una consistente percentuale di pielonefriti acute e croniche in età infantile (rispettivamente il 50% e il 90% secondo gli studi presenti in letteratura). Una percentuale compresa tra il 7 e il 17% dei casi di insufficienza renale in stadio terminale è da attribuire alla nefropatia da reflusso e il 40% dei bambini con ipertensione arteriosa ne sono affetti [17]. Il danno parenchimale renale dipende dall'entità del RVU (raramente si verifica in caso di RVU di lieve entità, mentre è frequentemente associato a RVU di grado medio-elevato) ed è sotteso a meccanismi patogenetici diversi a seconda che il reflusso intrarenale (RIR) sia infetto o sterile; in entrambi i casi, infatti, il reflusso agisce invertendo il flusso di urina nell'intero sistema collettore (Fig. 20.1) e inducendo un aumento della pressione idrostatica della pelvi renale (*back pressure*). Tuttavia, mentre nel primo caso il danno è provocato dal passaggio di urina infetta nei tubuli, e dai fenomeni infiammatori che ne derivano, nel caso di RIR sterile esso deriva da un insulto di tipo ipossico-ischemico legato alle alte pressioni idrostatiche intrarenali e dalla conseguente risposta proliferativa delle cellule mesenchimali che innesca il processo di distorsione parenchimale con progressiva perdita della funzionalità renale. Alcuni Autori sostengono che la correzione chirurgica di un RVU in grado di provocare RIR non sia sufficiente a preservare l'integrità del parenchima renale, specie se il RVU si è instaurato in epoca prenatale. Nei pazienti adulti trapiantati di rene, il RVU rappresenta un fattore di rischio estremamente determinante per infezioni ricorrenti delle vie urinarie che, in presenza della compromissione delle difese immunitarie, costante in questi pazienti, facilmente sfociano in pielonefriti o sepsi [18]. Esso riconosce gli stessi meccanismi patogenetici osservati in età pediatrica e precedentemente descritti. Tuttavia, anche se secondo alcuni Autori il RVU non influenza la prognosi funzionale del rene trapiantato, secondo altri la sopravvivenza dei pazienti trapiantati diminuisce in presenza di RVU [19, 20]. Nell'attesa di ulteriori studi che accertino il ruolo effettivo del RVU circa la prognosi del rene trapiantato, è giustificato che tali pazienti vengano considerati, insieme ai neonati ed in generale alle fasce pediatri-

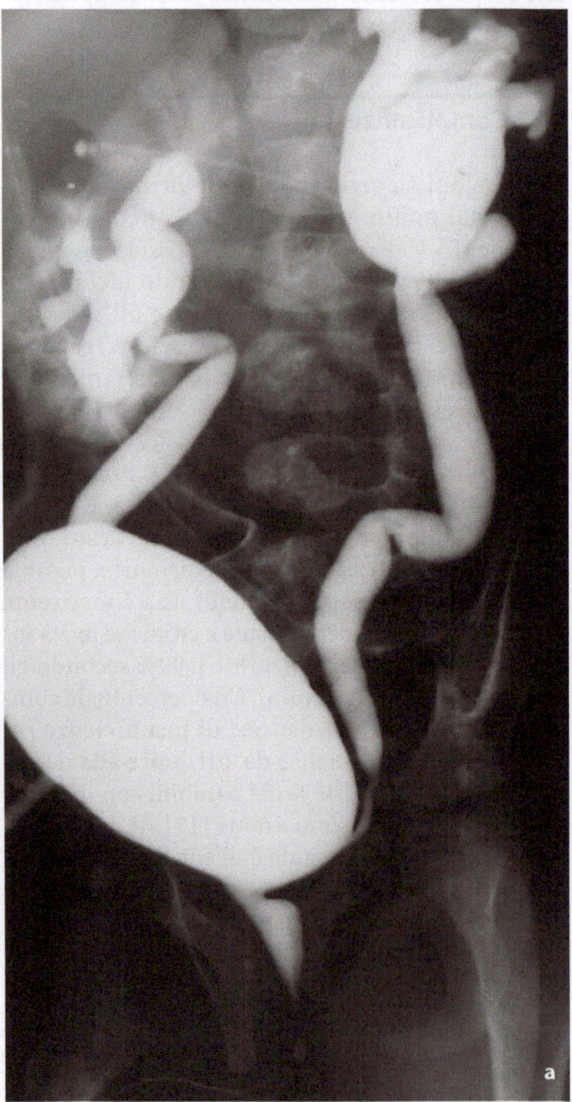

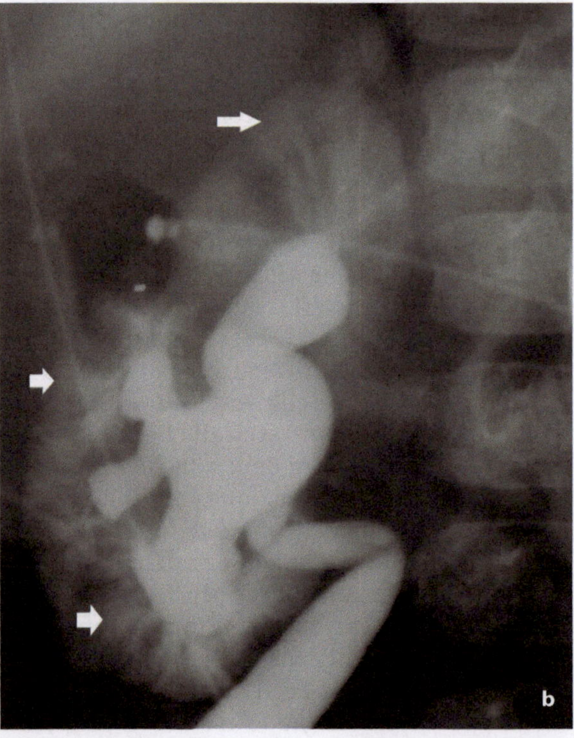

Fig. 20.1 a, b

Reflusso intra-renale. L'aumento di pressione nel sistema collettore, determinato dal reflusso vescico-ureterale (**a**), provoca passaggio intra-parenchimale di mezzo di contrasto nei tubuli distali (*frecce*), ben evidente a destra (**b**)

che della popolazione, destinatari preferenziali delle metodiche diagnostiche finalizzate alla scoperta ed al monitoraggio nel tempo del RVU.

20.4 Metodiche di imaging tradizionali

L'elevata percentuale di pazienti, pediatrici e non, nei quali la nefropatia da reflusso è considerata possibile causa di ipertensione (20% degli ipertesi) e di insufficienza renale (15-20% dei nefropatici in fase terminale) rende conto dell'importanza che rivestono, nella pratica medica, la pronta diagnosi ed il trattamento di un'anomalia come il RVU [21, 22].

Le metodiche classicamente utilizzate per la valutazione diagnostica del RVU sono la cistouretrografia minzionale (CUM) e la cistoscintigrafia (CS). La CUM rappresenta ancora oggi la metodica di imaging maggiormente utilizzata per la diagnosi di RVU in età pediatrica e nei trapiantati di rene, nonchè in assoluto la metodica radiologica fluoroscopica più frequentemente eseguita in radiologia pediatrica [23]. La CUM prevede l'instillazione endovescicale di un mezzo di contrasto iodato idrosolubile, introdotto per via retrograda mediante cateterizzazione (o in casi selezionati, mediante puntura sovrapubica della vescica) e sotto controllo dinamico, con successive riprese di radiogrammi durante le diverse fasi del riempimento vescicale e della minzione; questa metodica permette di visualizzare le basse vie urinarie, di valutarle dal punto di vista morfo-funzionale e di accertare l'eventuale presenza di RVU nell'alta via escretrice. La diagnosi di RVU viene posta in caso di opacizzazione di uno o entrambi gli ureteri con mezzo di contrasto che, in casi severi, può raggiungere le cavità calico-pieliche.

Il sistema di classificazione del grado di severità del RVU tuttora più utilizzato è quello proposto da Lebowitz nel 1985, frutto di uno studio cooperativo multicentrico internazionale[24]; esso distingue cinque gradi di reflusso: grado 1, RVU limitato all'uretere non dilatato; grado 2, RVU che si estende fino alla pelvi renale, senza dilatazione dell'uretere e del sistema calico-pielico; grado 3, RVU che si estende fino alla pelvi renale con lieve dilatazione dell'uretere, senza dilatazione del sistema calico-pielico; grado 4, RVU con dilatazione dell'uretere, della pelvi e dei calici con fornici che appaiono lievemente deformati ed impronte papillari conservate; grado 5, RVU con uretere dilatato e tortuoso, pelvi e calici molto dilatati, scomparsa delle impronte papillari.

Nonostante la CUM sia tuttora considerata da molti l'esame di riferimento nello studio del RVU, non bisogna dimenticare che essa è gravata dall'impiego di radiazioni ionizzanti, le quali inevitabilmente colpiscono non solo le cellule somatiche, ma anche quelle germinali localizzate nelle gonadi, incluse nel distretto direttamente irradiato [25].

L'introduzione della fluoroscopia digitale ha sicuramente ridotto la dose somministrata al paziente durante la CUM [26]; ciononostante, non è ugualmente consigliabile un'osservazione prolungata del paziente, con il rischio di sottostimare la presenza di reflussi, spesso intermittenti e variabili per entità. Tuttavia essa rappresenta ancora la metodica di scelta nella valutazione dell'uretra, a livello della quale spesso si rilevano importanti cause di RVU. L'impiego della CUM è, per questo motivo, ancora essenzialmente preferito nell'approccio iniziale alla diagnosi del RVU, in particolar modo nei maschi ove lo studio dell'uretra è particolarmente indicato.

La CS è una metodica di medicina nucleare capace di studiare la funzionalità del tratto urinario, in particolare della vescica e dell'uretra. Esistono due modalità di esecuzione dell'esame: una diretta e l'altra indiretta [24]. La CS diretta prevede l'introduzione di una miscela di tracciante (99m Tc-DTPA o 99m Tc-pertecnetato) e soluzione fisiologica direttamente in vescica attraverso un catetere vescicale e l'acquisizione di immagini in proiezione posteriore, seduta o supina, attraverso una gammacamera, durante la replezione vescicale, la minzione e in fase post-minzionale [27, 28]. La CS indiretta costituisce invece la fase minzionale di una convenzionale scintigrafia renale dinamica con ^{99m}Tc-MAG3 (o ^{99m}Tc-DTPA) iniettato per via endovenosa, in assenza di cateterizzazione vescicale. In presenza di RVU, l'analisi della curva di attività mostra un improvviso aumento di quest'ultima negli ureteri e nel sistema collettore renale, durante la fase minzionale.

L'esame scintigrafico, avendo il vantaggio di permettere un monitoraggio continuo del sistema escretore urinario nelle diverse fasi, è quindi capace di rilevare RVU fugaci o transitori più agevolmente rispetto alla CUM e con una dose di irradiazione di gran lunga minore per il paziente, fermo restando un sovrapponibile grado di invasività dell'esame in termini di tecnica di esecuzione mediante cateterismo vescicale. Tuttavia la CS (diretta o indiretta) presenta una ridotta risoluzione spaziale rispetto alla CUM e non è in grado di fornire gli stessi dettagli anatomici, in particolare non permettendo l'adeguata esplorazione dell'uretra. La CS diretta ed indiretta sono, infatti, in grado di identificare meglio i reflussi di grado medio-alto, risultando meno accurate nella valutazione dei reflussi di grado lieve, che rischiano quindi di rimanere non diagnosticati. Ciò è confermato dal fatto che il grading scintigrafico del RVU comprende tre soli gradi di crescente gravità: medio (identificabile dalla presenza del tracciante negli ureteri), moderato (dato dall'accumulo di attività all'interno del sistema collettore e degli ureteri non dilatati) e severo (se l'accumulo di tracciante in tali distretti si accompagna alla dilatazione degli stessi) [24, 29]. Da quanto detto, si evince come la CS sia maggiormente indicata nel follow-up dei pazienti affetti da RVU piuttosto che nella fase di prima diagnosi della patologia, o comunque sia da considerare quale tecnica di imaging integrato [28].

20.5 Ecografia

Con la semplice ecografia morfologica la presenza del RVU viene per lo più dedotta da segni indiretti quali la dilatazione aspecifica del sistema calico-pielico e le alterazioni della parete vescicale [28, 29]. È possibile evidenziare gli scars corticali, espressioni di pielonefrite cronica, frequentemente associata a RVU, e monitorare la crescita del parenchima renale, ma l'ecografia convenzionale non può essere considerata attendibile nella diagnosi del RVU, dal momento che rischia di misconoscerne anche forme di grado elevato, a causa dell'intermittenza dello stesso [29-31]. Inizialmente, nel tentativo di superare tali limiti, alcuni Autori hanno proposto l'uso del color Doppler nella valutazione dell'*ureteral jet* (fisiologico passaggio dell'urina attraverso la giunzione uretero-vescicale) nel corso dell'ecografia vescicale e delle sue variazioni in caso di RVU [32].

La tecnica prevedeva lo studio, mediante color Doppler, della GUV durante il riempimento vescicale e la successiva fase minzionale, tramite registrazione di velocità, durata, frequenza e direzione degli *ureteral jet* mediante scansioni assiali con piano passante per la GUV stessa.

L'inversione del flusso, con conseguente cambio di colorazione dell'uretere e scomparsa del fisiologico *ureteral jet* durante la fase minzionale, veniva considerata suggestiva della presenza di RVU. Tuttavia la metodica si è rivelata scarsamente attendibile, poiché, in primo luogo, non è sempre possibile rilevare l'*ureteral jet* ed inoltre è stato dimostrato che velocità, frequenza e direzione non sono parametri sufficienti a distinguere una GUV normale da una GUV anomala [33]. Tra i primi tentativi di valutazione dinamica del tratto vescico-ureterale vi fu la tecnica che prevedeva l'instillazione di soluzione fisiologica nel corso di ecografia vescicale in B-mode; il criterio di diagnosi del RVU era rappresentato dall'eventuale risalita del fluido nella pelvi renale, ma esso consentiva solo il rilievo di reflussi di grado elevato. Si tentò poi anche l'applicazione di bolle d'aria, ottenute agitando la soluzione salina prima della somministrazione, o con l'aggiunta di biossido di carbonio, evidenziabili come spots iperecogeni nella via escretrice in corso di RVU [34]. Alcuni autori hanno anche impiegato il mezzo di contrasto iodato idrosolubile, introdotto molto rapidamente in vescica o anche agitato prima dell'uso, allo scopo di creare bolle d'aria in sospensione [35]. La mancanza di omogeneità, la ridotta quantità e la rapida dissoluzione delle bolle aeree non permettevano tempi lunghi di osservazione, mentre la forte ombra acustica posteriore limitava sia lo studio del meato ureterale che della pelvi, determinando una scarsa accuratezza nella valutazione di un eventuale reflusso [36].

20.6 Cistosonografia

La cistosonografia, ecografia con mezzo di contrasto endocavitario, anche denominata *Voiding Urosography* (VUS), prevede l'uso di ultrasuoni in associazione a mezzo di contrasto ecografico in sospensione introdotto direttamente in vescica mediante cateterizzazione e rappresenta il più recente avanzamento della tecnica ecografica applicata alla diagnosi del RVU. La metodica è nata dalla necessità di superare i limiti dell'ecografia tradizionale che, sebbene non invasiva, non gravata dall'uso di radiazioni ionizzanti e ben tollerata, non è proponibile nella diagnosi di RVU, come sopra riportato. L'affermazione della VUS, a partire dalla metà degli anni '90, sta in realtà determinando una netta riduzione del numero di CUM effettuate per la diagnosi di RVU [37]. Una svolta decisiva nell'ambito dello studio ecografico del RVU si è avuta, quindi, con l'impiego di mezzi di contrasto specifici, caratterizzati da particelle in sospensione, il cui flusso retrogrado all'interno della via escretrice, in caso di RVU, poteva essere ben apprezzato sia in B-mode che con l'impiego del color Doppler.

Il primo mezzo di contrasto ecografico utilizzato per la diagnosi di RVU è stata l'albumina sonicata (Albunex, Molecular Biosystem Inc., San Diego, USA), introdotta negli anni '90 [38]. Grazie al suo utilizzo, la metodica registrava una specificità del 100% ed una sensibilità che andava sempre più avvicinandosi a quella della CUM e della CS, classicamente utilizzate nella diagnosi di RVU, attestandosi rispettivamente al 64 ed 86% nei loro confronti. L'Albunex fu ben presto sostituito da una sospensione di particelle di galattosio in forma di microbolle contenenti materiale ecogeno (Gadodexato disodico o SHU 508 A; Echovist, Schering, Berlin, Germany) [39]. Sebbene la concordanza diagnostica di entrambi i mezzi di contrasto con la CUM fosse elevata, il limitato tempo di osservazione (circa 5 minuti) e i limiti tecnici dati dalla forte attenuazione acustica, ne hanno sconsigliato l'uso routinario. Il mezzo di contrasto ecografico che ha raggiunto la maggiore diffusione negli ultimi anni è stato il Levovist (Schering, Berlin, Germany) costituito da particelle di galattosio in sospensione acquosa stabilizzate all'acido palmitico. La stabilizzazione delle microbolle permette un tempo di enhancement di circa 30 minuti e quindi uno studio più accurato dell'eventuale RVU, notoriamente intermittente. L'unica controindicazione all'uso del Levovist, ad oggi, è la galattosemia.

La tecnica di esecuzione si basa su una valutazione ecografica preliminare dell'apparato urinario (reni e vescica), seguita dalla somministrazione di soluzione fisiologica e mezzo di contrasto ecografico e da una nuova valutazione dei meati ureterali e dei reni nelle fasi di replezione e svuotamento vescicale (Fig. 20.2). Non è ancora stata definita una

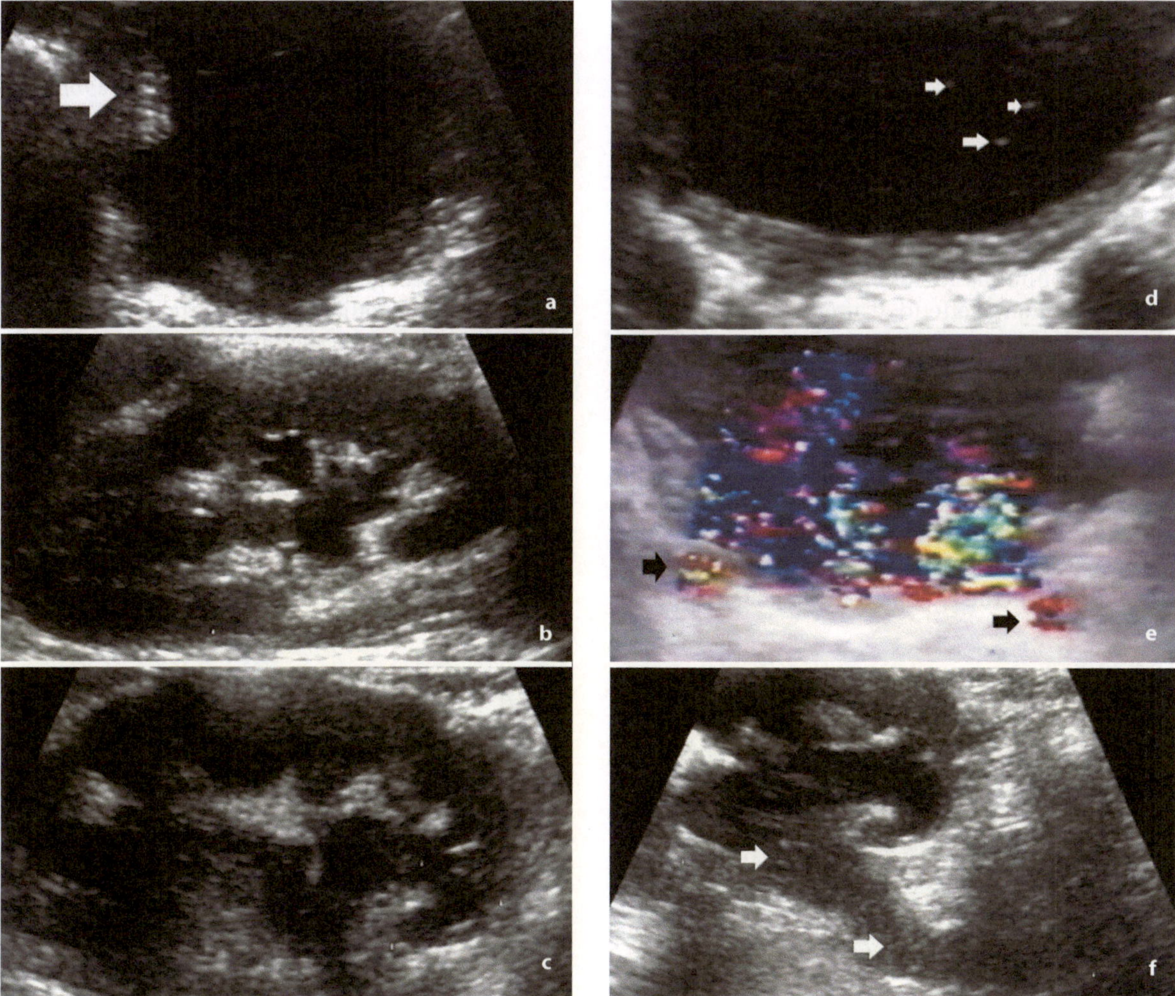

Fig. 20.2 a-f

Cistosonografia, tecnica di esecuzione. **a** Valutazione ecografia preliminare della vescica (*freccia*) con studio preliminare dei reni (**b-d**). d Introduzione delle microbolle (*frecce*) in sede endovescicale. **e** Lo studio color Doppler conferma il passaggio delle microbolle negli ureteri (*frecce*), identificati come intensi segnali colore. **f** Nell'uretere a monte si documenta iperecogenicità del lume (*frecce*) dovuta al passaggio delle microbolle in sospensione

chiara standardizzazione delle modalità di somministrazione del mezzo di contrasto ecografico [40-44]: secondo alcuni Autori esso deve essere introdotto simultaneamente alla soluzione fisiologica, in particolare per rilevare i reflussi a bassa pressione, secondo altri Autori è preferibile raggiungere il massimo riempimento vescicale per poi somministrare il mezzo di contrasto, in quantità pari a circa l'8-10% della capacità del viscere. Altri ancora hanno inoltre ipotizzato una possibile interazione tra tipo di contenitore per la soluzione fisiologica ed il mezzo di contrasto ecografico: Darge et al. [45] hanno infatti verificato che contenitori di vetro di soluzione fisiologica non sottovuoto (maggior concentrazione di O_2) sono preferibili a contenitori di plastica. A causa dei normali scambi gassosi con l'ambiente, quando viene raggiunto l'equilibrio, e in caso di gas insufficiente, la diffusione avviene infatti dalle microbolle verso l'ambiente, con successivo collasso delle stesse. L'alta concentrazione di O_2 in una soluzione fisiologica previene la diffusione di aria dalle microbolle e, quindi, il loro collasso e nei contenitori non sottovuoto la concentrazione di O_2 è maggiore. C'è invece pieno accordo sulla necessità di una somministrazione lenta del mezzo di contrasto per evitare l'effetto di attenuazione del fascio ultrasonoro e la conseguente ombra acustica posteriore che si avrebbero se venisse somministrato velocemente (Fig. 20.3), in ragione del peso specifico elevato. A causa del peso specifico elevato, infatti, c'è la tendenza del mezzo di contrasto a stratificarsi nel lume vescicale in sede declive, disponendosi, a partire dalla regione dorsale fino alla ventrale, in modo massivo e determinando attenuazione del fascio ultrasonoro e la conseguente ombra acustica posteriore, con oscuramento della regione meatale e mascheramento di eventuali RVU di basso grado. L'utilizzo del color Doppler associato alla VUS si è rivelato utile nella valutazione del RVU, poichè il moto turbolento delle particelle esogene all'interno della via escretrice produce un segnale facilmente rilevabile con il color Doppler, dato che permette di esaltare la loro visibilità anche in assenza di dilatazione (RVU di basso grado). La diagnosi di RVU, infatti, viene posta quando le microbolle iperecogene, o il segnale colore, sono evidenti nell'uretere e/o nella pelvi (Fig. 20.4).

Il grado di severità del reflusso è stabilito in maniera simile al sistema di classificazione internazionale basato sull'impiego della CUM, distinguendo 5 gradi di severità crescente in base alla presenza di spots iperecogeni o segnali colore nella via escretrice, in associazione ai criteri morfologici di dilatazione o non delle vie urinarie: grado I) *spot* iperecogeni o segnali colore nell'uretere; grado II) *spot* iperecogeni o segnali colore estesi fino alla pelvi renale, senza dilatazione ureterale; grado III) *spot* iperecogeni o segnali colore nella pelvi renale e nei calici, non dilatati, con dilatazione dell'uretere; grado IV) *spot* iperecogeni o segnali colore nell'uretere, nella pelvi e nei calici, mediamente dilatati; grado V) *spot* iperecogeni o segnali colore in uretere, pelvi e calici, ampiamente dilatati) [46]. Alcuni suggerimenti tecnici sono necessari anche nell'impiego del color Doppler in corso di VUS. In particolare, è necessaria attenzione nell'impostare filtri e guadagno colore per evitare artefatti tecnici, stabilire il *power setting* della macchina ad un basso livello, per limitare la rottura delle microbolle, e preferire un catetere di piccolo calibro (5 CH), perché anche il

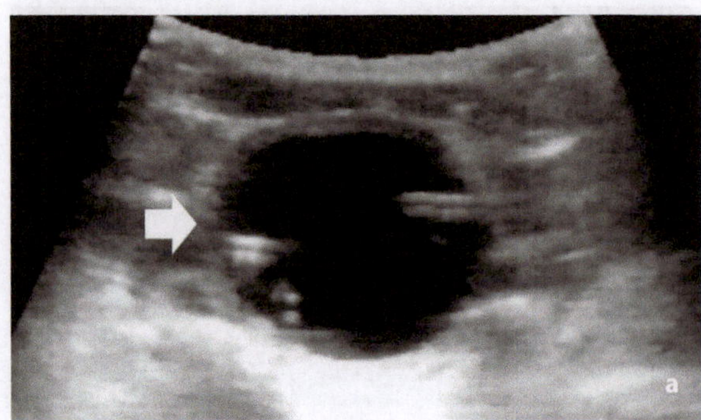

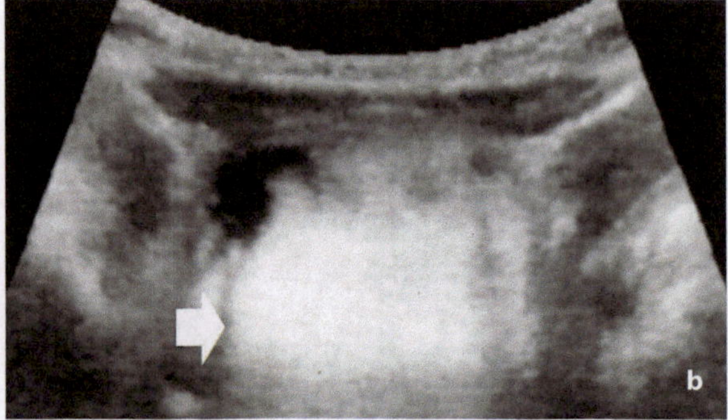

Fig. 20.3 a, b

Cistosonografia, errore tecnico. **a** Scansione ecografica trasversale sulla vescica, ripiena di soluzione fisiologica (*freccia*), per la valutazione preliminare del viscere. **b** La successiva troppo veloce somministrazione del mezzo di contrasto ecografico determina un'eccessiva amplificazione del segnale all'interno della vescica (*freccia*) con sbarramento del segnale posteriormente che oscura i meati ureterali

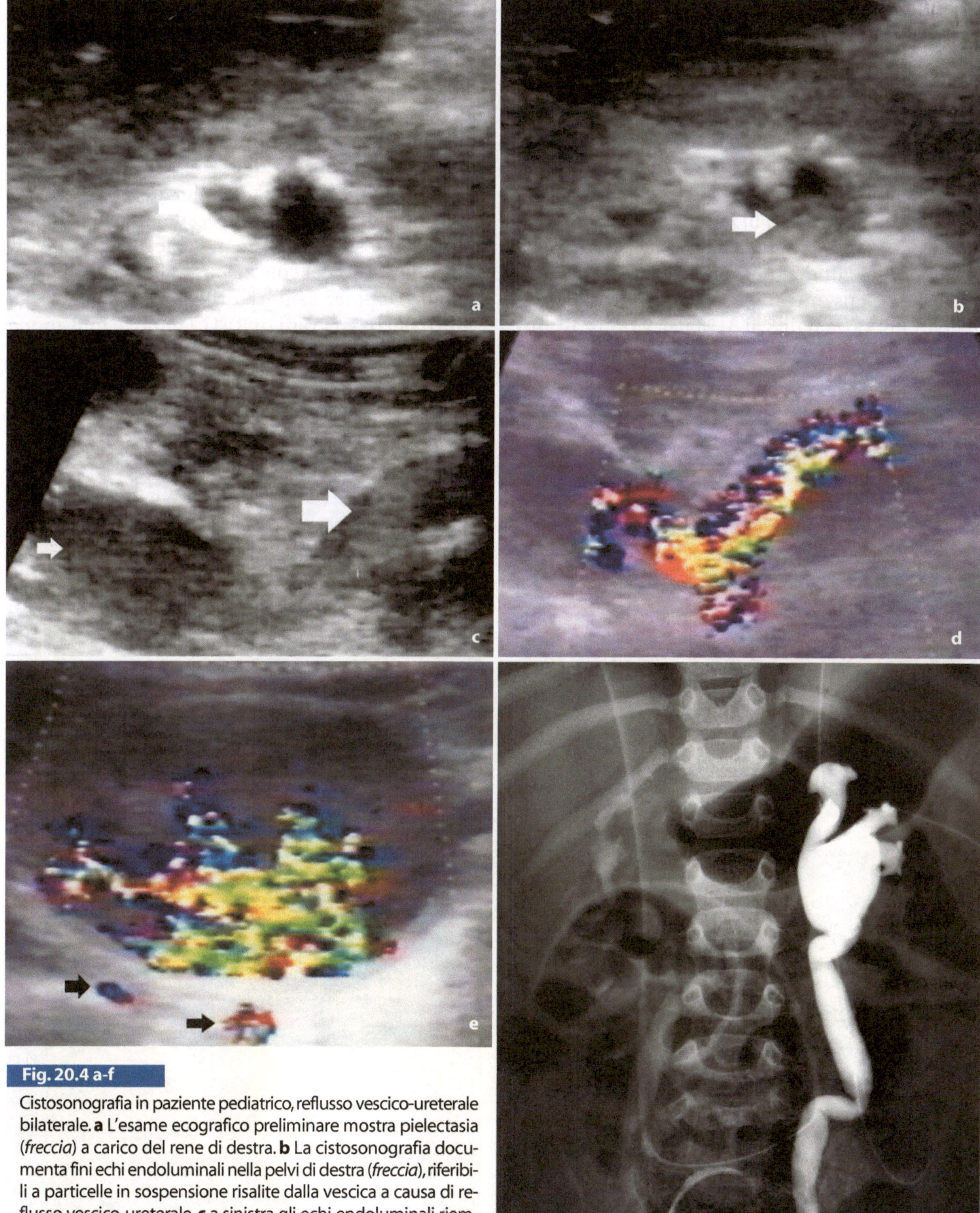

Fig. 20.4 a-f

Cistosonografia in paziente pediatrico, reflusso vescico-ureterale bilaterale. **a** L'esame ecografico preliminare mostra pielectasia (*freccia*) a carico del rene di destra. **b** La cistosonografia documenta fini echi endoluminali nella pelvi di destra (*freccia*), riferibili a particelle in sospensione risalite dalla vescica a causa di reflusso vescico-ureterale. **c** a sinistra gli echi endoluminali riempiono l'intero uretere (*freccia grande*) a monte del quale la pelvi è dilatata (*freccia piccola*), come confermato dallo studio color-Doppler che documenta la presenza di microbolle a livello dell'uretere dilatato che producono diffuso segnale colore (**d**), con anche evidenza di asimmetria dei meati ureterali (*frecce nere*) ed ectasia del sinistro (**e**). **f** La diagnosi, confermata alla cistografia, è di reflusso vescico-ureterale destro di II grado e sinistro di IV grado

calibro del catetere può influenzare la rottura delle microbolle. Dagli studi comparativi tra VUS (con impiego di Levovist) e CUM, fioriti in letteratura nell'ultimo decennio, emerge una buona concordanza tra le metodiche, con sensibilità e specificità della VUS nella diagnosi di reflusso rispettivamente pari all'81 e 95%, e con valore predittivo positivo dell'89% e predittivo negativo del 90% [41]. Sono peraltro segnalati in letteratura alcuni errori della VUS nella diagnosi di RVU, ovvero una certa percentuale di diagnosi sia falsamente negative (FN) che falsamente positive (FP). La percentuale di FN varia dall'8 al 31% per VUS in B-mode ed è limitata ai reflussi di basso grado (I-II grado) [41]. Essa sembra in relazione con l'anatomia vescicale (percentuali più elevate di FN si sono avute in bambini con vescica neurologica e, quindi, con un'anatomia particolarmente alterata del viscere, parete trabecolata e di difficile esplorazione, specie a livello meatale); un'altra causa di FN è l'irrequietezza dei piccoli pazienti, motivo per cui è auspicabile e raccomandata la presenza di un genitore che lo tranquillizzi nel corso dell'indagine; ulteriore causa di errore è, infine, una troppo veloce somministrazione del mezzo di contrasto, come già riportato in precedenza. Queste cause di FN possono, almeno in parte, essere superate dall'impiego del color Doppler durante la VUS. Il color Doppler sembra utile, in particolare, nel rilievo dei bassi gradi di RVU. Laddove in B-mode vi possano essere difficoltà nell'identificare le microbolle nei meati ureterali non dilatati, il color Doppler aiuta la diagnosi con l'effetto colore che viene recepito all'istante dall'occhio del medico

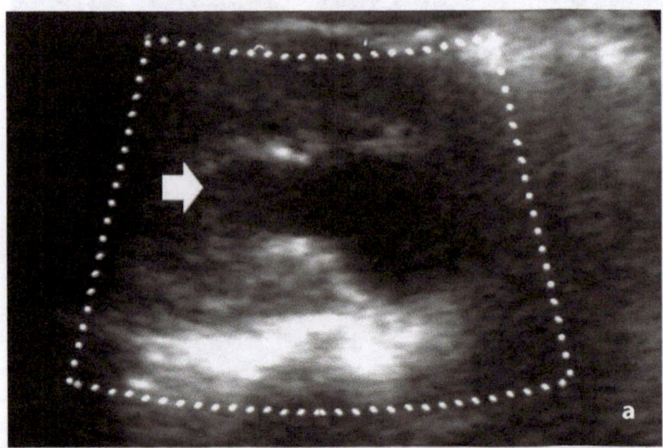

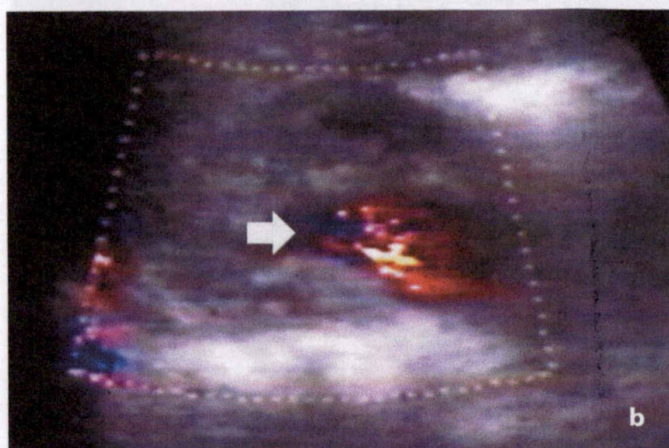

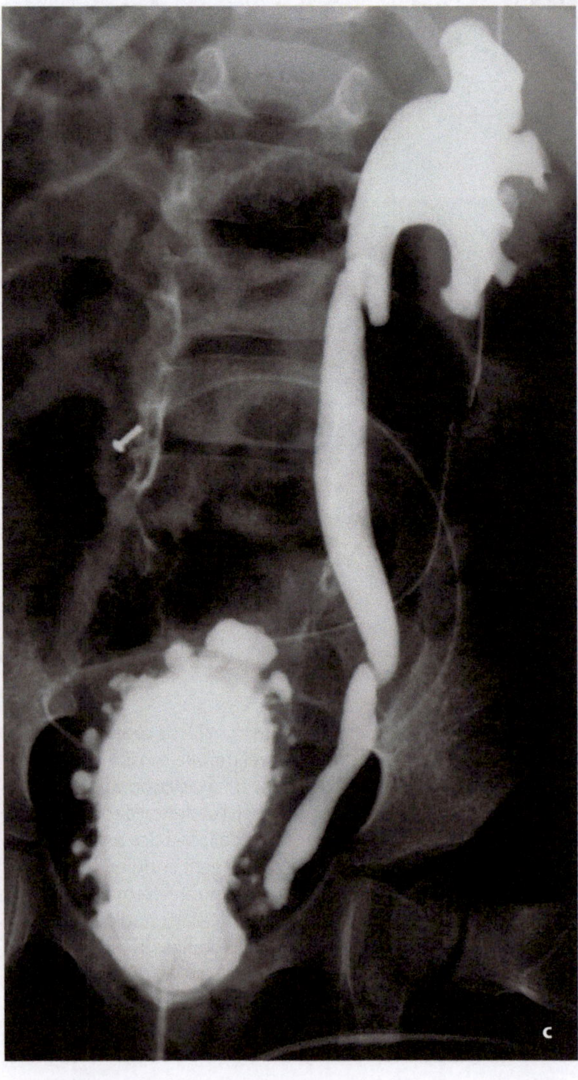

Fig. 20.5 a-c

Cistosonografia in paziente pediatrico reflusso vescico-ureterale di IV grado. **a** Alla valutazione preliminare si osserva marcata ectasia delle vie escretrici del rene sinistro (*freccia*). **b** Dopo introduzione di mezzo di contrasto ecografico in sede endovescicale ed alla nuova valutazione renale mediante color Doppler, si apprezzano segnali colore all'interno della pelvi (*freccia*). **c** La diagnosi morfologico-funzionale di reflusso vescico-ureterale di grado IV è confermata alla cistografia

esaminatore [44] (Fig. 20.5). Si potrebbe obiettare che i RVU di basso grado non sono poi così clinicamente rilevanti, ma anche se è dibattuto se un RVU di basso grado necessiti o no di profilassi antibiotica, tale profilassi è sicuramente raccomandata nei bambini e pertanto una precisa diagnosi di RVU, anche di grado I, è indubbiamente utile, specie in età neonatale; non bisogna poi dimenticare che un reflusso di grado I potrebbe essere un RVU intermittente di grado II [47]. La percentuale di FP della VUS, riportata in letteratura, varia, invece, tra il 3 ed il 14%, ed anche in questo caso è più frequente in caso di reflusso di basso grado (grado I-II); alcuni Autori hanno tuttavia segnalato anche RVU di IV grado alla VUS non diagnosticati alla CUM [40]. L'osservazione prolungata, caratteristica della VUS e non possibile alla CUM (l'intermittenza del reflusso è cosa nota e il tempo di fluoroscopia non può essere prolungato per motivi protezionistici), è uno dei fattori favorenti la metodica ecografia; ulteriore vantaggio è indubbiamente la possibilità di esplorare entrambi i meati ureterali mediante un'unica scansione. Questo rende probabilmente ragione del maggior numero di diagnosi di RVU con VUS piuttosto che con CUM. Tutti gli Autori che si sono occupati di tale argomento hanno rilevato alcuni casi di FP nel loro campione di studio e tutti sospettano che i FP della VUS siano piuttosto delle mancate diagnosi della CUM. Questa ipotesi è avvallata da un congruo numero di casi in cui la VUS ha diagnosticato un reflusso di grado maggiore rispetto alla CUM [40, 42-44].

Una menzione speciale merita la tecnica VUS nel rene trapiantato. Il meato ureterale da esplorare è solitamente uno e il rene è in fossa iliaca, ovvero in una sede piuttosto superficiale; entrambi i fattori contribuiscono ad una più facile valutazione ecografica, specie nei soggetti adulti, e come tali più collaboranti. La percentuale di sensibilità, specificità e accuratezza diagnostica della VUS nella diagnosi di RVU, accertato con CUM nel caso di trapianto di rene è, infatti, particolarmente elevata (rispettivamente 93, 95 e 95%) [46].

La valutazione dell'uretra, rimane unico punto debole della VUS, anche se di recente tentata con buoni risultati e con buoni margini di miglioramento, grazie alla crescente confidenza degli operatori con la tecnica diagnostica[48, 49]. Tuttavia lo studio dell'uretra con mezzo di contrasto ecografico è indubbiamente indaginoso e non è proponibile per un uso routinario. L'ulteriore sviluppo nel campo dei mezzi di contrasto ecografici, con l'introduzione del SonoVue (Bracco, Milano, Italia) e l'affermazione dell'imaging armonico, ha determinato negli ultimi anni un nuovo incremento delle già elevate potenzialità diagnostiche della VUS nella diagnosi del RVU [50]. Il SonoVue, mezzo di contrasto di seconda generazione, è stato utilizzato inizialmente per via endovenosa per lo studio della microcircolazione, in particolare in eco-cardiografia. Esso è composto da microbolle gassose di esafluoruro di zolfo (SF6) stabilizzate da una membrana fosfolipidica. È stato dimostrato, soprattutto in studi in vitro, e solo in alcune segnalazioni in vivo, che la dose di SonoVue necessaria per ottenere un effetto contrastografico paragonabile a quello che si ottiene normalmente con il Levovist è significativamente più bassa. La durata dell'enhancement è, inoltre, maggiore rispetto a quella dei mezzi di contrasto di prima generazione (circa 4 ore per il SonoVue, rispetto ai 30 minuti del Levovist). I primi studi condotti con imaging armonico hanno dimostrato un notevole aumento di sensibilità della metodica rispetto all'ecografia convenzionale. L'introduzione dell'imaging armonico, che migliora la discriminazione dei diversi tessuti, in particolare delle strutture liquide, in combinazione con i nuovi mezzi di contrasto ecografici, rappresenta dunque un'innovazione di impatto potenzialmente molto elevato nella diffusione della VUS [51]. L'utilizzo combinato del SonoVue e dell'imaging armonico nella diagnosi di RVU sembra comportare per la VUS una sensibilità e valore predittivo negativo più elevati rispetto a quelli della CUM, rispettivamente del 6 e del 3%, mentre specificità e valore predittivo positivo delle due metodiche risultano sovrapponibili [50].

In conclusione, la VUS è tecnica semplice e sensibile nella valutazione del RVU, soprattutto in combinazione con mezzi di contrasto di nuova generazione che, potendo essere somministrati in dose ridotta rispetto ai precedenti classicamente utilizzati, permettono di ottenere una notevole diminuzione dei costi complessivi dell'esame. Lo svantaggio della metodica rimane l'impossibilità di valutare adeguatamente l'uretra. Questa metodica è pertanto indicata, in prima istanza, solo nelle bambine, ma in generale raccomandata nello screening dei pazienti a rischio e nel follow-up di tutti i pazienti con diagnosi di RVU, compresi i pazienti trapiantati di rene.

Bibliografia

1. Jacobson SH, Hansson S, Jacobson B (1999) Vesico-ureteric reflux: occurence and long- term risks. Acta Paediatr [Suppl 88]:22-30
2. Devriendt K, Fryns JP (1995) Genetic locus on chromosome 6p for multicystic renal displasia, pelvi-ureteral junction stenosis, and vescico-ureteral reflux. Am J Med Genet 59:396-398
3. Fanos V, Khoory BJ, Vecchini S et al (1998) Il reflusso vescico-ureterale in pediatria. Min Pediatr 50:367-374
4. Mackie GG, Awang H, Stephens FD (1975) The ureteric orifice: the embryologic key to radiologic status of duplex kidneys. J Pediatr Surg 10:473-481
5. Tanagho EA, Pugh RC (1963) The anatomy and function of the ureterovesical junction. Br J Urol 35:151-165
6. Zerin JM, Ritchey ML, Chang ACH (1993) Incidental vesicoureteral reflux in neonates with antenatally detected hydronephrosis and other renal abnormalities. Radiology 187:157-159
7. Hinmann F, Bauman FW (1973) Vesical and ureteral damage from voiding dysfunction in boys without neurologic or obstructive desease. J Urol 109:727-732
8. Jorgensen TM, Mortensen J, Nielsen K et al (1984) Pathogenic factors in vesico-ureteral reflux. Scand J Urol Nephrol 18:43-48
9. Sillen U (1999) Vesicoureteral reflux in infants. Pediatr Nephrol 13:355-361
10. Sillen U (1999) Bladder disfunction in children, with vesico-ureteric reflux. Acta pediatr [Suppl 431]:40-47
11. Holmdahl G (1997) Bladder dysfunction in boys with posterior urethral valves. Scand J Urol Nephrol Suppl 188:1-36
12. Gordon I (1995) Vesico-ureteric reflux, urinary-tract infection and renal damage in children. Lancet 346:489-490
13. American Academy of Pediatrics Committee on quality improvement. Subcommittee on urinary tract infections (1999) Practice Parameters; the Diagnosis, treatment and evaluation of the initial urinary tract infection in febrile infants and young children. Pediatrics 103:843-852
14. Kmetec A, Buturovic-Ponikvar J, Kandus A et al (2001) The value of renal resistive index for the detection of vesicoureteral reflux in renal transplant recipients. Transplant Proc 33:3385-3387
15. Kmetec A, Kapaln-Pavlovcic S, Kandus A et al (2001) Surgical management of high-grade vesicoureteral reflux in renal transplant recipients. Transplant Proc 33:3383-3384
16. Coosemans W, Rega F, Roels L et al (1999) Impact of early vesico-ureteral reflux on the transplanted kidney. Transplant Proc 31:362-364
17. Del Maschio A, Miotto D, Perale R (1979) Homogeneous nephrogram observed during intrarenal reflux. Invest Radiol 14:447-448
18. Kmetec A, Bren AF, Kandus A et al (2001) Contrast-enhanced ultrasound voiding cystography as a screening examination for vesco-ureteral reflux in the follow-up of renal transplant recipients: a new approach. Nephrol Dial Transplant 16:120-123
19. Mastrosimone S, Pignata G, Maresca MC et al (1993) Clinical significance of vesicoureteral reflux after kidney transplantation. Clin Nephrol 40:38-45
20. Grunberger T, Gnant M, Sautner T et al (1993) Impact of VUR on graft survival in renal transplantation. Transplant Proc 25:1058-1059
21. Hellerstein S (1995) Urinary tract infections - old and new concepts. Pediatr Clin North Am 42:1433-1457
22. Roberts JA(1991) Etiology and pathophysiology of pyelonephritis. Am J Kidney Dis 17:1-9
23. Scheider K, Kruger-Stollfuss I, Ernst G et al (2001) Paediatric fluoroscopy - a survey of children's hospital in Europe. I. Staffing, frequency of fluoroscopic procedures and investigation technique. Pediatr Radiol 31:238-246
24. Lebowitz RL, Olbing H, Parkullainen KV et al (1985) International system of radiographic grading of vescicoureteric reflux. Pediatr Radiol 15:105-109
25. Darge K (2002) Diagnosis of vescicoureteral reflux with ultrasonography, Pediatr Nephrol 17:52-60
26. Cleveland RH, Constantinou C, Blickman JC et al (1992) Voiding cystourethrography in children: value of digital fluoroscopy in reducing radiation dose, AJR 158:137-142
27. Valentini AL, Campioni P, Mirk P et al (1994) Diagnostica per immagini nella patologia dell'apparato urogenitale, In: Marano P, Diagnostica per immagini, Casa Editrice Ambrosiana, Milano, pp 1276-1279
28. Hellstrom M, Jacobsson B(1999) Diagnosis of vescoureteric reflux. Acta Pediatr [Suppl 431]:3-12
29. Riccipetitoni G, Chierici R, Tamisari L et al (1992) Postnatal ultrasound screening of urinary malformations. J Urol 148:604-605
30. Blane C, Di Pietro M, Zeri JM et al (1993) Renal sonography is not a reliable screening examination for vesicoureteral reflux. J Urol 150:752-755
31. Hanbury DC, Coulden RA, Barman P et al (1990) Ultrasound cystography in the diagnosis of vesicoureteric reflux. B J Urol 65:250-253
32. Oak S, Kulkarni B, Chaubal N (1999) Color flow doppler sonography: a reliable alternative to voiding cystouretrogram in the diagnosis of vesicoureteral reflux in children. Pediatr Urol 53:1211-1214
33. Kuhns LR, Hernandez R, Loff S (1977) Absence of vesico-ureteral reflux in children with ureteral jets. Radiology 124:185-187
34. Egghart G, Schlickenrieder HJM, Hautman R (1987) Diagnosis of reflux in children with CO2 and ultrasound - preliminary results. Urologe 25:329-332
35. Kessler RM, Altman DH (1981) Real time sonographic detection of vesicoureteral reflux in children. AJR Am J Roentgenol 138:1033-1036
36. Schneider K, Jablonski C, Wiessner M et al (1984) Screening for vesicoureteral reflux in children using real-time sonography. Pediatr Radiol 14:400-403
37. Darge K, Ghods S, Zieger B et al (2001) Reduction in voiding cystourethrographies after the introduction of contrast enhanced sonographic reflux diagnosis. Pediatr Radiol 31:790-795
38. Atala A, Ellsworth P, Share J et al (1998) Comparison of sonicated albumin enhanced sonography to fluoroscopic and radionuclide voiding cystography for detecting vesicoureteral reflux. J Urol 160:1820-1822
39. Schlief R, Schuerman R, Niendorf HP (1993) Basic pro-

perties and results of clinical trias of ultrsound contrast agents based on galactose. Ann Acad Med 22:762-767

40. Mentzel HJ, Vogt S, Petzer L et al (1999) Contrast enhanced sonography of vesicoureteral reflux in children: preliminary results. AJR 173:737-740
41. Valentini AL, De Gaetano AM, Destito C, et al (2002) The accuracy of voiding urosonography in detecting vesico-ureteral reflux: a summary of existing data. Eur J Pediatr 161:380-384
42. Berrocal FT, Moreno G, Gomez LN et al (2000) Cystosonography with echo-enhancer. A new imaging technique for diagnosis of vesicoureteral reflux objective. Ann Esp Pediatr 53:422-430
43. Darge K, Troeger J, Duetting T et al (1999) Reflux in young patients: comparison of voiding US of the bladder and retrovesical space with echo enhancement versus voiding cystourethrography for diagnosis. Radiology 210:201-207
44. Valentini AL, Salvaggio E, Manzoni C et al (2001) Contrast-enhanced gray-scale and color doppler voiding uro-sonography versus voiding cystourethrography in the diagnosis and grading of vesicoureteral reflux. J Clin Ultrasound 29:65-71
45. Darge K, Bruchelt W, Roessling G et al (2003) Interaction of normal saline solution with ultrasound contrast medium: significant implication for sonographic diagnosis of vesicoureteral reflux. Eur Radiol 13:213-218
46. Valentini AL, De Gaetano AM, Minordi LM et al (2004) Contrast-enhanced voiding US for grading of reflux in adult patients prior to antireflux ureteral implantation. Radiology 233:35-39
47. Gelfand MJ, Strife JL, Hertzberg VS (1991). Low-grade vesicoureteral reflux. Variability in grade on sequential radiographic and nuclear cystograms. Clin Nucl Med 16:243-246
48. Bosio M, Manzoni GA (2002) Detection of posterior urethral valves with voiding cystourethrosonography with echo contrast. J Urol 168:1711-1715
49. Matè A, Bargiela A, Mosteiro S et al (2003) Contrast ultrasound of the urethra in children. Eur Radiol 13:1534-1537
50. Ascenti G, Zimbaro G, Mazziotti S et al (2004) Imaging of vesicoureteric reflux in children: usefulness of a second generation US contrast agent. Pediatr Radiol 34:481-487
51. Darge K, Zieger B, Rohrshneider W et al (2001) Contrast-enhanced harmonic imaging for the diagnosis of vesicoureteral reflux in pediatric patients. AJR Am J Roentgenol 177:1411-1415

21 Analisi economica

Laura Romanini, Matteo Passamonti, Luigi Grazioli, Fabrizio Calliada,
Luca Aiani, Alberto Martegani

La necessità di inserire in questo libro un capitolo di analisi economica è nata dalla semplice constatazione che l'aumentata disponibilità di tecnologie diagnostiche, sempre più raffinate, ha incrementato, in maniera direttamente proporzionale, la spesa sanitaria negli ultimi 30 anni [1]. A questa incontrovertibile realtà, si associa la sempre più limitata disponibilità di risorse (sia economiche sia umane) che affligge il panorama sanitario italiano.

Se appare ovvio che il fine della diagnostica per immagini sia quello di eseguire esami della migliore qualità possibile per giungere a diagnosi quanto più possibile accurate, non sempre risulta scontato che il radiologo, in quanto medico e dirigente, perlomeno nell'ambito del Sistema Sanitario Nazionale, debba trarre il massimo beneficio dal proprio lavoro, non solo per il paziente, ma anche per la società [2]. Al radiologo non è quindi più chiesto esclusivamente di utilizzare metodiche che siano efficaci e determinanti nel management clinico del paziente, ma anche di scegliere le metodiche e le procedure migliori utilizzando, come metro di paragone, anche l'analisi costo-efficacia (CEA) [3-6].

La proposta di una nuova metodica in radiologia, non diversamente da una nuova terapia in ambito clinico, deve essere supportata da dati analitici che ne valutino i benefici apportati. Ciò al fine di rispondere a tutti gli interrogativi sollevati dai fruitori della metodica solitamente usata e che si vuole cambiare, interrogativi scaturiti non da acritico spirito di conservazione, bensì dalla mancata individuazione della reale necessità di modificare una modalità di lavoro sino ad oggi ritenuta universalmente valida: si propone, diversamente a quanto accettato sino ad oggi, una metodica non più performante, ma più economica. Solo motivate ragioni cliniche ed economiche possono perciò convincere la comunità scientifica che l'ecografia con mezzo di contrasto in ambito addominale sia di fatto radicalmente innovativa.

In letteratura esistono criteri di riferimento diagnostici in ambito di radiologia addominale [7], ed in particolare non sembra esservi la necessità clinica di una metodica ulteriore per la caratterizzazione di una lesione focale epatica, ma molteplici studi hanno indicato che l'ecografia con mezzo di contrasto può essere un valido ausilio nella caratterizzazione di lesioni focali epatiche indeterminate [8, 9], al punto che gli stessi Autori che hanno redatto i "criteri di appropriatezza" dell'*American College of Radiology* (ACR), pur non avendo la possibilità di usare quotidianamente i mezzi di contrasto per ecografia di II generazione, in quanto non ancora in vendita negli USA, riconoscono che tali lavori hanno dimostrato un'elevata accuratezza della metodica. Inoltre gli stessi Autori sottolineano la necessità di seguire una sequenza logica, iniziando il processo di caratterizzazione con metodiche meno invasive e costose, ricorrendo successivamente a quelle più invasive e costose in caso di insoddisfacente risultato delle prime.

Il metodo detto "gerarchia dell'efficacia", sviluppato negli anni '90 da Fryback e Thornbury [10], permette la valutazione di una procedura diagnostica di recente introduzione, al fine di ricercarne la sicurezza, l'efficacia e la valutazione del rapporto costo-beneficio.

Secondo questo schema, una procedura diagnostica ha un'elevata performance se vengono soddisfatti sei livelli nell'impiego clinico quotidiano:

1) efficacia tecnica;
2) accuratezza diagnostica;
3) diagnosi;
4) ricaduta sulla terapia;
5) ricaduta sulla salute dei pazienti;
6) valore sociale.

Nei primi capitoli di questo libro sono stati adeguatamente trattati i rapporti tra l'ecografia con mezzo di contrasto in ambito addominale ed i primi 4 livelli; i livelli 5 e 6 implicano una valutazione dei rapporti costo-benefici in termini individuali (livello 5) ed a livello collettivo (livello 6). Gli effetti sulla salute del paziente possono essere osservati solo dopo un tempo considerevole dall'introduzione della nuova metodica e dopo un grande numero di osservazioni. Analoghe considerazioni valgono per gli effetti sociali. Per fornire un dato, seppur iniziale, di validazione di questi ultimi livelli abbiamo effettuato uno studio multicentrico retrospettivo che ha considerato 3 diversi Centri. La nostra analisi ha innanzitutto preso in considerazione le ricadute sulla diagnosi del nuovo test (ecografia con mezzo di contrasto - CEUS) comparati con i risultati ottenuti con la normale procedura diagnostica eseguita prima dell'introduzione del nuovo test. In un secondo momento sono stati valutati gli effetti economici che apporta l'utilizzo routinario del nuovo test, sia dal punto di vista dell'Azienda Ospedaliera erogante l'esame, sia dal punto di vista del Sistema Sanitario Nazionale. Gli esami sono stati effettuati in tre centri ospedalieri diversi, due pubblici (Brescia e Lodi) ed uno privato convenzionato (Como), tutti dotati di apparecchiature al più elevato standard tecnologico disponibile commercialmente. Gli ecografisti coinvolti avevano esperienza pluriennale nell'uso della CEUS nel settore addominale. Complessivamente sono stati studiati 485 pazienti, portatori di 575 lesioni, di cui 364 benigne, sottoposti ad un esame ecografico di base con esame color Doppler e successivamente ad un esame ecocontrastografico con mezzo di contrasto di II generazione con apparecchiature dotate di software dedicati per studio a basso indice meccanico (0,09-0,12).

I reference standards sono stati la TC, in alcuni casi seguita dalla RM, o, in pazienti giovani e di sesso femminile, direttamente la RM. Dopo l'ecografia basale nessuna lesione è stata interpretata con confidenza sufficientemente elevata da non proporre un successivo esame. Dopo l'esame ecocontrastografico il 97,2% delle lesioni, ovvero (559/575), sono state correttamente caratterizzate per quanto riguarda la natura benigna o maligna, e l'87% (502/575) per quanto riguarda la caratterizzazione istologica. Per quanto riguarda la definizione di natura la sensibilità è risultata del 98,1%, la specificità del 95,7%, l'accuratezza diagnostica del 97,2%, il valore predittivo positivo del 97,5% ed il valore predittivo negativo del 96,7%; per la diagnosi istologica i risultati sono stati lievemente inferiori ma sempre di grande impatto: sensibilità 90,5%, specificità 85,4%, accuratezza diagnostica 87,3%, valore predittivo positivo 78,3% e negativo 94%. Pertanto 425/485 pazienti hanno ottenuto una diagnosi corretta e definitiva immediatamente dopo l'ecografia con mezzo di contrasto e solo 60/485 sono dovuti ricorrere ad ulteriori indagini per una diagnosi corretta: 35 alla TC e 50 alla RM.

I risultati ottenuti, concordanti con i dati disponibili in letteratura [11-14], permettono di concludere che non esiste uno svantaggio clinico in termini di diagnosi errata/ritardo diagnostico nei pazienti che svolgono unicamente l'esame ecocontrastografico per la caratterizzazione di una lesione focale epatica riscontrata accidentalmente. È ovvio, quindi, analizzare i risparmi che scaturiscono dall'utilizzo routinario dell'ecografia con mezzo di contrasto. I dati economici (Tabella 21.1) sono stati ottenuti ipotizzando, per tutti i 485 pazienti, due diversi iter diagnostici: uno reale, secondo il quale tutti i pazienti, dopo il riscontro all'ecografia basale di lesione focale epatica indeterminata, hanno effettuato un esame ecocontrastografico ed una successiva TC e/o RM solo qualora l'esame CEUS non fosse stato dirimente (Iter 2). L'altro iter, ipotizzato basandosi sui criteri forniti

Tabella 21.1 Numero procedure e rimborsi regionali per iter senza e con ecocontrasto. *Iter1: Eco + TC.* Dopo il riscontro della lesione all'ecografia basale, tutti i pazienti sono stati sottoposti ad indagine TC ed eventuale successiva indagine RM. *Iter2: CEUS.* Dopo il riscontro all'ecografia basale di lesione focale epatica indeterminata, è stato effettuato un esame ecocontrastografico ed una successiva TC e/o RM solo qualora l'esame CEUS non fosse stato dirimente

Procedure	Iter 1 Eco+TC	Iter 2 CEUS	Costo unitario (€)	Costi totali Iter 1 (€)	Costi totali Iter 2 (€)	Δ Costi (€)
Eco basale	485	0	51,13	24.798,05	0	
CEUS	0	485	76,13	0	36.923,05	
CE CT	485	35	164,75	79.903,75	5.766,25	
CE RM	143	50	259,70	37.137,10	12.985	
TOTALE				**141.838,9**	**55.674,3**	**86.164,6**

dall'ACR, proponeva che, dopo il riscontro della lesione all'ecografia basale, tutti i pazienti fossero sottoposti ad indagine TC ed eventuale successiva indagine RM (Iter 1). Il numero di RM da noi ipotizzato è stato calcolato con la stessa proporzione risultata nel primo iter.

In totale l'iter realmente seguito dai pazienti ha considerato 485 CEUS (compresa ecografia basale), 35 TC e 50 RM, di cui 25 richieste dopo indagine TC (pari al 29,5% delle indagini di approfondimento richiesto dopo CEUS), mentre nell'iter ipotizzato sono state calcolate 485 US basali, 485 TC e 143 RM (pari al 29,5%).

Da un punto di vista dei rimborsi, la Regione Lombardia eroga alle Aziende 51,13€ per l'ecografia basale, 76,13 € per l'esame con ecocontrasto (secondo la delibera VII/15324 del 28 novembre 2003), 164,75 € per la TC senza e con mezzo di contrasto e 259,70 € per la RM senza e con mezzo di contrasto.

L'iter innovativo (Iter 2), con l'introduzione del mezzo di contrasto ecografico, costa alla Regione complessivamente 51.106,50 €, mentre il costo dell'iter "classico" sarebbe di 141.834,90 €, con un risparmio più che cospicuo di 86.164,60 €.

Per due dei Centri coinvolti è stato possibile ottenere i costi aziendali dei vari esami.

I costi singoli analizzati sono stati:

- ***personale***: tempo medico, paramedico, amministrativo;
- ***esami di laboratrio***: creatinina ed elettroforesi, se effettuati prima di CECT;
- ***farmaci***: mezzi di contrasto per singolo esame (1 fiala di SonoVue per CEUS, 130 ml di mezzo di contrasto iodato per CECT, 1 fiala di mezzo di contrasto epatospecifico - MultiHance- per CERM);
- ***materiale sanitario***: fisiologica, raccordo spirale, ago-cannula, cerotto monouso, rubinetto a tre vie, siringa, lenzuolino e tovaglioli a perdere, guanti monouso e gel;
- ***materiali "a perdere" dell'apparecchiatura***: CD-Rom, pellicole, carta termica;
- ***ammortamento strumentario***: sia del prezzo di acquisto che di manutenzione.

I valori dei singoli Centri sono risultati diversi tra loro, a volte in maniera significativa, sia per i diversi costi del personale, sia per i differenti costi "di mercato" dei mezzi di contrasto applicati nell'ambito delle gare d'acquisto. Va considerato che il delta (Δ) più evidente tra i costi è costituito non solo dal diverso costo dei mezzi di contrasto, ma soprattutto dall'ammortamento delle apparecchiature. Per ovviare a tali discrepanze si è ottenuto un valore medio che è poi stato applicato alle procedure eseguite (Tabella 21.2).

Tabella 21.2 Costi aziendali Centro 1 e 2 e costi medi

	Centro 1	Centro 2	Costo medio
Eco Basale	47,13	34,06	40,80
Eco con mdc	123,16	108,94	116,05
TC con mdc	214,56	189,33	201,94
RM con mdc	319,50	249,09	284,20

Complessivamente i costi aziendali, seguendo l'iter con CEUS, sono risultati di 77.557,30 € e quelli dell'iter senza mezzo di contrasto ecografico di 158.369,50 €; con un risparmio di 80.812,20 €. Va inoltre sottolineato che, laddove la diagnosi venga ottenuta con l'ecografia con contrasto, si riduce il numero di pazienti con la necessità di TC ed RM e si ottiene una consensuale riduzione delle liste d'attesa (obbiettivo sempre presente nelle aspettative aziendali); si rende disponibile, quindi, un numero maggiore di esami TC ed RM disponibili per altri pazienti che, al contrario, necessitano di tali procedure.

L'approccio diverso da quello classico con TC-RM comporta risparmio economico anche al paziente ed, in ultima analisi, alla collettività. Crediamo fermamente che l'alternativa dell'esame CEUS sia valida anche dal punto di vista del paziente, considerandolo sia singola persona, sia unità facente parte di un gruppo, in questo caso la popolazione. Per dimostrare tutto questo, abbiamo considerato, per una parte dei nostri pazienti (175/485, il 36%) il costo della diagnosi definitiva per ciascun iter proposto dal nostro studio. I 175 pazienti presi a campione hanno presentato le seguenti caratteristiche: 21% età > 70 anni, 48,6% lavoratori (il 64% dei quali, pari al 31,3% del totale, impiegato o operaio), 51,4% non lavoratori (studenti – casalinghe – pensionati - disoccupati); 72,2% proveniente da fuori città (il 27% ha percorso dai 10 ai 20 km per raggiungere l'ospedale).

Il calcolo del tempo medio per prenotazione – preparazione - esecuzione dell'esame ha considerato le seguenti voci:

1) percorso casa-ospedale per prenotazione ed effettuazione esami;
2) percorso casa - ambulatorio del medico prescrittore per la prescrizione degli esami comple-

mentari (TC o RM dopo eco basale e creatininemia per esecuzione TC con mezzo di contrasto);
3) tempo di esecuzione dell'esame. Il tempo medio per l'iter ipotizzato è risultato di 339 minuti per ottenere una diagnosi definitiva, contro i 110 minuti per il nuovo iter realmente seguito dai pazienti.

In base al tempo totale ottenuto per ciascun paziente, nel caso dei lavoratori è stato calcolato il "costo di produttività", inteso come tempo lavorativo perso, basandosi sulla retribuzione euro/min calcolata in base alle tabelle della Banca d'Italia [15], in relazione agli stipendi medi della qualifica funzionale lavorativa.

Il calcolo del costo degli spostamenti è stato effettuato basandosi sul mezzo utilizzato dal paziente, facendo riferimento alle tariffe dei trasporti urbani, ed alle tabelle di valori medi [16] per gli spostamenti in auto. Questi costi sono stati definiti "costi non sanitari" (Tabella 21.3). Complessivamente la spesa totale media, sostenuta da ogni paziente per i costi non sanitari e di produzione, è stata di 95,12 € per l'Iter 1 e di 29,50 € per l'Iter 2.

Dei 175 pazienti considerati dal nostro studio 108 erano paganti ticket: nell'iter in studio 105/108 hanno ottenuto una diagnosi corretta con la sola esecuzione dell'ecografia, prima e dopo somministrazione di mezzo di contrasto, e pertanto hanno dovuto pagare solo l'importo di un ticket (46 €); 1/108 ha dovuto eseguire anche un'indagine TC (46 €) e 2/108 sia una TC che una RM (46 €) per concludere l'iter diagnostico, pagando rispettivamente 2 e 3 ticket.

Nell'iter classico tutti i pazienti avrebbero eseguito due metodiche (ecografia basale e TC) per la diagnosi finale e avrebbero pagato comunque due ticket (46 € + 46 €) e 15/108 anche la RM. Complessivamente la spesa per il ticket sostenuta in media dai pazienti paganti per l'iter convenzionale è stata calcolata in 93,38 € e per il nuovo iter di 46,85 € (Tabella 21.4).

Tabella 21.3 Costi medi non sanitari e di produttività e costi totali medi nei due Iter, secondo la classe d'età, in euro

Età	N° per età	Costi non sanitari Iter 1	Iter 2	Costi produttività Iter 1	Iter 2	Costi totali Iter 1	Iter 2
< 35	9	11,6	3,2	68,9	23,3	161	26,5
36-45	27	13,0	3,4	85,5	26,0	98,5	29,4
46-55	32	10,3	2,9	93,5	27,8	103,8	30,7
56-65	42	10,5	3,0	76,2	22,4	86,7	25,4
≥ 66	65	25,6	9,0	0	0	25,6	9,0
Media Δ		14,2	4,3	64,8	19,9	95,12	29,5

Tabella 21.4 Costo ticket medio espresso in euro per Iter 1 e Iter 2 per 108/175 pazienti paganti

				Totale	Valore medio ticket
Iter 1					
Eco basale + TC	0/108 pz 1 procedura 0 €	93/108 pz 2 procedure 8.556,00 €	15/108 pz 3 procedure 2.070,00 €	10.626,00 €	93,38 €
Iter 2					
CEUS	105/108 pz 1 procedura 4.830,00 €	2/108 pz 2 procedure 92,00 €	3/108 pz 3 procedure 138,00 €	5.060,00 €	46,85 €

Tabella 21.5 Costi diagnosi Iter 1 e Iter 2 per pazienti paganti ticket in euro

	Costi sanitari medi (Ticket)	Costi non sanitari medi	Costi produttività medi	Totale
Iter 1	93,38	14,2	64,8	172,38
Iter 2	46,85	4,3	19,9	71,05

Complessivamente la spesa totale dei pazienti paganti ticket, sommando i costi sanitari e non, nel seguire l'Iter con CEUS è risultata di 71,05 €, mentre ammonta a 172,38 € nell'Iter tradizionale (Tabella 5).

Dai dati si evince che, per il paziente, il risparmio medio è elevato e tale da giustificare il ricorso routinario all'esame ecocontrastografico. Non è poi possibile monetizzare, ma è facile da ipotizzare, il miglioramento della qualità di vita del paziente che ottiene una diagnosi più velocemente rispetto al paziente che, necessitando di ulteriori approfondimenti, si vede allungato il tempo per una diagnosi definitiva [17].

Questi risultati preliminari, sicuramente confortanti da un punto di vista economico, non possono prescindere, come del resto già detto, da adeguate apparecchiature e personale con esperienza consolidata per ridurre al minimo anche la componente operatore-dipendente.

Bibliografia

1. Altman SH, Tompkins CP, Eilat E et al (2003) Escalating health care spending: is it desirable or inevitable? Health Aff (Millwood) [Suppl Web Exclusives]:W3-1-14
2. Thornbury JR (1994) Clinical efficacy of diagnostic imaging: love it or leave it. Am J Roent 162:1-8
3. Blackmore C, Magid D (1997) Methodologic evaluation of the radiologic cost-effectiveness literature. Radiology 203:87-91
4. Mushlin A (1999) Challenger and opportunities in economic evalutaions of diagnostic tests and procedures. Acad Radiol 6 [Suppl 1]:128-131
5. Singer M, Applegate K (2001) Cost-Effectiveness Analysis in Radiology. Radiology 219:611-620
6. Gazelle G, McMahon P, Siebert U et al (2005) Cost-effectiveness Analysis in the Assessment of Diagnostic Imaging Technologies. Radiology 235:361-370
7. Saini S, Ralls PW, Balfe DM et al (2000) Liver lesion characterization. American College of Radiology. ACR Appropriateness Criteria. Radiology 215[Suppl]:193-199
8. Bartolotta TV, Midiri ,Quaia E et al (2005) Liver haemangiomas undetermined at gray-scale ultrosound: contrast-enhancement patterns with SonoVue and pulse-inversion US. Eur Radiol 15(4):685-693
9. Von Herbay A, Vogt C, Willers R et al (2004) Real-time imaging with the sonographic contrast agent SonoVue: differentiation between benign and malignant hepatic lesions. J Ultrasound Med 23(12):1557-68
10. Fryback DG, Thornbury JR (1991) The efficacy of diagnostic imaging. Med Decis Making 11:88-94
11. Leen E, Angerson WJ, Yarmenitis S et al (2002) Multicentre clinical study evaluting the efficacy of SonoVue (BR1), a new ultrasound contrast agent in Doppler investigation of focal hepatic lesions. Eur J Radiol 41:200-206
12. Quaia E, Degobbis F, Tona G et al (2004) Differential patterns of contrast enhancement in different focal liver lesions after injection of the microbubble US contrast agent SonoVue. Radiol Med 107:155-165
13. Borghi C, Aiani L, Sopransi M et al (2004) Current state of the use of sonographic contrast agents with low acoustic pressure techniques in the study of focal liver lesions. Radiol Med 107:174-188
14. Passamonti M, Vercelli A, Azzaretti A et al (2004) Characterization of focal liver lesions with a new ultrasound contrast agent using continuous low acoustic power imaging: comparison with contrast enhanced spiral CT. Radiol Med 109:358-369
15. Banca d'Italia (2004) Note metodologiche e informazioni statistiche. I bilanci delle famiglie italiane nell'anno 2003. Banca d'Italia, Roma
16. www.viamichelin.it
17. Lampic C, Thurfjell E, Bergh J et al (2001) Short- and long-term anxiety and depression in women recalled after breast cancer screening. Eur J Cancer 37:463-469

Glossario

Ampiezza di banda. Range delle frequenze comprese nel fascio trasmesso. Maggiore è l'ampiezza di banda, minore è la lunghezza spaziale dell'impulso e maggiore è la risoluzione spaziale assiale.

Angio-sonografia. Tecnica di ecografia con mezzo di contrasto a bassa potenza di insonazione che consente la valutazione in tempo reale della perfusione di un organo oppure di una lesione tumorale. Tale termine non dovrebbe essere utilizzato.

Artefatto da Blooming (or color blooming). Presenza di segnale colore al di fuori delle strutture vasali determinato dalla saturazione della capacità di analisi del segnale da parte della apparecchiatura ecografica. Può essere ridotto diminuendo l'amplificazione del segnale colore oppure somministrando le microbolle per lenta fleboclisi.

Blood-pool. Mezzi di contrasto che non escono dal circolo e quindi non presentano una fase interstiziale. Le microbolle sono dei mezzi di contrasto *blood-pool.*

Clutter. Segnale colore prodotto dai tessuti stazionari oppure a lento movimento. Viene eliminato con filtri passa alto che però riducono la sensibilità del colore.

Eco-amplificatore. Identifica i mezzi di contrasto a base di microbolle sottolineando la loro capacità di aumentare la reflettività del sangue.

Ecografia fondamentale (ecografia convenzionale). Corrisponde alla tecnica ecografica di base in scala di grigi senza somministrazione di microbolle.

Enhancement. Aumento della ecogenicità del sangue dopo la somministrazione di mezzo di contrasto a base di microbolle. Le lesioni focali epatiche presentano vari tipi di enhancement per cui si veda il Capitolo 3.

Fase arteriosa. Intervallo temporale compreso tra 10 e 35 secondi dalla somministrazione delle microbolle.

Fase portale. Intervallo temporale compreso tra 40 e 120 secondi dalla somministrazione delle microbolle.

Fase sinuoidale. Corrisponde alla fase tardiva. Tale denominazione indica la persistenza delle microbolle a livello dei sinusoidi epatici. Con alcuni mezzi di contrasto ecografici, questa fase può essere molto prolungata tanto da essere definita epato-specifica essendo causata dall'adesione persistente delle microbolle a livello della parete dei sinusoidi.

Fase tardiva. Intervallo temporale compreso tra 120 secondi dalla somministrazione delle microbolle e fino alla scomparsa delle microbolle dal circolo. Dato che le microbolle non presentano una fase interstiziale o di equilibrio come i mezzi di contrasto a base di iodio, è più corretto parlare di fase portale prolungata oppure di fase portale tardiva.

Flash. Incremento repentino della potenza di insonazione che determina la distruzione delle microbolle con produzione di un segnale non-lineare ad ampia banda.

Frame rate. Numero di immagini prodotte al secondo dall'ecografo. Maggiore è il *frame rate* maggiore è anche la percentuale di distruzione delle microbolle. Nella ecografia convenzionale il *frame rate* è compreso tra 10 e 14 *frame* al secondo. Si riduce aumentando la profondità di focalizzazione.

Generazione delle microbolle. Le microbolle vengono spesso classificate in prima, seconda, e terza generazione in base al periodo della sintesi iniziale e della successiva commercializzazione. È una classificazione poco chiara che va evitata. È preferibile classificare i mezzi di contrasto ecografici sulla base della composizione del gas (a base di aria, perfluorocarburi, oppure esafluoruro di zolfo) e della capsula (galattosio, oppure fosfolipidi).

Imaging armonico. Tecnica ecografica che utilizza la selettiva registrazione delle componenti con frequenza diversa (di solito doppia) dalla frequenza di insonazione.

Indice meccanico. Indice protezionistico che esprime il rischio di effetti biologici non-termici secondari alla stimolazione maccanica ultrasonora ed in particolare secondari alla pressione acustica diretta ed alla cavitazione. Viene spesso utilizzato per esprimere la potenza acustica di insonazione pur presentando un'ampia variabilità tra le varie apparecchiature a parità di potenza di insonazione. Viene preferibilmente sostituito dal Kilo Pascal (KPa).

Intermittente (insonazione). Insonazione comprendente un numero limitato di impulsi (di solito da 4 a 16) compresi in treni di impulsi distinti, separati da un intervallo temporale costante oppure variabile (di solito crescente).

Ipervascolare (lesione). Lesione con ecogenicità maggiore del fegato dopo la somministrazione delle microbolle. Questo termine va preferito ad ipercogeno dopo la somministrazione delle microbolle.

Ipovascolare (lesione). Lesione con ecogenicità minore del fegato dopo la somministrazione delle microbolle. Questo termine va preferito ad ipoecogeno dopo la somministrazione delle microbolle.

Isovascolare (lesione). Lesione con ecogenicità uguale al fegato dopo la somministrazione delle microbolle. Questo termine va preferito ad isoecogeno dopo la somministrazione delle microbolle.

Non-lineare (imaging). Tecnica ecografica che sfrutta il comportamento asimmetrico delle microbolle (determinato dal diverso raggio di espansione e compressione) durante la fase di compressione ed espansione. Il comportamento non-lineare delle microbolle è all'origine della produzione di frequenze armoniche.

Parametrico (imaging). Rappresentazione dei parametri fisiologici (es. flusso, perfusione [flusso per unità di volume oppure peso], e volume frazionale di sangue in un organo) per mezzo di una mappa colore che rappresenta il valore dei parametri mediante colori di tonalità ed intensità diversi.

Perfusione. Pari al flusso (mL/min di sangue) per grammo o mL di tessuto.

Post-vascolare (fase). Fase dimostrata da alcuni mezzi di contrasto a base di microbolle che presentano una persistente concentrazione a livello epatico e/o splenico a circa 2-5 minuti dalla somministrazione. È probabilmente legata all'adesione delle microbolle alle pareti sinusoidali oppure alla loro fagocitosi da parte delle cellule di Kupffer.

Pulse inversion Doppler. Termine nato per codificare la tecnica contrasto-specifica *power pulse inversion* la quale presenta anche una analisi Doppler del segnale oltre che una analisi di fase. È comunque applicabile anche ad altre tecniche, come la *vascular recognition imaging*, che pure presentano una analisi Doppler del segnale dopo la iniziale analisi di fase. Termine che crea confusione e che non dovrebbe essere utilizzato.

Sonoscintigrafia. Termine che corrisponde alla tecnica *stimulated acoustic emission*. Termine che genera confusione e va evitato.

Tecnica contrasto-specifica. Tecnica studiata per registrare selettivamente il segnale armonico prodotto dalle microbolle e per sopprimere il segnale non-armonico proveniente dai tessuti stazionari.

Tempo di arrivo delle microbolle (arrival time). Intervallo di tempo compreso tra la somministrazione endovenosa delle microbolle e l'incemento significativo della ecogenicità del sangue (di solito la soglia considerata significativa è superiore al 30%) a livello di un distretto indagato.

Transient Hepatic Echogenicity Difference (THED). Simile alla *Transient Hepatic Attenuation Difference* (THAD) descritta in TC ed alla *Transient Hepatic Intensity Difference* (THID) descritta alla RM. Indica una area di ipervascolarizzazione dopo la somministrazione delle microbolle in fase arteriosa che appare isovascolare in fase portale e a cui non corrisponde una lesione tumorale. Riflette alterazioni di perfusione determinate da iperemia peri-focale determinata per esempio da trombosi portale oppure da fistole artero-venose.

Indice analitico

1.5 Harmonic imaging 14
Accesso renale 140
Adenocarcinoma duttale pancreatico 169
Adenoma
- epatico 30, 31
- epatocellulare 49
Adipociti 57
Advanced Dynamic Flow 11
Albunex 207
Alone ipoecogeno 46
Amplificazione 22, 64, 65, 121, 122
Analisi costo-efficacia 215
Analisi economica 215
Andamento centrifugo 48
Anello periferico 52
Aneurismi 186, 187, 189, 190, 192, 193, 195, 196
Angioma 24, 38, 46, 115, 118
- capillare 47
- sclerotico 71
Angiomiolipoma (AML) 56, 121, 122
Aorta 185, 189, 196
Appendicite 180
Approssimazione 134, 135
Area di "risparmio" 53
Artefatti 5, 138
A "ruota di carro" 47
Ascessi 114
Ascesso epatico 32
- ipoecogeno 52
Aspetto "puntato" 52
- nodulare 55
B-Flow 21, 43
Bubble-noise artifact 185
Cadence Agent Detection Imaging 11
Cancro gastrico 181
Capsula tumorale 149
Carcinoma
- a cellule renali 124, 125, 129
- colon-rettale 182
Causa di errore 210
Cavitazione 6
C-cube 13
Cellule
- chiare 121, 124
- infiammatorie 56
- muscolari lisce 57
- papillari 125
CEUS (*Contrast-Enhanced Ultrasound*) 83, 149
Chemioterapia 51, 117
Chirurgia epatica 75
Cicatrice centrale 28, 47, 48
Cisti
- emorragica 127
- infiammatoria 127
- semplici 126
- spleniche 115
Cistoadenoma
- microcistico pancreatico 172
- mucinoso 173
- sieroso del pancreas 172
Cistoscintigrafia 205
Cistosonografia 206, 208
Cistouretrografia minzionale 205
Coded Harmonic Angio 14
Coefficiente di diffusione 2
Coherent Contrast Imaging 16, 96
Color Doppler 21, 43, 121, 130, 144
Color power Doppler 145
Compound imaging 21, 121
Componente adiposa 59
Contrast Tissue Discriminator 16
Contrast Tuned Imaging 13
Cospicuità 65
Damping 9
Definity 4, 63
Diagnosi differenziale 49, 58
Difetti di perfusione 137, 138
Dynamic Flow 21, 43
Early HCC 40
EchoGen 4

Echovist 207
Ecografia 46, 143
- a pieno potenziale 156
- con mezzo di contrasto 216
- intraoperatoria 75
- morfologica 206
Edema 140
Effetti collaterali 5
Effetto masso 53, 58
Efficacia terapeutica 150
e-Flow 21, 43
EFSUMB (*European Federation of Societies for Ultrasound in Medicine and Biology*) 105, 106, 157
Ematomi 161, 196
Embriogenesi 201
EMEA (*European Agency for the Evaluation of Medicinal Products*) 6
Emodinamicamente instabile 155
Emoperitoneo 156
Emorragia
- attiva 161, 162
- in atto 117
Endoleak 185, 187, 189-192
Enhancement 7, 23, 105, 122, 127, 129, 130
- a rim 32, 33, 43
- a spots 36, 43, 123
- centrale 28, 29
- centripeto 24
- diffuso 24, 28, 29, 33, 36, 123
- disomogeneo 30, 35, 41, 125
- nodulare 24
- omogeneo 30, 72, 124
Epatocarcinoma 36, 40, 95, 96
- fibrolamellare 35
Eritropoiesi extramidollare 59
Esafluoruro di zolfo 2
Extended Pure Harmonic Detection 13
Fase
- arteriosa 23
- cortico-midollare precoce 122
- cortico-midollare tardiva 122
- epato e spleno-specifica 5
- epato-specifica 63
- parenchimale 3
- portale 23
  - tardiva (sinusoidale) 23
FAST (*Focused Assessment with Sonography for Trauma*) 155, 156
Feeding vessel 47
Fibrosi locale 38
Fistole artero-venose 38
Flash Echo Imaging 12
Focalizzazione 22, 23, 64, 121, 122
Focolai contusivi 158
Follow-up 131, 151, 158
Fonti emorragiche attive 187
Frequenza fondamentale 9, 10, 17
Frequenza seconda armonica 14, 15
Frequenze
- armoniche 7, 10, 14
- di risonanza 7
- subarmoniche 7, 14
Funzionalità renale 149
Gastrointestinal Stromal Tumor 94
Gd-BOPTA 70
Gestione del paziente 60
GIST 182
Giunzione vescico-ureterale 201
Glivec 94
Grado del reflusso 208
Granuloma 56
Grossi vasi 186
- addominali 185, 187
HCC (*Hepatocellular Carcinoma*) 86
Imaging
- armonico 12
- integrato 143
Imatinib 94
  Glivec 183
Imavist 4
Impiego del color Doppler durante la VUS 210
Incidentalità 58
Indice
- di vascolarizzazione 181
- meccanico 6, 9, 22, 23, 45, 64, 121, 146
Indici di resistenza 145
Infarti 113, 159, 162
- splenici 111
Infezioni delle vie urinarie 203
Inversione d'impulso 46
Iperecogenicità 49
Iperplasia nodulare focale (INF) 28, 47, 49, 59
Ipertensione portale 86, 88
Ischemia 113, 117
- intestinale 181
Lacerazioni 159
Lesioni
- caratterizzazione 60
- dimensioni delle, 51
- d'organo 155, 156
- focali epatiche 150
- ipervascolari 47
- maligne 51

Levovist 3, 23, 63, 207
Linee guida 105, 157
Linfoma 35, 110, 116, 117
Malattia di Crohn 177
- masse infiammatorie 179
- stenosi 179
Mappe parametriche della perfusione 146
Meccanismi anti-reflusso 201
Metastasi 33, 51, 116
- epatiche 75
- pancreatiche 171
Mezzi di contrasto epato-splenospecifici 110
Mezzo di contrasto
- ecografico 145
- in ecografia intraoperatoria 76
Microbolle 1, 7
Microcircolo 45, 117
MicroFlow 15
Milza 109-111, 113, 118
- accessoria 111
Modalità di somministrazione del mezzo di contrasto 208
Modello matematico 134
Modulazione
- di ampiezza 18
- di fase 15
Myomap 3
Necrosi tumorale 148
Nefroma cistico multiloculare 127
Neoplasie
- colon 75
Neovascolarizzazione 89
Noduli
- di parete 130
- necrotico solitario (NNS) 56
- rigenerativi 36
Orletto periferico 52
Ostruzione completa 188
Pancreas 167
Pancreatite 167
- acuta focale 167
- cronica autoimmune 168
- cronica mass-forming 168
Paziente instabile 157
Percentuale di distruzione 11
Perflubron 4
Perfluorocarburo 2
Perfusione 94, 133, 136
- pancreatica 167
Pielonefrite acuta 140
Plateau 5
Portale 56
Potenza
- acustica 8, 9, 21, 133
- d'insonazione 12, 22, 64, 65, 121
Power Doppler 21, 43, 121
- armonico 13
Power Pulse Inversion 16
Pseudoaneurismi 118, 162, 187
Pseudocisti 171
Pseudolesioni 45
Pseudo-noduli 38
Pseudotumore 131
- infiammatorio 56
Pulse Inversion 98
Pulse Inversion Harmonic Imaging 15
Quantison 3
Quantizzazione 136
Radiofrequenza 95, 97, 98, 101, 102, 147
Reazioni allergiche 6
RECIST (*Response Evaluation Criteria in Solid Tumors*) 93
Reflusso
- intrarenale infetto 203
- vescico-ureterale 201
Rendu-Osler-Weber 85
Residuo di malattia 151
Riempimento centrifugo 48
Riflettività 7
Rimborso regionale 217
Ripresa di malattia 151
Risparmi 216
Risparmio economico per paziente 217
RM (Risonanza Magnetica) 106, 107
Rottura
- di aneurismi addominali 192
- in atto di aneurismi 187
Sanguinamento 58
- attivo 158
Scar centrale 29
Scattering 7-9
- *cross section* 8-9
Seconda armonica 12
Sedi atipiche 55
Seeding 148
Shunt vascolari intra-parenchimali 84
Sindrome di Budd-Chiari 84
Sistema Sanitario Nazionale 216
Sonavist 3, 23
Sonazoid 23, 63
SonoVue 4, 46, 63, 98, 211
Sparing-surgery 148
Spesa sanitaria 215
Splenomegalia 109-111, 118

Star-like sign 48
Steatosi 45
- focale 31
- macrovescicolare 55
- microvescicolare 55
- pseudomodulare 53
- segmentaria 53
Stenosi 179, 188, 189
Stenostruzioni vasali 187, 189
Stimulated acoustic emission 10
Stravasi di mezzo di contrasto 118, 162, 185, 187
Stravaso contrastografico 187, 197, 198
Subharmonic Imaging 14
TC (Tomografia Computerizzata) 106, 107, 137, 139
- multidetettore 65
- multislice 107
- spirale 68
Tecniche contrasto-specifiche 10, 60, 63, 121, 126, 133, 138, 139
Terapia
- ablativa 95, 96, 98, 101, 103
- adiuvante 51, 72
- anti-angiogenetica 93
- anti-neoplastica 93
- neoadiuvante 73
- postadiuvante 73
Terapie interstiziali 147
THED (*Transient Hepatic Ecogenicity Difference*) 38
Tissue Signature Imaging 12
Trapianto renale 143, 204, 211
Trauma addominale/traumi dell'addome 110, 117, 155
Trauma urologico 163
Trombosi
- benigna 87
- neoplastica 87
- portale 86
- venose 84
Tumore
- intraduttale mucinoso papillare 173
- mucinoso cistico 173
- renale 147
- vascolare 58
Tumori
- cistici 171
- endocrini 170
  - non funzionanti 170
- stromali gastroenterici 182
Ultra-Harmonic Imaging 14
Ureteral jet 206
Utilizzo routinario dell'ecografia 216
Valvole uretrali posteriori 202
Vascolarizzazione 150
Vascular Recognition Imaging 17
Vasi ematici 57
Vena porta 83
Vene sovraepatiche 83
Versamento peritoneale 117, 157, 158